発達認知神経科学

[原著第3版]

著 ── **マーク・H・ジョンソン** ＋ ミッシェル・デ・ハーン

監訳 ── **鹿取廣人／鳥居修晃**

訳 ── 鹿取廣人／鳥居修晃／望月登志子／岡田 隆

東京大学出版会

DEVELOPMENTAL COGNITIVE NEUROSCIENCE,
The Third Edition
Mark H. Johnson with Michelle de Haan
This third edition is first published by Wiley-Blackwell in 2011.
Edition history: The first edition (1997) by Blackwell Publishers,
the second edition (2005) by Blackwell Publishing Ltd.

Copyright © 2011 by Mark H. Johnson
The right of Mark H. Johnson to be identified as the author of this
work has been asserted in accordance with the UK Copyright,
Designs and Patents Act 1988.

All rights reserved. Authorised translation from the English
language edition published by Blackwell publishing Limited.
Responsibility for the accuracy of the translation rests solely with
University of Tokyo Press and not the responsibility of Blackwell
Publishing Limited. No part of this book may be reproduced in
any form without the written permission of the original copyright
holder, Blackwell Publishing Limited.

Japanese translation is published by University of Tokyo Press, 2014
Hiroto Katori, Shuko Torii, Toshiko Mochizuki, Takashi Okada,
Translators
ISBN 978-4-13-011134-8

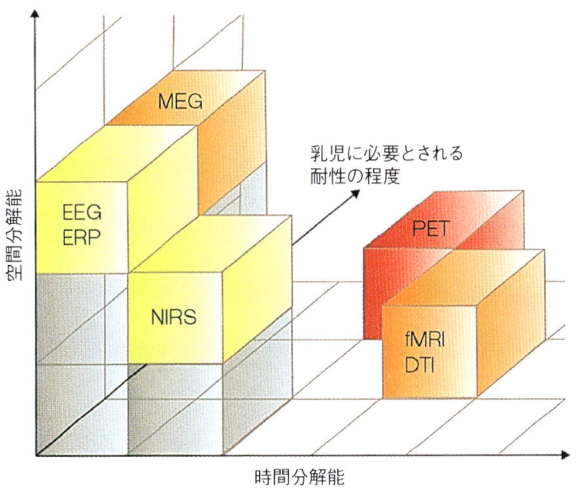

[図2.1] 乳児や児童に用いられる種々の機能的脳イメージング法のそれぞれの長所と短所についての説明。

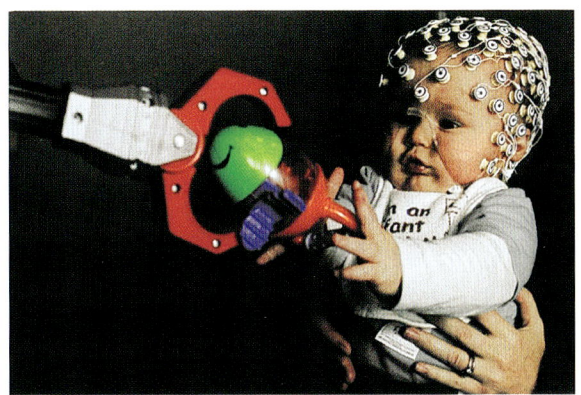

[図2.2] "ミラーニューロン・システム"の研究中,高密度 ERP / EEG システムを装着している乳児。

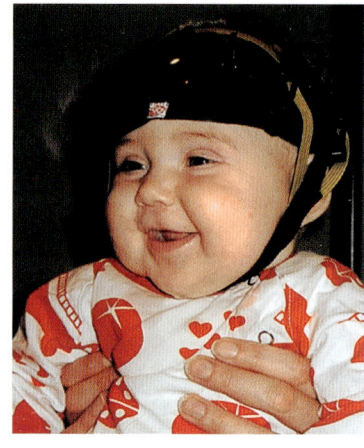

［図2.3］ 光学的イメージング（NIRS）研究に参加中の乳児。光放射装置と検出器が布製のヘッド・キャップ中にくみ込まれている。

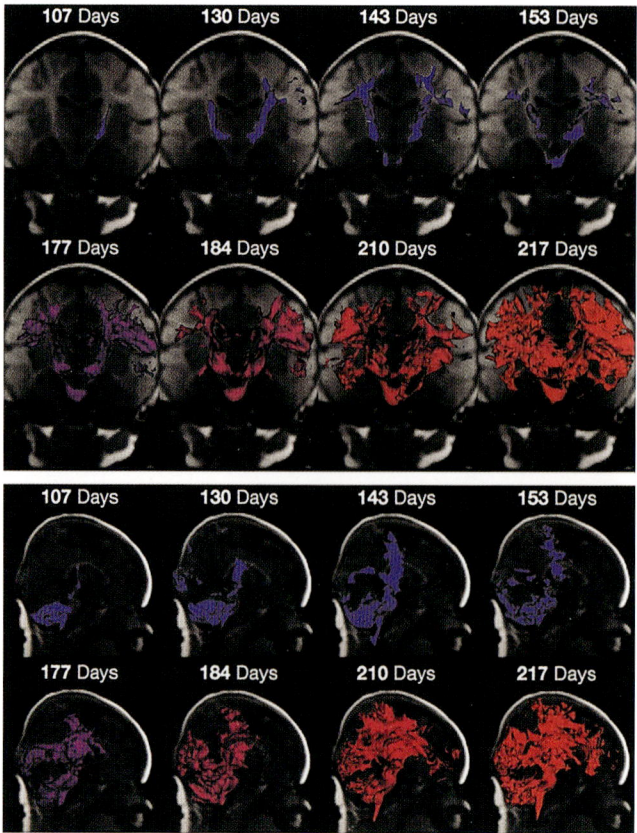

［図2.4］ 新しい構造的 MRI 技法によって明らかになった出産初期の発達中のミエリン化線維における拡大の様相。

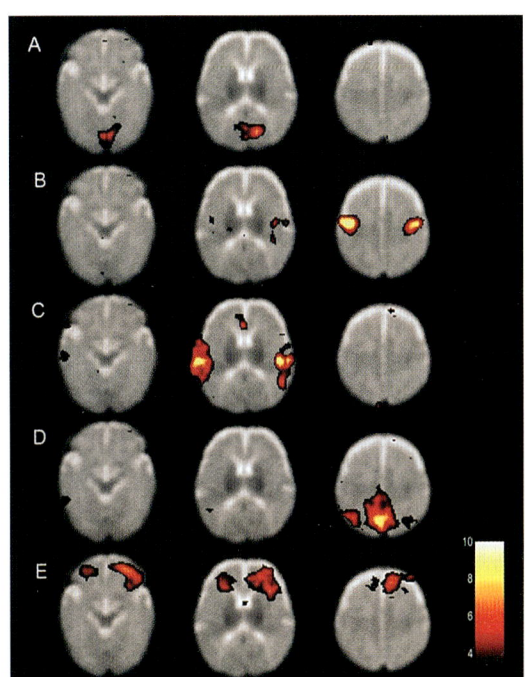

[図4.7] 乳児の安静時のネットワーク状態を示した画像。AからEのそれぞれがある安静状態のネットワークを3軸の断面で示している.

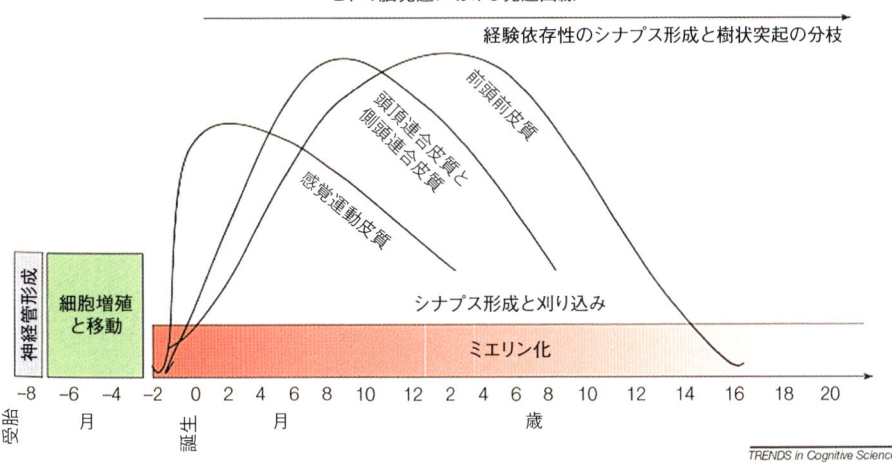

[図4.8] ヒトの脳の発達におけるもっとも重要な変化のいくつかについておおよその時間経過を示している。シナプス密度に関して，特徴的な上昇して加工するパターンが含まれている.

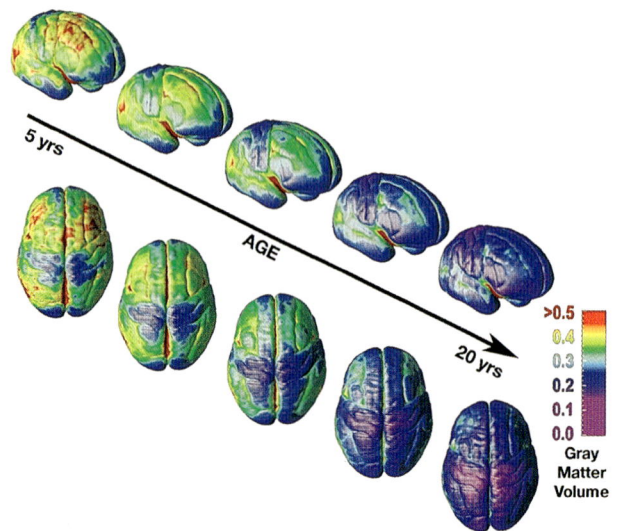

[図4.10] 発達に伴う皮質の灰白質の変化を色で表したもの。このマップから，5〜20歳のあいだに灰白質の密度が減少していく度合いに，領域間で違いがみられることがわかる。UCLA 神経画像研究室のArthur W. Toga 博士と Paul M. Thompson 博士の許可を得て転載。

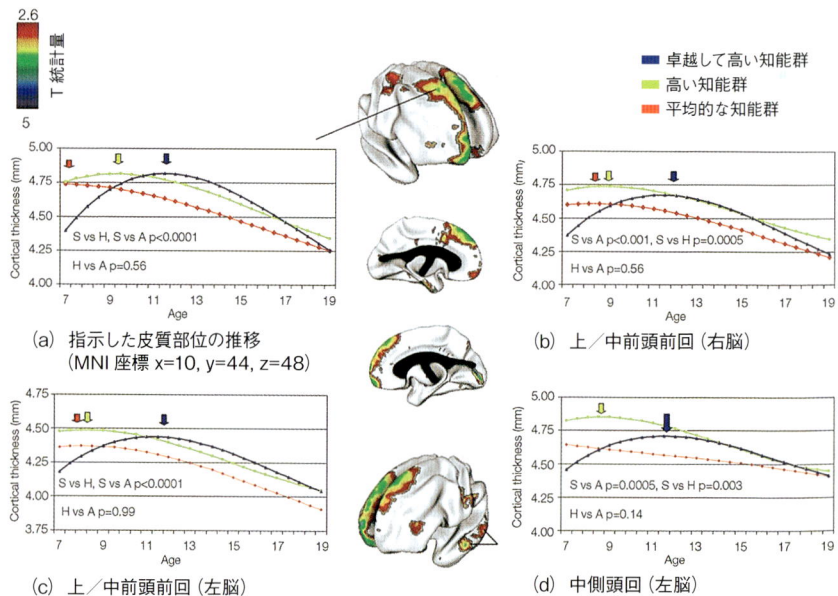

[図4.11] 脳のマップ（中央の図）は，"優れた"知能群と"平均的な"知能群との間に，皮質発達の推移に関して有意な差が顕著に見られた部位を示している。グラフが示しているのは，これらの領域に見られる発達的推移である。皮質の厚みがピークに達する年齢が，3群の各領域ごとに矢印で示されている。

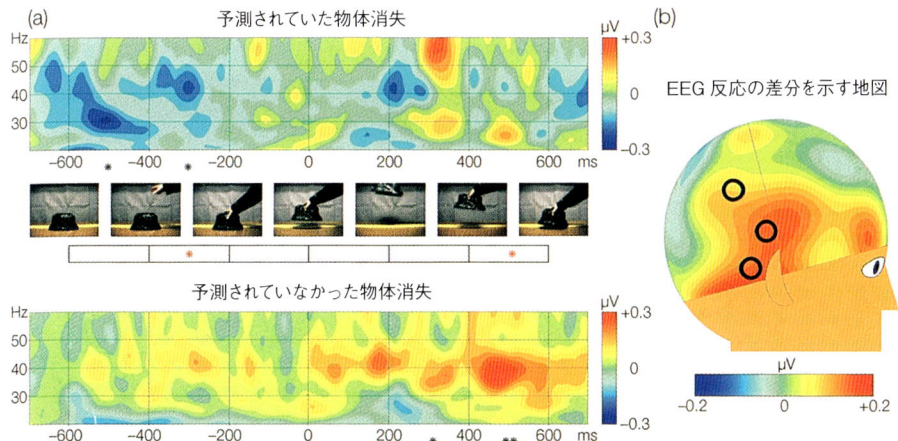

[図6.3] カウフマンら (Kaufman, Csibra, & Johnson, 2003) の実験における乳児から記録したガンマ帯域 EEG の活動。(a) トンネルが引き上げられた位相期間中の右側頭皮質 (T4 の周辺) を覆う 3 つの電極による平均 EEG の時間－周波数分析は，物体がトンネルの中に置かれているはずの場合に，より高い活性化を示した。マップの下に記した黒の矢印は，ベース・ラインから有意な差があることを示す。赤の星印は，平均 200ms-long bins のガンマ活動で，条件的に有意差があることを示す。(b) 遮蔽と関連したガンマ活動のピーク (-400〜-200ms) 期間中における，ガンマ帯域 (20〜60Hz) 活動の条件間の差異を示すトポグラフィックマップ。右側頭の局在を明らかにしている。丸は，右側頭の電極の部位を表している。

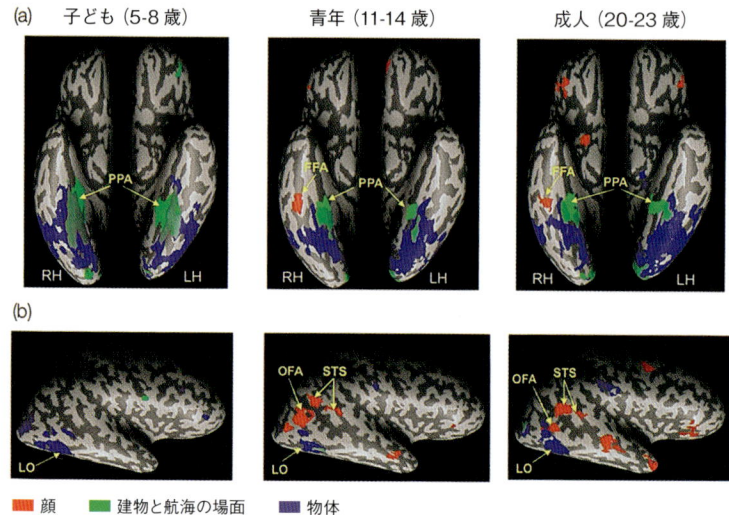

[図7.6] 各刺激カテゴリーによる活性化の違いを膨張脳の上にマッピングさせたもの。
(a) 下から見た図と (b) 右半球を側面から見た図を3つの年齢群で示した。年長者2群とは異なり，若年齢群では，顔関連領域で顔選択制の活性化が見られない。しかし，物体と建物または航海の刺激は，すべての年齢に対して類似の選択的活性化をもたらした。
(FFA;紡錘状顔領野, LO;側頭後頭体領野, OFA;後頭顔領野, PPA;海馬傍回場所領野, STS;上側頭回)

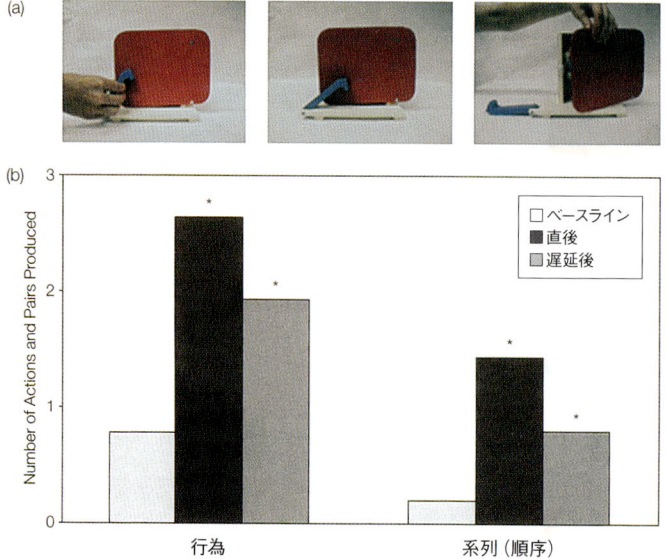

[図8.2] (a) 模倣すべき系列の例 (b) 系列提示の直後と2週間の遅延後における標的行為の生起回数と正しい系列順序の回数 (20ヵ月齢の乳児について行われた資料)。

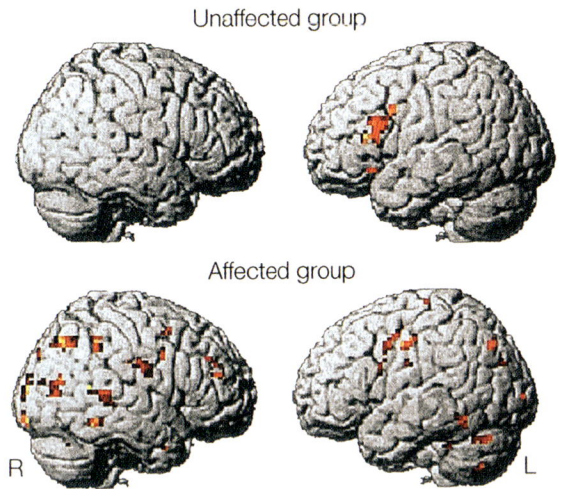

[図9.3] 潜在性言語課題（Covert language task）：家族 KE の中で罹患したメンバーと罹患しないメンバーとの fMRI 活性化のグループ平均。活性化した領域は，定型的な個体の 3D の脳の表面上に投射されている。複合的比較のために修正し，統計的閾 $p<0.5$ で表されている。L: 左半球，R: 右半球。

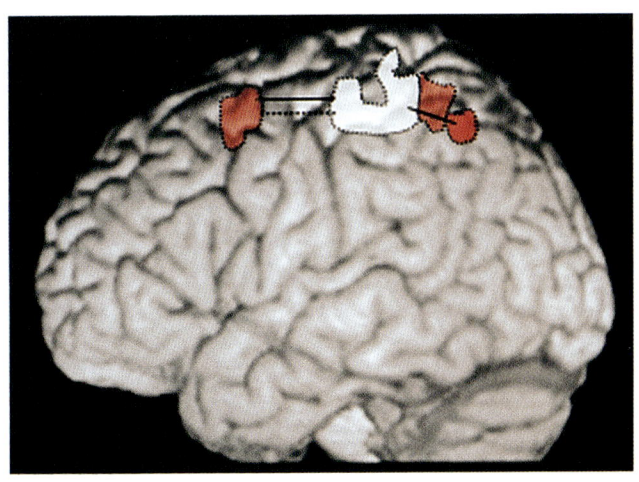

[図10.1] 視空間作動記憶の発達に関与する上方前頭‐頭頂内ネットワークの略図。赤色で示した領域は脳活動と作動記憶能力の発達との間の相互関係を示す。

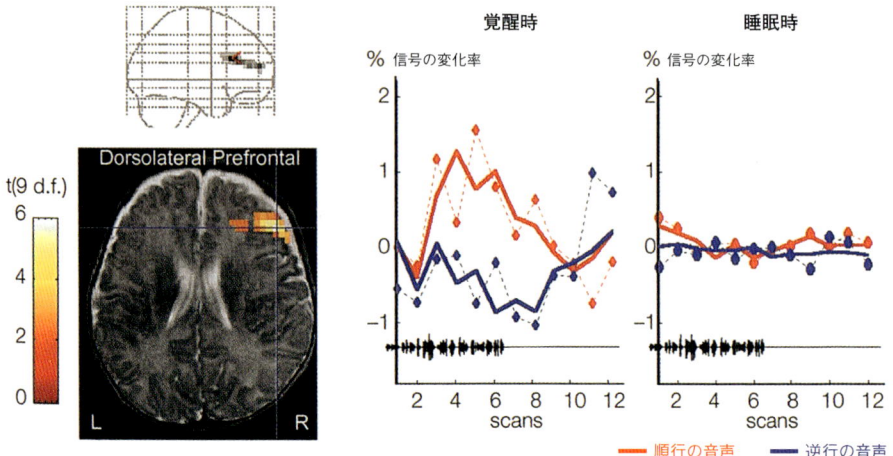

[図10.2] 覚醒状態と音声特性[提示刺激]との間の相互関係。覚醒中の乳児では逆行よりも順行の音声によって活動が大となることを示した領域,すなわち右背外側前頭前皮質領域を示す図。なおこの活性化は睡眠中の乳児では観察されなかった。

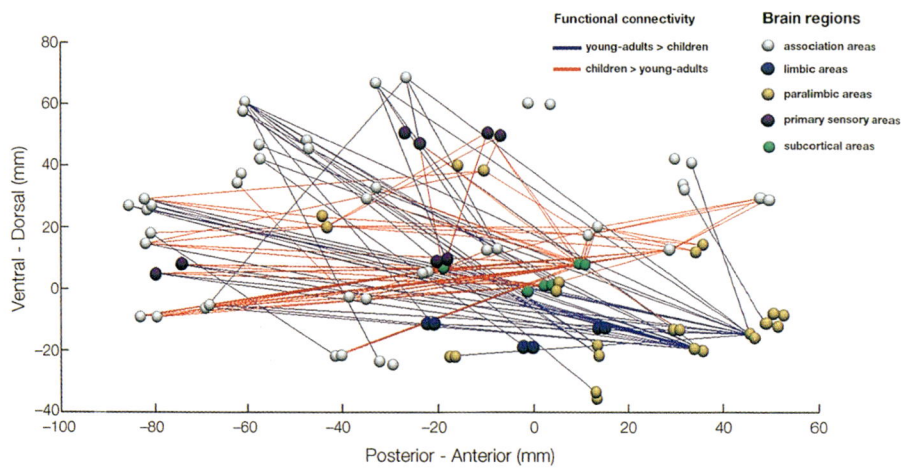

[図12.3] 脳内の領域相互の機能的結合における発達変化。青年期と児童期を比較した前頭‐後頭および腹側‐背側の軸に沿った脳の機能的結合の発達変化を示す。図では,とくに高次皮質下の結合を低次傍辺縁系の結合に焦点を当てている。

発達認知神経科学　原著第3版──目　次

日本語版へのまえがき　　v
第3版，第2版，初版のまえがき　　vi
図版初出一覧　　xv

1章　変化の生物学 ― 1

1.1　発達の視点（1）／1.2　発達の分析（8）／1.3　なぜ発達に対して認知神経科学的アプローチをとるのか？（12）／1.4　なぜ認知神経科学に対して発達的アプローチをとるのか？（13）／1.5　発達変化の原因（14）／1.6　ヒトの機能的脳発達に関する3つの見解（17）／1.7　本書の構成（19）

2章　研究方法と研究の対象集団 ― 23

2.1　序論（23）／2.2　行動的および認知的課題（24）／2.3　発達における脳機能の評価（26）／2.4　発達における脳構造の観察（29）／2.5　動物研究と遺伝子（30）／2.6　発達障害（31）／2.7　異常発達の脳（34）／2.8　感覚および環境の不安定要因（38）

3章　遺伝子から脳へ ― 41

3.1　遺伝子の歴史（42）／3.2　遺伝子機能の原理（43）／3.3　遺伝子と発達認知神経科学（47）／3.4　FOX-P2遺伝子（52）

4章　脳の成り立ち──57

4.1 霊長類の脳構造の概観 (58)／4.2 出生前の脳の発達 (63)／4.3 生後の脳発達 (67)／4.4 皮質領野の発達：原始地図か，原始皮質か (76)／4.5 皮質の可塑性 (87)／4.6 ヒトの皮質における発達差 (93)／4.7 生後の脳発達：青年期 (97)／4.8 生後の脳発達：海馬と皮質下構造 (99)／4.9 神経伝達物質と神経調節物質（神経修飾物質）(101)／4.10 なにがヒトの脳をつくっているのか？ (104)／4.11 一般的な要約と結論 (106)

5章　視覚, 定位, および注意──109

5.1 眼球優位性コラムの形成 (109)／5.2 視覚的定位活動の発達 (116)／5.3 視覚的注意 (133)／5.4 一般的要約と結論 (141)

6章　物理的世界についての知覚と活動：物体と数──145

6.1 背側と腹側の視覚経路 (146)／6.2 隠れた物体 (150)／6.3 神経振動現象と物体処理 (155)／6.4 数 (156)／6.5 一般的要約と結論 (162)

7章　社会的世界の知覚と行為──165

7.1 社会脳 (166)／7.2 顔の認知 (168)／7.3 ヒナにおける親への刷り込み行動 (174)／7.4 脳の発達と顔の認知 (179)／7.5 視線の知覚と作用 (189)／7.6 他者の行動を理解し，予測すること (195)／7.7 非定型的な社会脳 (199)／7.8 要約と結論 (207)

8章　学習と長期記憶 —————————— 211

8.1 顕在記憶の発達（214）／8.2 潜在記憶（222）／8.3 一般的要約と結論（225）

9章　言　語 —————————————————— 227

9.1 序論（228）／9.2 皮質部位の中には，言語獲得にとって必須のものがあるか？（230）／9.3 乳児における音声言語処理の神経的基礎（237）／9.4 脳の言語処理に対する経験の影響（240）／9.5 難読症（243）／9.6 定型的な言語獲得と非定型的な言語獲得の神経基礎（247）／9.7 一般的要約と結論（251）

10章　前頭前皮質，作動記憶，および意志決定 —— 255

10.1 序論（256）／10.2 前頭前皮質，物体の永続性，および作動記憶（257）／10.3 前頭前皮質，社会的意志決定と青年期（263）／10.4 前頭前皮質，技能学習，および相互作用特殊化（266）／10.5 要約と結論（271）

11章　大脳の側性化 ————————————— 275

"遺伝子偏り"モデルは…（277）／"脳偏り"モデルは…（277）／第3のモデルは…（281）／要約と結論（283）

12章　相互作用特殊化説 ———————————— 285

12.1 ヒトの機能的脳発達に関する3つの見解（285）／12.2 相互作用特殊化説（290）／12.3 選択的刈り込み（292）／12.4 区分化とモジュールの出現（296）／12.5 ネットワークの発現（304）／12.6 一般的要約と結論（310）

13章　発達認知神経科学の統合に向けて ―――― 313

13.1　序論（313）／13.2　遺伝子と認知発達（314）／13.3　発達における脳構造と機能との関係（315）／13.4　神経構成主義（317）／13.5　発達認知神経科学についてのいくつかの批判（320）／13.6　発達認知神経科学の適用（324）／13.7　結論としての意見（326）

参考文献　　329

監訳者あとがき（鳥居修晃・鹿取廣人）　　381

索引（人名／事項）　　389
訳者紹介　　398

日本語版へのまえがき

　この本の初版が公刊されてから，すでに13年が経過しました．その間に，発達認知神経科学の分野は，驚くほどの発展を遂げ，この分野で活躍する研究者の数と彼らが生み出す論文の数は，少なくとも当時の10倍ほどに増大しています．このような成長にともなって，会議，編集本，専門論文の数も膨大な量に達しています．したがって，この本が，まだこの分野の最初の入門書として役に立ち，さらに発達認知神経科学の最新の問題解決や発見に役立ちうるということは，私にとってまことに喜ばしい限りです．

　いまこの本が日本語に翻訳されて幅広い読者に利用され，この分野の国際的貢献にますます寄与するようになるということは，格別，私にとって嬉しく思われます．とくに私は，そのすばらしい徹底した翻訳に対して，翻訳者の方々，鹿取廣人教授，鳥居修晃教授，望月登志子教授，岡田隆教授，ならびに東京大学出版会の編集部に感謝の意を表したいと思います．私は，翻訳者の方々や編集者によって成し遂げられたこの困難な仕事が，日本における発達認知神経科学の繁栄をみることによって報われるよう，祈っております．最後に私は，新しい世代の学生や若い研究者たちが，人間の脳機能と認知の発達とを理解しようとするわれわれのこのすばらしい探究の旅に，参加されることを希望しております．

2010年7月，ロンドンにて，
マーク・ジョンソン

第3版のまえがき

この本の初版が発行されて以来，13年間に，発達認知神経科学の分野は目を見張るほどに拡大することとなった。そしてこの分野で活躍する研究者の数と彼らが生産する論文の数は，少なくとも10倍ほどの速さで増大している。こうした成長にともなって，会合，雑誌，モノグラフの編集などの企画がおこなわれている。この劇的な拡大によって，この第3版にどのような新しい資料を選択すべきかを決めるにあたって，いささか怖気づかざるをえない。以前の版のように，材料の選択には私自身の偏りが反映されている。ただし，その選択にあたっては，発達認知神経科学のアプローチの明確な例が存在している領域について，焦点を当てておいた。このことは必然的に，取り上げていない認知発達ないし発達神経科学のトピックが存在している，ということを意味している。この分野における新しい研究の量はまた，一人の人間がすべての領域をカバーするのをますます困難にしている。したがって私は，ミッシェル・デ・ハーン（Michelle de Haan）が，8, 9, 10章（以前の6, 7, 8章）を更新し改訂することに同意してくれたことに感謝したい。

どの場合でも同じように，新しい学際的な分野への参入には，学生や研究者たちが異なった学問分野の母体から加わることになる。そのため彼らは，さまざまな背景の専門的知識を携えてこの本を読むことになるだろう。したがってこの版では，読者が知識の形成を進めるための手助けとなるように，2つの新しい背景となる基礎知識に関する章（2および3章）を設けることにした。そのはじめの章（2章）では，この分野にとってぜひとも必要な，確定した新しい方法およびパラダイムを導入するとともに，研究に取り上げてきた種々の対象集団や発達障害についての概観を与えることにした。第2の新しい章（3章）には，分子遺伝学や集団遺伝学を脳発達や脳機能の研究と統合しようとするこの分野の主要な新しい傾向が，反映されている。こうしたアプローチの重要性が増加しつつあることを予想して，新しいこの3章では，発達心理学と神経科学とに関連のある遺伝学の基礎を，読者に紹介しておいた。

この本のいくつかの章における他の重要な改訂として，児童期中期や思春期，

基本的研究の実践的応用，および脳領域の機能的ネットワークの出現に対して，より重点をおくことにした．この分野における変化と並行して，種々な構造的および機能的イメージング法からのデータについても，議論が増大している．それに加えて，教師の助けとなるように，それぞれの章の終わりに現在の"討論のための重点課題"が添えられている．それらは，この本と関連したウェブサイトと並んで使用することができる（www.wiley.com/go/johnson/dcn）．それには，エッセイ，短い回答，多肢選択テストの質問，およびダウンロードの可能な図版が含まれている．以前の版と同じように，この基本的な入門書は，より詳細で包括的な編集本への"導入"として役に立つはずである．とくにこの第3版では，ネルソンとルシアンの優れたハンドブック Nelson and Lucian, 2008, *Handbook of Development Cognitive Neuroscience* (2nd ed.) からさらに多くの論文を読むことを読者にお勧めしたい．また読者の中には，この2つの本を一緒に使いたいと希望する方もおられるかもしれない．

　以前の版と同じように，この分野の多様なトピックについて，私に教示してくれ，また情報を提供してくれた同僚や共同研究者に対して，感謝の意を表したい．脳・認知発達研究センター（Centre for Brain and Cognitive Development）の私の同僚たち，およびロンドンへの優れた訪問者たちは，私が，多様なトピックにおける現在の発展に並走し続けていくことを可能にしてくれた．私はまた，この本の第3版や以前の版のそれぞれの章についてコメントをいただいた方々に，感謝の意をいつまでも捧げていたい．その方々の中には，Rick Gilmore, Michelle de Haan, Annette Karmiloff-Smith, Denis Mareschal, Gaia Scerif, および Gert Westermann が含まれている．Kim Davies, Amy Profers, Helena Rubeiro および Leslie Tucker の方々はすべて，この版の作成に計り知れない貢献をして下さった．

第2版のまえがき

この本の第1版が発行されてからの8年間，発達認知神経科学は，生まれたての赤ん坊からヨチヨチ歩きするまでに成長してきた。その足取りは相変わらずおぼつかないが，ばらばらの知識をやっとまとめ始めるまでになってきている。初版は，"発達心理学と認知神経科学との両者が，ともに進むべき新しい進路に向けての進軍ラッパ"，といったひとつの有力な特徴によって述べられていた。しかしこの版では，既存のデータを理解することに多くの力点をおいている。

初版以来，この分野では，いくつかの傾向が明らかになってきている。その第1は，この分野では，記述のもっとも適切な名称として「発達認知神経科学」の語が実際に定着するまでになっている，という点だ。初版にも，この題名をつけておいたが，そこでの私の最大の目標は，このトピックに新しい研究者を引きつけるようにすることだった。もうひとつの注目すべき傾向は，種々の情報源や方法が利用されるようになるにつれて，行動的証拠と神経科学的証拠とについての，より熱を帯びた論争のいくつかが解決されるようになってきている，という点である。この分野では，驚くほど多くの一致が突如出現しつつあるが，多くの論争点で，白・黒の形でというよりも，微妙な，興味ある灰色の陰影の形で解決されることが明らかになりつつある。この分野における第3の傾向は，最近，にわかに関連した本や評論の論文が出現している，という点である。こうしたことが，まだこの本が必要かどうかといった疑いを，私に抱かせることになった。だがよく考えてみた結果，私自身，より詳細で分かり易い，編集文献への"導入"として役立つ基礎的な入門書が，依然として貴重だということを確信するようになった。事実，教師の方たちに心に留めておいていただきたいのは，この第2版が，とくに3つほどの現在の編集文献（Nelson & Luciana, 2001; Johnson, Munakata, & Gilmore, 2002; de Haan & Johnson, 2003）を利用するようにと計画されているという点，およびこれらの文献からさらに読むように薦められている特定の文献が，このテキストを通してはっきりと指摘されているという点である。学生にとっては，この若い分野が，往々

にしていささか断片的に感じられるようである。しかし私は，この本で提示されているひとつの呼びかけと統合的な視点とが重要だとずっと信じていたい。

この本は，入門書のつもりで執筆しているので，必然的にその守備範囲は限られている。このことは初版にとっても大いに問題だったが，過去数年にわたってさらにデータが大量に増加しているので，なにを省くべきかの選択を考えると，いささか怖気づかざるをえない。初版と同じようにこの版で私は，発達心理学や成人の認知神経科学のアプローチによって支配されているトピックに焦点を合わせるよりも，むしろ発達認知神経科学のアプローチがもっとも熱心に追究してきた領域に焦点を合わせて選択をおこなってきた。いうまでもないが，私自身の特別の興味と偏りが，至るところにはっきり現れている。

初版と同じように，種々のトピックについて私に教示や情報を与えてくれた同僚や共同研究者の方たちに感謝の意を表したい。私は，光栄にも，知覚・注意・記憶の発達についての現状を検討するための調査委員会（マクドネルおよびサクラー McDonnell & Sackler 基金による）の委員長を務めることとなった。これらの委員会での討論や講演は，私に最新の情報をもたらしてくれたし，とくに物体と数についての新しい章を執筆する手助けとなった。脳・認知発達センター Centre for Brain & Cognitive development での私の同僚たち，とくにジャージュリ・チブラ Gergely Csibra とデニス・マレシャル Denis Mareschal は，種々の分野における現在の発展に，私が遅れをとらないようにしてくれた。リック・ギルモア Rick Gilmore，ガイア・セリフ Gaia Scerif，それにジャート・ウェスターマン Gert Westermann からは，この本の改訂版の草稿に親切なコメントをいただいた。ミッシェル・デ・ハーン Michelle de Haan，ブライアン・ホプキンス Brian Hopkins，およびアンネット・カルミロフ-スミス Annette Karmiloff-Smith は，それぞれの章についてコメントをしてくれた。ブラックウェル Blackwell からは，サラ・バード Sarah Bird が，第2版を企画するように私を説得してくださったし，またジェニー・ブラウン Jennie Brown，ジャスティン・ダイア Justin Dyer，ロベルタ・ヘリック Roberta Herrick，カティ・メンセン Katie Menssen，レスリ・タッカー Leslie Tucker，およびアグネス・ヴォレイン Agnes Volein のすべての人たちは，この本の公刊に貴重な貢献をしてくれた。

先生方は，教授のエイドとして，この本にウェブ・サイトが添えられていることを記憶しておいてほしい：www.blackwellpublishing.com/dcn。

初版へのまえがき

　この本の最初の章で，私は，発達心理学と認知神経科学との境界部分で，最近出現した学問分野の基礎となっているいくつかの要因について述べることにする。私はこの新しい分野に，"発達・神経科学 developmental neuroscience"といった名称をつけておいた。しかしこれはまた，"発達・神経-認知 developmental neuro-cognition"研究といったような用語などでも知られてきた（de Boysson-Bardies et al., 1993）し，この題目で編集された一連の著作が，最近までいくつか公刊されている。しかし，新しく出現した多くの学問分野のように，授業に適当な本が最初に出版されるまでには，長い時間が必要だった。この本と，私が1993年に編集した教科書（Johnson, 1993）とは，こうしたギャップをうめるための最初の試みだった。こうした取り組みを，時期尚早と思われる人がいるかもしれないが，どんな新しい学問分野でも，学部学生や就職活動をしている博士取得後の学生（ポスドク）たちにとって，それが活力源になると私自身考えている。そしてまた，彼らが早く就職できれば，それはそれで，それなりに結構なわけである。

　発達認知神経科学は，もっと長い歴史をもつ他の分野，たとえば発達神経心理学とか認知発達学とかと本当に異なったものなのだろうか。発達認知神経科学を，関連した，そして相互に役立つ情報を共有する諸分野から厳密に区分するといったことは，明らかに賢明な策ではないだろう。しかし，この新しく出現した分野が，際だったいくつかの特徴をもっていると私は信じている。第1に，正確な定義については若干の意見の相違がみられてはいるが，発達神経心理学や発達精神病理学は，発達の異常と正常な発達経過との比較をしてはいるが，一般には，発達の異常にもっぱら関心を集中している。それとは逆に，認知神経科学（この本の中で触れているさまざまな発達問題がここには含まれている）は，むしろ正常な認知機能に注目している。しかしまた一方，正常な認知の神経的基礎に光を当てることのできるような，"自然の実験"としての偏った機能や偏った発達からの情報も利用している。しかしこの本は，発達障害についての神経心理学の入門書を目指しているわけではない。したがってこう

した情報に対しては，読者は，シチェッティとコーヘン（Cicchetti & Cohen, 1995）やスプリーンら（Spreen et al., 1995）による優れた入門書を参照してほしい。

　第2にこの本の前提として，認知発達に関する多くの本と違って，脳発達からの情報を，特定の認知理論を支持するだけの付加的な証拠以上のものとして用いている。すなわちここでは，むしろ脳発達についての情報を，認知レベルにおける理論を変革し，かつ創造するものとみなしているのである。第3に発達認知神経科学は，考察すべき問題を，神経レベル，認知レベル，および直接的な環境的レベルに限定している。関心の焦点が多くの異なった説明のレベルにわたって広がることは，学際的な領域がもつ危うさでもある，と私は考えている。ただしこのことは，これらのほかのレベルがもつ重要性を否定するものではない。しかし，機械論的な学際的科学は，それが関連している範囲（この場合認知過程の種々の側面）と説明レベルとの両者を，限定することが必要なのである。最後に，発達認知神経科学は，神経現象と認知現象との関係を理解するということに，もっぱらかかわっている。こうした理由のため，私は，発達行動遺伝学 developmental behavior genetics と関連した分野からの証拠を，取りあげることはしなかった。一般に，発達行動遺伝学では，微視的なレベル（遺伝学）と，IQのような大まかな巨視的レベルの行動の測定値との相関関係を扱う傾向がある。そこでは，いくつかの注目すべき例外をのぞいて，仲介的な神経レベルと行動レベルとによってこの2つのレベルを明確に関係づけるといった努力は，残念ながらほとんどなされてこなかった。発達認知神経科学の別の注目すべき点を指摘するとすれば，この本が，望むらくは，それと関連し重複している学問領域における問題へと接近しやすくなるようにと，そして役立つようにと，執筆されているという点である。

　上に挙げたコメントは，私がこの本の中で提示している資料をどのようにして選択したかの説明に，いささか役立っていると思われる。しかし，中に含めようとして挿入されなかった優れた実験的研究や理論が，かなりの量存在していることも疑いない。この本が，この領域の簡単な入門書であることを意図しているため，私は，いくつか特定の問題を選び焦点を当てて，多少詳しく述べることにした。もちろん資料の選択にはまた，私自身による偏りと知識とが反

映されている。そのためこの本は，私自身の視点からみた，この分野の入門的な概説を目指しているのである。私は，避けがたい脱落や誤りについて，あらかじめお詫びしておかなければならない。

　この本は，上級レベルの学生を対象としており，神経科学と認知発達との両方についての，ある程度の入門的な知識を前提としている。こうした背景のない学生は，おそらくは，適当な領域についてのより入門的なテキストブックを参考にする必要があるだろう。またこの本は，脳について多くのことを学ぼうと関心をもっている発達研究者たちにとっては，魅力的であるはずだし，認知神経科学者たちにとっては，発達データが成人の機能についての彼らの理論にまとわりついている束縛をいかに解き放してくれるかに関して，興味をそそるものとなるはずである。しかし，なによりも私の希望は，この本が，読者たちにこの分野についてより多くのものを見つけだして，発達認知神経科学的アプローチを彼ら自身の問題として考察していくための切っ掛けになってほしいということなのである。

To my parents, Krystyna Dobraczynska and James Johnson, who provided both my nature and my nurture

図版初出一覧

図 2.1, from S. Lloyd-Fox, A. Blasi and C.E. Elwell (2010) Illuminating the developing brain: The past, present and future of functional near infrared spectroscopy. *Neuroscience and Biobehavioural Reviews*. Reprinted with permission from Elsevier.

図 2.2, reprinted by permission of Michael Crabtree.

図 2.3, reprinted by permission of Sarah Lloyd-Fox.

図 2.4, images courtesy of Dr Sean Deoni, King's College London and Brown University.

図 3.1, J. Stiles (2008) *The fundamentals of brain development: Integrating nature and nurture*. Cambridge, MA: Harvard University Press. Copyright © 2008 by the President and Fellows of Harvard College. Reprinted by permission of the publisher.

図 3.2, K.M. Cornish, J. Turk, J. Wilding, V. Sudhalter, F. Munir, F. Kooy, and R. Hagerman (2004) Annotation: Deconstructing the attention in fragile X syndrome: A developmental neuropsychological approach. *Journal of Child Psychology and Psychiatry, 45*, 1042–1053. Reprinted by permisson of Wiley-Blackwell.

図 4.4, images courtesy of the Centre for NeuroImaging Sciences, King's College London and the Birkbeck-UCL Centre for NeuroImaging.

図 4.5, J. LeRoy Conel (1939–1967) *The postnatal development of the human cerebral cortex*, vols. I–VIII. Cambridge, MA: Harvard University Press, Copyright © 1939, 1941, 1947, 1951, 1955, 1959, 1963, 1967 by the President and Fellows of Harvard College. Reprinted by permission of the publisher.

図 4.6, J. Stiles (2008) *The fundamentals of brain development: Integrating nature and nurture*. Cambridge, MA: Harvard University Press. Copyright © 2008 by the President and Fellows of Harvard College. Reprinted by permission of the publisher.

図 4.7, P. Fransson, B. Skiöld, S. Horsch, A. Nordell, M. Blennow, H. Lagercrantz, and U. Aden (2007) Resting-state networks in the infant brain. *Proceedings of the National Academy of Sciences, USA, 104*, 15531–15536. Copyright © 2007 National Academy of Sciences, USA. Reprinted by permission of publisher.

図 4.8, B. J. Casey, N. Tottenham, C. Liston, and S, Durston (2005) Imaging the developing brain: What have we learned about cognitive development? *Trends in Cognitive Sciences, 9*, 104–110. Which is a modified version of a figure from R. A. Thompson and C. A. Nelson (2001) Developmental science and the media: Early brain development. *American Psychologist, 56*, 5–15. Copyright © 2005 Elsevier

Ltd. Reprinted by permission of the publisher.

図 4. 10, A. W. Toga, P. M. Thompson, and E. R. Sowell (2006) Mapping brain maturation. *Trends in Neurosience, 29*, 148–158. Reprinted by permission of Dr Arthur W. Toga and Dr Paul M. Thompson, Laboratory of Neuro Imaging at UCLA.

図 4. 11, P. Shaw, D. Greenstein, J. Lerch, L. Clasen, R. Lenroot, N. Gogtay, A. Evans, J. Rapaport, and J. Giedd (2006) Intellectual ability and cortical development in children and adolescents. *Nature, 440, 676–679*. Reprinted by permission of Nature Publishing Group.

図 7. 5, M. H. Johnson (2005) Sub-cortical face processing. *Nature Reviews Neuroscience, 6*, 766–774. Reprinted by permission of Nature Publishing Group.

図 7. 6, K. S. Scherf, M. Behrmann, K. Humphreys, and B. Luna (2007) Visual category-selectivity for faces, places and objects emerges along different developmental trajectories, *Developmental Science, 10*, F15–F30. Reprinted by permission of Wiley-Blackwell.

図 8. 1, F. Bloom, C. A. Nelson, and A. Lazerson (2001) *Brain, mind, and behavior* (3rd ed.), New York: Worth Publishers. Reprinted by permission of Worth Publishers.

図 8. 2, P. J. Bauer (2006) Constructing a past in infancy: A neuro-developmental account. *Trends in Cognitive Sciences, 10*, 175–181. Reprinted by permission of Elsevier Ltd.

図 8. 3, F. Vargha-Khadem, D. G. Gadian, K. E. Watkins, A, Connelly, W. van Paesschen and M. Mishkin (1997) Differential effects of early hippocampal pathology on episodic and semantic memory. *Science, 277*, 376–380. Reprinted by permission of AAAS.

図 10. 1, T. Klingberg (2006) Development of a superior frontal-imtraparietal network for visuo-spatial working memory. *Neuropsychologia, 44*, 2171–2177. Copyright © 2006 with permission from Elsevier.

図 12. 2, M. K. Belmonte, G. Allen, A. Beckel-Mitchener, L. M. Boulanger, R. A. Carper and S. J. Webb (2004) Autism and abnormal development of brain connectivity. *The journal of Neuroscience, 24*, 9228–9231 より作成.

図 12. 3, K. Supekar, M. Musen, and V. Menon (2009) Development of Large-scale functional brain networks in children. *Plos Biology, 7*, e1000157. Reprinted by permission of the authors and of Pubilc Library of Science, Biology.

1章

変化の生物学

> この入門的な章では，素質−経験（遺伝−環境）の論争についての歴史的アプローチからはじめて，発達認知神経科学のアプローチにとって背景となる問題を考察することにしよう。まず構成主義 Constructivism，すなわち生物学的形態が，遺伝と環境との複雑でダイナミックな相互作用から出現した産物であるという主張が提案される。この主張は，遺伝か外的環境かのどちらかにあらかじめ存在する情報を同定しようとする説明よりも，発達に対するより優れたアプローチである。しかし，もし発達を"生得的"成分と"獲得的"成分とに分解するという現在のやり方を放棄するとなると，発達過程をどのように理解したらよいか，といった疑問が生じてくる。そこで，遺伝と環境との間のさまざまなレベルの相互作用を考慮するためのひとつの図式が提案される。それに加えて，生得的な表象 representation と，神経ネットワーク内部における表象の発現に対する構築学的制約との間に，ひとつの乖離が導入される。これに続いて，発達に対する認知神経科学的アプローチの重要性について多くの要因が考察されるが，その中には，ますますその利用が増加している脳のイメージングや分子レベルのアプローチが含まれている。また逆に，脳構造と認知との関係の分析にとって，発達がもつ重要性が検討される。発達と認知神経科学とを結びつけることのできる方法についての検討をおこなうにあたって，ヒトの機能的な脳発達に関する3つの異なった視点が考察される。すなわち成熟説の見解，技能学習説の見解，および"相互作用特殊化説 interactive specialization"の枠組みの3つである。最後に，この本の残りの部分の内容について，その概要を述べる。

1.1 発達の視点

どの親も知っているように，誕生から青年期までの子どもの発達に含まれて

いる変化は，まさに驚異そのものだ。おそらく，この成長の最大の注目すべき側面には，脳と心とが関係している。この期間の脳に関する著作が，4倍ほど増加したのにともなって，行動，思考，情動における理解について多数の，そしてときに意外なほどの変化が生じている。脳と心の発達がどのように相互に関連しているかを理解することによって，教育，社会政策，そして心の発達障害に関するわれわれの考えに対して，おそらくは革命的な変革がもたらされるはずである。したがって，基金助成機関，医学慈善機関，それに首脳サミットからも，この新しい科学分野に対しての関心が増大しているという事実は，驚くに当たらない。この分野は，1997年にこの本の初版が公刊されてから発達認知神経科学として知られるようになってきている。

　発達認知神経科学は，人類が挑戦しているもっとも基本的な2つの疑問の境界領域に出現した。これらの疑問の第1は，心と身体との関係，そしてとくに脳の身体的な実体とそれが支えている心的過程との関係がかかわっている。この問題は，認知神経科学の科学的な営みを進めていく際の基本的な課題だ。第2の疑問は，高度に複雑化したヒトの成人の脳構造のように，機構化した生物学的構造の起源にかかわっている。この問題は，発達の研究にとって基本的である。この本では，この2つの基本的な疑問に対して同時に取り組むことにより，そしてとくに，ヒトの脳における生後の発達とそれが支えている認知過程との関係に焦点を当てることによって，そうした問題に光を当てることができる，という点を示すことにしよう。

　この2つの疑問の中の第2の疑問，つまり機構化した生物学的構造の起源に関する疑問は，系統発生または個体発生といった用語によって提出することができる。この疑問に対する系統発生的（進化論的）解釈は，種の起源がかかわってくる。そしてそれは，いままでにチャールズ・ダーウィン Charles Darwin やその他の多くの人びとによって提案されてきた。一方，この疑問についての個体発生的な解釈は，ライフ・スパン内での個体の発達にかかわっている。しかし個体発生的な疑問は，系統発生に比べるといささか無視されてきたきらいがある。というのは，科学者の中には，特定の遺伝子のセットが進化によって選択されてしまうと，個体発生は，たんにそれらの遺伝子群によってコード化された"指令"を実行する過程にすぎない，といった見解をもつ人たちがい

たためである．こうした見解では，個体発生的疑問は，本質的に系統発生に還元されることになる．それに比べて，この本で私が主張したいのは，個体発生的発達は能動的な過程であり，その過程を通して，生物学的な構造がそれぞれの個体の中で遺伝子とその環境との間の複雑でかつ変動する相互作用によってさらに新たに構成されるという点である．情報は，遺伝子の中にあるのではなくて，遺伝子とその環境との間の構成的な相互作用から発現する（またOyama, 2000を参照）．とはいえ，個体発生と系統発生の両者が，生物学的な構造の出現に対してともに関係しているため，変化の同じメカニズムのいくつかが，この両者にかかわっているのである．

> より詳しくは，Oyama, 2000を参照のこと

　個体発生の問題（個体発達）が，系統発生の問題（進化）にどの程度付随しているかについての論争は，他の言い方では素質−経験の問題として知られている．またその問題は，発達心理学，哲学，神経科学における中心的な課題であった．大まかにいうと，一方の極端な考えでは，ヒトの脳とそれが支えている心とを形成するのに必要な情報のほとんどは，その個体の遺伝子の中に潜んでいる．そこで，この情報の多くは，特定の動物種にとって共通ではあるが，それぞれの個体は，その個体を他者と違ったものにしているなんらかの特別の情報をもっている，ということになる．この見解によれば，発達は，遺伝子の中の情報の発現が繰り広げられ，展開されていく過程だということになる．

　もう一方の極端な考えでは，ヒトの心を形づくる情報の多くは，外的世界の構造からもたらされる，と信じられている．重力やパターンをもった光などのような環境のある側面は動物種を通じて共通ではあるが，環境のほかの側面は個体にとって特別だというのである．これらの両極端の考えが間違っているということを，この本で明らかにしていくことにしよう．というのは，それらの考え方は，生体の構造についての情報（遺伝子にせよ，外的世界にせよ）が，生体が構成される以前に存在している，ということを前提としているからである．こうした前提とは対照的に，生物学的構造は，それぞれの個体発達の内部で，遺伝子とさまざまなレベルの環境との間で制約を受けつつ進行するダイナミックな相互作用から新しく発現してくるのであり，単純な遺伝的成分と経験

的成分とにたやすく還元できるものではないように思われる。

現在では，成人の心的能力が遺伝子と環境との複雑な相互作用の結果だということは，かなり一般的に受け入れられるようになっている。しかし，この相互作用の性質がどのようなものかについては，依然として論争が絶えないし，また十分理解されているとはいえない。しかし後でみるように，脳と心理学的な発達とを同時に考察することによって，この相互作用の性質に光を投げかけることができるはずである。しかし先へ進む前に，まず簡単に素質−環境の論争に関わる歴史的な展望について，多少見なおしておくことも無駄ではない。歴史へのこうした旅も，西欧の知的伝統に深く埋没している思考方法へ滑り落ちてしまうといった危険を，避けてくれるように思われる。

17世紀を通して，生物学ではいわゆる"生気論者vitalists"と"前成説論者preformationists"との間の論争が進行していた。生気論者たちは，個体発生的変化が，"活力をもったvital"生命力によって駆動されると信じていた。このようなささか神秘的で，あいまいな力への信仰が一般に広がっており，聖職者たちのあるメンバーの間では積極的に奨励されていた。しかも顕微鏡が発明された後でも，より厳密な科学的精神をもつものとして自分自身をみていた人たちの間でさえ，前成説の視点を弁護するものがいたのである。この考え方では，完全な人間が，男性の精液の中（"精子論者spermists"）か，女性の卵の中（"卵子論者ovists"）に含まれている，ということを主張していた。精子論者たちは，彼らの主張を支持するために，精子の頭部の内部に包まれているちっぽけな，ただし完全な人間の形の絵を描いていた（図1.1を参照のこと）。彼らの主張によると，生体の種子（精子）とその最終状態との間には，単純で直接的なマッピング（写像）が存在し，結局，身体のすべての部分が同時に成長していく，という。実際，宗教的な信念をもった前成論者たちの主張によると，神はその御業（みわざ）の6日目になって，人間のミニチュアを完全に作り上げようとして，イヴの卵子の中かアダムの精子の中に2000億ほどの特性を組み入れたという（Gottlieb, 1992）。

もちろん今日では，こうした絵が，度をすぎた創作の結果であることを知っているし，このような完全な人間の形をしたミニチュアのようなものが，精子や卵子の中には存在していないということを知っている。しかし後でみるよう

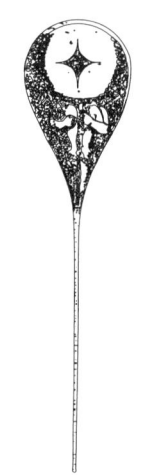

図 1.1 このような絵は，17世紀の思潮に影響を及ぼし，とくに"精子論者"たちは，男性のそれぞれの精子の中に，前もって形成された完全な人間が存在していて，発達とはたんに大きさが増大することだと信じていた。

に，前成説の背後にある一般的な考え方，すなわち最終状態の青写真ないしプランが前もって存在するといった考え方は，生物学や心理学の発展の中で，何十年もの間一般的な考えとして存在していた。実際，オヤマ（Oyama, 2000）が示唆しているように，発達過程に先行して存在する"プラン"ないし"青写真"と同じような見解は，精子内部の小びとを遺伝子に置き換えることによって現在まで存続している。もっと最近になって，遺伝子には身体の部分に対する簡単な"コード"が含まれていないことがはっきりするにつれて，"調節器 regulator"遺伝子，および"切り換え switching"遺伝子といったものが，他の遺伝子の発現の方法を組織化するように働いている，とされるようになった。こうした生得論者の視点によるすべての説明には，前もって存在するコード化された指令のセットと最終の形式との間には，固定したマッピングの関係が存在するという信念が共通して潜んでいる。3章でみるように，遺伝子型と表現型との関係は，以前想像していた以上にずっとダイナミックで柔軟なものなのである。

　素質–環境の二元論のもう一方には，経験による構造化の役割を信じている人たちがいる。この場合もまた，最終状態に先行して存在するものとしての情

報を考えているが，生得論者と違っている点は，たんにその情報源に関してだけである。この人たちの主張は，心理学的な発達に対して適用されてきた。というのは，その考えは，明らかに身体的成長にとってはあまり妥当とはいえないからである。このようなアプローチのひとつの例が，より極端な心理学分野における行動主義学派の人たちの見解である。彼らは，子どもの心理学的な能力が，その初期の環境によって完全に形成されると信じていた。さらに最近では，脳のコンピュータ・モデルを利用して研究している発達心理学者の中には，乳幼児の心が，外的環境に潜在する統計的な規則性（いわゆる"統計的学習"）によって大部分形づくられる，と主張しているものもいる。このような努力によって，今まで認められてこなかった環境からの寄与を，明らかにすることができるが，その一方，これらのコンピュータ・モデルも，内在的構造と外在的構造との相互作用のタイプを調べるのには優れた方法だということを，この本の中で明らかにすることになる。

> より詳しくは，Mareschal et al., 2007; Munakata, Stedron, Chatham, & Kharitonoba, 2008 を参照のこと

　上で考察した視点は，最終状態（この場合成人の心）を構築するために必要な情報が，発達過程に先行して存在することを共通の前提としている。生気論者の考えは，往々にして前成論者よりもダイナミックな特徴をもっていたが，発達を導く力が外的な創造者によって引き起こされることを依然として前提としていた。歴史的な姿をとるにせよ現代的な姿をとるにせよ，前成説には，プランないしコード（遺伝子からの）の実行が含まれているか，もしくは環境の構造からくる情報の取り込みが含まれているかの違いである。オヤマ（Oyama, 2000）の主張によると，これらの個体発生的発達に関する考え方には，進化についての前ダーウィン理論に類似している点があるという。すなわちダーウィン以前では，創造者が，現存するすべての動物種を計画したと考えられていた。このような種類の個体発生理論も系統発生理論もともに，動物種ないし個体の最終形式が，その発現に先立って存在していることになる。

　個体発生的な発達の考え方の最近のひとつの傾向として，構成主義の見解がある。構成主義は，生物学的構造を遺伝子と環境との間の複雑な相互作用によ

って発現した特性だとみる点で，前成説的な見解とは異なっている．おそらく認知発達に関するこうした見解のもっとも有名な支持者が，スイスの心理学者，ジャン・ピアジェ Jean Piaget だった．構成主義の本質は，初期状態と最終産物との関係を，情報の展開につれてつくり上げられる構成過程を考慮することによってのみ理解することができる，という点にある．この構成の過程は，多数の要因が寄与しているダイナミックな過程だ．遺伝子における情報だけとか環境における情報だけとのどちらかだけで，最終産物を特定できると単純に考えるのはまったく意味がない．むしろこの2つの要因は，構造的な方法で結びついているので，それぞれの発達の歩みは，それに関与している要因の合計よりも大きくなるだろう．この視点をとる結果，遺伝的（もしくは環境的）情報と最終産物との間のマッピングが，まったく理解できなくなってしまうわけではない．むしろこの視点をとることによって，個体の発生期間中における遺伝的要因と環境的要因との間に生じる鍵となる相互作用のいくつかを，一度解きほぐすことができればこうしたマッピングの理解になんとか達することができるはずである．ただし不幸にしてこれは，心理学的な発達にとってのヒト・ゲノム領域の機能を理解するという点に関して，手っ取り早い成功が約束されているわけではない．

> より詳しくは，Piaget, 2002; Mareschal et al., 2007 を参照のこと

　つい最近まで，構成主義者の見解は，生気論と同じような問題を抱えていた．そこでは，変化のメカニズムが十分特定されず，帽子からウサギがでてくるような手品師まがいのトリックのようにして，新しい構造が古い構造から発現する，としていた．ピアジェによって提案された"メカニズム"さえも綿密に検討してみると，いささかつかみ所がないように思われる．構成主義者のアプローチがもつもうひとつの問題点は，相互作用を強調しているにもかかわらず，生得的要因と環境的要因との間の伝統的な二分法なしで，どのように発達を分析するのかがはっきりしていないという点だ．そこでつぎに，多くの新しい理論的アプローチと連携しつつ心理学的な発達に認知神経科学のアプローチを採用することによって，いまや発達に対する構成主義的アプローチに肉づけして具体化することが可能であり，また認知的発達と脳の発達とを分析する際の新

しい方法を提供し得るという予測を示すことにしよう。

1.2 発達の分析

　行動を，一方では，遺伝子から由来する情報に還元し，他方では，そして／あるいは外的環境から由来する情報に還元するといった認知発達の視点は，通常，"生得的"成分と"獲得的"成分との間の区別を利用している。"生得的"といった用語は，いままで明確な定義がほとんどされてこなかった。また発達科学では，この用語はいささか多彩な歴史をもっている。事実，発達生物学の多くの分野では，この用語をまったく使わないで済ませたり，さらに積極的に禁止したりしてきている。動物行動学や遺伝学のような生物学の分野でこの用語が使われなくなった主な理由は，たんに，遺伝子が，分子レベルを含む多くのレベルで環境と相互作用していることが明らかになったため，もはや不要になった，ということなのである。ゴットリープ（Gottlieb, 1992）が考察しているように，この点に関してのひとつの説得力のある具体例が，ヒナの胚におけるくちばし形成の例である。

　ヒナの胚におけるくちばし（歯のない）の形成は，2つのタイプの組織の共同の働きによって生じる。しかし，もし実験によって，これらのタイプのひとつ（間葉組織 mesenchyme）が，マウスの同じ組織と置き換えられると，くちばしに替わって，歯が形成されてしまう。したがって，ゴットリープ（Gottlieb, 1992）が指摘するように，ヒナにとって歯を生じるのに必要な遺伝的成分は，トリの祖先の爬虫類から引き継がれている，ということになる。さらに一般的にいうと，これらのヒナの遺伝子から発現する表現型は，それらがおかれている分子的な文脈と細胞的な文脈にしたがって劇的に変化することになる。

　したがって，厳密に"遺伝的"だといえるような発達の側面，いいかえれば特定の遺伝子内に含まれる情報の産物だけからなる発達の側面といったものは，存在しない。もし"生得的"という用語を，遺伝的情報によってすべて特定されている構造を意味するものとして捉えているとすれば，それは，遺伝子そのものを除く，自然界に存在するなにものも指していないことになる。しかし認知科学では，"生得的"という用語は，それを使用しないようにという再三の

要請にもかかわらず，相変わらず使われ続けている（たとえば，Hinde, 1974; Johnson, 1988; Gottlieb, 1992; Oyama, 2000）。この用語がずっと使われ続けてきたのは，おそらく，発達途上の子どもに内在する要因と外的環境の特性との相互作用を記述する用語を必要とする状況を，反映しているからと思われる。このような問題を考慮して，ジョンソンとモートン（Johnson & Morton, 1991）は，遺伝子とそれらの環境との相互作用を，種々のレベルに分けて区分することが有益だとしている。そのいくつかを表1.1に示しておく。この分析の中で，"生得的"という用語は，生体内部で生じる相互作用の結果として生じる変化だけを指しており，"遺伝的"ということと同じではない。すなわちそれは，遺伝子と環境との相互作用のレベルを指しているのであり，情報源を意味しているわけではない。私は，この本の中で，この用語をこのような作業仮説的な定義で用いることにする。生体と，動物種のあらゆるメンバーにとって共通な外的環境の側面との相互作用，いいかえれば動物種にとって典型的な環境（パターンをもった光とか重力などのような）との相互作用は，ジョンソンとモートン（Johnson & Morton, 1991）によって"1次的"として表されている。一方，生体と，個体もしくは種の一部のメンバーに特有な環境の側面との相互作用は，"学習"として表されている。

　グリーナフ，ブラックとウォレス（Greenough, Black, & Wallace, 2002）は，一連の実験によって，生育初期のラットを，貧弱な環境と比較的豊かな環境とのいずれかで育てて脳構造に対するその効果を調べている。彼らはその実験にもとづいて，環境によって引き起こされる2つのタイプの情報の貯蔵を表1.1と同じように区分することを提案している。すなわち，動物種のすべてのメンバーにとって共通な環境の側面によって引き起こされる変化に関しては，"経験-予期性"の情報貯蔵（＝"種-典型的"）として分類される。そしてこれは，選択的なシナプス消失と関連しているとする。第2のタイプの情報は，環境との相互作用を通して脳に組み込まれた情報であり，"経験-依存性"の情報貯蔵（＝"個体-特定的"）とよばれる。これは，個体にとって特定の環境との，もしくは特定の可能性をもった環境との相互作用を意味しており，また新しいシナプス結合の発生と関連しているという。これらのタイプの経験の境界を明確に設定することは，往々にして明らかに困難だ。また動物行動学の研究の多くの

表1.1 遺伝子とその環境との間の相互作用のレベル

相互作用のレベル	項目
分子	内的環境
細胞	内的環境（生得的）
生体-外的環境	種に典型的な環境（基本的）
	個体に特定の環境（学習）

例が示しているように，生得的と考えられた行動が，より綿密な研究の結果，1次的な相互作用による行動であることが明らかになってきている。

> より詳しくは，Greenough et al., 2002 を参照のこと

このような枠組みを利用すると，発達のいろいろな側面を基礎的な成分に分析することができる。通常，発達心理学では認知ないしは行動の成分を用いてそれがおこなわれている。認知神経科学のアプローチでは，これと対照的に，われわれの認知発達についての考え方に制約を与えている脳構造の種々な成分からの証拠を利用することができる。とりわけ，一定の神経回路のどの側面が生得的（生体内の相互作用の産物として先のように定義され，また経験の影響を受けていない）かの程度について，調べることができる。脳構造と脳機能とのそれぞれの側面は，おそらくは生後の経験効果の影響を異なった形で受けるだろう。つぎに述べる分析は，私が話を簡単にするために，単純で抽象的な神経ネットワークの例を適用したものだが，これは，後で脳発達と脳の可塑性を考察する際の助けとなるだろう。同様な，しかしより詳細な分析は，エルマンら（Elman et al., 1996）が提出している。

ヒトの脳は，種々の化学物質に浸されているきわめて複雑な神経回路によって構成されているし，またそれらの化学物質によって，脳の働きが制御され，調整されている。それゆえ，こうした回路における可塑性を分析する方法を考える場合には，同じ一般的な特性をもった，より単純なシステムを用いて分析を始めるのが便利だ。コネクショニスト（結合論者）の神経ネットワーク・モデルには，ノッド（単純化したニューロン）と強度の変化が可能なリンク（単純化したシナプスと樹状突起）とが含まれている。このようなネットワークにおける学習は，学習ルールにしたがってノッド間の結合強度と範囲とを変化さ

せることによって生じる．そのルールのいくつかは，実際の脳において用いられていると想定されているルール（ヘッブ Hebb の学習ルール[訳注1.1]のような）とほぼ同じである．

> より詳しくは，Munakata et al., 2008; Mareschal et al., 2007 を参照のこと

　図1.2は，コネクショニストの単純な神経ネットワークを示している．神経ネットワークが，訓練によって影響を受けるようになるには多くの方法がある．その第1は，ネットワークの基本的な構築が，経験の結果として変化する，といった方法だ．これには，ノッド数の変化や，学習ルールの変化，もしくはノッドが相互結合される範囲の変化が含まれる．事実，このような方法で変化する神経ネットワークのモデルがいくつか存在している．もうひとつの可能性は，ネットワークの基本的構築は固定されているが，ノッド間の結合の強度を，重みづけによる調整的な学習ルールにしたがって変化させるやり方である．これは，多くのコネクショニストの神経ネットワークが情報を符号化する方法である．人工的なコネクショニストの神経ネットワークにおける表象 representation は，ノッド間のリンク強度の特定パターンに依存している．そのため，入力にともなってリンク強度が変化するということは，異なった表象が経験の結果として発現する，ということを意味している．脳の視点からいうと，これらの変化は，微視的回路やシナプス有効性の細部に備わっている変化として考えることができる．ネットワークの基本的構築は固定されてはいるが，リンク強度が変化する場合には，そのネットワークは生得的構築を示すということができるだろう．もっと具体的にいうと，訓練の結果として発現する表象は，ネットワークの構築によって制約されている．4章では，霊長類の大脳皮質が表象の発達に対して構築的な制約を課しているといった見解と一致している証拠を，みていくことになるだろう．

　しかしながら，この枠組みの中ではまた，2つの他の可能性が存在している．第1の可能性は，ネットワークの基本的構築と，ノッド間のリンクのパターンや強度の2つが生得的で（表1.1で定義したような），したがってそれらが外的入力に影響されないといった可能性だ．これを私は，生得的表象を所有するネットワーク，といっておこう．後のいくつかの章では，ヒトの新皮質は，生

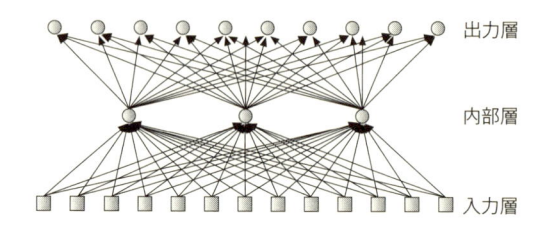

図 1.2 単純な 3 層化したコネクショニスト・神経ネットワーク。このネットワークでは、ノッドのグループが、複数のリンクによって結ばれている。訓練の結果生じるリンクの強度の変化は、学習ルールによって決定されている。

得的な表象を有しているという証拠をほとんどもっていない、という点をみることになるだろう。第 2 の可能性は、ネットワークの構築と、リンク細部のパターンやリンク強度との両方が、訓練の結果として影響を受けるといった可能性だ。4 章で、極端に異常な環境条件下でのみ、もしくは遺伝的に異常な場合にのみ、霊長類の脳の基本的構築に変化がみられる、ということを知るだろう。

1.3 なぜ発達に対して認知神経科学的アプローチをとるのか？

過去 10 年まで、知覚発達や認知発達の理論の大半は、脳からの証拠に頼ることなしに生み出されてきた。実際、研究者の中には、神経基礎を考慮しないで、認知レベルの理論化の独立性を強力に主張する者もいたのだ（Morton, Mehler, & Jusczyk, 1984)。脳からの証拠は、煩わしく無関係な、あるいは途方もなく複雑なものだと考えられていた。しかし過去 20 年ほどの間に、われわれの脳機能についての理解は、目覚ましいほど改善されてきている。したがって多くの研究者は、いまや、認知発達と脳発達とのインターフェースを探求する機が熟していると信じている（たとえば、de Haan, Johnson & Halit, 2003; Johnson, Munakata, & Gilmore, 2002; Nelson, de Haan, & Thomas, 2006; Nelson & Luciana, 2008; Stiles, 2008)。さらに、生物学と認知発達からの情報の統合が進むことによって、おそらく以前考えられたときよりも、変化に関するより一層

包括的な心理学と生物学にとっての舞台，すなわち発達認知神経科学が整えられることになった。"認知神経科学"という用語によって，私は，脳解剖学，脳イメージング（画像法），および脳損傷の行動的ないしは認知的影響などからの脳発達についての証拠だけを含ませているわけではない。それにはまた，動物行動学の証拠をも含ませている。動物行動学は，ティンバーゲン Tinbergen，ロレンツ Lorenz，その他の研究者たちによって1940年代および1950年代に開拓された科学であり，自然環境内における生体全体の研究がかかわっている（Tinbergen, 1951; Lorenz, 1965; Hinde, 1974 を参照）。後でみるように，動物行動学は，神経科学にとって強力な助っ人であり，またこの2つの分野が結びつくことによって，われわれが知覚発達と認知発達における重要な問題について考えるための方法に変化をもたらしてくれるのである。

　大まかにいうと，多くの理由のため，生物学からの洞察が，視覚発達や認知発達についての考え方を進める上で，より中心的な役割を果たし始めるようになってきた。その第1は，新しい種類の強力な方法と道具とが，認知神経科学に利用されはじめているという点だ。これらの技術は，以前よりももっと直接的に認知発達と知覚発達との生物学的基礎についての疑問を提起することができるようになっている。

　重要なことだが，脳構造と認知機能の間の関係をひとつにまとめて明らかにする理論は，認知発達における初期の脳損傷や遺伝的障害を理解するのに役に立つはずである。研究されているさまざまな臨床の対象グループのいくつかについては，2章で考察される。それに加えて，先天的脳障害や獲得性脳障害をもつ乳児から得られる証拠は，後のいくつかの章を通じて考察されることになるだろう。その臨床的利点以上に，このアプローチはまた，機能的特殊化，臨界期，および脳の可塑性に関する理論の発展にも貢献することができる。したがって発達認知神経科学における臨床的証拠と基礎研究との間には，双方向的な相互作用が存在するのである。

1.4　なぜ認知神経科学に対して発達的アプローチをとるのか？

　個体発生的発達とは，さまざまなレベルで遺伝子がそれらの環境と相互作用

をする構成的な過程だ。この過程によって、脳やそれが支えている認知過程のような、複雑な有機的構造が生じることになる。発達研究は、必然的に学際的な学問である。というのは、このような過程の結果として発現する新しいレベルの構造（特定の神経系のような）は、しばしば、既存のものとは異なったレベルの分析や方法を必要とするからである。これを裏返してみれば、遺伝子発現についての分子生物学から物体認知のような認知能力の発達に至るまでの、一見まったく別々なレベルの組織間の相互作用を解きほぐすための道具として、発達を利用することができるということを意味している。さらに、ヒトの成人の脳、およびそれが支えている心は、一連の複雑な、階層的で並列的なシステムによって構成されている。そしてそれは、もっぱら"トップ-ダウン"のやり方だけでは分析がきわめて難しいことが証明されている。外科的な損傷によって生じた脳損傷、もしくは事故とか脳卒中によって生じた脳損傷では、種々なレベルの階層的組織をはっきり分離することが難しい。発達的なアプローチでは、異なった種々のレベルの階層的制御を、独立に観察することができると思われる。とくに発達的アプローチでは、発達期間中にさまざまな神経認知システムがどのようにして発現するか、そしてそれらがどのように統合されるようになるかを、観察するための機会を提供してくれる。たとえば、5章でわれわれは、発達期間中に眼球運動の制御の基礎にある種々の脳経路がいかに出現するか、またいかに統合されるようになるかをみることになるだろう。

1.5 発達変化の原因

遺伝子中にすでに存在している情報の展開過程として発達をみようとする人たちは、発達心理学について成熟説の見解を採用する傾向がある。その場合、乳児は、成人の心の縮小版であり、特定の脳経路ないし構造が、成熟するにつれていくつかの段階をふんで増大する、と考えられている。それとは対照的に、発達について構成主義の考え方をとろうとする場合には、内在的な構造と外在的な構造との間のダイナミックな関係を解きほぐそうとする。この場合、そのダイナミックな関係が、発現する表現型を次第に限定していくことになる。これらの2つのアプローチ間の区別はまた、ゴットリープ（Gottlieb, 1992）によ

ってつぎのように言及されている。彼は，これらのアプローチをそれぞれ，"予定後成説 predetermined epigenesis"，および"確率論的後成説 probabilistic epigenesis"とよんでいる。予定後成説は，遺伝子から構造的な脳の変化へ，さらに脳の変化から脳の機能へ，そして経験へといった1方向的な因果的経路が存在していることを前提としているという。それとは対照的に，確率論的後成説は，遺伝子，脳の構造的な変化，および機能間の相互作用を双方向的なものとしている：

予定後成説
（方向的構造−機能の発達）
遺伝子→脳構造→脳機能→経験

確率論的後成説
（双方向的構造−機能発達）
遺伝子←→脳構造←→脳機能←→経験（出典：Gottlieb, 1992）

したがって予定後成説の見解では，乳児の心は，病巣性の脳損傷をもった成人と比較することができると考えられている。すなわち，特定の認知メカニズムが，一定年齢で存在するか，もしくは欠けているかのどちらかだ。たとえば，乳児と前頭葉に欠陥のある成人患者とは対等とされる。成人のシステムの成分を支えている回路は，種々な年齢で"オンライン化した（直接対応している）"回路と仮定されている。しかしこのアプローチは，通常の発達的事象については適切な1次近似を提供しているように思われるが，長期的にみると，十分な説明を提供しているとは考えられない。

発達途上の脳と認知との関係を研究するそれにかわるアプローチには，生物学的発達に対する確率論的後成説のアプローチがかかわっている。この見解では，発達とは，その成り行きが進み具合にしたがってつぎつぎに限定されていく過程であると仮定している。発達初期には，脳／心のようなシステムは，可能な発達の道筋とその最終状態とにある程度の幅をもっている。発達の道筋と，その結果生じる最終状態とがいかなるものかは，一連の特定の制約がどのように働くかに依存している。個体発生の発達に対するこうしたタイプの分析は，とりわけ，ダルシィ・トンプソン（D'Arcy Thompson, 1917）やC. H. ワディン

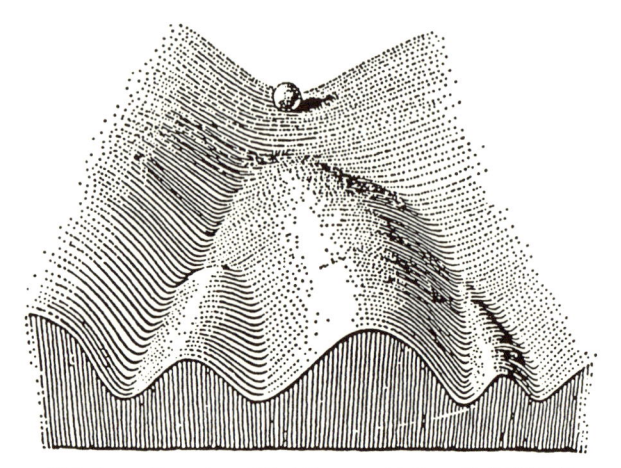

図 1.3 ワディントン（Waddington, 1975）の後成説的風景

トン（C. H. Waddington, 1975）によっておこなわれた身体構造の発達に関する研究に由来している。

　ワディントン（彼の仕事はピアジェに大きな影響を与えた）は，発達の経路，すなわち必然的な後成説的なルートが存在している，といった提案をしている。そのルートを彼は，"クレオッド Chreods" と名づけている。クレオッドは，図 1.3 に示しているように，後成説を表現した風景の中の谷として概念化することができる。自己調整的過程（これをワディントンは "ホメオリーシス homeorhesis" とよぶ）によって，生体（この風景では転がり落ちるボールとして考えられている）は，小さな混乱状態の後であれば，もとの経路に戻ることができるだろう。しかし，暗闇で育てられるというような大きな混乱状態が生じた場合には，まったく異なった谷のルートをとるはずだ。とくにこうしたことが決定点の付近で生じた場合には，当然，異なった谷のルートをとるようになる。これらの決定点は，小さな混乱状態によっても異なったルートをとるように導く後成説的風景の領域である。したがって，健常に発達しつつある子どもは，多少異なった養育環境によって生じた小さな混乱状態におかれたとしても，同じ最終点に到達することになると思われる。一方，決定点において発達初期（風景の中で高い丘の上）の定型的な経路からの偏りや発達後期のより大きい混乱状態がある場合には，子どもは，異なった発達の道筋をとることにな

り，最終状態の可能な選択肢のセット中からまったく別の最終状態（表現型）へと導かれることになるだろう。

　ワディントンの多少くだけた考え方から離れて，構成主義者（確率論的後成説）の発達に関するアプローチをみてみることにしよう。われわれは，複雑でダイナミックなシステムの中で発現する現象を理解するための理論的道具を，ほとんど持ち合わせていない。したがって，いまのところ，このアプローチを用いての研究は，より多くの困難をともなうことになる。この見解によれば，種々の発達障害は，さまざまなセットの制約に対して応答して，いくつか可能性のある発達の軌道をとった結果なのである。このことは，発達の軌道が，定型的な軌道から逸脱したその瞬間から，多様な新しい要因と適応の働きとが役割を演じるようになり，なんらかの脳機能の再機構化が生じると思われる。したがって，成熟説のアプローチ（因果的後成説）とは対照的に，健常成人に見いだされる脳領野と機能との間のマッピングをこのような事例に適用したとしても，部分的にしか有益な情報は得られないだろう。上に述べた構成主義者の考えは，遺伝的要因の役割を軽視しようとしているのではない，ということを強調しておこう。むしろそれは，遺伝子とそれらの多様な環境との間の複雑な相互作用を通して，新しい構造と機能とを理解しようとしているのである。

1.6　ヒトの機能的脳発達に関する3つの見解

　脳の発達期間中に生じる神経解剖学的変化を，ヒトの誕生後10年ほどの間に生じる運動，知覚，および認知能力の著しい変化と関係づけるためには，多くの難問を解決していくことが必要だ。この本を通して，私は，ヒトの機能的脳発達に対する3つの異なった，しかしかならずしも相いれないわけではない見解によって進められてきた証拠について，考察することにしよう。その3つとは，(1) 成熟説の視点，(2) 相互作用特殊化説の見解，および (3) 技能学習説の見解である。

　前に述べたように，脳をヒトの行動発達と関係づけようとする現在までの研究の多くは，成熟説の立場からおこなわれてきた。その際の目標は，脳の特定領域の"成熟"を，そして通常は大脳皮質の領域の"成熟"を，新しく発現し

た感覚，運動，および認知機能と関係づけようとする点にある。すなわち，脳領域の種々の神経解剖学的発達に関する証拠は，特定の部位が機能するようになると思われる年齢を決定するのに利用されている。特定の年齢で新しい行動的な課題に成功すれば，それが，この"新しい"脳領域の成熟によるため，と考えることになるだろう。こうした考え方によれば，機能的な脳発達は，成人の神経心理学の裏返しであり，その違いは，特定の脳領域が損傷を受ける替わりに，付加される過程として扱っていることになる。

　成熟論的なアプローチは，直感に訴えることができるし，魅力的な単純さをもっている。しかしわれわれは，この本の進行につれて，このアプローチがヒトの機能的な脳発達に関するいくつかの主要な側面をうまく説明していない，ということをみるようになるだろう。さらに，開始の年齢にもとづいて神経変化と認知の変化との間を関連づけようとする試みは，神経解剖学的測度や神経化学的測度の多様性を考えると，理論的にいって根拠薄弱といわざるをえない。それらの測度は，脳のさまざまな領域において，種々の時点で変化しているからである。

　上に述べたアプローチに比べて，構成主義者の特有な視点，すなわち"相互作用特殊化説"は，少なくとも大脳皮質内部での生後の機能的な脳発達には，脳の領域内における相互作用のパターンを機構化する過程がかかわっていることを前提としている（Johnson, 2001, 2002）。この考えによると，特定領域の反応特性は，他の複数の領域に対するその結合パターンやそれらの活動パターンによって，部分的に決定されている。生後の発達期間における皮質領域の反応特性の変化は，それらが相互に作用しあい，拮抗しあいながら，新しい計算論的な能力における役割を，それらが獲得するにつれて生じるようになる。この視点からすると，いくつかの皮質領域は，十分に確定されていないような機能でもって活動が開始される。その結果，それらの皮質領域は，広範囲のさまざまな文脈や課題で部分的に活性化されることになる。そして発達期間中に，領域間の活動−依存性の相互作用によって，領域の機能は磨きがかけられ，その結果，それらの活動が狭い範囲の状況に限定されるようになってくる（たとえば，はじめは多様な視覚対象によって活性化されていた領域が，正立しているヒトの顔に対してだけ，その反応が限られるようになるかもしれない）。した

がって，幼児期における新しい行動能力の開始は，いくつかの領域にわたる活動の変化と関連しており，ひとつあるいはそれ以上の付加的領域（または領域群）における活動の開始だけにかかわっているわけではない。私は，12章で，さらにこの理論を展開していくつもりである。

　ヒトの機能的脳発達に関する第3の見解，すなわち技能学習説の見解によると，新しい知覚能力や運動能力の開始中に活性化する乳児の脳領域には，成人の複雑な技能獲得と類似したないしは同一の脳領域が，かかわっているという。たとえば，知覚的な専門技能に関して，イサベル・ゴーティアーと共同研究者たちは，人工的な物体（"グリーブル greeble" という名称の）に対して成人を徹底的に訓練すると，結局は，以前顔処理と連合していた皮質領域，すなわち "紡錘状［回］顔領野 fusiform face area" の活性化を生じさせる，ということを示したという[訳注1-2]（Gauthier, Tarr, Anderson, Skudlarksi, & Gore, 1999）。このことは，通常，この領域が，成人では顔によって活性化されているが，それは，顔に対してあらかじめ特定化されているためというよりも，むしろ顔というクラスの刺激によって徹底した専門的技能の訓練がなされたため，ということを示唆している。このことはさらにまた，知覚的な専門的技能が，乳児における顔処理の技能の発達と同じものと考えてよいことになる（Gauthier & Nelson, 2001）。成人の専門的な技能と乳児の発達との間がどれほど類似しているかどうかは，はっきりしない点が残っている。しかし，技能学習仮説が正しいとする範囲内で，それは，一生を通しての連続したメカニズムについて明確な見解を提出している。最後に，技能学習説の考えは，必ずしも相互作用特殊化説の考えと矛盾してはいないし，時にその2つの見解は，類似した予測をしているということを付け加えておこう。

1.7　本書の構成

　つぎの章では，脳構造と機能の発現の研究に現在用いられているいくつかの種々の研究方法を検討する。発達異常の問題はこの本の主要な目標ではないが，異常な発達から健常の発達についての証拠を検討することによって，関連のある問題点を考察することになる。とりわけ3つの発達障害（難読症 dyslexia,

自閉症 autism，およびウィリアムズ症候群 Williams syndrome）に焦点を合わせて，特定の神経認知的な欠陥が，複数の脳システムに対する拡散した損傷から生じる，ということをみることにしよう。出生前の脳損傷は，ひとつの発達の道筋から他の発達の道筋へと子どもの進路を変えてしまう。しかしながら脳損傷の異なったタイプが，いわばワディントンの後成説的風景におけるいくつかの別個の谷のように，同じ最終状態の成人（表現型）を生じうることもあるかもしれない。これとは対照的に，より後期（周産期と生後初期）の脳損傷は，一般に脳の他の部位によって補償される。したがって，こうした後期の病巣性の脳損傷では，ワディントンの自己組織化の適応と同じように，ごく軽い拡散した認知的な欠陥を生じさせるだけで，生体を一定のクレオッド内部に保持して，同一の一般的な表現型を生じさせるかもしれない。

3章でわれわれは，遺伝子に関するいくつかの基礎的事実を紹介して，ヒトの発達中の遺伝子発現について，なにが分かっているのかを考察する。一方4章では，ヒトの脳の出生前と出生後に関する知識の現状を示すことにしよう。発達で生じる一般的な一連の事象は，すべての哺乳類できわめて似ているが，ヒトの発達のタイミング，とくにヒトの出生後の発達は，長く引き伸ばされている。この出生後の発達の延長時期は，大脳皮質の大きな領野，とくに前頭前野の領域と関連している。ヒトで観察される出生後の発達がより引き伸ばされるため，脳構造の側面（たとえば種々の皮質領野および層）における発達速度の違いがはっきり現れてくる。ヒトの出生後における脳発達の違いの様相が明らかになるにつれて，それが，機能の発現についての予測にも利用されるようになっている。

大脳皮質に注目しながら神経生物学的研究や脳イメージング研究をみると，皮質が，おそらく，生得的な表象（先に考察した意味で）を所有していないだろうということは明らかだ。むしろ生育初期において，大規模な皮質の領域が特定タイプの計算を支えるのにもっともよく適合するように，おおよその偏りをもっているのである。ヒトの健常成人の皮質に観察されるかなり一貫した構造-機能の関係は，微細な内在的な遺伝的特殊化によるよりも，生体に対する内在性と外在性の両者の要因による多様な制約の結果であるように思われる。つぎのいくつかの章では，神経発達と関連している知覚発達，認知発達，およ

び運動発達の多くの分野を検討することになる。これらのそれぞれの分野で，私は，皮質回路内に発現する表象に対する制約のいくつかの原因を明らかにするつもりだ。たとえば，外的環境の相関的構造，皮質の基本的構築，および皮質下回路の影響までのいくつかの制約の組み合わせについて，例を挙げて考察することにしよう。

　12章では，ヒトの生後の発達中における表象のメカニズムと，その変化のタイプとが考察される。さらにまた，ヒトの機能的な脳発達に関する相互作用特殊化説の見解が展開される。皮質領野における特定の機能の発現は，脳内部の，そして脳とその外的環境との間の相互作用の産物として理解されることになる。子どもの発達が社会的，物理的環境の内部で発達するのと同じように，また脳が身体の内部で発達する（"身体表現化 embodiment"）のと同じように，それぞれの皮質領野は，脳全体の文脈の内部でその機能を発達させる（"脳表現化 embrainment"）のである。最後の章では，将来の研究に対する多くの結論と勧告がおこなわれる。

考察のための重点課題
* 成人の認知神経科学における問題を扱っている研究者は，どの程度発達からの証拠を考慮する必要があるか？
* 定型的な発達をしている子どもの環境について，どのような側面が"経験-予期的"であり，また"種-典型的"でありうると考えられるか？
* ワディントンの"後成説的風景"は，どの程度まで初期の脳損傷に続くなんらかの認知機能の回復を説明することができるか？

　　［訳注 1-1］　Hebb, D. O. *The organization of behavior: A neuropsychological theory*, 1949, Willy. なお 2002 年に，R. E. Brown と P. M. Milner の解説を含んだ「まえがき」を挿入して，Tayler & Francis 社から再版されている。日本語訳は，鹿取廣人・金城辰夫・鈴木光太郎・鳥居修晃・渡邊正孝訳『行動の機構：脳メカニズムから心理学へ　上・下』岩波書店，2011 年を参照のこと。ジョンソンはヘッブの考えを周知のこととして省いたのか，参照文献として掲載していない。
　　［訳注 1-2］　いわゆる"グリーブル"について＝Gauthier & Tarr (Becoming a

"Greeble" Expert: Exploring mechanisms for face recognition. 1997 *Vision Res.*, 37 (12), 1673-1628）は，顔認知の特性について，①類似した全体の形態内部に，似た特徴をもつ目・鼻・口が一定の配列をもつこと，②特定化したレベルで認知されること（たとえば，イヌかネコかといった一般的レベルの区別でなしに，あのジョンかポチかといったように），などの点を挙げ，こうした特性をもつ顔の人工的対照刺激を考案，"グリーブル"と名づけた。これは，形，部分の大きさ，配置などが異なる60個のメンバーからなり，各メンバーは，2つジェンダー（性）と5つのファミリー（家族）に属して，その名称をもっている。実験参加者は，このメンバーの個体名を同定できるエクスパートになるまで訓練された。

2章
研究方法と研究の対象集団

> この章では，発達認知神経科学で用いられた種々の研究方法の背景と扱われた対象集団について述べる。乳幼児や児童を研究する行動的技法は，何十年にもわたって利用されてきた。しかし最近の眼球運動の追跡技術の進歩は，よりきめ細かな分析にとって新たな可能性を開いている。比較的新しい一連の道具は，脳の代謝，血流，ないしは電気的活動などにおける変化にもとづいて脳活動の構造的，および機能的マップ（地図）の生成にかかわっている。これらの新しい神経イメージングの方法が，いくつかの問題に対して動物研究と置き換えられている。一方，遺伝子操作，ないし遺伝子発現のような他の重要な科学的問題に対しては，依然として動物研究への置き換えのない状態が続いている。健常な発達の乳幼児や児童に加えて，発達認知神経科学の研究者たちは，自閉症やウィリアムズ症候群のような遺伝的起源による発達障害，および感覚的制限や貧弱な社会的文脈の初期剥奪による発達障害の子どもたちの研究に注目している。われわれは，種々の研究方法を使用し，かつ種々多様な対象グループの研究をおこなうことによって，この分野における重要な問題に対しての強力な手段を手に入れることができるだろう。

2.1 序論

　科学の分野における進歩は，つぎの3つ，すなわち（1）経験的発見，（2）利用可能な証拠を説明して将来の研究への予測をなしうるような理論構成，および（3）研究方法に対して，決定的に依存している。研究方法の重要性は，しばしば科学史において過小評価されている。しかしながら，少なくとも発達認知神経科学にとって，もし過去において現在の技術が利用できたとするならば，もっと急速な進歩が可能だったと強く主張することもできるだろう。とは

いえ，過去数十年の間に新技術が出現した。そしてわれわれは，乳幼児や児童を研究することによって課せられる特別な制約に対して，現存の技術をどのように適用すべきかを学んできた。乳幼児や児童の研究のための行動的方法は，ここ数十年間利用されてきている。しかしその都度，それは改善され，適用範囲を広げている。比較的新しい一連の道具は，神経イメージング――すなわち脳の代謝，血流，ないし電気的活動における変化を基礎とした脳活動の"機能的"マップの生成――と関係している。われわれは，いくつかの問題に対して，新しい神経イメージングの方法が動物研究と置き換えられていること，しかし他の重要な科学的疑問に対しては，動物研究に置き換えられないまま存続していることをやがて知るようになるだろう。発達認知神経科学の研究者たちは，健常に発達した乳幼児や児童に加えて，自閉症やウィリアムズ症候群のような遺伝的起源の発達障害をもつ子どもの研究にも注意を向けている。これらの症候群を，相互に比較したり，発達の定型的な軌道と比較したりすることによって，神経認知発達の基礎にある基本的な原理のいくつかを理解する強力な手段を，われわれは手に入れることになる。それに加えて，感覚的制限ないし貧弱な社会的文脈による初期剝奪の事例は，臨床的，もしくは社会的理由のための研究としては重要といえないかもしれない。しかしそれらの事例は，より後期の発達にとって特定種類の初期経験がもつ重要性に対して，光を投げかけることもできるのである。

2.2 行動的および認知的課題

1950年以降，子どもの発達の行動的，認知的分析は，"自然史的"な重要な初期段階からすでに移行している。この場合，"自然史的"という用語は，ピアジェやその他の研究者が，物体の永続性（6章を参照）の見かけの欠如のような，発達と関連したいくつかの顕著な現象を記述して，乳児，幼児，および児童の心理学的変化の情報を集めるさまざまな巧妙な実験手法に対して，与えられた用語である。乳児や幼児の研究にあたって克服せざるをえない問題にひとつは，言語的教示を含ませないか，もしくは特定のキーやボタンを押すというような面倒な反応を求めないような行動的課題を必要としたという点である。

さらに年少の乳児は，実験者と協力するため彼らがあらかじめ具えている時間の長さの限界により，短い注意のスパンしかもっていない。したがって，長期間にわたる訓練期を含む研究は，あまり適当ではない。しかし幸いにして，多くの方法が乳児のテストとして開発されている。それらは，目立つ新奇な視覚刺激を注視する彼らの自然な傾向をもとにして工夫された方法である。これらの手続きのひとつが，"選好注視 preferential looking 法"とよばれるもので，2つの視覚刺激を対にして提示し，乳児がそれぞれを選択して注視する時間を記録するのである。もうひとつの手続きは，"馴化 habituation"とよばれる方法で，乳児が注視に費やす時間にはっきりした減少が現われるまで，同じひとつの刺激を反復して提示する。注視の減退が特定の基準に達したときに，別の新しい刺激が提示され，注視時間の増加ないし回復が測定される。もし注視時間に有意な回復がみられた場合，2つの刺激の間を乳児が弁別していると推論できるだろう。もし回復がほとんど，ないしまったくない場合は，乳児が，2つの刺激を弁別できないと推論できる。年少の乳児からの弁別反応を誘発するための他の技法としては，馴化を測定するのに吸啜反射の比率を用いる，注視の正確なパターンを決定するのに眼球運動追跡を用いる，そしてまた心拍数を測度として用いる，などがある。

詳しくは，Aslin, 2007; Karatekin, 2008 を参照のこと

種々の年齢グループを通して行動と脳発達とを結びつけるもうひとつの効果的な方法が，"マーカー課題 marker task"だ。この方法は，特定の行動課題を利用するが，その場合，神経生理学的，および／あるいは脳イメージング研究によって，ヒトやヒト以外の霊長類におけるひとつ以上の脳領域と課題とが関係づけられていることが必要である。異なった年齢や異なった文脈におけるその課題に対する成績の発達を研究することによって，研究者は，観察された行動変化が脳発達の既知のパターンによって，どのように説明されるかといった証拠を集めることができる。この本でわれわれは，マーカー課題のアプローチが，認知のいくつかの異なった分野で取り上げられているのを知ることになるだろう。マーカー課題のアプローチには，いくつかの弱点がある。たとえば，ひとつの特定の課題からの知見が，時には密接に関係するようにみえる他の課

題へと一般化しえないという点，また著しく異なった実験参加者のグループからの結果を直接比較するのが困難なことがありうるという点，などである。もうひとつのマーカー課題における難しい問題は，課題のデザインから由来している。すなわちマーカー課題のデザインには，乳児や幼児に適用しつつながら解釈可能な結果を求める，といった要請の点で多くの限界があること，またさらに"興味深い"認知能力を呼び起こそうとする，といった要請の点でも多くの限界があること，などである。最後にわれわれは，いくつかの章で，異なった年齢で同じ課題に対して異なった脳領域が決定的な役割を果たすことを知ることになるだろう。したがってマーカー課題の結果の解釈は，もっと複雑である。にもかかわらず，マーカー課題のアプローチは，神経認知システムの発達への当初の見通しを提供することができる役に立つ方法なのである。

2.3 発達における脳機能の評価

ごく新しいひとつの方法を除いて，幼いヒトの脳機能を観察するのに利用しうる技術は，成人の研究ですでに十分発展されている技術である（カラー図版の図2.1参照）。高密度事象関連電位 high-density event-related potential (HD-ERP) は，頭皮の表面にそっと設置した感度のよい複数の電極によって，脳の電気的活動を記録する方法だ（カラー図版の図2.2を参照）。これらの複数のセンサーは，同時に発火する脳内のニューロン群によって引き起こされる頭皮表面におけるわずかな電圧の変化を検出する。これらの記録は，脳の自発的な自然の電気的リズム（脳波［脳電図］electroencephalography［EEG］）か，もしくは刺激提示や活動によって誘発された電気的活動（事象関連電位［event-related potentials, ERP］）かのどちらかである。ERPの研究にあたっては，多くの試行からのデータを平均して，刺激提示とは無関係な自発的ERPをゼロにまで平均化しておく必要がある。最近数年間では，高周波のEEGの急速な突発波 burst（ガンマないし40Hz周期のような）にも新たな関心が生じている。それは，脳における情報処理のいくつかの段階と関連しているように思われる（事象関連振幅 event-related oscillation［ERO］; Csibra, Davis, Spratling, & Johnson, 2000）。

> より詳しくは，Csibra, Kushnerenko, & Grossmann, 2008; Csibra & Johnson, 2007 を参照

　頭皮におかれた高密度のセンサーを用いて，アルゴリズムを利用することができる。それによって，頭皮表面の電気的活動の特定パターンに対して電気的活動の脳起源（双極子）の位置と方向を推論することができる。これらのアルゴリズムの適切な利用にとって必要な仮説のいくつかは，実際，成人よりも乳児にとってより事実に近いと考えてよいだろう。たとえば，より低レベルの頭蓋のコンダクタンスやより少数の皮質の脳回などは，成人の被験者に比べて，乳児のHD-ERPの結果における精度や解釈可能性を改善してくれると思われる（ただし，乳児へ適用するこの方法についての考察は，Johnson et al., 2001，および Nelson, 1994 を参照のこと）。

　HD-ERPおよびそれと関連した方法は，ごく年少の乳児でも脳機能を研究するのに優れた方法だ。しかしそれらの方法は，優れた時間分解能（ミリ秒のオーダー）を提供できるが，粗い空間分解能以上のものを得ることは難しい（たとえば前頭葉 対 側頭葉の相違）。時間分解能を犠牲にしてでも，より細かい空間分解能を得る方法として機能的MRIがある。脳の種々の領域が活性化するにつれて，その領野の細胞は，微細な血管のネットワークを通して供給される酸素を必要とする。酸素は，ヘモグロビンという分子によって血液中に移動する。そして脳領域が活性化するときには，それはより多くの酸素を要求するが，その結果，酸化したヘモグロビンが局所的に増加し，脱酸素化（還元）したヘモグロビンの減少が起こる。反応に依存した血液酸素レベル blood oxygen level dependent（BOLD）における変化は，MRIによって検出される。したがって，ミリメータのオーダーでの空間分解能と数秒単位の時間空間分解能でもって脳の種々の部位における脳の血液酸素レベルに関する非侵襲的な測定が可能となる。

　脳機能を研究するこの技術は，現在いくつかの実験室で，6ないし7歳からの子どもに日常的に用いられている。たださまざまな理由により，この年齢よりも幼い子どもに対してこの方法を利用するには，技術的に難しい問題が残っている。しかしながら，乳児を研究することは可能だ。とくに乳児が，お話し

や音楽のような聴覚刺激を受動的に聴いている間に眠っているかまどろんでいる場合には，可能である。子どもからの fMRI のデータの分析，およびそれと成人で集められたデータとを比較する場合には，多くの複雑な問題が存在している（Thomas & Tseng, 2008）。特定の関心のある領域に集中しておこなわれている通常の fMRI の分析に加えて，最近，発展している分析方法では，種々の脳領域の間の機能的な結合の程度を，研究者が評価できるようになっている。後でみるように（12章），このアプローチによって，発達期間中の協応的な機能的脳ネットワークの発現に関する仮説を，テストすることが可能となっている。

> より詳しくは，Thomas & Tseng, 2008 を参照のこと

BOLD 信号を含む血液中の酸素レベルによって脳活動を測定するさらに新しい方法が，近赤外線分光法 Near Infra-Red Spectroscopy（NIRS）である。これは，光学的イメージングの形式のひとつで，頭蓋と脳を通過する際の弱い光束の吸収と散乱，ないし屈折における微小な変化を測定している（Lloyd-Fox, Blasi, & Elwell, 2010; Meek, 2002 を参照のこと）。弱い光の放射装置と検出器が，カップの内部に埋め込まれており，子どもの頭部に注意深く置かれる（カラー図版の図2.3参照）。fMRI と同じように，脳活動による血液の酸素化の変化がこの方法によって測定される。しかし NIRS は，人為的な動きにはあまり敏感ではない。またスキャナーの固定を必要としない。それゆえ，NIRS は，おそらく乳児や幼児に使う場合，fMRI に替わる優れた選択肢を提供するはずである。事実，ごく年少の子どもの比較的薄い頭蓋は，より容易に光を通し，したがって通常，より良好な光学的信号を手に入れることができる。この技術は，いくつかの研究室でまだ開発の途上にあるが，乳児の脳機能を研究するこの方法を利用して公刊されている論文は，いまや 30 以上にのぼっている[訳註2-1]。

> より詳しくは，Lloyd-Fox, Blasi, & Elwell, 2010; Mehler, Nespor, Gervain, Endress, & Shukla, 2008 を参照のこと

2.4 発達における脳構造の観察

　発達認知神経科学の目標のひとつは，基礎の脳構造における変化に対して脳機能と認知における変化とを関連づける，ということである。過去数十年の間，生後のヒトの脳構造の発達研究は，死後のヒトや動物の組織に対して適用される伝統的な神経解剖学的方法に依存していた。これらの方法には，ニューロンの染色，そして顕微鏡下でより鮮明にニューロンを可視化する物質による処理，などが含まれている。こうした染色のひとつ（ゴルジ染色 Golgi stain）は，神経科学の創設の父であり，またノーベル賞受賞者，カミロ・ゴルジ（Camillo Golgi, 1843–1926）によって発明された。ヒトの死後組織にとって，こうした分析は骨が折れるし時間もかかり，また難しい仕事であった。またこのような組織を手に入れることにともなう煩わしさのため，子どもでは，比較的少数の資料にもとづいて分析がおこなわれるという傾向があった。さらに，不幸にして剖検に持ち込まれた子どもたちは，しばしば外傷や疾患をもち，そのため健常な脳発達へと一般化する作業を複雑にしていた。おそらく，こうしたアプローチをおこなったもっとも注目すべき一連の研究は，コネル Conel に由来している。彼は 1939 年から 67 年の間，ヒトの皮質の生後の発達に関する詳細な図版についての本をいくつか公刊している（4 章の図 4.5 を参照）。より最近では，電子顕微鏡の出現によって，科学者たちは，樹状突起におけるシナプス形成や喪失のような，もっと小さい尺度での変化を研究することが可能となっている（4 章）。

　脳の活性化の研究に加えて，MRI によってわれわれは，健常な生きた赤ん坊や子どもたちにおける脳構造の発達を研究する機会が与えられることになる。これは，伝統的な死後の神経解剖学に対して大きな方法論的進歩ではあるが，最近まではこうした MRI の方法は，顕微鏡像よりも多少細かな単位のオーダーで，脳の灰白質（ニューロンの集団とそれらの局所的過程や結合）と白質（結合した線維の束）の間を分離するに過ぎなかった。それにもかかわらず 4 章でみるように，生後の解剖学的な脳発達の道すじについての最近の知識は，爆発的に増大している。最近数年の間に，新しい分析方法が出現しつつあり，

それによってわれわれは，白質と灰白質の形状や量の単純な評価を超えて，脳内の領域間の主な構造的結合を追跡しはじめている。こうした方法のひとつが，散乱テンサー・イメージング Diffusion Tensor Imaging (DTI) である。これは，線維路とそれらの発達についての詳細な画像を得るため，水の分子の動きを測定する方法である。発達期間中の線維路を追跡するためのその他の方法が，現在，研究されつつある（カラー図版の図2.4参照）。こうした方法は，脳発達の構造的結合と機能との間の正確な関係に関する予測をテストするのに重要なものとなるだろう。

> より詳しくは，O'Hare & Sowell, 2008; Wozniak, Mueller, & Lim, 2008 を参照のこと

2.5 動物研究と遺伝子

4章でみるように，現在われわれが脳発達について知っている膨大な知識は，他の動物種の研究からもたらされている。明らかに種間にはなんらかの相違があるが，圧倒的多数の基本的現象は，研究されたほとんど，ないしすべての動物種で共通だ。それに加えて，行動の発達における多くの動物モデルは，発見されたいくつかの原理をヒトの発達の側面に適用できる段階にまでに達している（Blass, 1992を参照のこと）。この本の後の方（7章）で考察する例のひとつが，新たに孵化したヒナにおける視覚の刷り込みである。ヒナのような動物モデルの利点は，一層の研究によって，そのヒナの脳の特定領域を明らかにすることができるということ，そしてまたこの過程についての電気生理学的，神経解剖学的，および分子的基礎を同定できるということである。最後に，行動変化を支えている神経ネットワークの，解剖学的情報をもつコンピュータ・モデルが，開発されテストされている。こうした行動的発達の簡単な事例を理解することによって，学習の敏感期の神経的基礎のような基本的問題を明らかにすることができる（O'Reilly & Johnson, 2002）。さらに，ヒナにおける刷り込みの構成成分の基礎にある神経系が乖離しているという事実は，ヒトの乳児における顔認知の発達過程が同様に乖離しているという主張に，当然利用されることになる

(7章を参照)。したがって，簡単な動物のモデルを研究することは，直接的にも間接的にも，脳発達がヒトで観察されるさらに複雑な認知的および行動的変化とどのように関連しているか，というわれわれの理解を促進してくれる。ヒトの発達に対する動物モデルの適用のもうひとつの例では，ヒトと他の霊長類における行動発達との比較が，他の認知領域における変化にとっての言語の重要性をはっきりと示すことができる（9章参照のこと）。したがって，種間の相同関係については，十分注意を払う必要があるが，よく検討された動物モデルは，ヒトの認知発達に対する有益な理論的，および経験的な見通しを，より一層与えてくれる。

> より詳しくは，Bachevalier, 2008; Matsuzawa, 2007 を参照のこと

つぎの章では，もっと詳細に遺伝的方法について考察することになる。しかしこの時点で，動物のゲノムから特定の遺伝子を損傷させることができる分子遺伝学の技術がすでに存在していることを，指摘しておくと役に立つだろう。このひとつの例が，アルファ－カルシュウム・カルモジュリン・キナーゼⅡ遺伝子 alpha-calcium calmodulin kinase II の欠失である。これによって，成体時に特定の学習課題の遂行ができなくなるいわゆる"ノックアウト"マウスが生じる (Silva, Paylor, Wehner, & Tonegawa, 1992; Silva, Stevens, Tonegawa, & Wang, 1992)。この方法は，動物における認知的，および知覚的変化への遺伝の寄与について分析するにあたって，新たな展望を開いている。またそれは，ヒナにおける視覚的な刷り込みやスズメ科のトリにおけるソング（さえずり）学習のような，発達について十分検討を経た動物モデルに適用された場合，とくに実り多いものと思われる。これらの動物モデルはまた，既知の遺伝的起源による障害の神経認知的発達にとって，その遺伝的欠失／異常の役割を研究する際にも有効だと思われる。

2.6 発達障害

発達認知神経科学には，健常に発達している乳幼児や児童を研究するためのさまざまな方法への要請に加えて，遺伝，初期脳損傷や外傷，もしくは異常な

初期経験などによって生じた発達の相違についての研究も含まれている。異常な発達の経路の研究（より伝統的には，"発達神経心理学 developmental neuropsychology"，ないしは"発達精神病理学 developmental psychopathology"とよばれていた）は，臨床的，および社会的理由のため明らかに重要ではあるが，それはまた一方，われわれに定型的な発達における重要な因果的要因や基本的過程についても教えてくれる。

　この本は，主としてヒトの脳の発達の定型的な道すじについて重点をおいてはいるが，遺伝子的起源によるさまざまな多くの発達障害についても触れることにしよう。つぎの章でさらに考察するように，遺伝子の偏りには，単一の遺伝子の変異（脆弱-X Fragile-X やフェニルケトン尿症 phenylketonuria のような），染色体構造における異常（ダウン症候群 Down's syndrome のような），および染色体の一部のいくつかの遺伝子がかかわる微小欠失（プラダー・ウィリ症候群 Prader-Willi syndrome およびウィリアムズ症候群 Williams syndrome（WS）のような）が含まれることになるだろう。一方またいくつかの発達障害の中には，わずかな効果しかもたない複数の遺伝子がかかわる，複合した遺伝的な基礎をもつとされている障害がある（たとえば自閉症 autism）。この本の中でもっとも頻繁に触れられる上に述べた障害のうちの2つが，自閉症とウィリアムズ症候群だ。

　自閉症は，比較的一般的な発達障害である（関連障害を含んだ自閉症スペクトラムの出現率は人口の約1%）。自閉症の遺伝子研究には，現在関与しているとされている20以上の種々な遺伝子との複雑な進化の物語が秘められている。最近の論評によると，この障害に対する遺伝子の寄与には，小さな影響力をもった多くの遺伝子が含まれており，またおそらく自閉症を引き起こしうる遺伝子要因による多数の異なった組み合わせが存在している，といった結論を導いている（Happé, Ronald, & Plomin, 2006）。また環境的要因との相互作用についての証拠も存在している（展望として Frith, 2003 を参照のこと）。発達障害としての自閉症の核となる欠陥の多くは，他人との社会的関係の分野がかかわっている。ただし，多くの非社会的な認知的欠陥も同様に存在している。主要な行動的症状には，異常なアイ・コンタクト，他人の思考の存在に見かけ上気づかない，他人によって抱かれたり触られたりすることに対して抵抗する，身

体をゆするないし手をぶらぶらさせるなどのような反復行動をする，そして一般的に，彼らの環境内の特定の物体，ないしその他の生命のないものの側面に対して惹きつけられる，などが含まれている。これらの偏った行動と並んで，他の認知的技能や，反響言語（エコラリア）echolalia（以前聞いた語や文を反復する）のような言語的技能における欠陥がある。自閉症には，同じ症状の多くを共有する関連した障害のスペクトラムが含まれている。たとえば，アスペルガー症候群 Asperger's syndrome をもつ人は，健常な言語的IQ と並んで，同様ないくつかの社会的な問題をもっている（Happé, 1994; Pennington &Welsh, 1995）。

より詳しくは，Frith, 2003; South, Ozonoff, & Schultz, 2008

　ウィリアムズ症候群の人たちは，自閉症でみられる特定の社会的欠陥とは対照的に，一見したところ良好な社会的技能をもっているようにみえる。ウィリアムズ症候群（WS；また乳児性高カルシュウム血症 infantile hypercalcemia として知られている）は，比較的まれな遺伝子起源の障害であり，2万から5万例の誕生中，おおよそ1例がその影響を受けるとされている（Greenberg, 1990）。この障害は，現在，遺伝子マーカーないし代謝マーカーによって初期の幼時期に診断することができる。またこの障害は，多くの身体的，および認知的特徴によって診断されている。

　構造的な神経イメージングからの証拠は，WS の脳が，健常な脳の全体容積の約80-85％しかないということを示している。しかし，明らかな顕著な異常ないし損傷は見当たらない（Jernigan & Bellugi, 1994）。現在のところ，損傷の特定の焦点となる病巣性の唯一の証拠は，その小脳上の特定の小葉 lobule に容積の多少の増大がある，という点である。この小脳の異常は，自閉症と対照的だ。自閉症では同じ小葉が，正常よりも比較的小さい（Jernigan & Bellugi, 1994）。細胞構築学的レベルでは，ガラブルダ，ワン，ベルギとローゼン（Galaburda,Wang, Bellugi, & Rosen 1994）による予備的分析では，皮質層内の障害とミエリン化の減少が見いだされている。明瞭な病巣性の損傷についての証拠はいささか欠いてはいるが，WS の人びとが示す神経認知的なプロフィルの特異性は印象的である。

> より詳しくは，Karmiloff-Smith, 2008 を参照のこと

　WS における残存能力のパターンは，自閉症で記述されている欠陥とおおよそ逆であることがしばしば指摘されている。そしてこのことによって，WS をもつ人びとが"社会モジュール"（7 章を参照のこと）に対応する機能的脳システムを無傷のままもっている，といった初期の仮説が提起されることになった。とりわけ展開された仮説のひとつは，WS では社会脳のネットワークが無傷のまま維持されている一方，自閉症ではこれがとくに傷害されている，というものだ。しかしこの仮説は，さらなる研究の結果，いまや単純化しすぎていると見なされている（7 章参照のこと）。にもかかわらずこの仮説は，同じような実験的パラダイムの中で異なった発達障害を比較し，かつ対比させることの潜在的価値を明らかにしてくれている。

2.7　異常発達の脳

　遺伝子起源の発達障害についての脳の関連部位を考察する場合，少なくとも記述可能な 4 つのレベルが存在している――（1）脳全体の解剖学，（2）個別の"欠陥"領野，（3）機能的な神経系と経路，（4）神経化学 neurochemistry と微小回路学 microcircuitry（表 2.1 を参照のこと）。過去数十年にわたって，種々の障害の原因となる，もしくはそれと関連する神経欠陥について，多くの特有の仮説が展開されてきた。はじめのうちこれらの主張は，しばしば，異常な遺伝子から生じる局在した別個の皮質ないし皮質下の"損傷"に対する研究が含まれていた。しかし少なくとも，年長の子どもや成人を研究した場合も，多くの発達障害は，脳の構造や機能における広範囲にわたる組織的で微妙な差異を含んでいる，ということが明らかになってきた。自閉症に例をとると，ラムゼイとエルンスト（Rumsey & Ernst, 2000）は，自閉症の障害についての機能的イメージングの展望をつぎのように要約している。"……したがってまだ，脳代謝や血流の研究は，一貫した知見を得るまでには至っていないが，脳のシナプス活動の領域ごとのパターンに，かなりの変動があることが示唆されている"（p. 171）。自閉症に関する研究の展望をおこなっている他の著者たちも，

表2.1 いくつかの主な発達障害の特徴

障害	遺伝的基礎	脳の異常性	行動の表現型
フェニルケトン尿症	単一遺伝子（突然変異 PAH）	前頭前皮質のドーパミン低レベル	実行機能，作動記憶の欠陥
脆弱-X	単一遺伝子（無音FMRI 遺伝子）	小脳容積の相対的減少；新皮質全体の樹状突起棘の形態異常	遅滞，多動，注意の問題，自閉的症候，視空間と数の問題
ダウン症候群	染色体（染色体外21，転位もしくはモザイク）	小頭（蓋）症	一般的遅滞，ただし視空間的認知能力は比較的強く，言語能力は弱い
ターナー症候群	染色体（女性のXの欠如）		視空間および数の欠陥，ただし言語性IQは健常の範囲内
プラダー・ウィリ症候群	微小欠失／重複（SNRPN, NDN）	視床下部	中等度の遅滞，ただし社会性の遅滞；大半の認知領域，およびとくに言語技能が貧弱
ウィリアムズ症候群	微小欠失（染色体7, 24-30 遺伝子）	小頭（蓋）症（白質減少による），ただし小脳容積の相対的増大；小脳の異常	空間と数の課題が比較的貧弱，ただし顔処理および言語が行動面ですぐれている
自閉症	多遺伝子性	多くの皮質領域における白質増大による巨大頭蓋	社会機能の障害，言語の障害，興味のレパートリの限定
難読症／特異的言語（発達）障害（SLI）	多遺伝子性	特異的言語障害では皮質全体の脳白質の増大	言語および／あるいは読みの欠陥
注意欠陥・多動性障害（ADHD）	多遺伝子性	前頭線状体および辺縁系回路を含む広範囲の皮質野の機能異常	注意の欠如；とくに反応の抑制と遅延回避

比較のために表は異なった障害の対照的側面に重点をおいてある。

このような結論に同意している。デブとトンプソン（Deb & Thompson, 1998）は，"脳構造や機能のさまざまな異常が提案されてきたが，いかなる病巣性の欠陥も，確実には証明されていない"（p.299）と述べている。またチャガニ（Chugani, 2000）は，"種々のイメージングのモダリティからのデータが，脳メカニズムについての統一した仮説を提供するまでには，まだ集約されていない"と結論している。それらのデータには，皮質（前頭皮質，内側前頭前皮質，

側頭皮質，前部帯状回）や皮質下（大脳基底核，視床，小脳）の構造などの範囲が，種々の研究中に含まれている。フィリペク（Filipek, 1999）によれば，同じような状況が，注意欠陥・多動性障害 Attention Deficit Hyperactivity Disorder（ADHD）に関しても得られている。彼女は，神経イメージング研究では，"事実，注意欠如においては，一貫した粗大な神経解剖学的損傷やその他の異常性が欠如していることが確かめられている"（p. 117），と結論している。注意欠陥・多動性障害にとって，前頭有線領 frontostriatal，帯状回，および頭頂領域を最小限含んだ広範囲の皮質領野に異常が存在している。まとめると，少なくともこれらの2つの障害では，機能的な皮質領野に対する識別可能な損傷が，発達障害において観察できるという考え方への支持は，ほとんど存在していない。むしろわれわれは，非定型に発達した脳における広範囲にわたる影響を，実際にはみていることになる。現在までにおこなわれた認知神経科学の研究の膨大な部分が，年長の子どもや成人に対しておこなわれてきたという点に注目しておく必要がある。したがってまた，乳児や幼児においてより特定した影響が観察される可能性が，まだ残されているのである。

注意すべきもうひとつの重要な点は，発達障害と関連した大半の脳の非定型性が，ひとつの障害に特定されない，という点である。たとえば，非定型な小脳が，自閉症，脆弱-X，ウィリアムズ症候群，および難読症に関して報告されている。私の見解では，いくつかの発達障害にわたって共有されているこれらの非定型性は，それなりに興味深い問題だが，そうした非定型性が，単一の発達障害における個々の領野内もしくは領域内の特定の現象に重点をおくよりも，むしろ複数の脳領域や障害を通じての相違について，一般的なプロフィルを研究することの重要性を提起してくれる。一般に，発達障害の基礎にある特定の神経的欠陥についての主張は，他の脳領野および他の発達障害が，同等な深さまで検討されるまでは注意して扱う必要がある。

脳構造の大まかな測度に関しては，定型的な発達に比べて全体の脳の容積が減少（小頭症 microcephaly），もしくは増大（大頭症 macrocephaly）へと還元することができる。全体の容積の違いは，灰白質（ニューロンとその局所的な結合性）ないし白質（線維束と長い距離の結合）における変化による，ということができる。いくつかの主要な発達障害についての興味ある結果は，小頭

症や大頭症が，原理的に白質の範囲における偏りによる，という点である。たとえば，自閉症の構造的イメージングからの一致した知見は，脳の容積が通常より大きいとされている（論評として Filipek, 1999 を参照のこと）。とくに側頭領域，頭頂領域，それに後頭領域で容積が大きい。しかし興味深い点は，この増大した容積は，灰白質よりもむしろ白質によるという点だ（Filipek, Kennedy, & Caviness, 1992）。いいかえれば，領域間を結ぶ線維束と領域内の相互作用を仲介する線維束とが，領域それ自体よりもより多くの影響を受けている。ウィリアムズ症候群についての予備的な MRI 研究は，自閉症と違って，全体の脳と大脳の容積は，年齢を対応させた対照群よりも小さいことが明らかになっている（Reiss et al., 2000）。組織構成の評価では，対照群と比較して WS の人びとが，大脳の灰白質の容積を比較的保存しているが，大脳の白質の容積では不釣合いに減少している，ということを示している。こうしたパターンは，大脳半球に限定され，小脳では見いだされていない（Galaburda & Bellugi, 2000; Reiss et al., 2000）。したがって，少なくとも遺伝子起源の2つの主な発達障害では，全体の脳容積における違いは，領域間の結合（白質）の程度と関連しているように思われる。

　発達障害に関する神経解剖学のもっとも微小なレベルでは，微細回路，樹状突起，およびシナプスが関連している。少なくともいくつかの症候群にとって，非定型性が，脳のいくつかの領域ないし脳システムにわたって広がっていることが明らかになるにつれて，より最近の仮説では，シナプス構造（Perisco & Bourgeron, 2006）ないし結合のパターン（Just, Cherkassky, Keller, Kana, & Minshew, 2007; Minshew & Williams, 2007）における推定上の差異に対して，重点がおかれるようになってきている。これらの微細構造における差異は，誕生後の発達期間中の複合的影響によると仮定されている。またさらにこれらの差異は，他の分野よりもなんらかの認知の分野ないし計算のタイプに別々に影響を与えている，とされている。後のいくつかの章でわれわれは，種々の障害からのより詳細なデータを検討することになるだろう。その場合これらの障害は，特定の分野における欠陥と具体的に関連づけられることになる（たとえば5章の ADHD；7章の自閉症とウィリアムズ症候群）。

2.8 感覚および環境の不安定要因

いくつかの対象グループについて，発達認知神経科学者による研究がなされてきた。というのは，少なくとも個体発達の一部にとって感覚的ないし環境的な剥奪が関係しているからである。したがって科学者は，ヒトの脳および認知の発達に対する感覚的ないし環境的な入力から生じる経験の影響について研究することができる。この本の後のいくつかの章では，先天性の聾についての研究が，いかに言語獲得とその脳の基礎に関する研究に光を当てているかの例をみていくことになるだろう（9章）。こうした一般的アプローチのもうひとつの例が，マウラー Maurer と共同研究者たちの研究から引用することができる。彼らは，単眼もしくは両眼の重度の白内障によって誕生後の種々の時期に視覚的剥奪を受けた人たちを研究している。この場合，顕著な白内障によって，通常，1年以内に手術によって取り除かれるまでは構造をもった視覚入力が妨げられることになる。この研究グループは，こうした臨床的な集団における顔処理の側面を研究することによって，顔についての通常な経験をした数年後でも，なんらかの欠陥が残っていることを明らかにしている（Le Grand, Mondloch, Maurer, & Brent, 2001）。いいかえれば，生後最初の数ヶ月にわたって視覚を奪われると，顔処理に対する影響が生涯に及ぶということを検出できた[訳注2-2]。さらに，一側性の剥奪の事例を検討することによって，これらの影響は，右半球（左眼）の剥奪に対してより大きいということが，最近あきらかになった。これらのようなデータは，ヒトの機能的な脳発達への"技能学習"アプローチに対して，いくつかの問題を投げかけている。そしてそれらのデータは，生後最初の数ヶ月からの顔処理に対する右半球への偏りを示唆している。

白内障と聾の対象グループは，感覚剥奪の影響についてわれわれに情報を与えてくれるが，社会的剥奪を受けた他のグループについても調べられている。たとえば，孤児院で育てられた子どもたちのサンプル（たとえばルーマニアの共産主義体制中の）は，その後，多数の社会的，認知的，そして感覚運動的な問題を抱えているとされている（評論として，Gunnar, 2001）。孤児院の養育は，一般的なケアの質においてさまざまだが，保育者との長期の安定した関係が，

最小限，失われている（Rutter, 1998）。"良好な"孤児院からの結果では，実行上の機能（10章を参照のこと）や社会的認知に対する問題を抱えている。一方，他の感覚運動，認知，および言語的発達の側面は，十分回復する可能性がある。一方の極端なルーマニアの孤児院で少なくとも生後12ヶ月間育てられた子どもたちのサンプルでは，12％が自閉症の特徴を示した。ただし，ここでさえもこれらの徴候は，時間が経つにつれて減少する傾向があったという（Rutter et al., 1999）[訳注2-3]。

> より詳しくは，Maurer, Lewis, & Mondloch, 2008; Shackman, Wismer Fries, & Pollak, 2008

最近研究されてきたもうひとつの対象集団は，社会的，経済的に低い地位の家庭で育てられた子どもたちである。貧しい環境で育てられた子どもたちは，さらにその他の点では裕福な国でさえも，さまざまな有害な結果を招くような高い危険にさらされている。これらの子どもたちを質の低い養育環境へと貶める要因は，さまざまであり，それには，親の薬物乱用，貧しい食事，そして質の低い社会的相互作用などが含まれている。発達認知神経科学者が，将来取り組まなくてはならない問題のひとつは，こうした貧しい質的養育環境の影響を軽減するよう援助するための理論をもとに，目標をもった介入の方法を工夫することだと思われる（13章）。

討論のための重点課題
* 現在は利用できないような，ヒトの脳機能の発達を研究するための理想的方法ないし技術とは，どのようなものがあるだろうか？
* 子ども時代に，はっきりした行動変化を生じるような例をひとつ選べ。またその変化の基礎となる原因，およびメカニズムを明らかにするもっとも適当と思われる2つの方法について考察せよ。
* 特定の発達障害をもつ対象グループ，あるいは貧困な初期環境をもつ対象グループを利用することが，なぜ定型的なヒトの脳機能の発達にとって重要なのか？

[訳注 2-1] Minagawa-Kawai, Y., Naoi, N., & Kojima, S. (2009) *A new approach to functional neuroimaging: Near-infrared spectroscopy*. Keio University を参照のこと。1章では，NIRSの基本原理，手続き，および分析方法について，2章では成人を対象とした実験について，3章では，乳児，子どもを対象とした実験について述べられており，最近のNIRS研究の動向を知るのに，よい手がかりとなる。また，開 一夫・長谷川壽一（編）（2009）『ソーシャルブレインズ——自己と他者を認知する脳』，東京大学出版会，の中にも，NIRSを用いた研究についての記述がある。

[訳注 2-2] 先天性白内障に対する手術後の視覚形成過程に関しては，次の文献を参照のこと。Senden, M. von (1932/1960). *Space and sight* [English]（鳥居修晃・望月登志子訳（2009）『視覚発生論』協同出版），鳥居修晃（1983）「先天盲の開眼手術と視知覚の形成」『サイエンス』7, 28-39, 鳥居修晃・望月登志子（2000）『先天盲開眼者の視覚世界』東京大学出版会。

[訳注 2-3] ネルソン，C. A., フォックス，N. A. & ジーナ，C. H. (2013)「チャウシェスクの子どもたち——育児環境と発達障害」『別冊日経サイエンス「心の成長と脳科学」』, pp. 114-119。

3章
遺伝子から脳へ

　この章では，発達遺伝学を紹介し，脳や脳が支えている認知過程を構築する際の，遺伝子の役割と構造に関する現在の見解についてその概略を述べる。脳を組み立てるための直接の青写真として遺伝子を考えようとする20世紀に流布していた見解は，現代の見解によってとって代わられている。すなわち現代の見解によれば，遺伝子は，それらの特定の時間的，空間的な文脈にしたがってそれぞれ別個に発現しており，また脳のもっとも単純な化学的建築素材（タンパク質）さえも，多数の，そしてさまざまな遺伝子間の相互作用から生じているとする。したがってこれらの考察から，特定の遺伝子が認知の特有の側面を"コード化（符号化）"しているといった見解は，納得しがたい。それに替わって，遺伝子から脳へ，そして行動へという道すじ（後成説）は，複雑化するとともに変化しやすいものとなる。こうした複雑化によって，気力が萎えることもあるかもしれないが，発達する脳機能への遺伝子の寄与の解明を始めるためには，いくつかの方法が存在している。ひとつの方略は，遺伝子発現の直接の産物であるような，密接に関連した比較的単純な分子の脳における役割を研究することである。2番目の方略は，遺伝子，脳機能，および認知における健常な個体間の変異を研究することである。複数の測度における違いの相関をとることによって，特定の遺伝子の変異体，脳機能の側面，および認知能力との間の関連を，明らかにすることができるかもしれない。第3のアプローチは，一般的な対象集団に対して遺伝的な違いが知られている症候群（2章を参照のこと），もしくはまれな突然変異をもつ特定の個人を研究することである。これらの症候群における神経認知的な発達を，定型的な軌道の発達と比較することによって，われわれは，なんらかの遺伝子の機能的影響とその帰結への見通しを得ることができる。第4のアプローチは，動物研究が関係している。その場合，学習の結果としてないし発達の可塑性として，急速に発現する遺伝子の特定クラスを検討することになる。最後にわれわれは，固有の遺伝子，FOX-P2についての研究を検

> 討する。この遺伝子は，この章の初めに取り上げられるいくつかの全般的な問題点について，明らかにしてくれる。

3.1 遺伝子の歴史

1章では，発達に関するさまざまの視点を考察した。そこでは，"生気論者"と"前成説論者"との間の17世紀の論争が関連している。19世紀と20世紀でもこの論争は継続し，遺伝の性質を理解しようとする努力の中心的課題だった。哺乳類，昆虫，そして植物のいくつかの物理学的特性が，ひとつの世代から次の世代へと移行していくことは明らかであったが，この遺伝の過程に含まれるメカニズムと実体は，曖昧なままであった。われわれは，1911年，ヨハンセン Johannsen によって最初にたてられた仮説としての遺伝子の概念が，1953年にクリック Crick とワトソン Watson によって記述された遺伝子と同じではないということを，そしてクリックとワトソンの遺伝子の考えが，今日の発達遺伝学者によって理解されている考え方とは違ったものであるということを知るようになるだろう。

遺伝の実体を位置づけるための最初の有意義なステップは，その物質が細胞内を移動するものとして同定することだった。それは，19世紀後半までに発生学者たちによってすでに認められているなにかであった。次の疑問は，遺伝を生じさせる物質を制御するものが細胞の核であるかどうか，あるいはそれを取り囲む細胞質 cytoplasm であるかどうか，ということだった。1900年ごろの刺激的な研究によって巻き起こされた興奮の中で，何人かの科学者たちは，ずっと以前のグレゴル・メンデル Gregor Mendel の仕事を再発見した。メンデルは，植物の品種改良という彼の仕事に基づいていくつかの"遺伝の法則"を提案していたのである。そして科学者たちは，そこから遺伝性物質の場所として細胞の核を同定した。その直後，ヴィルヘルム・ヨハンセン（Wilhelm Johannsen, 1911）は，遺伝子 gene，遺伝子型 genotype（すべての遺伝子の総計），および表現型 phenotype（遺伝子発現の最終産物ないし結果）という用語をつくり出した。つぎの40年にわたって，これらの概念はT. H. モーガン

Morgan のような科学者たちによって発展させられた。彼は，遺伝子研究のためにショウジョウバエを利用した先駆者である。このハエの短期間の培養サイクルによって，多くの新しい実験を短い時間でおこなうことができ，その結果，われわれの遺伝学の理解に劇的な拡大をもたらしたのである。

> より詳しくは，Fox Keller, 2002; Stiles, 2008 を参照のこと

1950 年代初頭，研究は，核の中に見つかっているどの化学物質が，遺伝に寄与しているかの発見途上にあった。ロンドンの 2 人の科学者，ロザリンド・フランクリン Rosalind Franklin とマウリス・ウィルキンス Maurice Wilkins は，"X 線変換 X-ray defraction" として知られている技術を使って，DNA（deoxyribonucleic acid）とよばれる分子の構造を明らかにしていた。1953 年，ケンブリッジの近くに腰を下ろしていたジェイムズ・ワトソン James Watson とフランシス・クリック Francis Crick は，これらのデータを利用して DNA の基本的な "二重らせん" 構造を提案した。これによって，DNA が情報をコード化して，次の世代に伝えることが可能になる。DNA の化学構造が明らかになると，いかに情報をコード化して次世代に伝えるのかという疑問に，明確な回答を提供できることが明らかになった。すなわちそれは，いかに情報を翻訳してタンパク質を作るかの問題であり，さらにまた，脳のような複雑な生物学的構造を形成するまでになるかの問題である。

3.2 遺伝子機能の原理

DNA の美しい構造，右回りの渦巻き状の二重らせんは，少なくとも 2 つの方法の点で，情報を保持しかつ伝達するといったその機能に，重要な関連をもっている（図 3.1 を参照のこと）。第 1 に DNA は，通常，お互いに巻きついた 2 つのヌクレオチド nucleotide（分子の単位）の鎖を含んでいる。しかしそれは，身体や脳をつくるための細胞分裂の期間中に遺伝情報をコピーする必要があるときには，解きほぐすことができる。第 2 に，鎖のそれぞれは，4 つのヌクレオチドの塩基の異なった配列として具体化された "コード" を含んでいる（糖－リン酸塩グループおよび結合した塩基複合体との複合化学単位；それらは，

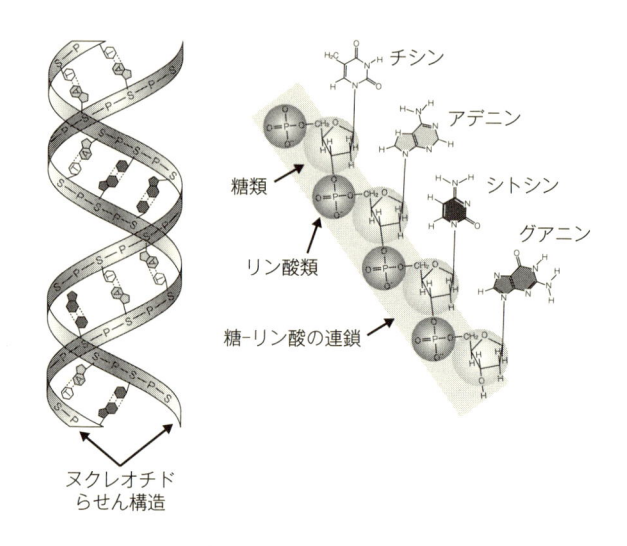

図3.1 (a) 基本的な DNA の二重らせん構造。2つのヌクレオチドがお互いに巻き付いている。(b) 塩基間の化学的結合によっていかに2つのヌクレオチドがつなげられるかの詳細図。4つの塩基とは，チミン，アデニン，シトシン，そしてグアニン。

アデニン adenine，グアニン guanin，チミン thymine，およびシトシン cytosine とよばれる）。これらのヌクレオチドの塩基は，解き離せないようなジッパーの両側面のように作用し，アデニン，チミンの，およびグアニン，シトシンの相補的な結合によって他の半分をコピーするような組み合わせをつくっている（図3.1を参照のこと）。遺伝子は，DNAの鎖内部にあるヌクレオチドの配列であり，遺伝子発現に対しての基礎を提供する塩基複合体の配列である。

つぎに扱う疑問は，DNAの鎖がいかにして生物学的組織の基本的な化学的素材としてのタンパク質をつくるか，という点だ。驚くべきことには，タンパク質は，細胞内部でかなり離れた実際のDNA自体から構成されている。このことは，種々のタンパク質をつくるために，DNAから細胞組織へと情報を伝えるなんらかの仲介の分子が，存在するはずだということを意味している。このメッセンジャーは，RNA（リボ核酸 ribonuclei acid）だということが見つ

かっている。これは，DNAにごく近いが，わずかな，しかし決定的な違いのある分子である。

1960年代初期までに，DNAの同定とその発現のメカニズムについて，つぎのような見解が教科書に記載されるようになった。すなわち，生体の発達や機能にとって必要な遺伝情報のすべては，DNA内のヌクレオチドの配列の中に含まれている，といった見解である。遺伝子が直接タンパク質をコード化して，それからわれわれの身体（そして脳）を構成するという見解は，十分確立されているように思われた。しかし，より一層の研究によって，この見解があまりにも単純化しすぎていたこと，また実際には，遺伝子発現がきわめてダイナミックであり，状況に敏感な現象であることが急速に明らかになってきた。

遺伝子とタンパク質の間の単純なマッピングが破れる第1の問題点は，DNAの鎖がはじめにほぐれて，その鎖やタンパク質の実際の構造の"読み取り"がおこなわれる間の，複雑なステップ（RNAが関係する）の期間だ。ひとつの遺伝子がひとつのタンパク質を直接コードするという考えとは異なって，多くの場合，DNAの同じ配列が，何十もの異なった特定のタンパク質を発生させることができる，ということが解っている。第2に考慮すべき問題は，DNAの大部分（95％ほどの）が，タンパク質をコード化しているようには見えない，という点である。この理由のために，これらの部分は，DNAの"ガラクタ junk"としばしばいわれてきた。しかしこれらの領域は，まさに進化の遺物にすぎないのかどうか，ないしは現在未知の他の機能をもっているものなのかどうかは，いまのところ不明のまま残されている。伝統的見解に対する第3の問題点は，多くの遺伝子が，構造的というよりもむしろ調節的なタンパク質をコード化している，という点だ。すなわち。これらの遺伝子は，他の遺伝子の発現を調整するタンパク質をコード化して，胎児や成人の身体の異なった場所で変化可能な複雑な一連の相互作用を作りだしているのである。最近，遺伝子は"多形質発現性 pleiotropic"であるともいわれている。すなわち，ひとつの遺伝子が，発達の異なった時点で，そして発達途上の動物や植物の異なった分野で，複数の異なった役割を演じることができるとされている。たとえば，ヒト・ゲノム中のすべての遺伝子のおおよそ75％ほどが，発達中のある時点で脳の中で発現するが，たとえそうだとしても，これらの遺伝子のうちの

ほとんどが，脳内だけで発現するというわけではない。最後に，そしておそらく驚くべきことだが，受胎の際に受け継がれた DNA に加えて，遺伝の発現と相互作用しかつ影響する細胞組織の中には，別の違いのあるものが存在することが最近明らかになってきた。この組織は，DNA の働きにとって欠くことができないもので，それなしでは DNA は活動できない。したがって子どもの発達中に，DNA 以外の受け継がれた細胞の要因が，発現した遺伝子に影響しうるはずである。要約すると，遺伝子発現と関連した複雑な過程が，身体的，および行動的な特性の出現に寄与しているが，一方，特定の遺伝子とそれらの特性との間の関連性は，きわめて間接的で複雑であることが，最近数十年の間に明らかになってきている。

> より詳しくは，Plomin, DeFries, McClean, & McGuffin, 2008 を参照のこと

　最近，わくわくするような驚くべき研究例が，いくつか現れてきている。それは，個々の動物において生涯にわたって持続している遺伝子の発現が，その初期の環境によってどのように調整されうるか，といった問題と関連している。例として，ミーニィ Meaney と共同研究者たちによるエレガントな一連の研究を挙げることにしよう。それらの研究は，新生のラットへの母性行動が，当のラットがその後の生涯に受けるストレスへの反応と関連した遺伝子の発現を調整する，ということを証明したのである（Weaver et al., 2004; Zhang & Meaney, 2010）。すなわち，母親からほとんど注意されない新生ラットよりも，生後最初の 1 週間に母親から舐められたり，毛づくろいされたりした新生ラットの方が，あまり恐れずに育ち，また生理学的ストレス反応をほとんど示さない。交差–養育 cross-fostering（新生ラットをその生物学的な母親とは違ったラットによって育てること）の研究は，若いラットに対するこの生涯の影響が，特定の母親の行動によって引き起こされ，直接遺伝子によって受け継がれてはいない，ということを示している。一連の詳細な実験において，新生ラットに対する舐めたり，毛づくろいしたりする母親の行動は，特定の遺伝子の発現と関連したメカニズムの活動（後成的要因 epigenome とよばれる）を調整する一連の生化学的反応を活性化している，ということを立証している。したがって，初期の感覚的な経験は，遺伝子によって発現される種々のタンパク質のタ

イミングや量の持続的変化を通して，生涯にわたる影響を与えることができる。このような研究は，"エピジェネティックス（後成遺伝学）epigenetics"という新たに出現しつつある分野へと導くことになる。それは，将来，発達認知神経科学にとって疑いなしになんらかの刺激的な意味を示唆することになるだろう。

> より詳しくは，Weaver et al., 2004 を参照のこと

3.3 遺伝子と発達認知神経科学

　発達認知神経科学の視点からいうと，将来に向かってわれわれが挑まなければならない課題のひとつは，遺伝子型から行動の表現型へとマッピングをおこなうにあたって，脳機能の役割と発達とを理解する必要がある，という課題である（Pennington, 2001, 2002 を参照のこと）。大まかにいえば，このマッピングを理解するために，すくなくとも現在，4つの異なった方略が取られている。
　これらの方向の中の第1の方略では，遺伝子から脳へ，そして行動へと向かう後成説的道すじの長さ，そして／あるいは複雑さを，減少させうるような症例を考慮に入れることが必要となる。ここでの一般的な方略では，遺伝子発現の直接の産物から離れたいくつかの化学的ステップだけで，脳の側面を研究しなければならない。ニューロンによって機構化したネットワークを組み立てるには，多くの異なった遺伝子による高度に複雑な調和が含まれている。しかしながら，神経伝達物質（4章を参照のこと）のような神経活動や発達を調整する単純な化学物質は，遺伝子が直接生産する基本的な化学的建築素材（タンパク質とモノアミン）ときわめて類似している。多種多様な単純な分子は，脳発達や脳機能において重要な役割を果たしている。そしてこれらは，発達神経科学における多くの研究のテーマである（論評として Stanwood & Levitt, 2008 を参照のこと）。しかし，われわれはここでもまた，ヒトの認知発達に関係しているいくつかの例を挙げるにとどめておこう。
　7章でもわれわれは，フェニルケトン尿症 phenylketonuria（PKU; 2章の表2.1を参照）といわれている遺伝子障害を考察することになる。PKU は，酵素

（他の化学的反応を高めるタンパク質の分子）の低レベル化を招くような遺伝子障害であるが，通常この酵素は，ひとつのアミノ酸（タンパク質の構築素材）を他のアミノ酸（チロシン tyrosine）へと変換するのを助けている。一方チロシンは，ドーパミン（4章を参照のこと）という脳内の重要な神経伝達物質のはたらきにとって，きわめて大切である。第1のアミノ酸の過剰が第2のアミノ酸の相対的な減少を生じることによって，発達における状況をより一層混み入ったものにしている。こうした混乱は，前頭前皮質（4章を参照のこと）におけるドーパミンのレベルの低下を生じさせ，そのことがまた，認知発達に対して特定の効果を及ぼすことになる。このような症例の研究は，遺伝子から脳へ，さらに行動へという道すじについてのわれわれの理解を助けてくれると思われるが，遺伝子と神経伝達物質との関係さえも，複雑だということを心に留めておくことが必要である。たとえば，少なくとも19の異なった遺伝子が，脳のひとつの重要な伝達システムに影響しうることがすでに知られている（GABA; Huang, Di Cristo, & Ango, 2007）。

　発現中の脳機能に対する後成説的な道すじを理解する第2のアプローチは，遺伝子，脳機能，および行動の測度において，それぞれの個人の間で自然に生じる個体差を研究する，というやり方である。個人間のこれらの差異に対する遺伝子の寄与は，遺伝子の欠損から生じるのではなしに，同じ遺伝子（対立遺伝子 alleles）のわずかに異なった形態から生じる。遺伝子の精確なコードの配列には，いくつかの異なった変異がしばしば存在している。ヒトは，それぞれの遺伝子の2つのコピーをもっているため，これらの変異は，2つのコピーに対して同じ（同型接合 homozygous）か，異なっている（異型接合 heterozygous）かのどちらかでありうる。対立遺伝子はまた，前に述べた非コード（遺伝暗号を指定していない：ガラクタ junk）DNAも見いだされるはずである。"行動（的）遺伝学"の分野は，部分的には，対立遺伝子における個体差と，行動ないしパーソナリティにおける変異との間の関連を基礎としている。研究者たちが，発達における脳機能の変動を対立遺伝子の変異と関連づけようとするにつれて，このアプローチはいまや，発達認知神経科学に統合されつつある。遺伝的変異を個体の脳の違いと直接関係づけることによって，脳機能が，認知と，したがって実際の行動と関係づけている種々方法に関し

て，生じうる潜在的な混乱の要因を避けることができるように思われる。こうした方法で，遺伝子と行動の測度との間の関連よりも，さらに強力な相関が観察されるだろうと期待されている（Fan, Fossella, Sommer, Wu, & Posner, 2003）。後のいくつかの章で，乳幼児や児童に対する発達研究の中で，こうした個体差の遺伝的アプローチを用いたいくつかの初期の試みについて，その概要を提供するつもりである。

> より詳しくは，Plomin et al., 2008 を参照のこと

　遺伝学を発達認知神経科学に取り入れるための第3のアプローチは，最後の章で簡単に述べるようなヒトの症候群や発達障害の研究がかかわっている。自閉症のようないくつかの症候群は，ごくわずかな影響しかもっていない多くの遺伝子がかかわった複合的な遺伝的原因によって生じるが，一方，遺伝的根拠がよりはっきりと規定されるような他の症候群も存在している。こうした症候群のひとつが，脆弱-X染色体Fragile-Xである。これは，X染色体上のFMRI遺伝子のひとつの対立遺伝子（DNAの単一の部分）が関係している。簡単にいうと，この遺伝子は，通常は遺伝子コード化の配列の6と55の反復の間に含まれている。しかし，この罹患した家族では，反復の数が，FMRIにおいて230の反復以上をもつ赤ん坊が生まれる時点まで，世代間で増加することになる。この時点で，脆弱-X症候群の名称が示すように，構造が不安定になり機能が停止する。このような遺伝子の機能の障害が，特定のタンパク質（FMRIタンパク質）の生産の欠乏を招くことになる。

　男性だけが，ひとつのX-染色体をもつため，その2つを所有する女性と比較して，脆弱-Xは，男性でよりはっきりと，またより荒廃した影響を与えることになる。細長い顔や扁平な脚のような種々の身体的な特徴に加えて，男性に現れる症候群は，手をぶらぶらさせるとか異常な社会的発達とかのような，いくつかの自閉症状の特徴が含まれている。脆弱-Xの何人かは，自閉症の診断基準に合致している。FMRIタンパク質の欠如によって生起したノックオンknock-on [訳注3-1] の結果のひとつは，グルタミン酸塩glutamateとよばれている神経伝達物質における障害である（4章を参照のこと）。現在の研究は，観察された認知的，および行動的ないくつかの相違に対して，脳内のこの神経

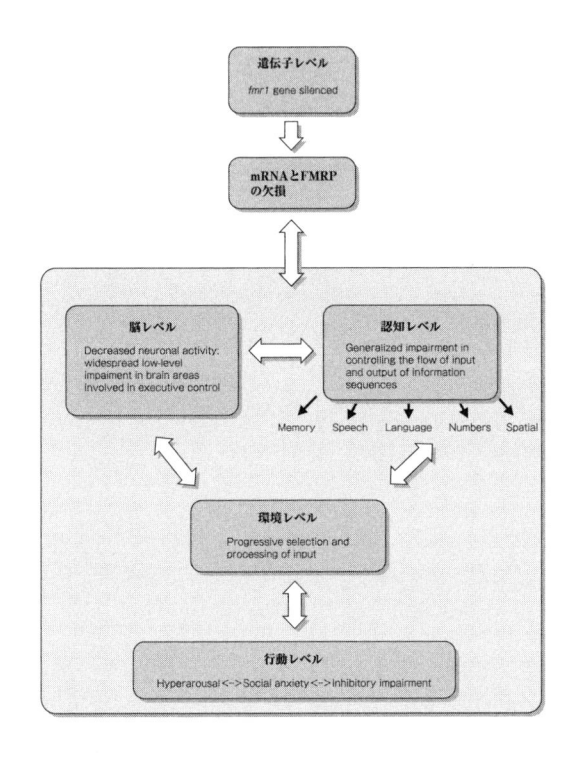

図 3.2 脆弱-X による遺伝レベルの欠損と行動との複合的な因果的図式

伝達物質の機能を関係づけようとする試みがおこなわれている。多くの研究が依然として必要だが，脆弱-X は，おそらく現在，遺伝的異常性から認知への複雑な道すじに関して，もっともよく理解されている例ということができる（図3.2を参照のこと）。にもかかわらず，脆弱-X は，ひとつの遺伝子がかかわるだけだが，その欠損の影響は広範囲にわたり，その症候群は認知や行動の多くの種々な側面にまで及んでいる。

より詳しくは，Cornish & Wilding, 2010 を参照のこと

このような一般的なアプローチのひとつの変形が，その遺伝的な基礎を発見

するため"さかのぼって"研究するまえに，不均衡な認知的プロフィルをもつと知られている症候群からはじめる，といった方法である。前に述べたように，これらのアプローチの例には，自閉症や難読症に対する遺伝的基礎の研究が含まれている。これらのアプローチは，それなりに成功しているが，まれな症例に焦点を合わせて，遺伝学者と心理学者の間でより密接な双方向的な相互の協力によって研究を進めれば，もっとうまくいくはずである。たとえば，最後の章で知るように，ウィリアムズ症候群は，ひとつの染色体上の23-28までの遺伝子の欠失部分から生じる。このいわゆる"微小欠失 microdeletion"をもつ人びとは，通常，ウィリアムズ症候群の身体的，認知的な完全な表現型を示すとともに，言語や顔認知の分野における能力の相対的な強さと，視空間の構成能力と数能力における重大な障害を示す（2，6および7章）。最近の研究では，ウィリアムズ症候群の遺伝子のすべてが欠失されていない，いわゆる"部分的欠失 partial deletion"患者のような個別的な症例研究が含まれている。これらの症例のあるものは，ウィリアムズ症候群の完全な表現型をもつが，ある症例は，2，3の非定型だけを示す。またなにも示さない症例も存在する。こうしたまれな症例の認知能力の細かなプロフィルを詳細に研究することによって，行動的な表現型に寄与する遺伝子の組み合わせの理解に到達することができると思われる（Karmiloff-Smith et al., 2003）。

> より詳しくは，Karmiloff-Smith, 2008; Welsh, DeRoche, & Gilliam, 2008 を参照のこと

　機能的な脳発達における遺伝子の複雑な役割を理解しようとするに当たっての，第4のアプローチは，もっとも一般的なマウスの遺伝子をノックアウト knockout する（1対の染色体上の対立遺伝子を人為的に破壊して，特定の遺伝子の機能を失わせる）ように，動物モデルを操作するという方法である。こうした"ノックアウト"マウスのモデルに関していうと，問題の遺伝子のノックアウトが，その後の生涯で特定の行動を除去したことを証明するためには，発達の経過中で，ひとつ（ないし複数の）遺伝子の役割を理解するだけでは，不十分だということに注意しておくことが重要である[訳注3-1]。これらの実験例において，そしてまた同定可能な遺伝子の異常をもつヒトの発達障害におい

て，遺伝子欠失がその欠陥の原因であるといいたくなるかもしれない。しかしながら前に述べた理由から，このことによって，その遺伝子が混乱した行動の側面をコード化しているといった推論，もしくは行動のこの側面がその遺伝子の"機能"であるといった推論ができるようになるわけではない。

　最後に，脳の可塑性およびシナプスの伝達において役割を果たしている遺伝子群は，それらの計算論的帰結の研究をもっとも受け入れやすいもののように思われる。これらの例では，成体の動物においてでさえ，生じている遺伝子発現の変異を研究することができる。このような例のひとつが，いわゆる"即時 Immediate Early"の遺伝子である。この特別なクラスの遺伝子群は，発達時の学習や成体の学習の両者で生じる脳内の急速な可塑的変異と関係している。これらのタイプの遺伝子群の分子生物学的研究に加えて，将来，この遺伝子の発現に関する寄与を理解するためのひとつのアプローチは，細胞の神経ネットワークの詳細なモデルを作成することにあると思われる。そこでは，遺伝子発現の影響をシミュレートして，ついでそれを実際の神経生物学的システムと比較することができるだろう。

3.4　FOX-P2 遺伝子

　認知や発達と関係した遺伝子に関する最近の例のひとつが，FOX-P2 遺伝子である（公式には，Forkhead Box P2 として知られている）。これはおそらく，多くの研究，理論的論争，およびメディア・レポートの的となった最初の"脳関連の"遺伝子である（また 9 章を参照のこと）。FOX-P2 に関する研究の物語は，前に述べたいくつかの問題点について，とくにまた遺伝子が行動や認知の特定の側面をコード化しているという主張には用心が必要であるという点について，よく説明してくれる。FOX-P2 遺伝子への心理学者たちの関心は，不幸な家族（家族 KE）の発見に端を発している。この場合，家族歴の 3 世代のメンバーのうち，約半数が遺伝的な言語障害をもっていることが示された。すなわち当初，その言語障害は文法の一定の側面に特定化している，ということが示唆されたのである。この家族におけるこうした欠陥と連合した遺伝子が，FOX-P2 であることが発見された時には (Lai, Fisher, Hurst, Vargha-Khadem,

& Monaco, 2001)，ポピュラー・サイエンスのライターやメディアの何人かは，"文法の（文法をコード化する）遺伝子"の発見だといって拍手喝采した。

9章でやがて読むことになるが，過去10年にわたる研究では，これら当初の主張が，いくつかの理由で事実無根であることが明らかになっている。まず第1に，罹患した家族のメンバーにおける欠陥は，文法だけでなくもっと広いということがすぐに明らかになった。そしてその欠陥には，複雑な口の協応運動，リズム運動のタイミング，文法以外の言語の種々な側面，および低い一般的知能が含まれていた（Vargha-Khadem, Watkins, Alcock, Fletcher, & Passingham, 1995）。FOX-P2の特異性に対する疑問の第2の理由は，FOX-P2がまた，マウスやトリのような，明らかにヒトの言語技能を所有していない他の多くの動物種にも見つかっている，という点だ。それにもかかわらず，FOX-P2機能を欠いたノックアウトマウスは，かなり発声の低下が見られる。またこの遺伝子の発現が，鳴禽類における発声の学習と密接に関連している。家族KEの罹患したメンバーの機能的イメージング研究では，言語の産生や復唱課題中に，脳の言語野の活性化が低下する（Liégeois et al., 2003）。上に述べてきた証拠と機能的イメージングの結果とをまとめると，全体の知見としてFOX-P2は，急速な運動系列を制御する学習にとって重要な遺伝子のひとつであることが示唆される。FOX-P2の機能の，言語と関連した特異性に関する疑いの最後の理由は，この遺伝子が，進化の中で高度に保存されている，という点である。この遺伝子は，マウスやトリに見いだされるのに加えて，爬虫類にも見いだすことができる。FOX-P2は，すべての遺伝子と同様に，進化の時を経ながらそれを構成するアミノ酸に，わずかな変異が生じている。これらの小さな変異のいくつかは，潜在的に，この遺伝子の機能に影響しているように思われる。しかしまた一方，この遺伝子の機能におけるどのような変異も，発達の異なった時点で，ないしは発達途上の脳の異なった部位で，活性化しているこの遺伝子からおそらく引き起こされている，と考えてよいだろう（Carroll, 2005）。

> より詳しくは，Marcus & Fisher, 2003; Karmiloff-Smith, 2008を参照のこと

FOX-P2が，音声の学習と関連した脳の可塑性とかかわっているようにみえるとすれば，ほんとうになにがその役割を果たしているのだろうか？　この

ことは，まさに現在の研究の主題であるが，FOX-P2 が，いわゆる"転写要因 transcription factor"族のひとつだということに注目しておくことが重要だ。いいかえれば，その分子の機能は，DNA の他の部分を，タンパク質をつくる RNA へと転写する。この転写機能によって，遺伝子が，他の多数の遺伝子の活動と潜在的に調和して良い位置取りができるようになる。9章で明らかになるように，ヒトの言語には，多くの異なった遺伝子が関与しているように思われる。そしてそのそれぞれは，全体の結果に対してはごく小さな影響しかもっていない。同様に FOX-P2 は，種々の器官の中で複数の役割をもっている。その役割は，動物種の間では少々異なるかもしれないし，また同じ動物種の中でも発達時期とともに変わるかもしれない。

　FOX-P2 の物語は，遺伝学を発達認知神経科学へと統合しようという関心をもつ研究者に対し，直面している課題の複雑さと取り組むべき課題のいくつかとを明らかにしてくれる。遺伝子は，多形質発現性（脳の中に発現される遺伝子は，ほとんどつねに，身体の他の部分にも発現している）をもっているため，遺伝的起源をもつ発達障害は，必然的に全身に及ぶものと思われる。たとえば，ウィリアムズ症候群では，心臓欠陥がもっとも一般的な診断の根拠である。またいくつかの他の症候群では，免疫システムに問題のあることが報告されている。したがってわれわれは，特定の遺伝子と，一定の行動，認知，ないし脳機能との間の，単純で直接的なマッピングを見いだそうと期待すべきではない。しかし一方，遺伝子から脳への後成説的道すじの部分部分の分析のための強力な新しい方法が，ヒトの脳機能の発現について新しい発見の扉を開くだろうということについては，なんら疑う余地はない[訳注3-2]。

討論のための重点課題
＊機能的な脳発達における遺伝子の役割は，現在われわれが利用しうる方法によっていかに制約されているか？
＊遺伝子と認知とを関係づけるための異なった方略を，比較・対比してみよう。
＊遺伝の証拠は，認知や行動の発達の推移における経験の役割を確かめるために，役に立つことができるか？
＊このことは，特定の遺伝子を，一定の認知的機能の発現と結びつけるのに役

に立つか？

［訳注 3-1］ノックオン＝「ノックアウト」と対照的な意味。遺伝子の損傷の結果，なんらかの行動特徴が生じること。

［訳注 3-2］この章の遺伝子の記述は，最近の後成遺伝学 epigenetics によっているところが多い。後成遺伝学についての初歩的入門書として，仲野徹（2014）『エピジェネティクス・新しい生命像をえがく』，岩波新書，および Frabcis, R. C.（2011）*Epigenetics*, Norton（野中香方子（訳）（2011）『エピジェネティクス——操られた遺伝子』ダイヤモンド社）がある。一般向きの内容だが，多くの註や引用文献が記載されている。

4章
脳の成り立ち

　この章では，出生前と出生後にみられる脳の発達についてのいくつかの側面を，できるだけヒトのデータを引用しながら見ていくことにしよう。まず，霊長類の脳の解剖に関する基本的な概要について，とくに大脳新皮質（これは認知発達を理解する上でおそらくもっとも重要な脳構造である）を中心に述べる。つづいて，出生前の脳発達のいくつかの段階について概観する。それには，細胞の増殖，移動，および分化が含まれ，そうした段階を経て特定の脳構造ができ上がることになる。人間の脳の生後発達のうち，見た目にもっともわかりやすいのは，脳の容積が誕生から10歳代までに4倍になるということである。この劇的な変化を生む要因は，おもに神経線維束の増加やミエリン化（髄鞘化）であって，ニューロンが加わるということではない。脳発達の驚くべき側面として挙げられるのは，シナプス結合の密度といったような脳の構造的発達や神経生理学的発達にかかわるいくつかの測度において，特徴的な"上昇と下降"が生後の発達期間を通じて見られるということである。続く節では，新皮質のそれぞれの領野（または領域）への分化が事前にどの程度特定化されているか（あらかじめ決まっているか）という問題について述べる。"原始地図 protomap"仮説とは，皮質の領野の分化が，内在性の分子マーカー，もしくはあらかじめ特定化された増殖帯によって決定される，とする考えである。それとは対照的に，"原始皮質 protocortex"仮説では，最初の未分化な原始皮質が，大部分，視床からの投射を経由した入力の結果として分化するのであって，したがって活動依存的だとしている。現在までに得られた証拠を検討すると，支持されるのは両説の中間的な見解，すなわち大規模の領域はあらかじめ特定化されている一方，小規模の機能的領野を決めるには活動依存的な過程が必要である，というものである。これは，皮質のネットワークが，その中に発現する表象に対して構築的な制約は与えるものの，生得的表象といったものは存在しないことを意味している。さらにこの結論を支持する証拠が，齧歯類（げっしるい）の新生仔における皮質の可塑性を

調べた種々の研究から得られている。これらの研究では，皮質領野への感覚入力が他の領域へいくように向きを変えたり，またある領域から他の領域へと皮質の一部を移植したり，といったことがおこなわれている。どちらの場合も，皮質組織は，その発達的起源よりもむしろ入力の特性にしたがった表象を獲得する。霊長類の皮質発達と可塑性とについても同様の結論を導くことができると（多少の但し書きは必要だが）考えてよい。つぎの節では，ヒトの皮質発達と他の霊長類の皮質発達との間に明らかな相違がみられる領野，すなわちヒトの場合に生後の発達がきわめて長期間にわたる領野に注目することにする。このような，ヒトの発達が長期にわたるということから，他の霊長類ではあまりはっきりしないような，ヒトの皮質発達に特有の側面が2つ明らかになる。そのひとつは，裏返し（内側から外側へ）の層発達パターンであり，もうひとつは，領域間の発達におけるタイミングの違いである。ヒトの皮質発達におけるこのような違った側面は，後の章で述べるように，脳と認知発達との関連についての基礎を提供してくれる。この章の終わりでは，いくつかの皮質下構造の生後の発達について考察し，神経伝達物質や調節（修飾）物質の発達に関するわれわれがもっている知見について簡単に展望する。いくつかの伝達物質の発達レベルは，皮質のさまざまな構造的発達の側面を反映しているのである。

4.1 霊長類の脳構造の概観

　この本は，読者が脳について基本的な入門的知識をある程度もっているという前提で書かれている。しかし，この章や今後の章を読者が読み進めるための十分な知識を確実なものとするため，ヒトを含めた霊長類の脳に関するいくつかの基礎的事実に関してここで要約しておくべきであろう。すべての哺乳類の脳は，サンショウウオ，カエル，トリなどのような動物にも見られるような，脊椎動物の基本的な脳のプランにしたがっている。これらの下等な動物種と，より高等な霊長類とのおもな違いは，霊長類では大脳皮質が劇的に拡大していることと，それと関連した大脳基底核のような構造も拡大していることである。ヒトの脳の発達は，他の霊長類において観察される発達的事象の順序にほぼしたがっているが，ヒトに特徴的なのは，ゆっくりとした時間経過をたどるとい

うことである（この章の後の方でこの問題に戻ることにしよう）。

　ヒトを含めすべての哺乳類の新皮質は，基本的にうすい（約3-4mm）平らなシートからできている。その一般的な層構造は，複雑だが，全体にわたり比較的一定している（図4.1参照）。進化を通じて皮質全体が急速に拡大してきた結果，だんだんと複雑に巻き込まれ，さまざまな刻み目（脳溝 sulci）と突出部（脳回 gyri）がみられるようになった。たとえば，ネコの皮質面積は約 $100cm^2$ だが，ヒトの皮質面積は約 $2400cm^2$ である。このことは，霊長類，とくにヒトが所有している余分な皮質が，ヒトの高次認知機能に関係があるということを示唆している。ただし，脳の主要な構造間の基本的関係は，マウスからヒトに至るまで類似している。

　皮質への感覚入力のほとんどは，視床とよばれる構造を経由している。感覚入力のタイプが異なると，視床の領域内で経由する神経核も異なってくる。たとえば，外側膝状核（lateral geniculate nucleus, LGN）は視覚入力を皮質に運び，一方，内側膝状核（medial geniculate nucleus, MGN）は聴覚モダリティの情報を皮質に運ぶ。視床には，皮質へ入力を仲介するという重要な役割があるため，視床が皮質発達に決定的な役割を果たしていると仮定する研究者もいる。この考えについては，後で多少詳しく考察することにしよう。しかし，視床と皮質との間の情報の流れは一方向ではない。というのは，低次の領域から皮質への投射の多くは，皮質からの逆方向の投射によって釣り合いがとれているからである。皮質からの出力性の投射の中には，基底核や小脳のような運動制御にかかわると考えられる領域を通るものもある。しかし，皮質から他の脳領域への投射の大半は，その皮質に投射を送った領域とほぼ同じ領域（視床のような）で終わっている。いいかえれば，皮質への情報の流れと皮質からの情報の流れは，大部分，双方向的である。このことからわかるように，"入力 input" および "出力 output" の用語を，"感覚性 sensory" と "運動性 motor" という用語と混同しないことが大切である。感覚系も運動系もすべて，入力線維と出力線維との両方を広範囲に利用しており，情報は並列した経路にそって両方向にすばやく流れていく。

　脳は，2つの一般的なタイプの細胞であるニューロン（神経細胞）とグリア細胞をもっている。グリア細胞の数はニューロンよりも多く，ありふれている

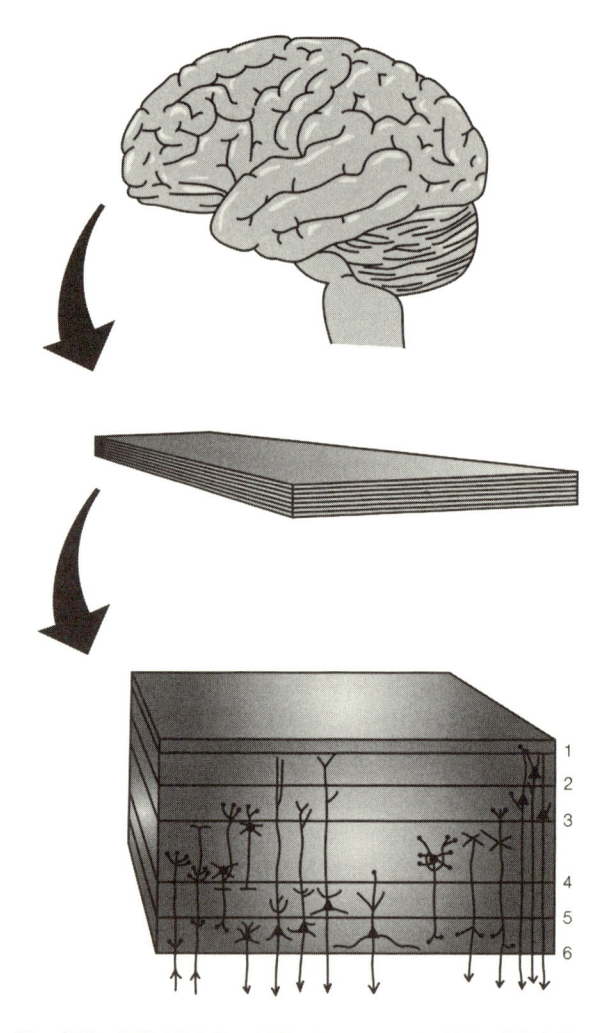

図 4.1 脳の表面の状態は巻き込んだ形になっているが（上），大脳皮質は1枚のうすいシートであり（中），6つの層でできている（下）。図はそれを簡単に図式化して示している。皮質が巻き込んだ形をしているのは，成長のパターンと，頭蓋内の空間が限られているということが組み合わさった結果である。一般に，哺乳類の間の違いは，皮質シートの全面積に関することであって，層構造についての違いは見られない。それぞれの層は，特定タイプのニューロン，特徴的な入力・投射パターンを備えている（本文を参照のこと）。

4章 脳の成り立ち

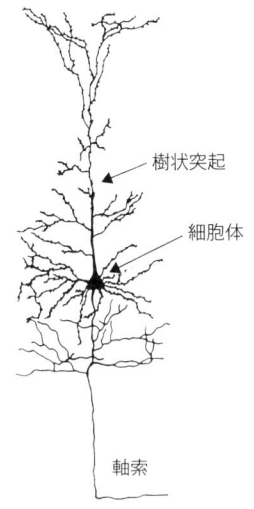

図 4.2 典型的な皮質の錐体細胞。尖頂樹状突起は，上部の層まで延びる長い突起であり，この樹状突起によって，その細胞が他のニューロンによる影響を受けるようになっている。軸索は，皮質下領域へ投射している。

が，一般にグリア細胞は計算論的機能における直接の役割を演じていないと考えられている。しかし後でみるように，グリア細胞は，皮質の発達にきわめて重要な役割を果たしている。ニューロンは，脳の計算論的機能を司る単位であると以前から考えられてきた (Shepherd, 1972)。ニューロンには，さまざまな形，大きさ，タイプのものがあるが，その各々が，おそらく特定の計算論的な機能を反映していると思われる。皮質内には約 25 種類の異なったニューロンのタイプがあるとされている。ただし，これらのタイプのうちのいくつかは比較的まれであるし，また特定の層にしか存在していないものもある。皮質に見いだされるニューロンの約 80% は，その細胞体が顕著なピラミッド型をしているため錐体細胞（pyramidal cell）とよばれており，皮質表面に対して接線方向に広がる非常に長い尖頂樹状突起（入力性の突起）をもつ（図 4.2）。これらのニューロンは，長い軸索（出力性の突起）をもち，他の皮質や皮質下領域に線維を送っている。錐体細胞は，皮質の中の多くの層に見いだされるが（細胞の大きさは，一般に下の層では大きく，上の層では小さい），錐体細胞の

尖頂樹状突起は，しばしば，皮質のもっとも浅い表層である第1層にまで達している（以下参照）。この長い尖頂樹状突起をもつことによって，錐体細胞は，他の（より表面側の）層や領域からの多くの細胞による影響を受けることになる。このことは，計算論的にいって重要であろう。というのは，錐体細胞が，きわめて安定的で柔軟性のないクラスの細胞だとしても，その出力が，可塑的で柔軟性のある調節作用をもつ抑制性ニューロン群によって調整（修飾）されることになるからである。図4.1はまた，層をなした構造をはっきり示すために，皮質表面に対して直角に切った霊長類の皮質領野の断面を図式的に表してある。これを，皮質の層状構造 laminar structure とよぶことにしよう。先に述べたように，層のそれぞれは，その内部に特定のタイプの細胞をもち，層ごとに典型的なパターンの入出力をもっている。

　すべての哺乳類において，新皮質のほとんどの領野は6つの層からなっている。それぞれの層を規定している基本的な特徴は，ほとんどの領域の皮質シートに当てはまるようである。第1層には，少数の細胞体しか含まれていない。第1層は，おもに水平の表面にそって走る長い白色の線維からなり，ある皮質領野と他のやや離れた領野とを結んでいる。第2層と第3層にもまた，水平方向の結合が含まれており，しばしば，小さな錐体細胞から近隣の皮質野への投射がある。第4層は，入力線維の大半が終結している層であり，これらの投射が終結している有棘状の星状神経細胞 spiny stellate cell（星の形をした細胞）の割合が大きい。第5層と第6層とは，脳の皮質下の領域への主要な出力部位である。これらの層には，とりわけ大きな錐体細胞が多く含まれており，下行性の長い軸索をもっている。出力性の細胞のほかに，皮質内部の内在性回路を形成する多くのニューロンが存在している。

　このような基本的な層状構造は，多くの新皮質に共通であるが，領域によって多少の違いがある。たとえば，入力層（第4層）は感覚皮質でとくに厚く，よく発達している。実際，視覚系では第4層の中に，少なくともさらに4つの下位層を区別することができる場合がある。逆に，第5層（出力層のひとつ）は運動皮質においてとくに発達している。おそらく，皮質からの出力信号を送るという重要な役割を担っているためであろう。皮質の部分が異なると，当然，皮質の他の部位への投射パターンも異なってくる。ある皮質領域から別の皮質

領域へのこうした特徴的な投射パターンはそれほど多くはないと思われるが，すべての皮質領域に当てはまるような特徴的な単一のパターンは存在していない。したがって，投射パターンの違いは，皮質内の領域を特定するのに役立つもうひとつの次元である。さらにそれに付け加えるべき別の次元として，特定の神経伝達物質の有無や，興奮性神経伝達物質と抑制性神経伝達物質との相対的な寄与の程度といった次元がある。最後に，後に論じるように，生後におけるシナプス数の減少といったような，発達事象の理解にとって鍵となるタイミングが領域によって異なる，といった可能性があるように思われる（Huttenlocher, 1990）。

4.2 出生前の脳の発達

ヒトの脳において出生前の発達中に生じる一連の事象は，多くの他の哺乳類のものとよく似ている。妊娠（受精）後すぐに，受精卵は急速に細胞分裂をし始め，この細胞分裂の過程を経て，増殖細胞の塊（胚盤胞 blastocyst とよばれ，ブドウの房に多少似ている）を生じる。胚盤胞は，2，3日以内に3つの層構造（胚盤 embryonic disk）に分化する。これらの層は各々さらに分化して主要な器官系になっていく。内側の層である内胚葉 endoderm は内臓器官（消化器官，呼吸器官など）に変化し，中間の層である中胚葉 mesoderm は骨格や筋の構造に変化する。外側の層である外胚葉 ectoderm は，皮膚表面や神経系（知覚系の器官を含む）を生じる。

神経系そのものの発達は，神経管形成 neurulation として知られる過程から始まる。外胚葉の一部分は，それ自体が内側に畳み込まれて，神経管 neural tube とよばれる中空の円筒を形成する。神経管は，3つの次元，すなわち長さ方向，円周方向，および放射（半径）方向にそって分化していく。長さ方向の次元では，中枢神経系の主要な下位区分が生じ，一方の端からは前脳と中脳が，もう一方の端からは脊髄が生じる。脊髄になる方の端は，一連の反復した部分，すなわち分節に分化し，一方，神経管の前のほうの端は，一連の膨大部と巻き込み部とにそれぞれ組織化される（図4.3を参照のこと）。妊娠後約5週までに，この膨大部が，哺乳動物の脳における主要成分の原型として，どれが

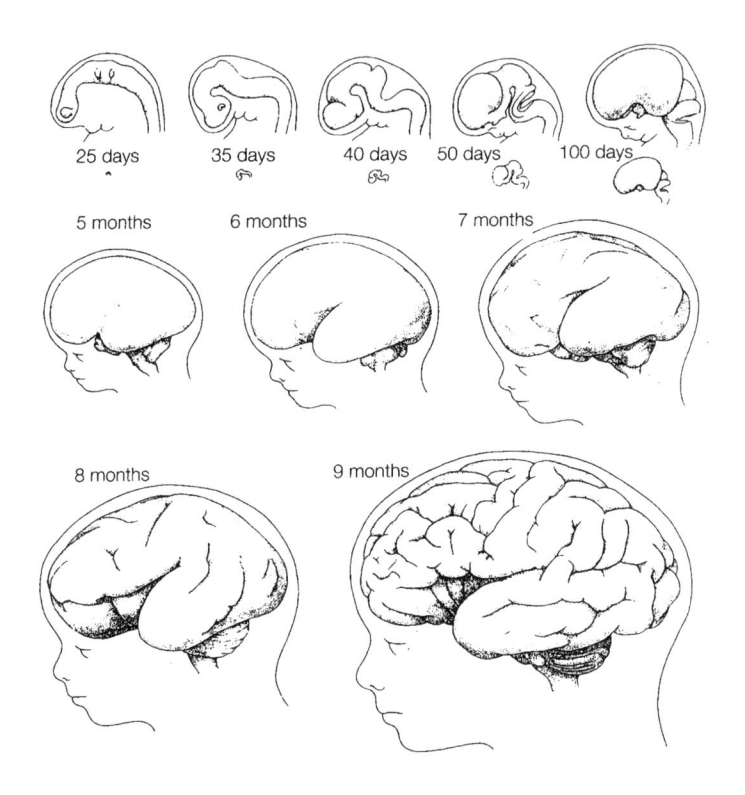

図 4.3 ヒトの胚と胎児における脳発達を連続的に表した線画。25-100 日齢の線画は，下の列に同一尺度で描かれている。神経管の頭部の端が膨張したものが，前脳，中脳，後脳となる。霊長類では，巻き込んだ形の皮質が，中脳，後脳，および一部の小脳を覆うように成長する。誕生よりも前，発達中にニューロンは脳の中で 1 分あたり 25 万個以上の速度で発生する。

何になるかがわかるようになる。前から後ろへと順にいうと，最初の膨大部は皮質（終脳 telencephalon）となり，第 2 の膨大部は視床と視床下部（間脳 diencephalon）となり，第 3 の膨大部は中脳 mesencephalon に，そしてその後ろの部分は小脳（後脳 metencephalon）および延髄（髄脳 myelencephalon）となる。

　神経管における円周方向の次元（表面に対して接線方向）は重要である。と

いうのは，感覚系と運動系との区別がこの次元に沿って発達するからである。背側部分（上側）はおおよそ感覚皮質に対応し，腹側部分（下側）は運動皮質に対応する。それらの間のどこかに，種々の連合皮質や"高次"感覚皮質と"高次"運動皮質とが配列される。脳幹と脊髄の内部には，それと対応した翼板（背側）と基板（腹側）があり，身体の他の部分への神経経路の組織化に主要な役割を果たしている。

　放射方向の次元に沿った分化にともなって，成人の脳にみられるような複雑な層化のパターンや細胞のタイプが生じる。神経管の放射方向の次元に沿って，ふくらみがより大きく成長し，さらに分化が進んでいく。この膨大部の内部では，細胞が増殖し proliferate，移動し migrate，また特定のタイプの細胞へと分化 differentiate する。脳を構成する細胞の大部分は，いわゆる増殖帯 proliferative zone で生じる。この区域は，神経管の空洞部分に密接している（この空洞は，のちに脳室となる）。これらの増殖部位のひとつである脳室帯 ventricular zone は，系統発生的により古いものと思われる（Nowakowski, 1987）。もうひとつの増殖部位である脳室下帯 subventricular zone は，新皮質（すなわち"新しい"皮質）のような，系統発生的に新しい脳構造にのみ深くかかわっている。これら2つの区域からは，グリア細胞（支持と補給のための細胞）とニューロン系統の細胞とが別々に生み出されるとともに，異なった移動形式を示す。しかしわれわれはまず，これらの区域の中で，どのようにして若いニューロンが形成されるのかを考えてみることにしよう。

> より詳しくは，Nowakowski & Hayes, 2002; Sanes, Reh, & Harris, 2006; White & Hilgetag, 2008 を参照のこと

　ニューロンとグリア細胞とは，増殖帯内で増殖細胞が分裂してクローン clone をつくることによって生まれる（クローンとは，単一の前駆細胞の分裂によってつくられる細胞群のことであり，このような単一の前駆細胞は，ひとつの系統をつくるとされている）。神経芽細胞 neuroblast からニューロンが生じ，神経膠芽細胞（グリア芽細胞）glioblast からグリア細胞が生じる。各々の神経芽細胞は，特定の，そして一定数のニューロンをつくるが，この点についてはまた後で述べることにしよう。少なくともいくつかの場合において，特

定の神経芽細胞が特定のタイプの細胞を生じさせる。たとえば，十数個以下の増殖細胞が，小脳皮質のすべてのプルキニェ細胞を生産するが，それぞれが約1万個の細胞を生産するという（Nowakowski, 1987）。

　若いニューロンは，生まれた後，増殖帯から特定の領域に移動する migrate 必要がある。そしてこれらのニューロンは，成熟脳の特定領域においてそれぞれの役割を果たすことになる。脳の発達の最中に2つの形式の移動が観察される。第1の，よりありふれた移動は，受動的な細胞変位 passive cell displacement である。このタイプの移動は，すでに発生した細胞が，より最近に生まれた細胞によって増殖帯からただ押し出されるときに生じる。移動のこの形式は，外側が先，内側が後のパターンによって起こる。すなわち，もっとも古い細胞は脳の表面へと押し出され，一方もっとも新しい細胞は内側に留められる。受動的移動は，視床，海馬の歯状回，および多くの脳幹領域のような脳構造でみられる。第2の移動形式は，より能動的なものであり，若い細胞が，以前発生した細胞を通り越して動き，"内側が外側になる"というパターンを作り上げる。このパターンは，層状構造（並行した層に分割された構造）をもつ大脳皮質およびいくつかの皮質下の領野でみられる。

　ここで強調すべき重要な点は，出生前の脳発達が，遺伝的命令で繰り広げられるような受動的な過程ではない，という点である。むしろ，ニューロン間の電気的な信号の伝達を含んだ細胞間どうしの相互作用が，初期の段階から不可欠である。ひとつの例を挙げると，開眼以前の，発達中の眼の細胞の自発的な発火パターンは，外側膝状核の層化構造を特定する信号を伝達しているようである（O'Leary & Nakagawa, 2002; Shatz, 2002）。したがって，発達中の生体にとって内在する発火の波は，外界からの感覚入力が何らかの効果をもつようになる以前に，脳構造の複数の側面の特定化に重要な役割を演じているように思われる。

より詳しくは，Shatz, 2002 を参照のこと

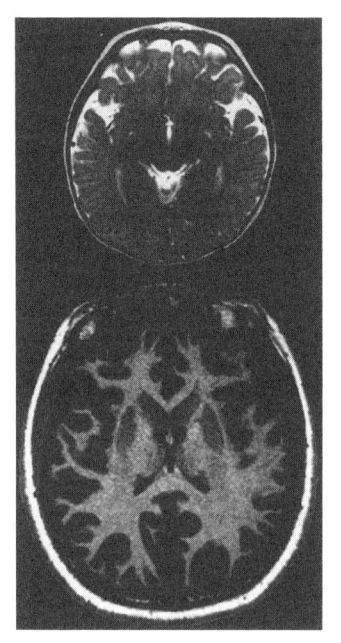

図 4.4 4ヶ月の乳児(上)と 12 歳の子ども(下)の MRI 構造画像。

4.3 生後の脳発達

前にも述べたように,脳の全体の容積は誕生時から 10 歳代までに劇的に増大する(図 4.4 参照)。こうした発達的変化にはどのような要素が関わっているのだろうか。種々の技法を用いてこの問題を検討することができる。すなわち,ニューロンやシナプスにおける顕微鏡(および電子顕微鏡)レベルの変化から,灰白質(ニューロンとその局所的結合)および白質(ミエリン化した線維束)への脳区分といった大まかな区分まで,種々なレベルで検討することができる。まず顕微鏡レベルの尺度から始めると,脳の解剖や機能を示す測度のうち,生後の特徴的な"上昇と下降"という発達パターンを示すものがいくつかある。進行性と退行性の過程を別々の段階と見なすべきではないが,説明のため,ここでは個々に順を追って考察することにしよう。

ちょっと考えただけでは，生後の脳の大きさの増大は，新しいニューロンの増加によるものであると思いがちである。しかしこれは事実ではない。ニューロンの形成と，適切な脳領域へのニューロンの移動は，ヒトの場合，ほとんどすべて出生以前の発達期のあいだに終わっている。海馬やそれ以外の部位で多少ニューロンが付け加わることがあるかもしれないが（後述参照のこと），ニューロンの大部分は，すでに妊娠7ヶ月目あたりまでに存在している（Rakic, 1995）。ニューロンの神経細胞体が新たに加わることがないのとは対照的に，シナプス，樹状突起，それに線維束は，生後，劇的に成長する。さらに，脂質でできたミエリン髄鞘で神経線維が覆われるようになるため，脳の大きさは一層増大することになる。

　生後の神経発達のうち，通常の顕微鏡を通して観察される，おそらくもっともはっきりした特徴は，ほとんどのニューロンにおいて樹状構造の大きさと複雑さとが増大することだろう。ヒトの生後の発達中における樹状構造の劇的な増大の例が，図4.5に示されている。細胞の樹状突起の枝分かれの程度や範囲が劇的に増大しているが，またしばしば，より特定化し，特殊化するようになる。標準的な顕微鏡ではあまりはっきりしないが，電子顕微鏡で見ると，細胞間のシナプス結合の密度の測度と対応した，よりはっきりとした増加がみられる。

　ハッテンロチャーと共同研究者たちは，ヒトの大脳皮質のいくつかの領域でシナプス密度が確実に増大していることを報告している（Huttenlocher, 1990, 1994; Huttenlocher, de Courten, Garey, & Van der Loos, 1982）。現在までに調べられたすべての皮質野で，シナプス形成の増加はヒトではほぼ誕生時ごろに始まっているが，一方，最大の急速な爆発的増加および密度の最終的なピークを迎える年齢は，領野の違いに応じてさまざまである。視覚皮質では，3，4ヶ月齢において急速で爆発的な増大があり，最大密度に達する4ヶ月齢から12ヶ月齢には成人レベルのおよそ150%に達する。一次聴覚皮質（ヘシュル回 Heschl's gyrus）の場合も同様の時間経過が観察される。それに対して前頭前野の皮質領域では，シナプス形成は同時期に始まるが，密度の増加はもっとずっとゆっくり進み，ピークに達するのは1歳を過ぎてからである（この点に関して注意すべきことは，シナプス密度の測定にはいろいろな方法があるというこ

4章 脳の成り立ち

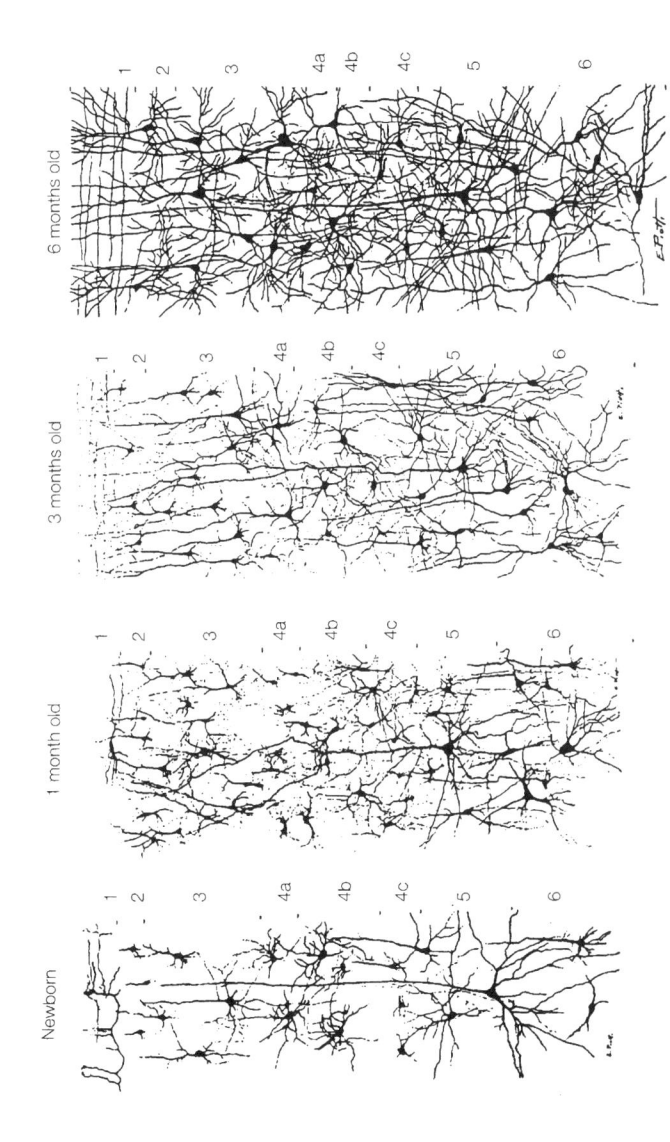

図 4.5 ゴルジ染色法標本によるヒトの視覚皮質の細胞構造を示す線画。Conel (1939-67) より。

と，たとえば細胞あたりの数，樹状突起単位あたりの数，さらにひとつの脳組織単位あたりの数，などといったものがあるという点である。たとえば，樹状突起の長さの増大のような要因が結果に著しく影響しないよう，測度を注意深く選ぶことが必要である。ハッテンロチャー（Huttenlocher, 1990）は，適切な測度についてこれらのいくつかの問題点について考察している）。

> より詳しくは，Bourgeois, 2001; Huttenlocher, 2002; Kostović, Judaš, & Petanjek, 2008 を参照のこと

　もうひとつの付加過程として，ミエリン化（髄鞘化）がある。ミエリン化とは，神経経路を取り巻く脂質の鞘が増加することであり，情報伝達の効率を増加させることになる過程である（図4.6参照）。中枢神経系では，感覚領のほうが運動野よりも先にミエリン化する傾向がある。皮質連合野はミエリン化が遅いことで知られており，10歳代になってもこの過程は継続する（後述参照のこと）。誕生後何年にもわたってミエリン化は持続するので，行動発達において果たすその役割について多くの推測がおこなわれてきた（Parmelee & Sigman, 1983; Volpe, 1987; Yakovlev & Lecours, 1967）。ミエリン化はインパルスが伝わる速度を著しく増加させるが（100倍ほど），一方また，年少のヒトの脳にみられるようにミエリン化が不十分な結合の場合にも信号を伝えることが可能であること，成人の脳にもミエリン化されない結合があることに留意しておくことが大切である。

> より詳しくは，Klingberg, 2008 を参照のこと

　生後発達の研究に用いられるもうひとつの技法は，ポジトロン放射断層撮影法 positron emission tomography, PET である。この技法を用いた乳幼児研究（ヒト）によれば（Chugani, Phelps, & Mazziotta, 2002），生後1年をすぎたころ，安静時の脳全体の代謝（血液からのグルコースの取り込みは細胞の働きにとって欠かせない）が急激な上昇を示し，およそ4, 5歳ころに，いくつかの皮質領野において成人レベルの約150％のピークに達するという。このピークの時期はシナプス密度のピークよりも多少遅いが，生後1年経つまでに，脳領域内部や脳領域全体を通して安静時の成人のような活性分布が観察される。

4章 脳の成り立ち

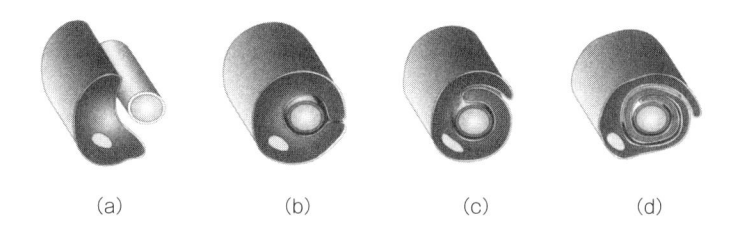

(a)　　　(b)　　　(c)　　　(d)

図 4.6 オリゴデンドロサイト（稀突起膠細胞）による軸索のミエリン化の連続図。aからdの順に，最初の接触，巻き込みと軸索の囲い込み，軸索をぐるぐる巻きにして最終的なミエリン髄鞘を形成するところを描いている。

この結果は，睡眠中の安静状態の脳ネットワークに関する機能的 MRI の研究で，より最近確認されている（Fransson et al., 2007）。安静状態のネットワークとは，明確な作業に携わっていないときの自発的・内在的な脳活動のことであり，いわば車のエンジンのアイドリング状態である。フランソンと共同研究者は，一次視覚皮質，両側感覚運動野，両側聴覚皮質，頭頂皮質，および内側と背外側の前頭前皮質のような皮質領域全体にわたるいくつかの安静状態ネットワークを観察している（カラー図版の図 4.7 参照）。以上のネットワークは成人で観察されるものとは異なるが，乳児の皮質領域がいわば協調して活性化しうることを示唆している。

> より詳しくは，Chugani et al., 2002 を参照のこと

さて次に，ヒトの生後の脳発達中に生じる退行的事象について述べることにしよう。このような事象は，多くの動物の脳における神経細胞やそれらの結合に関する発達研究において広く観察されている（論評として，Sanes et al., 2006 を参照のこと）。選択的な消失過程が，出生後の霊長類の脳発達に重要な影響を与えることが，多くの定量的な測度から明らかになっている。たとえば，先ほど述べた PET の研究で研究者たちは，グルコース代謝の絶対速度が，生後に成体レベルを超えるまで上昇し，その後，ほぼ 9 歳以降に，ほとんどの皮質領域で成人レベルにまで低下することを見いだした。

PET の以上のような知見と一致するものとして，ハッテンロチャー（Huttenlocher, 1990, 1994) は，ヒトの皮質のいくつかの領域から得られた定量的な神経解剖学的証拠を報告している。それによると，上に述べたようなシナプス密度の増加の後に，シナプス消失の時期が続いて現れる。急激なシナプス形成のタイミングやそれに続く密度のピークの時期が皮質領域の間で異なっていたのと同様に，シナプス密度の減少におけるタイミングも皮質領域の間で異なっていた。たとえば，視覚皮質におけるシナプス密度は，2 歳〜4 歳の間で成人レベルに戻るが，前頭前野の皮質領域では，10 歳〜20 歳の間になって初めて同じ点に達する。カラー図版の図 4.8 は，以上の時間的な違いのいくつかを示している。

　ハッテンロチャー（Huttenlocher, 1990, 1994）は，上に述べたようなシナプスにおける初期の過剰生産が，年少の脳にみられる可塑性を支える点で重要な役割をもっているのだろうと考えており，この問題についてはまた後で詳しく取り上げることにしよう。ヒトや他の霊長類において，こうした上昇と下降のパターンをとるのが，樹状突起の密度を反映したものなのか，あるいはニューロンそれ自体の数を反映したものなのかに関して，十分な証拠は存在していない。しかし，齧歯類や他の脊椎動物では，細胞消失のほうが大きく関わっているように思われる。

> より詳しくは，Greenough et al., 2002 を参照のこと

　PET 研究において観察されたグルコース取り込み減少の理由のひとつとして，それが，シナプス結合の減少を反映したものであるという説明がなされている。この仮説は，ネコを使った発達研究で検討された（Chugani, Hovda, Villablanca, Phelps, & Xu, 1991）。この研究では，ネコの視覚皮質におけるグルコース取り込みのピークの時期が，この領域におけるシナプス過剰生産のピークの時期と一致している，ということが見いだされた。しかし，ヒトの視覚皮質から得られた同様のデータを一緒に図にプロットしてみると（図 4.9 参照），グルコース取り込みのピークは，シナプス密度のピークよりも明らかに遅れている。代謝活動の減少が，ニューロン，軸索，それにシナプス分枝の除去によるものである，という仮説に代わるひとつの仮説は，あるレベルの技能がいったん達成されると，同じ活動にはそれほど "心的努力 mental effort" を必要としな

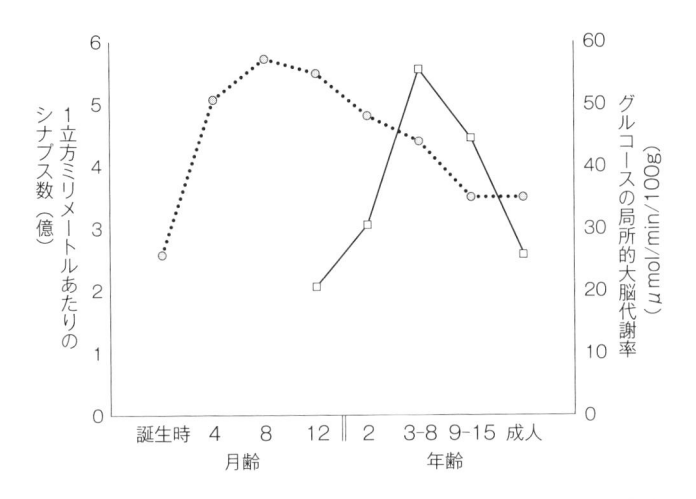

図 4.9 ヒトの一次視覚皮質におけるシナプス密度の発達を示す図（点線：Huttenlocher, 1990 のデータから），および PET によって測定された後頭皮質における安静時のグルコース取り込みの発達（実線：Chugani et al., 1987 のデータから）。lCMRGlc はグルコースの局所大脳代謝率 local cerebral metabolic rates for glucose を表す測度。

くなるだろう，といった類の考えである。

いままで考察してきた脳の発達のほとんどは，脳の構造的側面に関連したものであった。しかしまた，神経信号の伝達や調整にかかわる神経機能，すなわち分子の"ソフト・ソーク soft soak（柔らかな浸透液）"[訳注4-1]として知られるものの発達変化も存在している。これらについては，後の節でもっと詳しく考察するが，この時点では，齧歯類やヒトにおける多くの神経伝達物質も，上昇・下降の発達パターンを示す，ということに注目しておこう（評論として Benes, 1994 を参照のこと）。とくに，内在性の興奮性伝達物質のグルタミン酸，内在性の抑制性伝達物質の GABA（ガンマアミノ酪酸 gamma-aminobutyric acid），および外在性の神経伝達物質のセロトニンは，いずれも同じ発達傾向を示す。

> より詳しくは，Benes, 2001; Berenbaum, Moffat, Wisniewski, & Resnick, 2003; Cameron, 2001 を参照のこと

　ヒトの皮質の構造的発達や神経生理学的発達を示す多くの顕微鏡的な測度や代謝の測度において，このように明瞭な"上昇して下降する"発達的推移がみられている。最近いくつかの研究室で，より大きな尺度で脳の構造的発達を研究するための MRI の方法を発展させている。2 章で考察したように，MRI は，ニューロンとシナプスといったレベルよりもずっと大まかな尺度で脳構造を明らかにするものであるが，種々の皮質と皮質下領域における灰白質と白質の測定を十分可能としている。ある研究では，4 歳から 12 歳までの実験参加者の皮質灰白質の発達を明らかにしている (Gogtay et al., 2004)。著者たちによると，それは個人間および異なった皮質領野間でかなりの相違があるという。ただし彼らは，皮質灰白質が，上に述べたような特徴的な"上昇と下降"のパターンを示し，ニューロン間の過剰な結合の刈り込みと除去が明らかにみられると主張している。いくつかの皮質領野においては，上昇のほとんどが思春期前に生じ，下降のほとんどが，思春期後から初期の成人期にかけて生じる。死後の解剖学的研究に基づいた初期の研究ともひろく一致して，著者たちは，前頭・後頭極にそって皮質の一次感覚野が，最速の成長（および下降）曲線を示すことを観察している（カラー図版の図 4.10 参照）。皮質の残りの多くは，おおむね後ろから前への方向で発達し，前頭前皮質がもっとも遅れた曲線を示す。社会脳のネットワークの重要な部分であり（7 章参照），種々の感覚モダリティの情報を統合する後部上側頭皮質は，この測度によると発達がもっとも遅い。著者らは，この順序が，この構造の進化する順序を反映したものだとしているが，この仮説には異論もある。

　白質の容積（ミエリン化された線維束）に関し，同種の MRI のデータが集められている。これによると，白質の容積は初期の成人期まで年齢とともに全般に直線的な増大を示す。この測度が後に下降することがないのは，線維のミエリン化の進行が長期的であって，脳全体の大きさが増大することを反映したものであると思われる。

> より詳しくは，O'Hare & Sowell, 2008 を参照のこと

　まとめてみると，多くのさまざまな測度や研究室で，ニューロンやその局所的結合に関し，上昇と下降のパターンが見いだされている。しかし，つぎの点を強調しておくことは必要である。(a) すべての測度がこうしたパターンを示すわけではないこと（たとえば，ミエリン化，白質），(b) シナプス密度のような測度は，進行的過程と退行的過程の両方が連続的に進行するダイナミックな過程中の，静的なひとコマを見ているのにすぎないこと，いいかえれば，おそらく進行性の位相と退行性の位相が別個に分離して存在しているのではないこと。

　以上の但し書きに加えて，健常なヒトの脳発達として先に述べた進行的事象と退行的事象はすべて，正常な範囲内における個人差について記述した文献が増えつつあることを考慮すると，その重みづけを配慮しておく必要がある。より精密な脳イメージング技術が発展するにつれて，健常成人の実験参加者において，構造と機能に相当なばらつきのあることがますます明らかになってきている。たとえば，トラモとその共同研究者たち（Tramo et al., 1996）は，一卵性双生児の2人の皮質領野をMRIスキャンによって再構築している。遺伝的に同一の2人であるのに皮質野の違いは著しく，一方の1人は皮質野の13-17%を後頭葉が占めていたが，他のもう1人は20%を占めていたという。脳構造におけるこうした個体間の差はまた，脳機能にもおよんでいると思われる。たとえば，シュナイダーとその共同研究者たちは機能的MRIを使って，上部視野の刺激もしくは下部視野の刺激に続いて活性化される領野を調べた。古典的には，上部視野と下部視野は，脳溝の上と下の領域に配置されていると想定されていたが，実際には大きなばらつきがあり，健常な実験参加者の中には，上部視野と下部視野の刺激がこの構造をまたがって横切っていた人もいたという（Schneider, Noll, & Cohen, 1993）。こうしたばらつきに関するこの新しい証拠は，利き手や言語の半球組織化における個人差を報告した古い文献を補足することになる（たとえば，Hellige, 1993; Kinsbourne & Hiscock, 1983）。健常成人におけるこうしたばらつきをみると，ヒトの生後の"健常な"脳発達のタイムテーブルをつくろうとする際には，その解釈に十分な注意を払うことが必要で

あることがわかる。

灰白質の発達過程における上昇と下降に個人差がみられるという証拠に基づき，シャウと共同研究者（Shaw et al., 2006）は，知能の測度をもっとも良く予測するものは皮質の厚みにおける変化の推移であって，厚み自体ではないということを，MRI像をもとに示した。この研究で，より知的な子ども（IQによって評定された）は平均的得点を持つ子どもに比べて，皮質の厚みにおける上昇と下降パターンが顕著かつ明瞭で，それが7歳から19歳の間に示されることがわかった（カラー図版の図4.11参照）。この画期的な研究は，発達中に生じるダイナミックな変化の違いが，成人における知能と認知の個人差について理解するために必須であることを示唆している。

4.4 皮質領野の発達：原始地図か，原始皮質か

皮質の発達神経生物学を研究している人たちの間にある論争のひとつは，皮質の構造や機能が，どの程度あらかじめ特定されているのか，ということである。これには，皮質の構造や機能が，遺伝的レベル，分子レベル，および細胞レベルの相互作用の結果であって，ニューロンの発火パターンによって決定されているのではない，という意味が含まれている。以前述べたように，皮質は，スポンジ，クリーム，ジャムといった違った層からなるケーキを彷彿とさせる層構造である。皮質構造における層次元に対して直交する向きには，領域ないし領野への分化が生じる。ケーキの例に戻ると，厚いジャムやクリームの層を含んだケーキのスライスのように，領域における皮質の分化を考えてみることができる。図4.12は，大脳皮質が領野に分割されている様子を，もっとも有名な方法のひとつで図示したものである。成体の霊長類の場合，ある特定の層における正確な厚さといった，層状構造のきわめて細部の違いによって，ほとんどの皮質領野を決定することができる。しかし，往々にして領野間の境界線は不明瞭で，意見の一致をみないこともしばしば生じる。通常は，解剖学的に決められたこれらの領野はまた，機能的にも異なった特色をもっていると考えられている。初期の感覚野と運動野にはこのことが当てはまることが証明されてきたが，既知の神経解剖学的な区分ときっちり対応していないような機能的

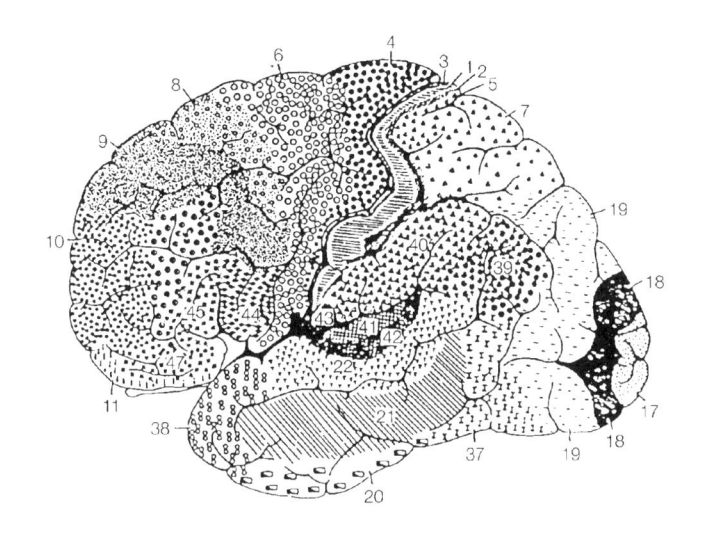

図 4.12 大脳皮質の細胞構築学的地図。もっとも重要な特定の領野は次の通りである。運動皮質（運動帯 motor strip），第4野。運動前野，第6野。前頭眼野，第8野。体性感覚皮質，第3, 1, 2野。視覚皮質，第17, 18, 19野。聴覚皮質，第41, 42野。ウェルニケ Wernicke の言語領域，およそ第22野。ブローカ Broca の言語領域，およそ第44野（左半球）（Brodmann より，Brodal, 1981 による）

領域や境界が，多くの場合存在している。異なった機能を支えるための神経解剖学的な詳細な特徴がまだわかっていない時点では，機能的な特異性によって皮質を領野に区分することは正確な科学とはいえない，ということを強調しておく必要がある。

以上の注意点はあるが，1世紀にわたる神経心理学が教えてきたのは，大半の健常な成人が，おおむね同じ皮質の領域内では同じような機能をもつ傾向がある，ということである。こうした観察がもととなって，大脳皮質の構造的領野と機能的領野への区分は遺伝的にあらかじめ特定されている，といった一般的な前提へと導かれた。しかし後でみるように，この前提は，せいぜい部分的にのみ正しいといえるにすぎない。

皮質構造の側面のいくつかが生後の経験よりも前に特定されているかどうかを問う際，1章で触れた枠組みを用いることができる。この問いは，皮質の層状構造と領野構造との両方に対して問うことができる。もちろん，この皮質構

造の2つの次元は，まったく独立というわけではない。というのは，構造的な領野の局在区分は，部分的には，層状構造の細部の違いによって特定されているからである。しかし1章の枠組みで考慮しておいた可能性は，ネットワークの基本的構築（基本的な回路，学習ルール，および細胞のタイプや数など）については生得的であるけれども，結合の詳細なパターン（樹状突起の結合，シナプス結合）は経験に依存する，というものである。この場合，ネットワークは，その中に発現する表象に構築上の制約は課しているけれども，生得的な表象といったものはまったく存在していない，といえよう。

　つぎにおこなう概説の中で私は，一般的な層状構造や，規模の大きな領域を含む大脳皮質構造のいくつかの側面が，神経活動を必要とせずに形成されることを示唆するつもりである。しかし，きわめて重要なことに，機能的領野への微細な区分の多くには，活動依存性の過程が関連しているのである。そこで，まず出生前の皮質発達に戻って，皮質構造の発達に関するおそらくもっとも完全な理論，すなわちパスコ・ラキーチ（Rakic, 1988）によって提案された放射状ユニット・モデル radial unit model について考察することにしよう。

　すでに述べたように，ヒトにおけるほとんどの皮質ニューロンは，皮質になる部分のすぐ下の領域，つまり"増殖帯 proliferative zone"という，皮質そのものの外で発生する。このことは，これらの細胞が各々の位置を占めるためには，皮質内部を移動しなければならないということを意味している。こうした移動はどのようにして達せられるのだろうか。ラキーチの提案によれば，新皮質の分化に関する"放射状ユニット・モデル"は，哺乳類の大脳皮質における領野構造と層状構造との両方がどのようにして生じるかについて説明を与えてくれるという（Rakic, 1988）。このモデルによると，大脳皮質における層状の組織化は，それぞれの増殖ユニット（脳室下帯 subventricular zone における）が，およそ100個のニューロンを生じる，といった事実によって決定されている。それぞれの増殖ユニットから生まれた細胞は，すべて同じ放射状グリア線維を登って移動するが，もっとも新しく生まれた細胞は，より以前に生まれた細胞を通り越して移動していく。放射状グリア線維は，皮質の上面から底部にまで伸びる長い突起をもち，ひとつのグリア細胞から生じている。したがって，放射状グリア線維は登坂ロープのように作用し，ひとつの増殖ユニット

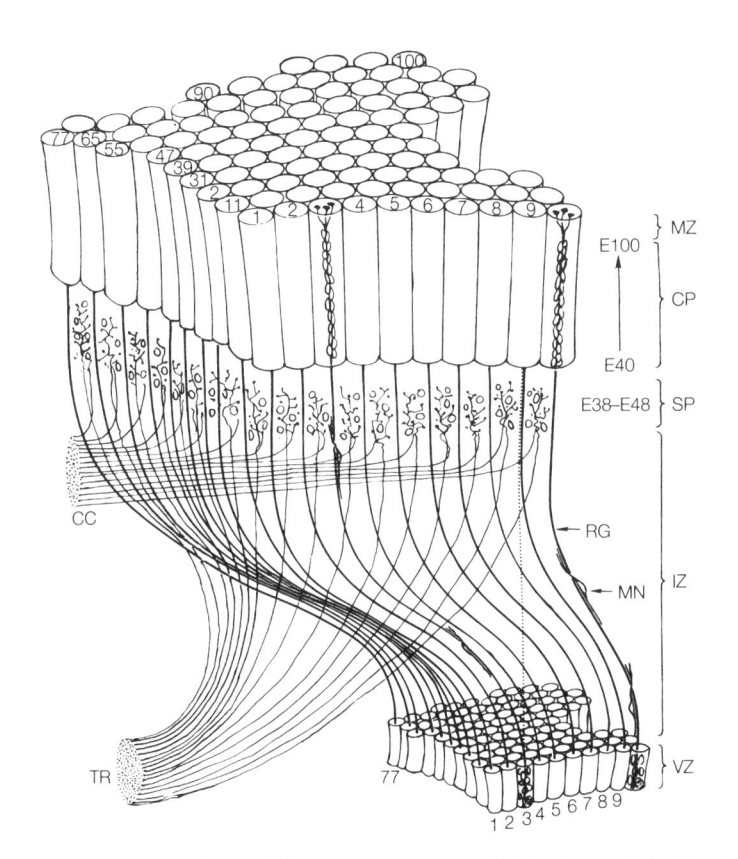

図 4.13 Rakic（1987）の放射状ユニット・モデル。放射状グリア線維は脳室帯（VZ）から皮質板 cortical plate（CP）へ多くの領域（すなわち中間帯 intermediate zone（IZ）およびサブプレート帯 subplate zone（SP））を経由して伸びている。RG は放射状グリア線維を示し，MN は移動しているニューロンを示す。それぞれの MN は，視床放線 thalamic radiation（TR）と皮質—皮質求心線維 corticocortico afferent（CC）からの待機中の末端を含む IZ と SP 帯を横切る。本文で述べているように，ニューロンは皮質板に入った後，すでに存在しているニューロンを追い越して，周辺帯 marginal zone（MZ）へと移動する。

によってつくられた細胞がすべて，皮質内のひとつの放射状コラムとなることを保証している。ラキーチの提案した細胞移動の方法が，図4.13に示されている。

> より詳しくは，Rakic, 2002を参照のこと

　ラキーチのモデルは，どのようにして皮質細胞が，厚みをもった皮質の層の中へ自身を配置しているかを説明している。しかし，特定の層への分化が，どのようにして出現してくるのだろうか。現時点では，この疑問についてはっきりとした解答を得るにはほど遠いが，ひとつの見解は，特定の細胞タイプへの分化が，最終位置にニューロンが到達する・以・前・に生じている，というものである。すなわち個々の細胞は，その成体としての皮質内の位置に到達する以前に，どのタイプのニューロン（錐体細胞や有棘状の星状細胞など）になるかを"知っている"というのである。細胞が，実際にそれらの最終の到達位置（縦方向における）に到達する前に，分化が始まっていることを示唆する証拠がいくつかある。たとえば，遺伝的な変異体の"リーラー"マウス[訳注4-2]では，細胞が皮質の中の不適切な層に位置を得た場合，その新しい位置で通常見られるタイプの細胞に分化するのではなく，その細胞のもともとの起源にしたがったタイプのニューロンへと分化する。このことは，増殖帯においてその細胞ができた時点で，分化に必要とされる情報がすでに存在していた，ということを意味している。つまり，どのタイプの細胞になるのかは，増殖帯からの距離に依存しないし，またその細胞が最終的に到達した地点の近隣細胞の特性にも依存していない，ということになる。このように，いくつかの細胞タイプは，新皮質の細胞をつくる増殖帯における細胞分裂の段階ですでに決定されているように思われる。

　多くの場合，細胞の種類は増殖帯を離れる前に決まっているように思われるが，細胞タイプを区別する特徴の中には，その後になって形成されるものもあるようだ。たとえば，錐体細胞にみられる特徴的な尖頂樹状突起は，しばしば第1層にまで達しているが，マリン-パディッラ（Marin-Padilla, 1990）は，それは内側から外側へのパターンの成長の結果，第1層と他の層との間の距離が増大したことによるものである，と提案している。とくに，第2-6層となる場

所に若いニューロンが移動することにより第1層とサブプレート帯 subplate zone との間隔が増大することは，第1層に突起を伸ばしている細胞が，次第に"引っ張られる stretched"ということを意味している。すなわち，それらの特徴的な樹状突起は，皮質表面に対して接線方向に引っ張られるようになり，その結果，皮質の錐体細胞に典型的にみられる長く伸びた尖頂樹状突起となる，というわけだ。前に述べたように，この長い尖頂樹状突起のおかげで，その細胞は，他の複数の層（より表層における）に存在する多くの細胞群の影響を受けやすくなるのである。

　皮質の層状構造が，細胞レベルと分子レベルの内在性相互作用によって調整されていると思われる側面のもうひとつは，細胞どうしの主要な結合，とくに視床からの入力との主要な結合に関するものである。前に述べたように，皮質における主な入力層は第4層である。ブレイクモアと共同研究者たちは一連の実験によって，視床からの投射が第4層に終わることが分子マーカーによって制御されているのを確かめている。脳組織の切片（スライス）は，適切な条件下では数日間ペトリ皿の中で生かしておくことができる。実際のところ，適切な年齢の視床の切片は，すぐ近くにおかれた脳の切片に対してまさに神経支配するようになる。モルナーとブレイクモア（Molnar & Blakemore, 1991）は，視覚系の視床（外側膝状核 lateral geniculate nuclei, LGN）の切片が，種々なタイプの皮質脳組織や非皮質脳組織に対して神経支配をするかどうか，またどのようにして神経支配をするのかについて調べた。

　最初の実験で彼らは，視床（外側膝状核 LGN）の切片と視覚皮質の切片とを，皿の中のすぐ近くにおいておくと，外側膝状核からの求心性神経が，適切な年齢の視覚皮質の切片に侵入していくだけでなく，適切な第4層で終結することを確かめた。したがって第4層は，求心性神経の線維に対し，伸びるのをやめてその位置で結合を形成することを指示する何らかの分子的な停止信号を含んでいるのだろう。つぎに彼らは，視覚系の視床を，視覚皮質の組織片と他の何らかの脳部位の組織片の近くに置くといった，一連の選択実験をおこなった。視床からの求心性線維は，小脳を避けて伸び，まれにしかそれを貫通しないことが明らかになった。一方，海馬へは求心性線維が成長していくことが示された。しかし，海馬（新皮質と密接に関連している脳部分）の中への成長は，

視覚皮質でみられたようなやり方で空間的に限定されることはなかった。したがってこのことは，海馬がまさに"成長を許容している基質 substrate"であったことを示唆している。

いままで考察した証拠は，皮質の層状構造が，おそらく視床からの入力や感覚の入力の結果というよりも，むしろ局所的な細胞レベルや分子レベルの相互作用から生じていることを示している。すなわち，ニューロンの種類や位置は出生前に決定されているのである。このことは同様に，入力線維が，どの層で停止するか，どの層でシナプス結合をおこなうかを"知っている"，ということになる。ではつぎに，皮質の領野構造が同様なやり方で決まっているのかどうかの問題を検討することにしよう。

伝統的にいって，皮質が，どのように各領野に区分されるかを説明しようとする場合，つぎの2つの可能性が考えられている。

1. 皮質は，原始地図 protomap によって局所的な領野に分化するという見解（Rakic, 1988）。この見解によれば，皮質領域への分化は皮質形成の初期に生じ，内在的な要因（皮質や増殖帯にとっての内在的要因）による，ということになる。この場合の分化にはニューロン活動は必要としない。それぞれの皮質野は，受け取ることになる入力にとくに見あった，もしくは遂行することになる機能にとくに見あった特性を最初からもっているのであり，皮質はそういうモザイク状のものであるとみなされる。
2. 皮質の種々の領野は，未分化な原始皮質 protocortex から生じるという見解。この見解によると，分化が生じるのは皮質発達の後のほうである。そしてそれは，脳の他の部位や感覚系からの入力のような，外的な要因に依存するという。この場合に，ニューロンの活動が必要とされる（Killackey, 1990; O'Leary, 2002）。皮質が成体の脳にみられる領野へと分かれていくさまは，視床から中継された情報による影響と，領域間結合を経由した他の皮質領野との相互作用から中継された情報による影響を受ける。

> より詳しくは，O' Leary, 2002; Rakic, 2002 を参照のこと

新皮質の領野への分化に関しては，かなり多くの理解しにくい文献や，ときには一見矛盾した文献が存在している（最近の論評については，Bystron,

Blakemore, & Rakic, 2008; Kingsbury & Finlay, 2001; Pallas, 2001; Ragsdale & Grove, 2001 を参照のこと）。最近のいくつかの実験では，一見したところ，原始地図の見解にとって説得力のある証拠が見いだされているようである。たとえば，視床と皮質との間の結合を遺伝的に欠損させた"ノックアウト"（3章参照）齧歯類の系統から生まれる新生仔にも，依然として，輪郭のはっきりした通常の領域特異的遺伝子の発現の境界がその皮質内でみられるし（Miyashita-Lin, Hevner, Wassarman, Martinez, & Rubenstein, 1999），また野生型のマウスにみられる他の特徴もいくつか備えている。もうひとつの例は，皮質組織を培養下で保った研究，つまりパターン形成に貢献しそうな外的な手がかりから隔離した状態での生体外 in vitro 研究 [訳注4-3] でも，依然として，海馬の発達と一致した遺伝子発現のパターンが示されている（Tole, Goudreau, Assimacopoulos, & Grove, 2000）。これらの研究やその他の研究は，皮質の領域化が遺伝的に特定されているとする考えを支持しているが，それにはいくつかの重要な但し書きが必要であり，またそれとは逆に，原始皮質の見解を支持する証拠も驚くほど数多く存在しているのである。

1. 皮質の分化に寄与しているとされるほとんどの遺伝子発現パターンは，明確な境界を示さず，むしろ皮質の広範囲にわたって段階的な発現パターンを示している。これは，皮質の領域化が遺伝子発現の種々の勾配の組み合わせによって出現していることを示唆している。キングスバリとフィンレイ（Kingsbury & Finlay, 2001）は，これを"超次元的な格子縞 hyperdimensional plaid"とよんで，"モザイク状キルト mosaic quilt"（原始地図のこと）の見解と対比させている。近年の証拠が示すところによると，発達の期間中に別々の2つの皮質領域間で段階的に異なる発現を示す遺伝子が100以上存在しうる（Leamey et al., 2008）という一方で，皮質の層構造に対しては，遺伝子の影響はより直接的である。特に，自律的で別々の遺伝的経路が皮質のより深部層の発達を調整し，そのことが中間層や上部層にも影響を及ぼすことになる（Casanova & Trippell, 2006）。

2. 一次感覚領は，遺伝的にあらかじめ特定されている領域としてもっとも有力な候補ではあるが，この章のつぎの節で示すように，これらの領域でさえも，経験を通してかなり変化する特性をもちうる。したがって，少な

くとも皮質区分の維持のためには感覚入力が必要なのかもしれない。
3. 誕生に先立って皮質分化が生じるという証拠があったとしても，神経活動が重要でないと結論することはできない。というのは，脳内の自発的な神経活動が分化にとって重要であることが知られているからである（Shatz, 2002）。

> より詳しくは，Shatz , 2002 を参照のこと

　最近の証拠を検討してみると，原始地図仮説と原始皮質仮説との中間的な考え方へと収斂している（Kingsbury & Finlay, 2001; Pallas, 2001; Ragsdale & Grove, 2001; Bystron et al., 2008）。多くの人が同意している考えは，遺伝子発現が段階的パターンをもっていることにより，ある特定の計算によりよく適合するような特性の組み合わせをもった大規模な領域を創りだしており（これはごく大ざっぱな原始地図仮説に一致している），そしてこれらの大規模な領域の内部において，より小規模な機能的領域が，原始皮質仮説に類似した活動依存性メカニズムを通して生じる，というものである。仮説的な例として，特定の視床入力を受け取っているある領域が，神経伝達物質の一定の発現パターンや一定の神経調節物質の存在による影響も受けていると考えよう。このような周囲の環境の組み合わせが神経活動と結びつくことにより，短期的もしくは長期的な結合の特定パターンのような，より一層独特な特徴が導入されるようになるかもしれない。大きな領域内で，より小さな領域に分化していく際には，結合の選択的な刈り込みがおこなわれている可能性がある（12 章を参照）。キングスバリとフィンレイ（Kingsbury & Finlay, 2001）は，皮質分化におけるこうした視点を，"超次元的格子縞"とよんでいる。というのは，格子縞のかたちで出現するパターン化が，多くの線維に生じるわずかな変化の結果だからである。同様に，オレアリと共同研究者は，この一般的な視点を"協応的集中"モデルとよんでいる。というのは，遺伝子発現のいくつかの異なった勾配が，皮質領域を形成する際に拮抗する力として働くからである（Hamasaki, Leingartner, Ringstedt, & O'Leary, 2004）。

　皮質の分化を決定する要因の組み合わせについての研究がきわめて精力的に続けられており，急速に変化する分野となっている。発達中のマウスに関する

ごく最近の知見によると，遺伝子発現のパターンは，先に述べたような，出生前の発達初期に段階的なやり方で始まるが，皮質への視床の入力を妨げた場合にでさえ，その発現パターンは特定の領野へとより局所的になる（Hamasaki et al., 2004）ということが示唆されている。ただし，この過程において皮質内の内在的活動がどのような役割を果たすのかについて，さらに研究が進められる必要がある。最近の研究のもうひとつの方向は，ラキーチの原始地図仮説の鍵となる問題点を調べることだ。これによると，領域の分化は主に，皮質の異なった領域中の種々の層の中に発生したさまざまな数の細胞を通して生じる。もっともはっきりした例は，霊長類における一次視覚皮質（17野）の検討からえられている。それは，18野のような隣接領域よりも，もっと多数のニューロンをもっている部位である。前にも述べたように，この相違は，原始地図の部分を構成していると思われる前駆細胞における区分の数によって生じる。しかし，最近の研究によると，前駆細胞をもつ区域に視床からの線維が進入し，それらが"有糸分裂誘発性 mitogenic"効果をもつことが示されている（Dehay & Kennedy, 2007）。有糸分裂誘発性効果とは，新しい細胞を造る細胞分裂の速度が増すことを意味している。すなわち，皮質の前駆細胞を含む区域の特定の部分のみに投射する網膜からの線維が，新しいニューロンの産出の速度（それゆえ数）に影響を与える可能性がある。したがって興味深いことに，皮質の原始地図自体が，波状に内在性の自発的神経活動を示すことが知られている他の領域からの入力によって形成されるのかもしれない。

　今後に向けての最大の難問は，おそらく，皮質の分化の出現が機能の出現とどのように関連しているかを理解することである。この本で後ほど何回にもわたってこの問いに立ち返ることになるだろう。これについては，機能的領域と密に対応する明確な構造的領域化を示す例は，実際にはまれにしか存在しないということ，またそうした事例が，一般的なルールに対して例外である可能性があると信じるに足る十分な根拠が存在していることを，念頭に置いておくことが重要である。たとえば，多くの動物種を通した比較から，一次感覚性の視床からの入力を受けている一次感覚野は，それ以外の皮質の大部分に比べ，種間における変化がほとんどみられない，といった主張をする専門家も何人かいる（たとえば，Krubitzer, 1998）。とくに霊長類の一次視覚皮質が他とは違った

特徴を有していることから，もっとも最近に進化した皮質部位であると提案する専門家がいる。つい先ほど述べたように，一次視覚皮質では，視覚性視床からの入力が，脳室帯における細胞増殖の程度を調整する可能性があり（Dehay & Kennedy, 2007 を参照），これにより，皮質のこの領域が近接領野のほぼ2倍のニューロン産生速度をもつことを可能にしている。嗅内皮質は，海馬ともっとも密接に連絡している部位であり，妊娠13週ほどの初期に，周囲の皮質から多少の分化を示す（Kostović, Petanjek, & Judaš, 1993）。ただし，マウスの皮質の大部分およびヒトの皮質の大半では，多くの遺伝子にわたる発現の勾配ではなく単一遺伝子発現のオン／オフによって皮質区分が生じるとする証拠は，現在のところ見当たらない。

　今までのところを要約すると，哺乳類の大脳皮質の基本的層構造は，きわめて一般的なもののようである。皮質の層化した構造やその結合パターンの多くの側面は，細胞レベルや分子レベルの相互作用によって規定されている。皮質ニューロンは，それらが目標部位に達する前に特定の計算論的なタイプへと分化されることがしばしばある（ただし，細胞のタイプに特徴的な性質が，その位置への道程で形成されるものもある。すなわち，錐体細胞を特徴づける長い尖頂樹状突起は，移動過程中に文字通り"引き伸ばされる stretching"過程によって形成される）。ただしこのことは，特定の領野の細胞が，ある種類の情報処理に対してあらかじめ特化されていることを必ずしも意味しない。

　皮質領域がどのように分化するようになるのかについてのよい例が，齧歯類の体性感覚皮質で発達するいわゆる"バレル（樽）・フィールド barrel-field"の研究からえられている。それぞれのバレル・フィールドは，解剖学的に特定可能な機能的細胞集団であり，この動物の鼻の部分の特定のひげに対して反応する（図4.14を参照のこと）。バレル・フィールドは，出生後に出現する皮質領野構造の一種であり，出生後の最初の数日中に受けるひげと関連した経験の影響を大きく受ける。たとえば，もし特定のひげを1本除去すると，そのひげに通常ならば対応するはずのバレル・フィールドは出現しない。そのかわりに隣のひげが，そのひげによって通常占められるはずの皮質空間のいくらかを占めるようになるだろう（論評として，Schlaggar & O'Leary, 1993）。図4.14は，感覚表面に近いほうの構造で同様の区分が生じ，その結果，どのようにして皮質

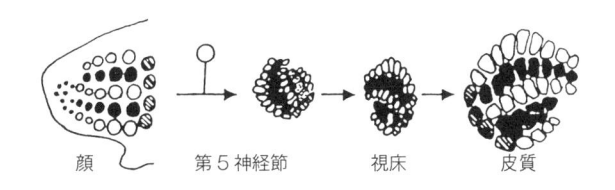

図 4.14 体性感覚皮質における領野単位のパターン形成。齧歯類の体性感覚皮質における"バレル"パターンは、動物の顔にみられるひげの幾何学的な配置と同型の表象である。同じパターンが脳幹や視床核にあり、それらは顔からバレル皮質への入力を仲介している。

の領野的区分が生じるのかについて図解している。この場合その区分は、あたかも感覚表面が、脳幹に、それから視床に、そして最終的には皮質そのものに、自分を押しつけているかのようである。バレル・フィールドの区分は、脳のこれらの領野に次つぎに出現し、初めは、感覚表面にもっとも近い領域に形成されるが、最終的には皮質パターンに出現する。バレル・フィールドが、皮質中にあらかじめ特定化されているという証拠は、ほとんど存在していない（ただし Cooper & Steindler, 1986 を参照のこと）。一方、感覚空間の地図は、確実かつ再現可能なやり方で体性感覚皮質を占めるようになる。

この節では、典型的な発達における皮質の層や領野の特殊化に関する文献をいくつか検討してきたが、その結果、原始地図の見解にも原始皮質の見解にもそれらを支持する証拠が存在することが明らかになった。一見矛盾しているようだが、大きな規模での皮質領域が、段階的な遺伝子発現によって特定の複数の組み合わせをもつようになり、次いでそれが、活動依存性の過程を通して、より小さい領域へと精緻化される、と考えれば矛盾ではなくなるだろう。

4.5 皮質の可塑性

皮質の分化のうちいくつかは、内在性の分子的要因・遺伝的要因を通して、発達初期に生じると思われる。しかし、このような分化の維持やその後の一層の発達を確実にするためには、皮質領域に入ってくる情報の性質が重要であると考えられる。さらに、入力によって駆動される神経活動が、ある領域の機能

や細部の神経構造を変化させることができるのかもしれない。事実，哺乳類の大脳皮質の領域は，発達初期に種々の多様な表象を支えうることを多くの実験が示している。この証拠として，つぎのようなものが挙げられる。

1. ある皮質領域への視床入力を生後すぐに減少させると，その領域のその後の大きさが影響を受ける（Dehay, Horsburgh, Berland, Killackey, & Kennedy, 1989; O'Leary, 2002; Rakic, 1988）。逆に，視床によって神経支配されうる皮質量を変化させた場合は，その影響を受けた領域だけでなく，皮質分化の全体的なパターンが変化する。

2. 視床からの入力を，通常の皮質とは異なった皮質領域に投射するように"再配線（配線換え）"した場合，新しい投射入力を受け入れた領域は，通常の標的組織がもっていたいくつかの特性を発達させる（たとえば，聴覚皮質が視覚表象を引き受ける：Sur, Garraghty, & Roe, 1988; Sur, Pallas, & Roe, 1990）。

3. 皮質の一部が新しい部位に移植されると，その移植片は，発達のもともとの特徴よりも，むしろ移植された新しい場所にしたがった投射を発達させる（たとえば，体性感覚野に移植された視覚皮質は，体性感覚入力にとって適した表象を引き継ぐようになる；O'Leary & Stanfield, 1989）。

ではつぎに，それぞれについてもっと詳しくみていくことにしよう。

1. ある領野への感覚入力（視床を経由する）の程度を操作するとどのような影響が皮質に及ぶのかについて，皮質領野への視床からの入力を外科的に減少させる実験によってそれが調べられてきた（Dehay, Kennedy, & Bullier, 1988）。マカクザルの新生仔に対して外科的手術をおこなうことにより，視床から一次視覚皮質（17野）への投射を50％まで減少させることができる。この投射の減少によって，18野に対する17野の大きさの範囲に，それと対応した減少が生じる。すなわち17野と18野との間の境界が，17野がずっと縮小するように移行したのである。ここで注目すべき重要なことは，このように17野の放射方向の大きさが劇的に減少するにもかかわらず，その層状構造は通常に保たれているという点である。さらに，17野としてとどまっている領野は，相変わらず通常通りの構造のようにみえるが，その一方で，境界がずれて18野になった領域は通常の18野が

もっている特性をもち，17野に特有な特性をまったく備えていなかったという (Rakic, 1988)。このように，17野への感覚投射の範囲を減少させた効果は，手術後の17野と18野とにおける層状構造に関しては，（驚くべきことに）ほとんど検出されない。以前考察したように，この特定の領域のニューロン数が，ある程度あらかじめ特定されている証拠があるにもかかわらず，上記の外科的操作は，18野に対する17野の面積を減少させるという，一定した効果を生じさせることができた。このことは，あらかじめ特定されているといった証拠が多少とも存在する皮質領野でも，後になって変容されることがあり得る，ということを示している。

17野と18野に特徴的な出力でさえ，それらの間の境界が移行する。たとえば，18野は，通常，反対側の半球への多くの脳梁投射があるが，17野はそうではない。外科的手術を受けた動物において，本来は17野である領域が18野になると，通常の18野に特徴的な脳梁投射パターンをもつようになる。これらの観察にもとづく妥当な結論は，通常，17野に成熟するはずの皮質領域が17野への視床からの入力を減少させた結果，隣接した18野に特徴的な特性を発達させる，というものである。以上のように，あらかじめ特定されているという最大級の証拠があるような皮質領野でさえも，皮質の領野特異的な特徴のうち少なくともいくつかは，外来性要因によって調節されているようである。

いま考察したのとは逆の実験，すなわち皮質の表層のシートを（有袋類のオポッサムの胚で）外科的に減少させた場合には，その皮質は，完全であるものの，より小さい歪んだ領野地図を生じる (Huffman et al., 1999)。それと関連して，特定の調節遺伝子（Emx2またはPax6）を欠いた遺伝的変異を導入したマウスの系統では，その結果として領野地図に歪みが生じる (Bishop et al., 2000; Mallamaci, Muzio, Chan, Parnavelas, & Boncinelli, 2000)。とくに，通常の野生型マウスならばこれらの遺伝子が高いレベルで発現するはずの領域がこの欠損マウスでは"圧縮"され，それ以外の領域が拡張されるようになる。これらの実験は，まず遺伝子発現の勾配が枠組みを作り上げ，つぎにこれが視床からの入力と相互作用をして機能的な領野を生じさせる，ということを明らかにしている。しかし，外科的操作

や遺伝的操作がもたらした変則的な状況では，視床入力はまた，それらの通常の標的ではない領域を形成することもできる。

2. 交差モダリティ的な（モダリティをまたいだ）可塑性が皮質領野でみられるかどうかについては，現在，数種の哺乳類における神経生理学的なレベルでその存在が明らかにされている（評論として Pallas, 2001 を参照のこと）。たとえば，白イタチ ferret では，網膜からの投射を視床の聴覚領野への投射へと誘導し，さらにそこから聴覚皮質に誘導することができる。この実験では，フロスト（Frost, 1990）によってはじめて開発された技術にしたがって，通常の視覚皮質および外側膝状体（網膜からの投射にとっての視床における標的）に損傷が与えられた。さらに，聴覚入力がそれらの通常の視床の標的，すなわち内側膝状体を神経支配しないようにするための損傷も加えられた。これらの病理学的な条件下では，網膜投射は，内側膝状核（medial geniculate nucleus, MGN）を神経支配するように新しい回路を自発的につくる。その際，内側膝状体からの投射は，通常のように聴覚皮質に投射する。この実験における問いは，通常では聴覚のための皮質が視覚的な反応をするようになるのか（つまりその入力に一致するかどうか），あるいはそれが聴覚皮質に特徴的な特性を残しているのか，ということである。答えは，聴覚皮質がまさに視覚応答性をもつようになる，というものであった。さらに，聴覚皮質であったはずの領域の細胞群はまた，方位選択性や方向選択性をもつようになり，またそのいくつかは，両眼視的な応答を示すようになったという。

　これらの観察事実は刺激的だが，これだけでは，聴覚皮質が全体として機能的に視覚皮質とまったく同じようになったという証拠を提供したことにはならない。たとえば，視覚的に駆動される聴覚皮質細胞群は，その領域にあるそれ以外の細胞群の活動とは関係なく発火しているのかもしれない。すなわち，個々のニューロン・レベルを越えた組織化がまったくなされていない可能性も考えられるのだ。こうした問題点に答えるには，皮質のこの領野全体にわたって視覚世界についての空間的地図が形成されている，ということを示す証拠が必要である。この点を研究するためにシァと共同研究者たちは，再配線された皮質全体にわたる複数の単一ニューロン

の記録を系統的におこなった（Sur et al., 1988; Roe, Pallas, Hahm, & Sur, 1990）。これらの実験によって，以前の聴覚皮質が2次元の網膜地図を発達させていたことが明らかになった。彼らは，"われわれの結果が示すように，地図の形式はその皮質の内在的な特性ではなく，ある皮質領野が，さまざまなタイプの地図を支えるようになりうるのだ"と結論している（Roe et al., 1990, p. 818）。

このような神経解剖学的および神経生理学的データは，聴覚皮質が視覚表象を支えることができるといった考えを支持している。ただしこれらの表象が，通常のやり方で動物の行動を導くことができるかどうかは，この限りではまだ確かではない。この疑問に答えるために，スァと共同研究者たちは，誕生時に一方の半球で再配線をおこなった成体の白イタチに対して，もう一方の正常の半球に提示された視覚および聴覚刺激の間の弁別をするように訓練した。この後で彼らは，再配線をした回路だけを活性化させるよう視覚刺激を提示することによって，再配線された半球の働きを調べた。その結果，この白イタチはこの視覚刺激を，聴覚的なものとしてではなく視覚的なものとして，確実に解釈していた（von Melchner, Pallas, & Sur, 2000）。これらの結果は，通常ならば視覚情報を扱わない領域において，視覚入力が，適切な処理回路の構築を方向づけることができる，ということを明らかにしている。

3. これ以外にも，皮質可塑性に関する証拠が齧歯類の研究から得られている。発達初期に皮質の切片をひとつの領域から他の領域へと移植する，といった実験である。このような実験によって神経生物学者は，移植された領野がそれらの発達的起源にとって適切な表象を引き受けることになるのか，それともそれらが今いる新しい部位の機能を引き受けることになるのか，といった問題を論じることができる。

生まれる前の齧歯類の胎児から得た皮質切片を，齧歯類の新生仔における皮質の別の領域へと，うまく移植することができる。たとえば，視覚皮質のニューロンを感覚運動領域に移植したり，またはその逆に感覚運動皮質ニューロンを視覚皮質領域へと移植したりすることができる。このような実験が，とりわけオレアリとスタンフィールド（O'Leary & Stanfield,

1985, 1989) によっておこなわれている。その結果，こうした移植切片の投射や構造が，その発達起源よりもむしろ新しい空間的な位置にしたがって発達することが明らかになった。たとえば，感覚運動領域に移植された視覚皮質ニューロンは，感覚運動皮質に特有の投射パターンである脊髄への投射を発達させ，視覚皮質には投射しなかった。同様に，視覚皮質領域に移植された感覚運動皮質のニューロンは，視覚皮質の皮質下における標的である上丘への投射を発達させたが，感覚運動領域にみられる特徴は示さなかった。このように，移植された領域の入力と出力は，それらの新しい部位の特徴を受け継ぐことになるのである。

　もうひとつの疑問は，移植された領域の内部構造に関するものである。前にも考察したように，ラット（そして他の齧歯類）の体性感覚皮質は，"バレル・フィールド"として知られている特徴的な内部構造をもっている。バレル・フィールドは，皮質の領野的構造のひとつであり，顕微鏡下ではっきりと認めることができる。それぞれのバレルは，ラットの顔にあるひとつひとつのひげと対応している。バレルは，生後の成長中に発達する。そして顔からその領域への感覚入力を切断することによって，通常の皮質中にみられるような構造の出現を妨げることができる。さらにバレル構造は，ひげの繰り返し刺激やひげの除去といった初期経験による影響を受ける（評論として，Schlaggar & O'Leary, 1993 を参照のこと）。ここで生じる疑問は，視覚皮質から移植された切片が，ラットの体性感覚皮質に典型的なバレル・フィールド構造を引き受けるかどうか，ということである。

　シュラッガーとオレアリ（Schlaggar & O'Leary, 1991）は，齧歯類において通常ならばバレル・フィールドを形成するはずの体性感覚皮質の部分に，視覚皮質の切片を移植するという研究をおこなった。その移植された皮質が視床からの求心性神経によって神経支配された場合，通常観察されるバレル・フィールドときわめてよく似たバレル・フィールドが発達することが見いだされた。したがって，移植された皮質切片がその新しい部位にとって適切な入力や出力を発達させるだけでなく，その部位への入力が皮質領域の内部構造を組織化しうることが明らかになった。

　皮質組織の大部分が出生初期には等能性 equipotent を全般に備えてい

るといった結論を下すには，現在の段階では以下に述べるような2つの但し書きが必要である。第1に，移植と再配線の研究の大半は，一次感覚皮質を扱っているという点である。一次感覚皮質は，他のタイプの皮質にはないようなある種の共通の発達起源を共有しているという可能性を主張する研究者もいる（Galaburda & Pandya, 1983; Pandya & Yeterian, 1990; Krubitzer, 1998）。他の領野の皮質とは細部の点でわずかに異なった特定の皮質の系統が，ある特定のタイプの情報処理を扱うのにより適している，といったことがあるかもしれない。前に考察した移植実験に関していえば，皮質は，ひとつの系統内部でのみ等能性を備えているにすぎない，といったこともあるだろう（たとえば，一次皮質に対しては一次皮質，二次皮質に対しては二次皮質，というように）。

　皮質が等能性を備えていると結論するにあたっての第2の問題点は，移植または再配線された皮質が，機能や構造の点からみて，本来の組織ときわめて似ているようにみえるかもしれないが，もとの組織とまったく区別できないほど同じということはまれである，という点である。たとえば，スァと共同研究者たちによって研究された白イタチの再配線皮質では，方位角（左右角）のマッピングが，上下（上下角）のマッピングよりも分解能が高い（より細かい）（Roe et al., 1990）。これとは対照的に，通常の白イタチの皮質では，方位角と上下角とは，同じ精度でマッピングされているのである。

4.6　ヒトの皮質における発達差

　霊長類の皮質発達において系統発生上みられる主な変化は，皮質組織の広がり，およびヒトの発達期間の延長された長さである（4.10節参照）。青年期のような後の時期に生じ続けるいくつかの変化については，後の節で考察する。この節では，生後10年間に生じる領域の分化の発達について，いくつかみていくことにしよう。

　皮質の層（ケーキの層）発達に関しては，霊長類ではほとんどの皮質ニューロンが誕生時までにそれぞれの適切な部位を占めているけれども，ヒトでは，

出生前の皮質発達に見られる"内側から外側へ"の成長パターンが生後にまで延長している。コネルは，ヒトの乳幼児における皮質発達についての記述的で広範な神経解剖学的研究を30年以上にわたりおこなっているが，皮質の生後の成長が，樹状突起の範囲，樹状構造，およびミエリン化に関して，"内側から外側へ"のパターンで進行するといった結論を導き出した (Conel, 1939-1967)。コネルの全般的な結論は，そのほとんどが，より近代的な神経解剖学的手法によっても支持されているし（たとえば Becker, Armstrong, Chan, & Wood, 1984; Purpura, 1975; Rabinowicz, 1979)，またコネルの元のデータを現代的な方法によって再分析した結果からも，それが高い一貫性と信頼性をもっていると考えられている (Shankle, Kimball, Landing, & Hara, 1998)。とくに，第2層や第3層（表層のほう）よりも先に第5層（より深い層）が成熟するという事実は，ヒトの乳幼児における多くの皮質領域で，きわめて確実に観察される順序であるように思われる (Becker et al., 1984; Rabinowicz, 1979)。たとえば，一次視覚皮質の第5層に存在する細胞の樹状構造は，すでに誕生時に最大範囲のほぼ60％に達している。それとは対照的に，第3層に存在する樹状突起の平均の全体の長さは，誕生時には最大のほぼ30％にすぎない。さらに，樹状構造における高次の分枝形成は，誕生時には第3層よりも第5層で多く観察される (Becker et al., 1984; Huttenlocher, 1990)。興味深いことに，こうした内側から外側へという成長パターンは，のちにシナプス密度が示す上昇と下降においては，はっきりしていない。この測度では，大脳皮質の層の間に，はっきりした相違はみられない。

　ヒトの出生後に皮質が成長するときの発達の差異は，領野の次元（ケーキのスライス）においてもはっきり認められる（後のいくつかの章でもこの問題に戻ることにする）。妊娠中期でも，ヒトでは他の研究された動物種に比べると，皮質領野ごとに異なる遺伝子発現が生じているという証拠が多く得られている (Dehay & Kennedy, 2009; Johnson et al., 2009)。出生後の発達において，ハッテンロチャー (Huttenlocher, 1990, 1994; Huttenlocher & Dabholkar, 1997) は，ヒトの乳児における一次視覚皮質，一次聴覚皮質，および前頭皮質の間には，出生後の神経解剖学的事象が生じるタイミングに違いがある，という明らかな証拠を報告している。とくに前頭皮質は，最初の2つ，すなわち一次視覚皮質と一

次聴覚皮質に比べて,出生後かなり遅くなって同じ発達地点に到達するという。ヒトの大脳皮質内でのこうした発達の違いが,他の霊長類では報告されていないということは注目に値する (Bourgeois, 2001; Rakic, Bourgeois, Eckenhoff, Zecevic, & Goldman-Rakic, 1986)。たとえばラキーチと共同研究者 (Rakic et al., 1986) は,他の霊長類では,ほぼ同じ時期に皮質のすべての領野でシナプス密度がピークに達するように見える,といった報告をしている。すなわちアカゲザルの場合,ほぼ 2-4 ヶ月齢でシナプス密度がピークに達するが,これは,おおよそヒトの子どもの 7-12 ヶ月齢に相当する。この結果はハッテンロチャーの発見とは対照的に,現在の皮質の成熟状態とは無関係に,同時にすべての脳領域にわたって結合を増強させるための共通な遺伝的な信号が存在するのかも知れない,といったことを示唆している。このような一挙に生じるような事象は,細胞形成,移動,ミエリン化,および代謝の時間経過がヒトの皮質では領域ごとに違うといったよく知られた事実とは,著しい対照をなしている (Conel, 1939-1967; Yakovlev & Lecours, 1967)。ヒトとマカクザルとの間に結果の違いが見られる理由としてもっとも考えられるのは,ヒトの場合,生後の発達が延長したために,それが領域の違いとしてより明確に現れるが,マカクザルでは,領域間に違いがあったとしても,ずっと短期間に圧縮されているため,検出がより難しくなっているということである (Huttenlocher, 1994)。しかし,ゴールドマン-ラキーチ (Goldman-Rakic, 1994) は,マカクザルの結果とヒトの成人の結果との違いが,用いられた神経解剖学的な技術によるものかもしれない,と示唆している。さらに,ヒトの脳におけるシナプス密度の低下は領域間には相違がなく,思春期で同時に生じている可能性がある (Bourgeois, 2001)。

より詳しくは,Bourgeois, 2001; Huttenlocher, 2002 を参照のこと

ヒトの死後の組織からの報告と同様に,PET を用いてヒトの脳の機能的発達を調べた研究でも,皮質の領域間の発達の違いが見いだされている (Chugani & Phelps, 1986; Chugani et al., 2002)。5 週齢以下の乳児では,グルコースの取り込みが,感覚運動皮質,視床,脳幹,および小脳虫部 cerebellar vermis において最も高い。3 ヶ月齢までに,頭頂皮質,側頭皮質,後頭皮質,大脳基底核,および小脳皮質において,取り込みの上昇がかなりみられる。前

96

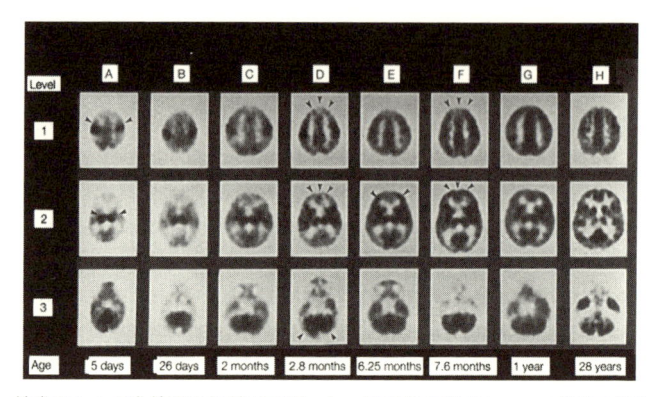

図 4.15 健常なヒトの乳幼児の年齢別で調べた，局所的な脳グルコース代謝の割合（lCMR-Glc）の発達的変化を示した PET 画像。第 1 水準（Level 1）は最も上方の切片であり，帯状回の高さである。第 2 水準（Level 2）はそれよりも下方の切片であり，尾状核や被殻や視床の高さである。第 3 水準（level 3）は脳の下の方の切片であり，小脳や側頭葉下部の高さである。グレースケールは lCMRGlc に対応しており，黒い部分が最も高い。すべての実験参加者の画像が lCMRGlc の同じ絶対的なグレースケールで示されているのではなく，各参加者の画像がそれぞれの年齢において lCMRGlc の最大のグレースケールで表されるように全スケールで示してある。(A) 5 日齢では，lCMRGlc は感覚運動皮質や視床や小脳虫部（矢じり部）および脳幹（図示していない）で最大である。(B, C, D) lCMRGlc は徐々に，頭頂葉や側頭葉や鳥距溝周辺の皮質，大脳基底核，小脳皮質（矢じり部）において上昇し，特に 2-3 ヶ月齢で顕著である。(E) 前頭皮質では，lCMRGlc はおよそ 6 ヶ月齢までに外側前頭前領域からまず増加する。(F) およそ 8 ヶ月齢までに，lCMRGlc はまた前頭皮質の内側面でも上昇する（矢じり部）。後頭葉皮質の背外側部分でも上昇する。(G) 1 歳になるまでに，lCMRGlc パターンは大人のもの（H）に似たものになる。

頭皮質や背側後頭皮質で取り込みの成熟性の上昇が認められるのは，およそ 6-8 ヶ月齢になってからである。こうした発達の経過が，図 4.15 に示してある。

　樹状構造の形成やそれと関連したシナプスの形成に加え，ほとんどの線維が，出生後の発達中にミエリン化されていく。前にも述べたように，ミエリンは軸索の周囲を包む膜であり，信号の伝導を高めるはたらきがある。ミエリン化によって脳の脂質含有量が増大するため，構造的 MRI の画像には，灰白質-対-白質の明確なコントラストがあらわれるようになり，これによって，発達期間中の量的な容積の測定が可能になる（Sampaio & Truwit, 2001 を参照）。6 ヶ月齢以下の乳児の MRI 画像に関する解釈には多少の議論の余地があるが（この月齢では成人に比べて，灰白質と白質の両方に水分が多く含まれているため），

脳構造の見た目は2歳までに成人とよく似たものになることと，主要な線維経路はすべて3歳までにみられることは，多くの研究者が同意している（Bourgeois, 2001; Huttenlocher & Dabholkar, 1997）。いくつかの報告では，4歳ごろまでに灰白質の容積が急速に増大するが，その後わずかずつ減少していき，成人になるまで長期間この減少が持続する（Chugani et al., 2002; ただし Huttenlocher & Dabholkar, 1997を参照のこと）。灰白質のこうした減少が，樹状突起やシナプスの刈り込みによるものかどうかはまだわからない。ただし，いくつかの研究によると，それらの上昇・下降の時間経過は一致している（Huttenlocher & Dabholkar, 1997）。白質の広がりの変化は，発達中の脳における領域内コミュニケーションをおそらく反映したものであり，興味深い。白質の増加は，青年期から成人期に至るまで延長して生じるが（特に前頭の脳領域で）（Huttenlocher et al., 1982），もっとも急速な変化がみられるのは，生後最初の2年間である。ミエリン化は，誕生時に橋 pons と小脳脚 cerebellar peduncles で始まるようであるが，3ヶ月齢までに視放線 optic radiation と脳梁膨大 splenium of the corpus callosum へと拡大する。8–12ヶ月齢ころには，前頭葉，頭頂葉，後頭葉に関連した白質が，はっきりしてくる。

> より詳しくは，Klingberg, 2008 を参照のこと

　この節で述べたような，ヒトで観察される層発達や領域発達の違いは，つぎの章以降で述べる脳の成長と認知的変化との関連について多くの基礎を提供してくれる。しかしまず，出生後の脳発達に関する他のいくつかの側面について概観しておこう。

4.7　生後の脳発達：青年期

　前の節では，脳発達の道筋が，単純な直線的増大ではないということを学んだ。むしろ，さまざまな測度において上昇と下降の両方を含む，より複雑なパターンを示すという特徴がある。発達における"落ち込み dips"と一般に関連づけられる後期発達のひとつが青年期である。後に続く各論の章のいくつかで青年期の変化を考察することになるが，ヒトの脳発達のひとつの側面として

青年期を考察すること自体も有意義である。

　青年期の初期に，脳の構造や化学的側面に大きな変化が生じ始める。これらの変化には，結合線維の持続的ミエリン化やシナプスの密度の変化が含まれ，とくに皮質の前頭前野領域で著しい。とりわけ，シナプスの著しい成長とそれに続く刈り込み期が思春期周辺で生じる。同時期前後，およびそれとおそらく関わりのあるものとして，ホルモンの高まり surge が生じる。思春期の男子ではテストステロンのレベルがより高くなることによりシナプスの刈り込みが減少し，男性の前頭葉のいくつかの領域における灰白質の容積拡大がもたらされる，といった仮説がある。ただし，思春期の脳発達における性差を調べた研究の結果は，いささかこれとは一致しておらず，かなり長期にわたる縦断的研究をおこなうことが必要である（Blakemore & Choudhury, 2006）。

　行動に関していうと，青年期は衝動的で危険を冒す行動が増加する時期であると一般に述べられている。科学者は，このことが抑制の欠如に関係していて，おそらく前頭前皮質の機能の"落ち込み dip"によるものである（10章を参照）といった仮説や，それが脳の"報酬"ネットワークの変化と関連しているといった仮説について検討してきた。脳の報酬ネットワークにおける活動の増大は，ギャンブルの要素のある課題において，成人がより危険な選択をすることと関係がある。青年期では，より年少の子どもや成人に比べて報酬ネットワーク（側坐核 nucleus accumbens という構造を含んでいる）の活動性が高いことが知られている。最近の研究のひとつに，危険な行動のとりやすさにおける個人差が，報酬期待の脳回路の活動と関係があるかどうかを，成人，青年，子どもで調べたものがある（Galvan, Hare, Voss, Glover, & Casey, 2006）。この研究やそれと関連した研究の結果が示唆することは，衝動的行動もリスクを取る行動 risk-taking behavior も青年によくみられるが，それらは，異なった発達の軌道を示し，部分的に異なった脳の基盤を持っているということである。衝動的行動（抑制の欠如）は，前頭前皮質の発達と関連があり，子どもから成人期へと衝動的行動は徐々に減少していく。これと対照的にリスクの大きな行動（報酬ネットワーク）を取りがちな人は，報酬予測をになう脳システムが発達的変化を受けつつある時には，青年期に一層のリスクにさらされることになる。

　青年期の間に，選択的注意，ワーキングメモリー，問題解決，多動課題とい

った，他の多くの"実行機能"が着実に改善する。こうした実行機能は，一般に前頭前皮質と関連しているが，機能的 MRI 研究によると，皮質領域の広範なネットワークがこれらの変化に関わっていることが示されている（たとえば，Luna, Garver, Urban, Lazar, & Sweeney, 2004）。

いくつかの皮質下領域もまた，青年期の間にそれらの反応特性を変化させる。ただしこれは，その皮質下領域と皮質との交互作用を反映したものかもしれない。たとえば，扁桃体は，社会脳の重要部分であり（7章），情動的処理につねに関連づけられている部位である。成人では，恐怖の表情を知覚することによって扁桃体が活性化される。11 歳の子どもの場合にも，扁桃体は恐怖の顔に対して反応を示すが，この年齢では中性的な顔にも同じく反応するため，機能が十分に調整されていないことが示唆される（Thomas et al., 2001）。発達中の扁桃体機能に関する他の研究から，青年期を通じて性差があることがわかった。女性では，青年期の間に，恐怖顔への扁桃体の反応が減少したが，男性では減少しなかった（Killgore, Oki, & Yurgelun-Todd, 2001）。一方，前頭前皮質の領域では，それと逆のパターンが観察された。キルゴアと共同研究者はこれらの結果を，女性の場合には情動の調節（前頭前システムの媒介による）が増大するためと解釈している。

構造的 MRI 研究は，青年期の間とそれ以降において，脳構造（とくに前頭前皮質）の検出可能な変化が存在することを示している。たとえば，前頭皮質の灰白質の消失は 30 歳まで持続し，白質の容積は 60 歳あるいはそれ以降まで増大し続ける（Sowell et al., 2003）。

> より詳しくは，Olson & Luciana, 2008 を参照のこと

4.8 生後の脳発達：海馬と皮質下構造

この章では，主として大脳の新皮質に注目してきた。というのは，これが，出生後もっとも長期間の発達を示す脳部位だからである。しかし，海馬や小脳のような他の脳構造もまた，出生後の発達を示し，これから見るように，乳幼児期や小児期における認知の変化と関連しているのである。いくつかの皮質下

構造（たとえば海馬，小脳，および視床のような）の生後の発達は，なにか逆説的なように感じられるかもしれない。というのは，これらの構造が誕生時にまさに機能しつつあることを示す行動的証拠や神経的証拠が多く存在する一方で，これらの構造すべてに生後の発達や機能的な再組織化がみられるという証拠も得られているからである。これについてのひとつの説明は，新皮質が出生後発達するにつれて，新皮質と皮質下領域との間の相互作用に何らかの変化が生じる，といったものである。安静状態における機能的な結合性を評価した研究から得られた証拠（12章）は，発達のごく初期には皮質処理に対する皮質下領域のもつ影響力がより大きいという可能性を示唆している。そして，子ども時代が経過するにつれ，皮質ネットワークは皮質下の影響から次第に独立していく（Supekar, Musen, & Menon, 2009; 12章を参照）。

辺縁系には，扁桃体，海馬，そして皮質の辺縁領域（帯状回，および海馬傍回（嗅内皮質））が含まれると一般に考えられている。これらのうち，後のほうの皮質領域は，他の皮質領域と同じ発達のタイムテーブルに従っているものの，他の皮質から早い段階で分化したものであり，したがって可塑性の程度まで同じとは考えられない。前に考察したように，脳回の発達（ひだ形成 folding）が，かならずしも構築的な特異性を示すとは限らない。しかしながら，帯状回領域と関連した脳回のひだ形成は，ヒトでは，妊娠16-19週のような初期に識別できるし，また側頭葉の中の海馬傍回は，妊娠20-23週で識別することができる（Gilles, Shankle, & Dooling, 1983）。それとは対照的に，皮質における他の目立った脳回が出現するのは24-31週になってからである。海馬のような辺縁系の中核となる主な構成要素は，発達しつつある側頭葉から，胎児の発達の3，4ヶ月目あたりで分化し始める。この後，海馬の分化がさらに進むと，側頭葉の内部にくるまれた巻物状の構造となり，歯状回とよばれる組織に取り巻かれるようになる（概説としてSeress, 2001を参照のこと）。歯状回の領域のニューロン新生が生後も継続していることが齧歯類ではしばらく前から知られており（Wallace, Kaplan, & Werboff, 1977），ヒトでも，成人期を通して顆粒ニューロンが生産され続けていることが最近確かめられた（概説としてKozorovitskiy & Gould, 2008参照）。こうした新しいニューロンの生産は，ホルモンによる影響を受ける。そしてまた，少なくともラットでは，あるタイプの学習によっ

て新しいニューロンの生産数が増加する。この領域における成体のニューロン新生が計算論的にどのような意味を持つのかは，まだよくわかっていない。

> より詳しくは，Kozorovitskiy & Gould, 2008; Seress & Ábrahám, 2008 を参照のこと

小脳は，運動制御にかかわるとされている脳構造であるが，おそらく"高次"認知機能のいくつかの側面における役割も果たしていると思われる。受精後 2 ヶ月以内に，小脳はその 3 つの基本的な層として，脳室層（ventricular layer, V），中間層（intermediate layer, I），および辺縁層（marginal layer, M）を形成する。しかし，その発達はさらに長期におよび，この領域におけるニューロン新生は生後も持続する。誕生時に存在する顆粒細胞の数は，最終の数の約 17% にすぎない。一方，ニューロン新生は，おそらく 18 ヶ月齢まで継続すると思われる（Spreen, Risser, & Edgell, 1995）。小脳は，ヒトの生後におけるニューロン新生を示す数少ない脳領域のひとつであるが，PET によって測定された安静時の小脳の機能発達は，生後 5 日齢のような初期に，高いグルコースの代謝活動を示す。これは，視床，脳幹，および感覚運動皮質のような，他の感覚運動領域が示すスケジュールと同じである（Chugani, 1994）。

4.9 神経伝達物質と神経調節物質（神経修飾物質）

いままで考察してきた脳発達の側面は，主として脳のニューロンとその"配線"とについてであった。しかし，神経機能の"ソフトソーク"の側面といわれているようなものの発達変化も存在している。ソフトソークとは，とくに神経信号の伝達や調節にかかわる化学物質のことをいう。ニューロンやそれらの樹状突起は，その働きを調節する種々の化学物質を含んでいる液槽の中に横たわっているようなもの，と考えることができる。それに加えて，ひとつの細胞から他の細胞へと信号を伝達する際に不可欠な役割を果たす化学物質も存在している。大脳皮質における神経伝達物質は，皮質内部に生じるもの（内在性のもの intrinsic）と，皮質の外側からもたらされるもの（外在性のもの extrinsic）とに分類することができるだろう（Benes, 1994 を参照のこと）。内在性の伝

達物質は，さらにそれがシナプス後部の部位に興奮性の効果をもたらすか，抑制性の効果をもたらすかにしたがって分類することができる。

　内在性の興奮性伝達物質であるグルタミン酸は，錐体細胞の軸索で重要な役割を果たしていると考えられている。錐体細胞の軸索の投射先は，皮質に内在する局所的小回路 microcircuit やその他の皮質領域，および皮質下領域である (Streit, 1984)。ラットでは，グルタミン酸作動性の経路ごとに発達の時間経過がかなり異なっている。しかし，出生後の日齢を重ねるにつれて増加するのは，一般的にいって，伝達物質の量よりもむしろ，伝達物質と結合する受容体のほうである。受容体の発達は，神経発達の他の側面でみられるような上昇・下降のパターンにしたがっているように思われる。とくにラットでは，生後10日～15日齢の間で皮質領域におけるグルタミン酸結合量が急速に増加して，ピーク時には成体で観察されるレベルのほぼ10倍に達する (Schliebs, Kullman, & Bigl, 1986)。25日齢までに，これらのレベルは急速に減少する。

　GABA（ガンマアミノ酪酸 gamma-aminobutyric acid）は，哺乳類の脳におけるおそらくもっとも重要な内在性の抑制性伝達物質である。GABA 活性を測定するにはさまざまな方法があり，ときおり，異なる結果が得られる場合もあるが (Benes, 1994を参照のこと)，ヒトでは，グルタミン酸にみられる上昇・下降と同じ一般的なパターンが GABA においても観察される。とくに，GABA 受容体の密度は，周産期において急速に増大し，生後最初の2-3週間で2倍となり，その後減少する (Brooksbank, Atkinson, & Balasz, 1981)。これらの内在性の神経伝達物質における上昇・下降が，以前考察したグルコースの取り込みやシナプス密度のような構造的測度で観察された上昇・下降をどの程度反映したものなのかは，現在のところはっきりしておらず，さらに一層の研究が必要である。しかし GABA のレベルが，感覚経験の程度によって影響されることが明らかになっている (Fosse, Heggelund, & Fonnum, 1989)。

　外在性の神経伝達物質は，多くのさまざまな皮質下の部位からもたらされる。これらの伝達物質のひとつであるアセチルコリンは，おもに前脳基底部からのものである (Johnston, McKinney, & Coyle, 1979)。興味深いことには，コリン作動性線維による皮質の神経支配は，以前述べたような"内側から外側へ"の成長パターンにしたがっている。つまり，より表層にある皮質層よりも先に，

より深い皮質層の神経支配が進行していく。ヒトでは，このコリン作動性の神経支配は出生以前に始まっているが，成人レベルに達するのは10歳ころになってからである（Diebler, Farkas-Bergeton, & Wehrle, 1979）。しかし，皮質内のこの伝達物質に対する結合部位は生後減少を続ける。おそらく，シナプスの刈り込みによるものであろう（Ravikumar & Sastary, 1985）。

皮質外の部位に起源をもつ，もうひとつの神経伝達物質は，ノルエピネフリン（ないしはノルアドレナリン）である。これは，青斑核と呼ばれる核の集まりにその起源をもっている。ノルエピネフリンは，神経伝達物質としての役割を果たすだけでなく，皮質の可塑性にも関与している（Kasamatsu & Pettigrew, 1976）。いくつかの哺乳類では，誕生時には皮質中のノルアドレナリン作動性線維の広範囲にわたるネットワークが存在しており，成体時にみられるよりもその密度は高いようである（Coyle & Molliver, 1977）。現在のところ，霊長類におけるこの伝達物質の発達に関して利用できるような情報は，ほとんどない（Benes, 1994）。

セロトニンは，脳幹の縫線核 raphe nuclei で生じる。セロトニンのレベルは，ラットでも霊長類でも，生後最初の2-3週間で急速に上昇する（Johnston, 1988）。アカゲザルでは，成体でのセロトニン作動性線維の投射パターンが生後6週間までにでき上がるが，これ以降もセロトニンのレベルは上昇し続ける（Goldman-Rakic & Brown, 1982）。ヒトでは，皮質と海馬のセロトニンが，その後減少するといういくつかの証拠（特異的な結合部位を調べた結果による）が存在している（Marcusson, Morgan, Winblad, & Finch, 1984）。アセチルコリンの場合と同様，セロトニンは誕生時には主として深い皮質層に見いだされるが，これは，以前考察した内側から外側へという発達上の構造的な勾配と一致している。

皮質における4番目の主要な外在性の伝達物質はドーパミン（黒質からのもの）である。少なくともラットでは，誕生時前後に同様の内側から外側へというパターンを示す（Kalsbeek, Voorn, Buijs, Pool, & Uylings, 1988）。ドーパミン作動性線維は，ラットにおいては誕生後にまで延長した長期の発達期間を通して成長し，成体に見られるような前頭皮質や帯状回皮質への投射パターンを示すようになる（Bruinink, Lichtensteinger, & Schlumpf, 1983）。

以上をまとめると，つぎのようになるだろう。

- 少なくともラットでは，またおそらくはヒトでも，ほとんどの内在性伝達物質と外在性伝達物質が，誕生時に皮質内に存在している。ただし，生後しばらくの間にその分布と全体的なレベルとに変化が現れる。
- 内在性起源および外在性起源の伝達物質のうちいくつかは，構造上の神経解剖学的発達の測度で明らかにされるような，特徴的な上昇・下降を示す。ヒトのデータが少ないため，これらの発達パターンがどの程度まで時期的に重複しているかは，現在のところはっきりいうことはできない。
- 外在性起源のいくつかの伝達物質は，構造上の測度で観察される皮質発達と同じような，内側から外側へという勾配を示す。
- 神経伝達物質は，発達の過程で多様な役割を果たしているようである。たとえばノルアドレナリンは，皮質の可塑性も調節している可能性がある。
- 伝達物質の中には，皮質における分布が均一でないものがある。この分布の相違は，ある特定の機能を果たす皮質領域をその後に特殊化する上で何らかの役割を果たすのかもしれない。

より詳しくは，Benes, 2001; Cameron, 2001; Berenbaum et al., 2003; Richards, 2003; Stanwood & Levitt, 2008 を参照のこと

4.10 なにがヒトの脳をつくっているのか？

この章で述べてきた研究に関係のあるひとつの重要な問題は，ヒトの脳発達は他の動物種とどの程度似かよっているのか，という点である。これは，いくつかの理由により，理論的にも実践的にも非常に重要な問題である。第1に挙げるべき最も重要な理由は，ほとんどの研究者にとって，ヒトの心がその基盤となる脳発達からどのように生じているのかが究極的に知りたいことだからであり，後の章で扱うことになるトピックのいくつかのもの（数や言語といったような）は，少なくとも部分的にはヒト特有のものと考えられるからである。このことから，ヒトの脳の何が独特であり，そのヒトの脳を生む発達過程の何が独特なのか，といった問いが生じる。それと関連した疑問として，他の動物

種を用いた研究（たとえば，すでに論じたような幼若な齧歯類に見られる皮質可塑性に関する研究）が，どの程度ヒトの脳発達に適用できるのか，ということがある。

　以前ふれたように，霊長類は一般に，他の哺乳類に比べてはるかに長い脳発達のタイムテーブルを持っている。ホモサピエンスと他の霊長類の間にさえ大きな時間差が存在し，われわれヒトの出生後の皮質発達は，他の霊長類よりも大幅に4倍ほど延長している。前に考察したように，ヒトの延長したこの出生後の発達は，層や領域への皮質分化の過程を時間的に引き伸ばしており，他の動物種では，それが時間的にずっと圧縮されている。こうした，脳発達に関する延長したタイムテーブルの意味は何なのだろうか。フィンレイとダーリントン（Finlay & Darlignton, 1995）は，131種の哺乳類の脳構造の大きさに関するデータを比較し，脳発達の目印となる変化の順番は，広範囲の動物種にわたって維持されていると結論している。さらに彼らは，脳全体と身体の大きさを統制してみると，目印となる発達の時間経過が，相対的な脳構造の大きさとシステマティックな関係にあることを指摘している。とくに，全体のタイムテーブルが遅い場合，新皮質のような後に発生する構造において，不均衡に大きな成長が生じる。彼らの分析によると，比較的ゆっくりとニューロン新生が生じる霊長類において，大きさがもっとも異なると思われる脳構造は新皮質なのである。

　フィンレイとダーリントンは，より最近になって，脳の進化についての彼らのモデルを，ヒトの出生前の発達へと拡大している（Clancy, Darlington, & Finlay, 2000）。このモデルの予測によれば，動物種における脳発達の全般の時間経過が長ければ長いほど，後のほうで発達する構造（たとえば大脳皮質，とくに前頭皮質のような構造）の容積が相対的に大きくなる。この全般的な予測と一致して，ヒトにおいて発達速度がゆっくりしていることと，皮質，とくに前頭葉の容積が大きいこととは関係がある。

　なぜ皮質の発達により時間をかけることが，その大きさの増大効果をもたらしうるのだろうか。ラキーチ（Rakic, 1988）の提案による放射状ユニット・モデルを思い起こしてみよう。その場合，増殖ユニットが形成される段階で対称性の細胞分裂が一度付け加わると，個体発生におけるコラムの数を2倍にする

効果をもち,したがって皮質の領野を拡大することになるだろう。それとは対照的に,増殖帯からの後期の段階で分裂が1回付け加わっても,単にひとつの細胞分だけひとつのコラムの大きさが増大する(約1%分)だけだろう。皮質の層構造については哺乳類の間にほとんど差はないが,皮質全体の表面積は,哺乳類の種々の動物種の間で100倍以上の違いがある。したがって,動物種の間にみられる違いは,(少なくとも部分的には)細胞発達のタイミングがもとになって生じている(すなわち,増殖帯の領域内や領域を超えて生じうる細胞分裂の"繰り返し round"の数)と思われる。

したがって,われわれの脳における皮質(とくに前頭前皮質の)の程度が増大していることは,少なくとも部分的には,全体の脳発達のタイムテーブルが遅れたことによる幸運な副産物であるようだ(ただし Dehay & Kennedy, 2009 を参照のこと)。このことは,他の哺乳類において得られた証拠が,ヒトの脳発達の研究と密接に関連していることを示唆する。なぜなら,われわれは基本的には同じプロセスを見ているからである。ただこの結論には但し書きがひとつ必要であり,脳発達のタイムテーブルのどの時点で誕生するかが,動物の種類によってかなり異なっているという可能性に留意すべきである。この点について,ヒトの脳発達にみられる比較的おそい時間経過はまた,もうひとつの利点をもたらす。それは,環境との相互作用によって回路の調整や形成を可能にする生後の時期を引き延ばしてくれるということである。

ヒトの独特な脳を作り上げているのが,脳発達のタイミングの遅れだけかどうかについては,まだ異論もある。霊長類と齧歯類との間には皮質発達の段階に微妙な違いしか見られないことはすでに知られているし,またおそらく種に特異的と思われる前駆細胞ないしニューロンがヒトにあるという報告があり,さらに研究を進めていくに値するだろう(Bystron et al., 2008)。

4.11 一般的な要約と結論

この章では,ヒトの脳の出生前の発達と出生後の発達のいくつかの興味ある問題点をひと通りみてきた。発達にとって目印となるような多くの重要なできごとは,ヒトと他の哺乳類との間で似かよっているが,ヒトの脳発達のタイミ

ングはゆっくりで，より長引いている点で特徴的である。いくつかの理論によると，このゆっくりとした発達によって，相対的により大きな皮質，とくにより大きな前頭葉皮質を作り上げることが可能になったという。ヒトの生後の発達におけるひとつの主な特徴は，誕生から成人期までの間に脳の容積が4倍になるという点である。これは主に，神経線維束，樹状突起，およびミエリン化の増大によるものである。もう一つの主な特徴は，シナプス結合の密度のような，構造や神経生理学に関するいくつかの測度が，出生後の発達中に特異的な"上昇-下降"のパターンを示すという点である。

　構造的な領野や機能的な領野への新皮質への分化が，あらかじめ特定されているかどうか，といった問題が提起された。"原始地図"仮説は，皮質の領野への分化が，内在性の分子マーカーの作用，もしくはあらかじめ特定されている増殖帯によって，決定されているとする。"原始皮質"仮説は，最初は未分化な原始皮質が，主として視床からの投射を経由した入力の結果として分割されるのであり，したがって活動依存的であるとしている。現在利用しうる証拠を検討すると，それらの中間的な立場の見解が支持される。つまり，大きな規模での領域はあらかじめ特定化されているが，小さな規模の機能的な領野の形成は活動依存的な過程を必要とする，という見解である。

　ヒトの脳の生後の発達がきわめて長期にわたることによって，他の霊長類でははっきりとみられないような，2つの異なった皮質発達の側面が明らかになる。そのひとつは，層発達の内側から外側へというパターンであり，もうひとつは，領域間にみられる発達のタイミングの相違である。このようなヒトの皮質発達にみられる異なった側面は，後のそれぞれの章で述べるように，脳と認知発達とを関連づける上でその基礎を提供することになるだろう。

考察のための重点課題
＊人間の脳発達を理解する上で，動物の研究はどのように役立つのだろうか？
＊皮質の分化に関する原始地図仮説と原始皮質仮説のどちらが正しいかを決めるための証拠は，もしあるとすれば何だろうか？
＊生後発達に関するいくつかの測度（たとえばシナプス密度のような）においてみられる"上昇して下降する"というパターンは，機能的にどのような結

果をもたらしうるだろうか？
＊幼いときにヒトの皮質に可塑性があるという結論が，ヒトのどのような臨床上の状態から引き出せるであろうか？

［訳注4-1］さまざまな化学物質を含んだ細胞外液に神経細胞が浸っているさまを表していると思われる。
［訳注4-2］突然変異体マウスのひとつで，小脳性の運動障害を示すことが知られている。
［訳注4-3］丸ごとの動物を用いるのではなく組織標本などを使っておこなう研究のこと。

5章
視覚,定位,および注意

脳の発達を,行動変化に関連づける試みが今までにいくつかおこなわれてきたが,この章では,視覚,視覚的定位,および視覚的注意といった話題を取りあげて検討することにしよう。両眼視の発達における神経的基礎を考察するに先だって,基本的な視覚機能の出現に末梢システム(網膜)の発達が果たしている役割について,簡単に触れておく。神経解剖学的証拠と計算論的モデリングの証拠は,一次視覚皮質における第4層の細胞への入力の分離がもつ重要性を,とくに強調することになる。この分離増大仮説に対する説得力のある行動的テストが,ここで考察される。感覚処理から感覚運動的統合へと問題を移して,つぎの節では,乳児における定位行動の推移を予測するための皮質の発達神経解剖学を利用する試みについて,述べることにしよう。眼球運動制御にかかわる皮質領域についてのいくつかのマーカー課題が,成熟モデルとの関連で検討され,また考察される。最近の神経イメージング研究と行動研究とは,この初期のモデルの修正を求めている。最後に,乳児や幼児における,潜在的(内的)注意の移行の発達に関するいくつかの実験が記述される。注意移行の柔軟性や速さにおける多くの変化が,乳児期に始まり,幼児期にまで継続することが明らかにされる。

5.1 眼球優位性コラムの形成

　視覚経路,そしてとくに視覚皮質は,もっとも研究の進んだ脳の領域である。霊長類の皮質の中で,25以上の視覚野が確定されており,また単一細胞の記録,神経イメージング,および神経心理学的研究によって,これらの領域の機能を理解しようとする試みが,いくつかおこなわれてきている。一方,行動の面では,視覚の心理物理学的研究を通して多くのことが知られている。そしてわれわれの視覚認知能力に関する知識は,急速に拡大しつつある。したがって,

視覚は，発達しつつある脳の機能変化の成り行きを研究するための，優れた出発点のように思われる。

さて，この問題について考察し始めると，発達中の視覚能力における変化が，眼の構造，水晶体，眼筋のような末梢における限界によるのか，それともそれが，脳内部の変化によるのかを決定するのは難しい，ということがすぐに理解される。末梢の感覚システムにおける種々の未成熟が，年少乳児の知覚能力を制限していることは明らかだ。たとえば，網膜の未成熟が，空間視力 spatial acuity を制限していることはよく知られている。何人かの研究者の中には，こうした限界が，あまりにも多くのデータをすばやく処理することによって発達中の視覚回路に多くの負担がかかり過ぎないようにするため必要だ，と主張しているものもいる (Turkewitz & Kenny, 1982)。しかしこうした末梢性の限界が，知覚発達に対する主な制約となっているのかどうか，あるいは脳内の視覚経路における発達が主な限定要因であるのかどうかに関しては，依然として未解決の問題である。この問題は，なお論争の的になっている (Iliescu & Dannemiller, 2008) が，バンクス Banks と共同研究者たち（たとえば，Banks & Shannon, 1993）は，"理想的観察者 ideal observer" の分析をおこなって，新生児の光受容器の形態と光学系とを，成人のそれと比較している。この分析は，中枢の未成熟とは対照的に，光学系の未成熟と受容器の未成熟とが，乳児の空間視や色覚における欠陥にとって，どの程度関与しているかの見積もりをおこなっている。成人と乳児とのこうした視覚の諸側面における観察結果の相違は，末梢の限界だけをもとにして予測するよりも，有意に大きく，中枢神経系の経路の発達が，視覚発達における重要な寄与要因であることを示している。中枢神経系の要因が，空間視力の発達にも重要な役割を果たしているとすれば，われわれは，こうした制約の特性や原因を，さらに追究することができる。図5.1は，つぎのいくつかの章で考察する予定の，視覚誘導行動 visually guided behavior（視覚行動）におけるいくつかの段階を要約したものである。物体に関する知覚や活動に関連した処理は，次章で考察する。顔のような社会的な刺激の処理については7章で論考する。この章では，視覚処理，定位，および注意に関するいくつかの側面に，焦点を合わせて論じることにしよう。

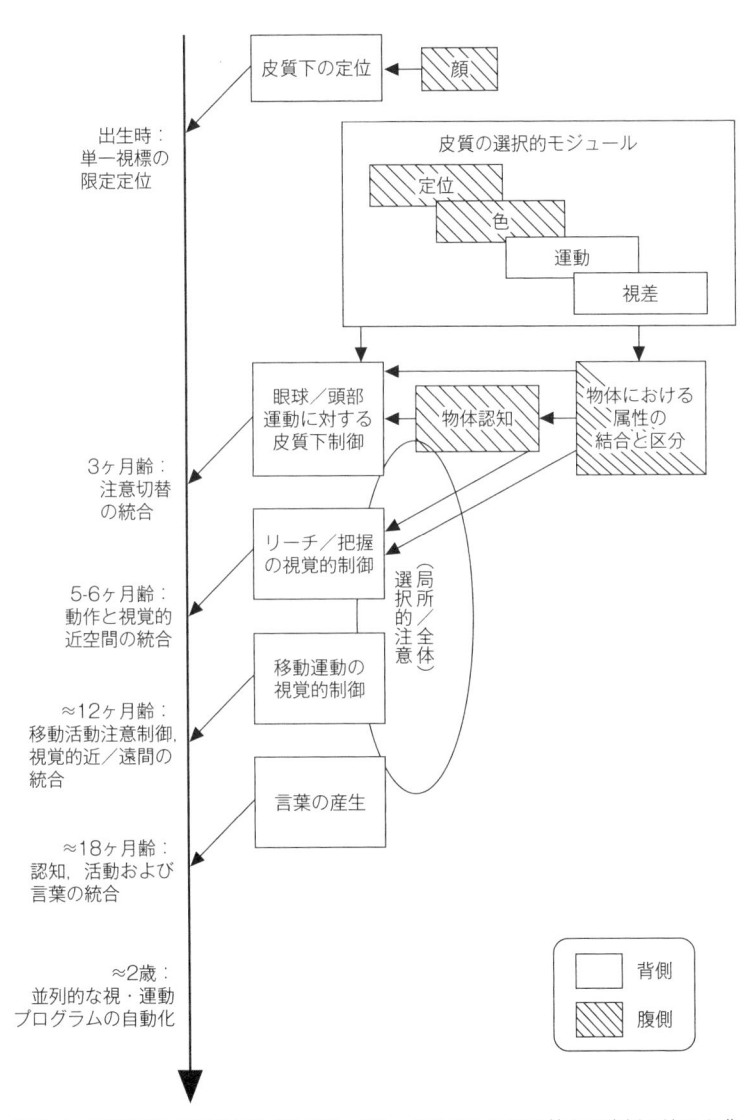

図 5.1 視覚行動の発達系列（垂直線の左），およびこれに貢献する腹側の流れと背側の流れの神経系（垂直線の右）を示した図式。

> より詳しくは，Atkinson & Braddick, 2003; Iliescu & Dannemiller, 2008; Maurer et al., 2008 を参照のこと

　最近の数年間，研究者たちは，視覚能力の行動的および心理生理学的測度からの証拠とならんで，視覚経路や構造が種々の年齢で活性化されうるのを見ようとして機能的イメージングの手法を利用し始めている。年少の乳児は，長期間，静かにしているのが難しいため，この集団に対する機能的 MRI の研究は，一般に，臨床的理由から鎮静剤を投与された乳児に関する走査記録が主なものとなっている。それでも，それらの研究によって，鎮静剤を投与されている睡眠中の乳児は，同一視覚皮質のいくつかの領域で視覚刺激に対して成人と同じように反応することが立証されている（Born, Rostrup, Leth, Peitersen, & Lou, 1996; Born, Rostrup, Miranda, Larsson, & Lou, 2002; Yamada et al., 1997, 2002）。これらの結果は，新しい近赤外線分光法によるイメージング（近赤外線分光法 Near Infrared Spectroscopy NIRS; 2 章）の技法を使って，健常な覚醒乳児で確かめられている。単一部位に対する初期の研究（Meek et al., 1998）に引き続いて，タガ Taga と共同研究者たちは，多重チャネルの光学システムを使って，2 ヶ月齢から 4 ヶ月齢の乳児がダイナミックな（眼をパチパチさせる）図式的顔状の運動パターン[訳注5-1]を観察しているときの後頭部位と前頭部位とにおける血液酸素化を調べた（Taga, Asakawa, Maki, Konishi, & Koizumi, 2003）。その結果，後頭皮質の局在した領野が，成人と同じように，血液酸素化における事象関連的な変化の形で，輝度コントラストにおける短時間の変化に応答することを明らかにした。さらにこの研究の重要性は，この技術が，近い将来，初期の乳児期における視覚機能の研究用として確実に使えるようにするのに役に立つ，という点にある。

　大部分の霊長類の中心視野は，両眼性（左，右眼の視野が中心部で重なり合っている）なので，2 つの眼からの情報を統合することが必要になる。この統合は，一次視覚系で達成されると考えられている。一次視覚系の第 4 層で観察される機能的，解剖学的構造，いわゆる"眼球優位性コラム ocular dominance column"[訳注5-2]は，両眼視にとって重要なものとされている（図 5.2 を参照）。これらのコラムは，両眼からの入力の分離から出現する。いいかえれ

5章　視覚,定位,および注意　　　　　　　　113

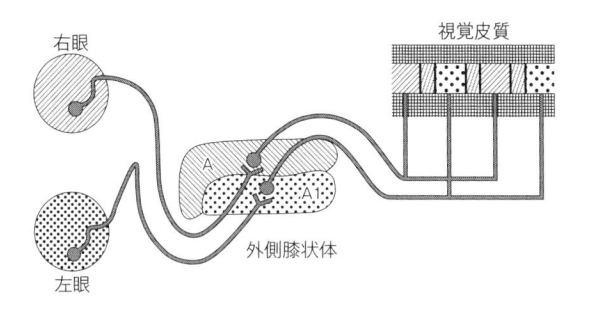

図 5.2　左,右の眼からの投射が,どのようにして視覚皮質における眼球優位性コラムを形成するかを説明するための,単純化した図。

ば,単一の眼球優位性コラムにおけるニューロンは,成体の哺乳類では1眼からの入力によって支配されている。眼球優位性コラムは,両眼視を達成するために必要な処理段階とされており,その後の段階で,2つの網膜像の間の食い違い(視差)が検出されることになる。眼球優位性コラムは,その形成にあたって敏感期があることが,また両眼からの入力の差異の程度に敏感であることも,知られている。そのため,眼球優位性コラムは,発達神経生物学にとって人気のあるモデルシステムとなっている(たとえば,Bear & Singer, 1986; Kasamatsu & Pettigrew, 1976; Rauschecker & Singer, 1981)。

　ヘルド(Held, 1985)は,ヒトの乳児ではおおよそ生後4ヶ月目の終わりに両眼視が発達することを示す証拠を集めて,検討を加えている。視覚誘発電位 visually evoked potential の測度(目立った視覚刺激によって誘発された短い潜時の事象関連電位 event-related potential; ERP)をダイナミックなコレログラム(自己相関関数 correlogram)で処理することによって,3ヶ月齢ころに両眼性にかかわる証拠が見いだされている(評論として,Atkinson & Braddick, 2003 を参照のこと)。両眼視と関連している能力のひとつである立体視力 stereoacuity は,立体視の開始時期からきわめて急速に増大し,2, 3週以内に,成人のレベルに達するという。これは,縞視力のような他の視力の測度による視力が,もっとゆっくりと増大していくのとは対照的だ。ヘルドは,このような立体視力がきわめて急速に進行するには,それを支える基礎の神経組織

が，ほぼ同じく急速な変化をすることが必要であることを示唆している。動物研究からの証拠にもとづいて，彼は，この基礎構造（substrate）が，一次視覚系の第4層に見いだされる眼球優位性コラムの発達である，といった提案をしている。ヘルドの提案は，はじめは，眼球優位性コラム形成と両眼立体視開始との間の単純な因果的関連にもとづくものであったが，彼の実験室における他の研究では，2つのレベルにおける変化過程の間のつながりを明らかにすることに，関心が向けられている。

　前の章で触れたように，通常，皮質における特定の経路の形成には選択的な消失過程が貢献している。神経生理学的証拠によると，両眼からの皮質への入力は，はじめは混じり合っており，したがってそれらの入力は第4層における共通の皮質ニューロンに対してシナプスを形成する，といった状態となっている（図5.3参照）。これらの第4層の細胞は，視差に選択的な細胞へと投射する（おそらく皮質の第2層と第3層に）。個体発生の間に，1眼から発生している膝状体の軸索は，他眼からの軸索をそのままそこに残して，その領域から後退する。ヒトの乳児における行動測定によって観察された立体視力の急激な発生は，このような神経レベルの事象によって生じる，ということをヘルドは示唆したのである。

　このような選択的消失の過程は，一次視覚皮質の第4層の中でそれまで結びついていた両眼からの情報が分離されるようになるといった情報処理過程の結果をもたらすのである（Held, 1993）。とくに，それぞれのニューロンが，いったん1眼だけから神経支配を受けるようになっても，それぞれ離れていく眼どうしの間には，ある程度の統合関係が存在しているのだろう。ヘルドと共同研究者たちは，4ヶ月齢以下の乳児が，年長乳児ではできないような両眼間の特定タイプの統合をおこなうということを示して，こうした両眼からの情報の分離が増大していく事実を見事に証明した。この実験で，彼らは，乳児の1眼にはひとつの縞刺激を，他眼にはそれと直交する縞刺激を提示した（Shimojo, Birch, & Held, 1983）。4ヶ月齢以下の乳児は，相互に直交する2つの縞刺激を交互に知覚するのではなく，単一の格子状の刺激を知覚するということが示された。このような結果は，おそらく，個々の眼からのシナプス入力が，眼球優位性コラムへと分離されないままに送られるために起こるのだと思われる。そ

5章 視覚,定位,および注意　　　　115

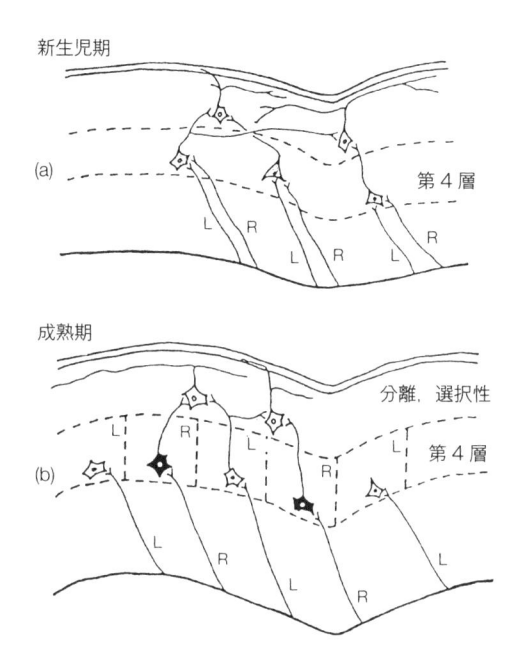

図 5.3　(a) 両眼からの上行性神経は,第4層の同じ細胞にシナプスをつくる。それによって,もとの眼についての情報が失われる。(b) 上行性神経は,もとの眼（RとL）を基礎に分離され,その結果,第4層における受容細胞は,その軸索を,視差に選択的であるような細胞とシナプスをつくるために,その層以外の細胞に送ることになるだろう。

の結果,皮質の第4層の特定のニューロンは,それぞれの眼からのシナプス入力が与えられて,結局,それぞれの眼からのイメージを同時に"見る"ことになるのだろう。すなわち,両眼からの情報は,第4層で加重されて2つの信号の平均化した像を知覚することになる。それぞれの眼からの入力は,加重されるために,直交する縞刺激が与えられると格子が知覚されるというわけである。年長乳児（4ヶ月齢よりも年長の）の場合には,このように縞刺激を知覚することはない。というのは,有線皮質の第4層におけるニューロンは,1眼からの入力だけを受けるからである。こうして第4層への入力は相互に分離され,第4層の特定ニューロンは,1眼からの入力,もしくは他眼からの入力をそれ

それ受け取ることになるのであろう。

　これらの結合関係の消失は、おそらくは、選択的消失によるシナプスの精緻化によりもたらされるものと思われる。このような精緻化は、ほとんどが活動依存性の神経メカニズムを通して生じるようだ。というのは、眼球優位性コラムの形成が、実験的に神経活動を低下させることによって妨害されることが明らかにされているからである (Stryker & Harris, 1986)。しかしながら、これらの過程は眼球優位性コラムを強め、かつ維持するであろうが、いくつかの研究は、動物の場合、コラムの最初の形成は、構造化された視覚経験なしに起こり得ることを示している (Iliescu & Dannemiller, 2008 を参照すること)。4章で論じられたような、出生前における網膜活動の固有の、自発的な waves（発火ニューロンの波）は LGN（外側膝状核）を眼-特殊性の層（eye-specific layers）に構造化する可能性がある。これは、一方の（左または右の）網膜では隣接する細胞がほぼ同時に発火するのに、他方の網膜からの細胞の活動とは相関しない、という理由で起こるのであろう。「一緒に発火する細胞は、互いに結びつく」ところから、眼-特殊性の層は自発的に形づくられることになるのであろう。これらの、LGN における眼-特殊性の層は、次いで、発達しつつある視覚皮質にその構造化を多分、課すことになるのだと思われる。

　この本のいくつかの箇所で、脳における視覚的な処理過程のさまざまな流れが論じられることになる。霊長類の脳における視覚的処理過程は、最初に上丘、視床枕、扁桃体のような構造を含む皮質下のルートと、LGN および第一次視覚皮質から伸びる数個の皮質ルートに分割される。7章では、皮質下のルートと社会的刺激の処理過程における皮質回路の活動との間の関係について論じることにしよう。6章では2つの皮質の流れにおける物体（object）と数の情報の別々の処理過程、すなわち背側（どこ、または活動）の経路と腹側（何、または知覚）の経路を吟味することにしよう。この章の次の節では眼球の運動と活動の統御に関与する皮質ならびに皮質下のルートに焦点を当てることにする。

5.2　視覚的定位活動の発達

　まえの節では、脳の発達を、感覚処理のひとつの側面と関係づけるいくつか

の試みについて考察した。この節では，視覚的定位といわれる分野に話を進めることにしよう。視覚的定位を調べることによって，感覚入力と運動出力との統合に対する脳の発達の影響を研究することができる。視覚的定位には，予期に応じておこなわれる，もしくは新しい感覚刺激に対する反応に際しておこなわれる，眼と頭の運動がかかわっている。そこでこれから述べるほとんどの課題には，乳児の視覚能力の範囲内に十分入る刺激と，乳児が容易に達成できる活動形式（眼球の運動）とが含まれることになる。したがって，乳児期を通して起こる感覚的処理と運動的処理との両方の連続的な発達が，そこには存在していることになる。さらに注意深く実験をデザインすることによって，感覚入力と運動出力との統合に一層焦点を合わせることができると思われる。

　また視覚的定位の発達を研究するための，他のいくつかの理由が存在している。そのひとつは，ヒトの乳児が生後1年をすぎると，その環境から情報を集める主な方法が，視覚的定位であるという点にある（Aslin, 2007）。こうした視線の移動によって，乳児は，さらに吟味を加えたり学習したりするため，外界の特定の側面を選択することができるようになる。たとえば，7章でみるように，乳児は，頭や眼を移動するだけで，顔に対して，他の刺激よりも確実に多くさらされることになる。それに加えて，われわれが乳児の心的過程について知っていることのほとんどが，選好注視，または反復提示された刺激への馴化というようななんらかの注視行動を測度とする課題からもたらされているのである（2章を参照のこと）。

　しかし，初期の乳児における視線の移動が重要であるにもかかわらず，最近までは，脳の発達が視覚的定位能力の変化とどのように関係しているかについては，ほとんどなにも知られていなかった。サッケード（眼球運動の一種，飛越眼球運動）の神経的基礎についてはかなりの文献が存在している。それにもかかわらず，こうした状況である。なおこれらの研究は，ヒトの成人についての神経心理学的研究と神経イメージングの研究から，そしてまたヒト以外の霊長類における単一細胞の記録や損傷実験からもたらされたものである（概説としてAndersen, Batista, Snyder, Buneo, & Cohen, 2000を参照のこと）。

　ゴードン・ブロンソン（Gordon Bronson, 1974, 1982）は，ヒトの乳児における脳発達と行動変化とを関係づける最初の試みのひとつの中で，視覚や視覚的

定位の初期発達が，生後6ヶ月間における皮質下の視覚処理から皮質視覚経路への移行によって生じる，という主張をしている。とくにブロンソンは，電気生理学的，神経解剖学的，および行動的研究からの証拠を引用して，一次（皮質）視覚経路が，生後3ヶ月齢あたりまでは十分機能していない，としている。前に考察したように，さらに最近では，たとえ限界があるにしても，新生児にはある程度の皮質活動が存在していること，また皮質機能の開始が全か無かの方式よりもむしろ，一連の段階的なステップにしたがって進行していくだろうということが，明らかになってきている。なかでも，サルに対する神経生理学的研究とヒトの成人に対する神経心理学的研究とによって，霊長類の脳における眼球運動 oculomotor（eyemovement）の制御や注意の移行には，多数の経路がかかわっていることが明らかになってきた。霊長類における眼球運動制御 oculomotor control にかかわるいくつかの構造と経路とが，図5.4に図示されている。

> より詳しくは，Atkinson & Braddick, 2003; Iliescu & Dannemiller, 2008; Johnson, 2002; Richards, 2001, 2003 を参照のこと

図5.4に図示されている大部分の経路と構造には，眼球運動の遂行とプランニングとに関連した特定タイプの情報処理が含まれている，ということが知られている。感覚入力と運動出力との統合を考察する場合，問題にしている経路を，入力源（眼）から眼球を動かす筋へと追跡できることが重要である。そのためこうした経路の図示が，感覚処理のための経路を示した先の図とは，異なっているように見えるかもしれない。6章では，活動と知覚に対する視覚経路の間の乖離について，考察することにしよう。

　ここでは，4つの脳経路について考察しよう。その第1は，眼から上丘への経路だ。この皮質下の経路は，耳側の視野（それぞれの眼の周辺の，外側半分の視野――こめかみがわ視野）から主に入力を受けて，刺激を容易に弁別できるようにすばやい反射性眼球運動を発生させる。ここで考察する他の3つの経路は，中脳（視床）の視覚中継路，すなわち外側膝状核（LGN），および1次視覚皮質（V1）を経由して，眼から皮質構造までに至る投射を共有している。これら3つのうちの1番目の経路は，一次視覚皮質から直接上丘に達するとと

5章 視覚,定位,および注意 119

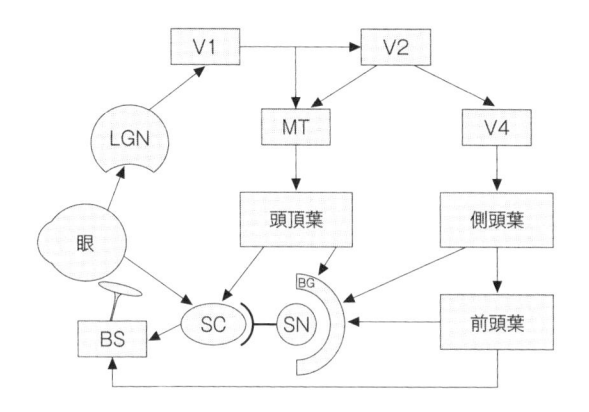

図5.4 視覚的定位と注意とに含まれるいくつかの主な神経経路と構造を表す図。BS＝脳幹 brain stem, LGN＝外側膝状体 lateral geniculate nucleus, V1, V2, および V4＝視覚皮質野, MT＝中側頭野 middle temporal area, SC＝上丘 superior colliculus, SN＝黒質 substantia nigra, BG＝大脳基底核 basal ganglia。

もに，また中側頭野 middle temporal area（MT）を経由する。この経路上のいくつかの構造は，運動の検出や運動物体のスムーズな追跡をおこなう際に重要な役割を果たす，とされている。次の経路は，V1から視覚皮質の他の部位へと，そしてそこから前頭眼野 frontal eye field（FEF）へと進んでいく。後で見るように，このFEFの経路は，予期的なサッケードやパターン走査の系列の学習というような眼球運動のプラニングといった，より複雑な側面が含まれているとされている。最後のもうひとつの経路は，より一層複雑であまりよく理解されていない経路で，上丘の持続性の（連続的）抑制と関係している（黒質とよばれている皮質下構造と大脳基底核とを経由して）。

シラー（Schiller, 1985）の提案によると，この最後の経路は，上丘の活動を調整するような働きをしているという。他の研究者は，この眼球運動経路が，FEFと頭頂葉とに対する統合システムを形成しているといった示唆をしている（たとえば Alexander, DeLong, & Strick, 1986）し，またそれが，他の皮質経路によって皮質下視運動経路の調整になんらかの役割を果たしている，という想定をしている。

ここで挑戦すべき課題は，これらの種々の経路の発達を異なった年齢における乳児の視覚運動（visuomotor）能力に関係づけるということである。ヒトの脳機能の発達に関する成熟説，技能学習，相互作用特殊化説の3つの観点から，つぎのような異なった考え方が提供されている。(1) 成熟説の考え方によると，異なった経路の系列的な発達には，マーカー課題によって評定された新しい機能を関係づけることが必要となる。一方，(2) 技能学習の考え方によると，乳児の脳は，正確で効率的なサッケードを発生させるための感覚運動技能を獲得する必要があり，したがって，技能獲得にかかわる領野が重要になるだろう。最後に，(3) 相互作用特殊化の考え方によると，経路のいくつかは，境界や機能がはじめは十分規定されていないが，経験によってはじめて分離されるようになるはずである。

これらの3つのアプローチのうちの成熟説の考え方は，視覚的定位に関して揺れ続けている。現在まで，この考え方には，2つの補足的なアプローチがかかわっている。すなわち，そのひとつは，経路の発達順序についての発達神経解剖学からの予測であり（Atkinson, 1984; Johnson, 1990），もうひとつは，特定の構造ないし経路の機能的発達を確かめるためのマーカー課題（2章を参照のこと）の実施である。最初のアプローチの例として，10年以上前にはじめて提出された研究がある（Johnson, 1990）。この分析では，まず第1に，特定の年齢における乳児の視覚誘導行動の特性が，どの経路（図5.4に示されているうちの）が機能しているかによって決定されるということを，そして第2に，これらの皮質経路のうちどれが機能しているかは一次視覚皮質の発達状態によって影響されるということを私は提案しておいた。このような神経解剖学的レベルでの主張の基礎は，3組の観察をもとにしている。第1に，一次視覚皮質は，眼球運動制御にかかわるほとんどの皮質経路にとって主要な（それだけに限られたわけではないが）"通路 gateway"であるということ（Schiller, 1985）。第2に，一次視覚皮質は，4章で述べたような出生前における皮質成長の"内側-外側"パターンを出生後も持続していること，すなわち誕生のころは，表層（第2, 3層）よりも深い層（第5, 6層）の方が樹状突起の分枝形成，長さ，およびミエリン化の程度がより一層著しいが，その成長パターンを出生後も持続していること。第3に，一次視覚皮質からの入力と出力とに限定されたパタ

ーンが存在すること（たとえば，V2への投射が上方の層から出発している——4章を参照のこと）。私は，このような3組の観察事実をヒトの一次視覚皮質の発達神経解剖学に関する情報と結びつけることによって，眼球運動制御の基礎にある皮質経路の発達順序をつぎのように仮定した。すなわち，眼から直接上丘へいく皮質下経路（おそらくは，V1の，より深い層から上丘への皮質投射を含む）；続いて，その上丘経路を抑制する皮質投射；さらにそれに続いて，皮質構造MTを通る経路；そして最後に，前頭眼野（FEF）とそれと関連する構造を含む経路。

発達神経解剖学から導かれた以上の予測にしたがい，行動実験にもどって，行動の推移が，予測された経路発達の順序にしたがっているかどうかを見ていくことにしよう。まず，新生児から始めることにする。樹状突起の樹状化とミエリン化の程度についての測定結果からの証拠は，一次視覚皮質のより深い層だけが，ヒトの新生児における組織化した情報処理活動を支えることができるように思われる。フィード・フォワードfeed-forwardの皮質内投射の大半は，より深い層（第5，6層）から出発するため，眼球運動制御に含まれるほとんどの皮質経路は，この年齢段階では，弱いかないしは秩序のない入力を受けるにすぎないだろう。しかし，視覚誘発電位のような種々の情報源からの証拠は，眼からの情報が，新生児の一次視覚皮質に入り込みつつあることを示している。したがって，新生児のいくつかの視覚行動は，皮質下部の経路における処理によって説明できるけれども，私が1990年の論文の中で主張したように，誕生時にもまた，より深い皮質層でおこなわれている情報処理が存在しているように思われる。ただし少なくとも，新生児における視覚誘導行動のつぎの2つの特徴は，もっぱら皮質下の制御によるもの，といって差し支えない。すなわちサッケード（衝動性）の追視行動，および耳側の視野に対する選好性定位行動の2つである。この2つについてさらに詳しく検討することにしよう。

・生後最初の数ヶ月における乳児の運動刺激を追視する能力は，2つの特徴をもっている（Aslin, 1981）。第1の特徴は，眼球運動が，成人や年長乳児に見いだされるスムーズな追跡とは相反するような，"サッケード（衝動性）の動き"，すなわち段階状のやり方で刺激を追いかける，という点にある。第2の特徴は，眼球運動が刺激の軌道を予測するというよりもむしろその刺

激の動きよりも背後に取り残される傾向がある，といった点である。それゆえ新生乳児が，運動刺激を視覚的に追跡する場合は，一連のサッケードからなる眼球運動の活動として記述することができる。このような行動は，定位に対する皮質下制御の行動と一致するものと考えてよい。

・新生児は，鼻側視野（それぞれの眼の，鼻に近い半分の視野）とは反対の，耳側視野内にある刺激の方向に，より定位しやすい（たとえば，Lewis, Maurer, & Milewski, 1979）。ポズナーとロスバート（Posner & Rothbart, 1981）は，上丘のような中脳の構造が，耳側の視野の入力によってもっとも容易に駆動される，ということを示唆している。この提案は，ラファル，スミス，クランツ，コーヘンとブレナン（Rafal, Smith, Krantz, Cohen, & Brennan, 1990）による成人の"盲視 blindsight"[訳注5-3]患者の研究によって確かめられている。その患者の鼻側の"盲視"視野に妨害刺激を提示した場合には妨害効果が認められなかったが，耳側の"盲視"視野に提示した妨害刺激は，良好な視野への定位に妨害効果を及ぼすことを彼らは確認した。一側の大脳半球が完全に除去された乳児の研究から得られた証拠によると，皮質下（上丘）経路だけが，皮質性の"盲"視野にある周辺の標的に向かってサッケードを解発することが可能だ，という（Braddick et al., 1992）。

1ヶ月齢ころになると，乳児は，"強制的注意 obligatory attention"（"sticky fixation"としても知られている）を示す（Hood, 1995; Johnson, Posner, & Rothbart, 1991; Stechler & Latz, 1966）。すなわち乳児は，他の位置へサッケード運動をしようとしても，刺激から視線を離すことがきわめて難しい。1ヶ月齢ころの乳児は，ときどき，カーペットの一部のような，一見，興味のないような環境の側面に，数分もの長い間視線を固定して，涙を流さんばかりの状態になる。この現象はまだ十分理解されていないが，私は，それが黒質を経由した上丘の持続性抑制の発達がかかわっている，と示唆しておいた（図5.4を参照）。この経路は，一次視覚皮質のより深い方の層から上丘へと投射しているため，それが，眼球運動制御 oculomotor control に対する最初の強力な皮質による影響であると仮定することができるだろう。このような上丘の（その際まだ）調整されていない強力な持続性抑制によって，周辺視野に進入してきた刺激が，新生児にとって容易であったはずの自動的な外因性サッケードを

もはや誘発しないようにしている，といった結果をもたらすことになる。

　2ヶ月齢ころまでに，乳児は，スムーズな視覚追跡運動が可能な時期に入り始める。ただしその眼球運動は，依然として，刺激の動きから遅れがちではあるが。この年齢で，乳児はまた鼻側の視野におかれた刺激に対して，より敏感になり (Aslin, 1981)，また整合的な運動 coherent motion [訳注5-4] にも敏感になる (Wattam-Bell, 1990)。私は，これらの行動の始まりが，MT 構造を含んだ経路の働きと一致している，ということを提案しておいた。眼球運動制御のこうしたルートが可能になることによって，それが，上丘における活動を調整するための能力を，皮質の流れに与えるようになると考えられる。

　一次視覚皮質の上層内部における樹状突起の成長とミエリン化とが一層進むにつれて，V1 から他の皮質野への投射が強化され，3ヶ月齢ころには，前頭眼野を含む経路が機能するようになるだろう。この発達は，"予期的"な眼球運動をおこなったり，パターン注視の順序を学習したりする乳児の能力を，著しく増大させるだろう。この両者の機能はともに，前頭眼野と連合した機能である。運動物体の視覚追跡行動に関していうと，乳児は，いまや，スムーズな追跡運動の時期を示すばかりでなしに，その眼球運動が，しばしば予期するような方法で，刺激の動きを予測するようになる。ヘイス Haith と共同研究者たちによるいくつかの実験は，この年齢までに，予期的な眼球運動が乳児によって容易に誘発されることを明らかにしている。たとえば，ヘイス，ハザンとグッドマン (Haith, Hazan, & Goodman, 1988) は，3.5ヶ月齢の乳児に，絵のスライドの系列を左右どちらかに提示した。これらの刺激は，固定した刺激間隔 inter stimulus interval (ISI) で左右交替する規則的な順序で提示されるか，もしくは左右および ISI ともに不規則の順序で提示されるかのどちらかの方法で与えられた。刺激を規則的に交替させて提示した場合には，不規則の順序で提示した場合におけるよりも，刺激予期的な反応をより多くおこない，また眼球運動の反応時間がずっとすばやくなることが観察された。ヘイスらは，こうした結果から，この年齢の乳児が空間的・時間的に制御不可能な事象に対して，期待を発達させることができると結論している。キャンフィールドとヘイス (Canfield & Haith, 1991) は，2ヶ月齢と3ヶ月齢の乳児に，もっと複雑な系列（左-左-右，左-左-右というような）を含む実験をおこなった。その結果，発

表5.1 眼球運動経路の発達と行動発達との関係：要約

年齢	機能的解剖学	行動
新生児	SC回路＋	サッケード追視
	LGNおよびSCへの層5，6錐体細胞出力	耳側（こめかみ側）視野への偏好性定位"外在性効果"
1ヶ月齢	上記＋BG経由のSCへの抑制経路	上記＋"強制的"注意
2ヶ月齢	上記＋SCへのMT（大型細胞）経路	スムーズな追視の開始および鼻側視野への感度の増大
3ヶ月齢以上	上記＋SCおよびBSへのFEF（小細胞）経路	"予期的"追跡および連続的走査パターンの増加

SC＝上丘，LGN＝外側膝状核，BG＝大脳基底核，MT＝中側頭野，FEF＝前頭眼野，BS＝脳幹

達神経解剖学からの予測と合致して，2ヶ月児では，有意な効果が見いだせなかったが，3ヶ月児では，少なくとも，いくつかのもっと複雑な系列を習得することができたという。

　視覚的定位の発達に関連した行動的証拠資料を検討してみると，広範囲にわたって，発達神経生物学からの予測と一致していた（要約として，表5.1を参照のこと）。そこでつぎの段階では，眼球運動制御において役割を担うこれらの皮質部位や他の皮質部位のいくつかについて，マーカー課題を開発して考察を加えてみることにした。表5.2には，眼球運動制御と視覚的注意（つぎの節）の移行とにかかわる構造の働きを調べるために，最近開発されてきたいくつかのマーカー課題を示しておいた。

　眼球運動制御の役割を果たしているとされているいくつかの皮質領域，すなわち頭頂皮質，前頭眼野（FEF），および背外側前頭前皮質 dorsolateral prefrontal cortex（DLPFC）のためのマーカー課題が開発されており，ヒトの乳児では，2ヶ月齢と6ヶ月齢の間に，急速な発達を示すことが見いだされている。前頭眼野に対するマーカー課題で始められた研究では，ヒトの前頭皮質損傷によって，標的に対する非意図的な自動的サッケードを抑制する能力の欠如や，意図的なサッケードを制御する能力の明らかな消失を引き起こす（Fischer & Breitmeyer, 1987; Guitton, Buchtel, & Douglas, 1985），ということが明らかになった。たとえば，ガットンら（Guitton et al., 1985）は，健常成人の実験参加者，および前頭葉損傷ないし側頭葉損傷を蒙った患者の実験参加者に，いわゆる"逆方向サッケード"[訳注5-5]課題を与えた研究をおこなった。この課題で

表5.2 視覚的定位と注意の発達に対するマーカー課題

脳領域	マーカー課題	研究
上丘	後戻りの抑制	Clohessy, Posner, Rothbart, & Vecera (1991); Simion, Valenza, Umilta, & Dalla Barba (1995)
	ベクトル加重サッケード	Johnson, Gilmore, Tucker, & Minister (1996)
中側頭野	整合的運動；運動からの構造	Wattam-Bell (1991)
	スムーズな追跡	Aslin (1981)
頭頂皮質	空間的手がかり課題	Hood & Atkinson (1991); Hood (1993); Johnson (1994); Johnson & Tucker (1996)
	眼-中心性サッケードのプランニング	Gilmore & Johnson (1997)
前頭眼野	自動的サッケードの抑制	Johnson (1995)
	予期的サッケード	Haith et al. (1988)
背外側前頭前皮質	眼球運動性遅延反応課題	Gilmore & Johnson (1995)

は，実験参加者は，短時間フラッシュされた手がかりを注視しないで，むしろ反対方向にサッケードをするように教示された（Hallett, 1978）。ガットンら（Guitton et al., 1985）の報告によると，健常な実験参加者と側頭葉損傷をもつ実験参加者とは，この課題を比較的容易におこなうことができたが，前頭葉損傷の実験参加者，とくに前頭眼野に損傷をもつ実験参加者の場合には，深刻な障害が生じたという。前頭葉損傷の実験参加者は，手がかり刺激に対して求められていないサッケードを，抑制することが著しく困難だった。

私は，乳児用に，この逆方向サッケード課題の変形版を開発した（Johnson, 1995）。もちろん，年少乳児に，手がかり刺激が出現した場所とは反対の方向を見るように，といった言語的教示を与えることはできない。そのかわりに，第1刺激よりも第2の刺激の方を，明らかにもっとダイナミックで色彩豊かなものにすることによって，乳児を動機づけるようにしたのである。したがって，こうした試行を何回もおこなった後では，乳児は，ずっと魅力的な第2の刺激（標的）にできるだけすばやく反応するため，第1の刺激（手がかり刺激）が出現したときに，それへのサッケードをおこなう傾向を抑制することを学習する，と考えられる。4ヶ月児のグループは，このような試行をかなりの回数以

上おこなうと，第1の（手がかり）刺激の方を見る頻度が有意に減少する，ということが示された（Johnson, 1995）。第2実験では，この減少が，より単純な刺激に対する馴化の違いによるものではないことが明らかになった。このサッケード抑制課題を乳児の個人差に合うよう仕上げられた改良課題が近年公刊されている（Holmboe, Fearon, Csibra, Tucker, & Johnson, 2008）。4ヶ月児は，周辺刺激へのサッケードを抑制することができるから，前頭眼野の回路が，この年齢までに機能していると推論しても間違いはないだろう。

乳児に対して最近おこなわれた他の課題による結果では，注意の移動やサッケードに対する前頭前皮質の内因性制御が6ヶ月齢ころに増大する，といった見解と一致していることが示されている。たとえば，フナハシ，ブルースとゴールドマン-ラキーチ（Funahashi, Bruce, & Goldman-Rakic, 1989, 1990）は，マカクザルの背外側前頭前皮質（DLPFC）におけるニューロンの特性を調べるために，眼球運動を利用した遅延反応課題[訳注5-6]を工夫した。この課題では，サルは，特定の空間位置へサッケードをする必要があるが，実際にそのサッケードを実行する前に，一定期間（通常，2～5秒の間）待機していなければならなかった。サルの単一ユニットの記録によると，背外側前頭前皮質におけるいくつかの細胞が，遅延期間中サッケードの方向に対する情報をコード化していることが示された。さらに，この領野に対して可逆性の微小損傷を与えると，視野の特定部分へのサッケードに対して選択的な記憶喪失が生じる。ヒトの実験参加者に対するその後のPET研究は，このような課題における背外側前頭前皮質（および頭頂葉の）のかかわりを確認している（Jonides et al., 1993）。

ギルモアとジョンソン（Gilmore & Johnson, 1995）は，この眼球運動を利用した遅延反応課題の乳児版（図5.5を参照のこと）を工夫した。現在得られている結果によると，6ヶ月齢のヒトの乳児は，少なくとも5秒までの遅延に対して遅延サッケードをうまくおこないうることが示されており，この年齢までに，眼球運動の制御に対して前頭前皮質がなんらかの影響を及ぼしていることを示唆している。

前におおよそ述べたように，ヒトの機能的脳発達についての3つの見解からみると，視覚的定位の発達に関するジョンソン・モデル（Johnson, 1990）は，成熟仮説として記述できるかもしれない。このモデルが強調しているのは，ど

5章 視覚,定位,および注意　　127

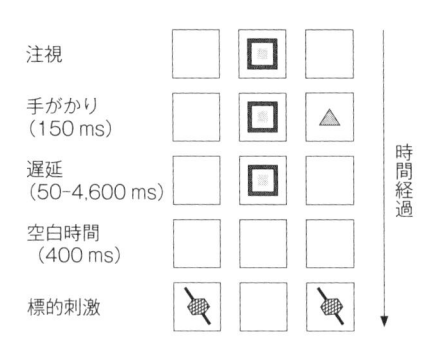

図5.5 乳児用として計画された眼球運動を利用する遅延反応課題。実験参加の乳児を，3つのコンピュータ・スクリーンに向かわせておく。そのスクリーン上に，明るい色のついた運動する刺激が出現する。それぞれの試行の最初に，注視刺激が中央のスクリーンに提示される。乳児がこの注視刺激を注視するとすぐに，手がかり刺激がひとつ，両側の2つのスクリーンのどちらかに短時間フラッシュされる。このフラッシュされた手がかり刺激に続いて，中央の刺激を，1秒から5秒の間，持続して提示しておく。その後，両側のスクリーンに2つの標的刺激が提示される。標的刺激開始に先立って，乳児が手がかり刺激の位置へ遅延した注視をおこなうかどうかが測定される。ギルモアとジョンソン(Gilmore & Johnson, 1995)は，この遅延注視反応の測定から，乳児が数秒間，手がかり位置についての情報を保持できることを明らかにした。

のようにして神経解剖学的な成熟変化が新しい脳経路を活性化させているのか，ないしは新しい脳経路を活性化することを可能にしているのか，という点であった。

> より詳しくは，Johnson, 2002; Richard, 2008を参照のこと

　最近のデータを集めてみると，この初期のモデルは，なんらかの修正が必要であること，そしてまた技能学習の視点を考慮に入れることも有益であることを示唆している。ジョンソン・モデルで提出された仮説に対する，より直接的な評価は，事象関連電位の測度（眼球運動開始時に合わせた；Balaban & Weinstein, 1985；Csibra, Johnson, & Tucker, 1997）を用いることによって，試みるこ

とができる。すなわち、眼球運動を開始した時間に上記の測度を合わせることによって、この単純な活動の産出に先行した脳事象を吟味することができる。成人でこのような実験をおこなってみると、サッケードの実行に先立って頭頂皮質全体に特徴的ないくつかのサッケード先行成分が記録されることが明らかになっている。これらの成分の中でもっとも明瞭な成分は、前サッケード"スパイク電位 spike potential"（SP）、すなわち、サッケードに 8-20 ms ほど先行する正方向の鋭い偏位である（Csibra et al., 1997）。このスパイク電位は、成人のほとんどのサッケード課題で観察され、したがって、サッケードを発生させるのに必要な皮質処理の重要な段階をあらわしているもの、と考えられている。

チブラ、タッカーとジョンソン（Csibra, Tucker, & Johnson, 1998）は、6ヶ月児で、記録可能な前サッケード電位が、頭頂誘導全体にわたって存在しているかどうかを検討した。われわれは、この年齢までに乳児が、サッケードのプランニングに対して活性化するような、本質的に成人と同じ経路をもっているといった予測をしていたが、驚くべきことに、われわれの被験児（実験参加児）の場合には、このような成分の証拠をまったく見いだすことができなかった（図5.6を参照のこと）（また Vaughan & Kurtzberg, 1989）。この結果は、われわれの研究における6ヶ月齢までに遂行される標的-駆動性のサッケードが、上丘によって仲介される視覚誘導反応のための皮質下ルートによって主に制御されている、ということを示唆している。

これがまことに驚くべき結果だったため、われわれは、2つの追跡実験をおこなうことにした。そのひとつは、同じ手続きによって 12 ヶ月児をテストした実験である。これらの年長の乳児では、多少振幅は小さいけれども、成人で観察されたようなスパイク電位が現れた（図5.6参照）。もうひとつの実験では、ごく年少乳児の場合、背側経路がもっと難しいサッケード課題を用いて活性化されるかどうかを検討した。とくにわれわれは、4ヶ月児における反応性（標的誘発性）サッケードと予期的（内因性）サッケードとについて、それぞれの先行の事象関連電位 ERP を比較してみた（Csibra, Tucker, & Johnson, 2001）。その結果、反応性眼球運動でも、また予期的眼球運動でも、それぞれに先行する信頼しうるほどの後頭部の活動は、なにも記録できなかった。したがって、

(a) (b) (c)

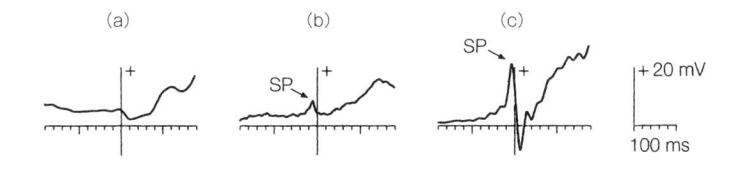

図 5.6 (a) 6ヶ月児，(b) 12ヶ月児，および (c) 成人における Pz（後頭極）でのサッケードによってロックされた電位の総平均 grand-average saccade-locked potential。垂直線は，サッケードの開始を示す。スパイク電位は，成人と 12ヶ月児で明らかに生じているが，6ヶ月児でははっきりしていない。

　予期的眼球運動の場合のように，つぎの刺激の出現が予想される位置についての皮質の計算によってサッケードが発生するとしても，後部皮質構造は，この活動のプランニングにはかかわっているようには思われない。

　これらのすべての乳児事象関連電位 ERP の研究を通じて，6ヶ月児のわれわれの実験では，眼球運動に対する後部皮質の制御に関する証拠が欠如していたけれども，前頭部誘導についての記録では，われわれはいくつかの効果を観察した。これらのサッケード関連の効果は，中心窩への刺激が取り去られた場合，前頭眼野による皮質下（上丘）回路の脱抑制が生じる，といった事実と矛盾していない (Csibra et al., 1998, 2001)。すなわちわれわれは，これらの事実を，前頭眼野が上丘回路を抑制することによって中心窩に与えられた刺激への注視の維持を助けている，ということで説明したのである。これは，ジョンソン (Johnson, 1990) のモデルの予測と一致している。しかしながら，周辺刺激へのサッケードがおこなわれるときには，ERP の証拠は，前頭眼野による抑制解除の結果として生じる場合も時にはあるが，その大部分は上丘回路によって引き起こされる，ということを示している。考えを集約してキャンフィールドと共同研究者たちは，行動的な証拠，さらに神経解剖学的な証拠をもとに，前頭眼野経路が，発達的により後頭部の経路よりも先行するだろうと主張している (Canfield, Smith, Brezsnyak, & Snow, 1997)。こうした前頭眼野経路の初期の関与は，より前頭部の構造の方が，後頭部回路よりも初期に活性化するようになるとする技能学習仮説と一致している。こうした解釈によって，乳児における前頭皮質回路のかかわりは一層大きくなる。というのは，乳児は，まだ依然

として眼球運動のプランニングや遂行の技能を獲得しつつあるからである。

　機能的脳発達に関する第3の見解，すなわち相互作用特殊化の見解もまた，以上のようなデータと関連があるものとして，取りあげる必要がある。この見方からすると，視覚的定位にかかわる経路は，はじめは，周囲の組織からも，またそれら相互からも，あまりはっきりとは区別されていない（Iliescu & Dannemiller, 2008 を参照のこと）。さらに，相互作用特殊化説のアプローチでは，新しい能力の開始が，"新しい"領野における機能の開始と関連して生じると考えるよりもむしろ，そのような能力の開始には，新しい能力と関連した，ひとつまたはそれ以上にまたがる経路全体の広範囲に及ぶ変化が生じている，といったような見解を強力に主張している。困難なサッケード課題開始中の子どもや成人における機能的活動を fMRI によって評定した研究では，以前沈黙していたひとつないし2つの領域が活性化するようになる（成熟によって）というよりも，むしろ多数の皮質領野や皮質下領野が，それらの反応パターンを変化させているように思われる（Luna et al., 2001）。

　眼球運動制御（oculomotor control）の研究は，経験による効果をもとにおこなわれてきた。頭頂皮質はこうした眼球運動制御にかかわる皮質である。頭頂皮質は，サルの細胞記録の研究，ヒトの機能的神経イメージング研究，および脳損傷患者の神経心理学的研究において，サッケードのプランニングの側面と関連づけられてきた霊長類の皮質領域である。それはまた，死後の脳の神経解剖学的研究（Conel, 1939-67）と PET 研究（Chugani et al., 2002）との両方で明らかにされたように，3ヶ月齢と6ヶ月齢との間に著しい発達変化を受ける皮質領域である。アンダーセン Andersen と共同研究者たち（Andersen et al., 2000）は，マカクザルの頭頂皮質の部位における単一細胞からの記録をおこなって，これらの細胞の多くが，眼-中心，あるいは頭-中心の枠組み内で，サッケードに対する情報の符号化をおこなっていることを明らかにした。いいかえれば，それらの受容野は，一方では，眼の位置ないし頭の位置の組み合わせに反応するとともに，また他方では，中心窩から視標への網膜上の距離に反応する。この点は，上丘の部位とは対照的である。というのは上丘の場合，細胞は通常，たんに中心窩から視標までの網膜上の距離と方向とにしたがって反応するからである。

ジプサーとアンダーセン（Zipser & Andersen, 1988; Andersen & Zipser, 1988）は，隠された層単位 hidden-layer units が，霊長類の頭頂皮質の領域内で観察される特性ときわめて類似した反応特性を発達させる，といったコネクショニスト・モデルを構築した。この神経コネクショニスト・モデルの詳細をここで取りあげる必要はないが，その注目すべき基本的な点は，眼-中心，ないし頭-中心の枠組み内でサッケードを発生するための表象が，訓練の結果として発現するということ，またそのネットワークの中に"ハードウェアーへの組み込み hard-wired"を必要としなかったということである。残されている重要な問題のひとつは，乳児が，出生後の期間にサッケードをプランするために網膜外の座標を利用する能力を発達させるだけなのかどうか，という点だ。もし乳児がそれを発達させているとすれば，このことは，眼-中心，ないし頭-中心の活動を制御する表象が，出生後に構成される必要があり，またこの表象が，ネットワーク構造によって課せられた制約とその外的環境との相互作用とから生じたものだとするモデルの基礎にある前提と，一致していることになるだろう。

　リック・ギルモアとの共同研究で，私は，サッケードをプランするために網膜外の枠組みを利用するという乳児の能力が，生後2，3ヶ月をすぎて出現するかどうかを確かめるため，いくつかの実験をおこなった。これらの実験のひとつでは，大きなモニター・スクリーン上に，2つの，同時にフラッシュする視標を，4ヶ月齢と6ヶ月齢の乳児に提示した。これらの視標は，非常に短時間だけフラッシュされるので，乳児が，それらに対してサッケードを開始する前に消えてしまう。われわれは，その時に乳児が，それらの視標に反応して生じるサッケードを調べたのである（図5.7を参照）。多くの試行で，乳児は2通りのサッケードをおこなった。第1のサッケードは，2つの視標のうちの1つの視標位置に向かうサッケードである。2つの視標のうちの，1つの視標にサッケードをおこなった後，乳児のおこなった第2のサッケードが，第2の視標の実際の位置に向かうかどうか，それともその網膜位置（その視標が最初に出現した網膜上の位置）に向かうのかどうか，という点をわれわれは吟味した。正しい空間位置へ第2のサッケードをおこなうためには，乳児が，自分の眼の位置がすでに移動しているという事実を考慮に入れていること，そして新しい

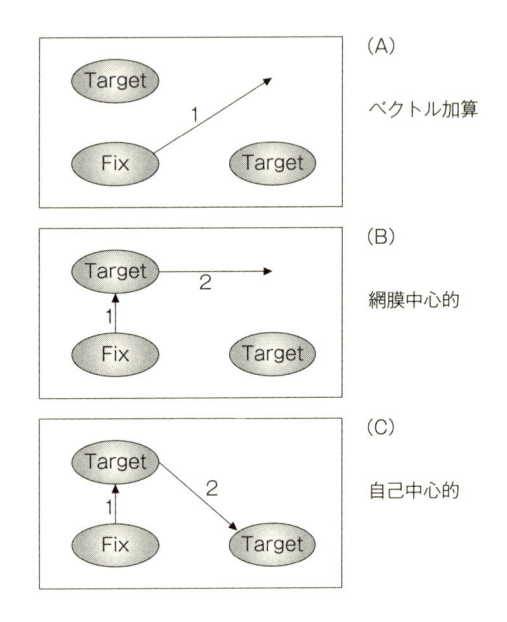

図 5.7 短時間フラッシュした 2 つの視標 targets に反応した年少乳児によるサッケードの 3 タイプ。(A) "ベクトル加算 vector summation" サッケード。この場合は，眼球運動は 2 つの標的の間に向かう。(B) "網膜中心的 retinocentric" サッケード。この場合は，第 2 のサッケードが，そのフラッシュが起こったときの網膜エラーに対応した位置に向かう。(C) "自己中心的 egocentric" サッケード。第 2 のサッケードをプランするため，網膜外の情報を利用して反応する必要がある。誕生から 6 ヶ月の間に，乳児は，最初の 2 つのタイプの反応から第 3 のタイプの反応へと移行する。

眼の位置に必要な計算をおこなって，サッケードをすることが必要となる。結果は，4 ヶ月児では，第 2 のサッケードの大半が，視標が出現したときの網膜位置に向けられた。それとは対照的に，6 ヶ月児では，第 2 のサッケードの大半が，もう 1 つの視標の正しい空間位置に向けられた。以上の結果は，サッケードをプランするために網膜外の手がかりを利用する能力が，生後 6 ヶ月ころに出現することを示唆している。しかし，網膜位置に基礎をおくサッケード（起源が皮質下だと考えられる）は，おそらくは誕生時から，存在しているものと思われる（Gilmore & Johnson, 1997）。

> より詳しくは，Johnson, Mareschal, & Csibra, 2008 を参照のこと

　要約すると，新生児でも，単純な視標-駆動性のサッケードが可能であるが，眼球運動技能は，最初の1年を通して発達し続ける。影響力のある成熟説モデルも，最近の ERP や神経イメージングの証拠によって，たんに部分的に支持されているにすぎない。とくに，前頭領域が，もっと後部の領野よりも重要かもしれないという事実は，成熟説のアプローチに対してひとつの挑戦状を突きつけていると思われる。発達の初期段階では，これらの経路は成人について観察されるよりも，はじめは分離の仕方が少なく，したがって，まったく異なる方式で相互に作用し，情報の処理をおこなっているという可能性がある（Iliescu & Dannemiller, 2008）。

5.3　視覚的注意

　いままでの考察は，眼や頭の運動による顕在的な注意の移動についてであった。しかし成人のわれわれは，注意を潜在的に移動させることもできる（眼や他の感覚受容器を動かすことなしに）。これによって，われわれは，視野内のなんらかの空間的位置や物体についての処理を，ほかのものを除外して高めることができる。
　潜在的注意が成人に備わっていることを示すひとつの試みとして，手がかりをもとに生じる特定の空間位置へのサッケードについて，その検出に及ぼすなんらかの効果を調べる，といった方法がある。短時間提示された手がかりは，その位置への潜在的注意を引きだして，その後のその位置にある標的の検出を促進させる（Maylor, 1985; Posner & Cohen, 1980）。もし手がかりの提示後，ごく短い間隔で標的刺激が出現した場合には，潜在的に注意されていた位置についての検出や反応の促進が生じるが，手がかりと標的との間に，それよりも長い潜時をおくと，その位置へのサッケードの抑制が起こる。こうした後者の現象は，"後戻りの抑制 inhibition of return" とよばれ（Posner, Rafal, Choate, & Vaughan, 1985），注意が直前に処理した空間位置に戻るのを妨げる，といった進化論的に重要なメカニズムを反映していると考えられている。成人では，

手がかり提示後，約 150 ms 以内に，手がかりが示された位置に標的が出現した場合には，促進が確実に観察される。一方，周辺（注意の範囲外）の手がかり掲示後に，300 ms から 1300 ms の間で標的が出現した場合には，検出の潜時が長くなる（たとえば，Maylor, 1985; Posner & Cohen, 1980, 1984）。

後部頭頂葉損傷後の成人は，反対側の視野の顕著な無視を示す。ポズナーと共同研究者たちによると，この無視は"後部注意ネットワーク posterior attention network"への損傷によるという。この後部注意ネットワークとは，後部頭頂葉ばかりでなく，視床枕と上丘も含んだ脳回路をさす（Posner, 1988; Posner & Peterson, 1990; 視床枕をのぞくすべては図 5.4 を参照のこと）。この回路に対する損傷は，手がかりが与えられた空間位置への潜在的な注意移動能力に障害を与える，と仮定されている。視覚的注意の移動にこれらの領域が関与することは，PET の研究で確かめられている。上に述べたように，ヒトの乳児からの神経解剖学的証拠（Conel, 1939-67）と PET の証拠（Chugani et al., 1987）との両者は，頭頂葉が，誕生後 3 ヶ月齢と 6 ヶ月齢との間に，実質的な，そして急速な発達をしていることを示している。したがって，乳児が，この時期に注意の潜在的移動ができるようになるかどうか，といった疑問がここで生じることになる。

乳児は，言語的教示を受けつけない。またキイ押しのような，成人における空間的注意の研究に使われる運動反応は貧弱だ。したがって，手がかりが与えられた位置によって促進や抑制が生じるかどうかを立証するのに利用できる唯一の反応は，眼球運動ということになる。すなわち，手がかり刺激（通常，眼球運動を誘発しないように，ごく短い時間提示される）が，目立つ標的刺激への乳児による後続のサッケードに対して影響するかどうかを吟味することによって，顕在的な眼球運動の移動を，注意の潜在的移動の研究に利用することができる。こうした方法を用いて，フードとアトキンソン（Hood & Atkinson, 1991; Hood, 1995 を参照のこと）は，6 ヶ月児について検討している。その結果，標的が手がかりなしの位置に出現したときよりも，手がかり刺激を短時間（100 ms）提示後すぐに出現したときの方が，標的へのサッケードをおこなう反応時間が速くなったことを報告している。一方，3 ヶ月齢のグループでは，こうした結果を示さなかったという。ジョンソン（Johnson, 1994; Johnson &

Tucker, 1996）は，同じような手続きを用いて，手がかりを短時間（100 ms）両側にあるスクリーンの一方に提示し，その後，両側に標的を100 ms，または600 ms 遅れて提示した。この場合，成人の結果をもとにして，200 ms の刺激提示開始時間のずれ（stimulus onset asynchrony, SOA）では，促進を生じるに足るだけ十分短いが，それより長い SOA 試行では，反対側方向への選好した定位（後戻りの抑制）が生じるはずだといった仮定が立てられた。この仮定と一致する結果が，4ヶ月児のグループで得られたが，これは，この年齢で潜在的な注意移動が可能であることを示唆している。このような効果は，2ヶ月児のグループでは得られなかった。これは，以前見いだした事実と一致している。

潜在的注意のもうひとつの証拠は，いわゆる"持続性 sustained"注意と関係している。持続性注意とは，妨害が存在していても，刺激に対する注意の方向づけをそのまま維持する実験参加者の能力をいう。リチャーズ（Richards, 2001, 2003）は，乳児における持続性注意のための心拍数マーカーを開発した。持続性注意の期間として規定されている心拍数は，通常，複雑な刺激の提示後，5秒から15秒間持続する（図5.8を参照のこと）。

外因性手がかりへの反応に対する持続性注意の効果を調べるために，リチャーズ（Richards, 2001, 2003）は，"中断刺激法 interrupted stimulus method"という方法を用いた。この方法では，乳児が，中央の刺激（複雑な視覚パターンが写っているTVスクリーン）を注視している間に，周辺刺激（フラッシュ・ライト）を提示するのである。その場合，TV 映像の開始と周辺刺激の開始との間の時間の長さを変化させることによって，持続性の潜在的注意の期間内，もしくは期間外のどちらかで，周辺刺激を提示することができる。リチャーズは，心拍数が減少している（持続性の，内因性注意の）期間中は，心拍数が刺激前のレベルに戻ったとき（注意終了）の2倍ほど，乳児が周辺刺激へ視線を移動させるのに時間がかかることを見いだした。さらに，持続性注意の期間中は，周辺刺激に対しておこなわれるサッケードは，通常の場合よりも精度が低下し，また上丘に起因するサッケードに特徴的な，多数の測定不可能なサッケードが含まれているという（Richards, 1991）。したがって，持続性注意の期間中，あまり気を散らさないのは，皮質を仲介した回路によって上丘のメカ

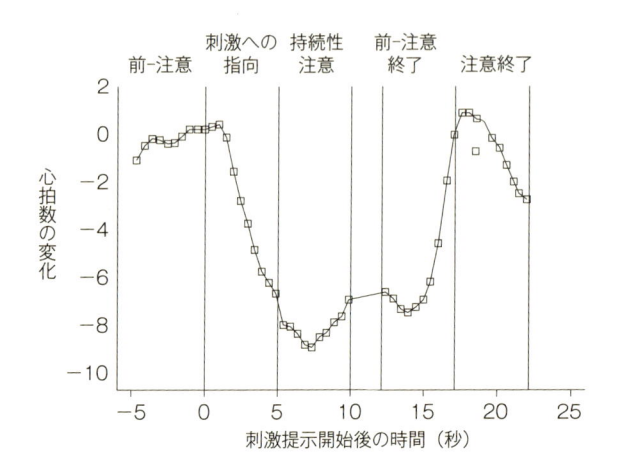

図 5.8 心拍数によって定められた持続性注意の期間（秒単位）

ニズムを抑制しているからだ，と思われる。

> さらに詳しくは，Richards, 2008 を参照のこと

　多くの研究が，純粋な認知的方法を使って幼児期の視覚的注意における発達の経過を追跡している。それらの研究は，初期の乳児期で観察されたのと同様な推移が，継続して生じていることを示している。その推移とは，注意の範囲を拡大したり縮小したりする能力がより大きくなること（たとえば，Chapman, 1981; Enns & Girgus, 1985），妨害的な情報ないしは不適切な手がかりから注意を逸らす能力が，より大きくなること（Akhtar & Enns, 1989; Enns & Brodeur, 1989），および注意の移動がより素早くなること（Pearson & Lane, 1990），の3つである。

　エンスとギルガス（Enns & Girgus, 1985）は，学齢期の子どもと成人について，要素間の隔たり（視角）が変化する2つの要素で構成された刺激[訳註5-7]を使って，2種の迅速な分類課題（speeded classification task）によるテストをおこなった。実験参加者は，2つの要素のうち，1つの要素を基準にして刺激を分類しなければならない。年少の子ども（6-8歳）は，年長の子ども

（9-11歳）や成人に比べて，要素どうしが近くに配置されているときに，より多くの干渉を受けた。同じ刺激を用いて，第2の課題，すなわち両方の要素を考慮しなければならないような課題がテストされた。この課題では，年少の子どもでは，2つの要素を大きな視角によって分離すると，困難を生じた。研究者たちは，年少の子どもの場合，注意の焦点の大きさを縮小したり拡大したりする点に，問題をもっていると結論している。聴覚的注意についてのERPの研究もまた，幼児期に，注意の焦点を狭める能力が発達する，と結論している（Berman & Friedman, 1995）。

　これと関連すると思われるひとつの観察によると，年長児と成人は，年少児よりも素早く注意を移動することができるとされている。たとえば，空間手がかり法をつかったピアソンとレイン（Pearson & Lane, 1990）の観察によると，年少児は，より周辺の標的に潜在的に注意移動をするには，時間が長くかかるという。ただし，注視点のごく近くにある標的への移動は，成人とほぼ同じように素早かった。このことは，この年齢で改善するのが，潜在的移動を生じるための潜時よりも，むしろ移動速度だということを示唆している。また，年齢にともなう注意の移動速度の増大が，乳児期にも生じるということも報告されている（Johnson & Tucker, 1996）。この報告は，こうした発達の推移が，誕生初期に始まる漸進的な推移であることを示している。

　いくつかの研究によって，年少児や乳児は妨害刺激や不適切な空間的手がかりから注意を逸らすのがきわめて難しいと主張されている。たとえば，エンスとブロドー（Enns & Brodeur, 1989）は，空間手がかり法を使って，中性的手がかり（すべての位置に手がかりを与える），非予測的手がかり（ランダムに手がかりを与える），あるいは予測的手がかり（手がかりが標的の提示を予報する）の3条件に対する反応時間（correct RT）を調べた[訳注5-8]。6歳，8歳，および20歳の実験参加者における結果から，どの年齢グループの実験参加者も，手がかりのある位置に自動的に注意を向けているが，子どもの場合は，手がかりのない位置にある標的に対して成人よりも処理がおそくなっている，すなわち子どもは，手がかりの予報性という利点を活用していないことが明らかになった。したがって年少児では，手がかりの利害得失（cost and benefits）関係からみると，不適切な手がかりによって生じる損失の増加によって損失が

より大きくなった，ということができる。ティッパー，ブールク，アンダーソンとブレホート（Tipper, Bourque, Anderson, & Brehaut, 1989）は，こうした欠陥は，無関連な刺激を抑制する能力が相対的に低いためだと示唆しているが，この結論は，さらに最近の結果（Brodeur & Boden, 2000; Wainwright & Bryson, 2002）とも一致している。さらにまた，同様な発達傾向が，乳児期の実験でも観察されている。この場合乳児は，前に述べたような強制的な注意の場合のように，拮抗している刺激から注意を逸らすことがはるかにできにくいようである。

　子どものころの潜在的注意の発達の神経的基礎に関する研究は，やっと始まったばかりだが，それは，つぎの3つのトピックにもとづいておこなわれている。すなわち（a）ERP研究，（b）初期の皮質損傷の影響，（c）遺伝的起源による発達性障害の3つである。リチャーズ（Richards, 2003）は，潜在的注意の神経的信号を検出するために，乳児のERPを測定しながら，空間手がかり手続きの実験をいくつかおこなっている。ひとつの研究では，年少乳児における"P1妥当性効果（P1 validity effect）"を検討している。P1とは，刺激提示のほぼ100 ms後に生じる大きな正のERP成分だ。成人の実験参加者に対する研究では，妥当な試行（この場合手がかりが正しく標的を予報している）では，P1が一定の割合で増大することが示された（Hillyard, Mangun, Woldorff, & Luck, 1995）。このことは，こうした短い潜時の成分が視覚処理の初期段階を反映しており，したがって潜在的注意の移行が，標的に対する初期の感覚処理を調節していることを立証している点で興味深い。リチャーズ（Richards, 2003）は，3ヶ月の乳児では，潜在的注意の移行に対するERPの証拠がほとんど存在していないが，5ヶ月までに，ERPデータのパターンが成人のそれと同じようになること，したがってこの年齢の乳児は，手がかりのある位置に潜在的に注意を移行していることを明らかにしている。

　発達における潜在的定位の神経的基礎を検討するためのもうひとつの研究としては，大脳皮質に対する周産期の損傷による影響を評価するという方法で，それがおこなわれてきた。スタイルズStilesおよびその共同研究者たちと共同で，われわれは，周産期に不幸にも皮質の4分の1に対して損傷を受けた乳児たちの空間手がかりを検討した（Johnson, Tucker, Stiles, & Trauner, 1998）。

その結果は，成人では通常障害を引き起こすはずの後頭部損傷が，乳児たちには，なにも影響がなかったという，いささか驚くべきものだった。それとは対照的に，前頭の損傷は空間手がかり課題にある程度の影響を及ぼしていた。驚くべきこととはいえ，これらの結果は他の研究室の結果と十分符合している。たとえば，クラフト，シャッツ，および共同研究者たちは，幼児期の空間手がかり課題の成績に対する周産期脳損傷（時に鎌状赤血球貧血 Sickle cell anemia—ヘモグロビン S 症 hemoglobin s disease：赤血球内でヘモグロビン S (Hbs) が重なり鎌状の赤血球を形成し貧血，血流障害により各臓器の障害などを生じる疾患—と連合している）が及ぼす影響を研究している。いくつかの研究で，前部（前頭）損傷に後続して障害が観察されたが，後部損傷では，それが観察されなかった（もしくはほとんど観察されなかった），という (Craft, White, Park, & Figiel, 1994; Schatz, Craft, Koby, & DeBaun, 2000; Schatz, Craft, White, Park, & Figiel, 2001)。

潜在的注意の神経発達に取り組むための第3の手法は，この過程の障害を，発達異常の子どもたちのグループで研究するという方法である。注意欠陥・多動性障害 (Attention Deficit/Hyperactivity Disorder, ADHD) は，不注意，多動性，および衝動性といった特徴をもち，7歳以前に始まる (Karatekin, 2001)。その有病率は，アメリカ合衆国では学童の3-5%といった高い値となっているが，この数字は，文化によって大きく変動する。障害といった名称にもかかわらず，これらの子どもの注意成分における特定の欠陥に関して，一般的な合意はまったく存在していない。むしろ彼らは，持続的，および選択的な注意のいくつかのテストで，多少の困難を生じるが，これは，注意を向けた刺激の処理における困難，および／あるいは認知的資源 cognitive resource を求めている課題への注意の維持に関する困難，といった状況を反映しているように思われる（概説として Karatekin, 2001 を参照のこと）。

注意欠陥と結びつけられてきたもうひとつの障害は，自閉症である（自閉症の手引きとして，2章を参照のこと）。子どもと成人の自閉症にみられる手がかり症状のひとつは非定型の注意である。たとえば，クーシェンヌ Courchesne と共同研究者たち (Akshoomoff & Courchesne, 1994; Townsend & Courchesne, 1994) は，自閉症をもつ個人に対して種々の空間手がかり課題と注意切り替え課題と

による検討をおこなった。彼らは，剖検のデータと構造的 MRI データをもとにして，自閉症をもつ実験参加者の多くが，小脳に発達性の損傷をもつことを報告している。いくつかの課題をおこなわせた結果，彼らは，こうした損傷を，注意切り替え能力の低下，および潜在的な空間注意の緩慢な移行と関連づけている。すくなくとも自閉症をもつ実験参加者の何人かで観察されるもうひとつの神経的欠陥は，両側性の頭頂損傷で，タウンゼンドとクーシェンヌ（Townsend & Courchesne, 1994）は，この損傷が，空間的注意の焦点の狭窄を生じさせているといった提案をしている。そのため，狭い"スポットライト"内に提示された標的は，健常者よりも素早く検出する，としている。それとは対照的に，注視位置から，多少偏心的に離れた所に提示された標的に対しては，健常な実験参加者は素早く反応するが，自閉症の実験参加者の反応では，はるかにゆっくりしたものになる。というのは，標的が，自閉症の実験参加者では狭い注意の焦点の外側になっているためと考えられる。

　診断の結果明らかにされる自閉症の他の症状に関連して，逸脱した注意のパターンが，社会的認知（7章参照）のような他の分野におけるもともとの deficits（欠損）の複合症状なのかどうかという疑問，あるいは注意についての最初の問題が実際にはその状態の何らかの他の症状をひき起こすのかどうか（Elsabbagh & Johnson, 2007）というような疑問が起こる。この問題点に踏み込むひとつの方法は，すでに（自閉症の）診断を受けた年上の同胞（共通の両親から生まれた子ども）がいるために，あとで自閉症の診断を受ける危険性がある幼児たちについて研究してみることである。種々のグループからの結果を集めてみると，その危険性をもつ幼児たちは，生後1年の間に，対照群の幼児グループとは，簡単な視覚的定位に関するパラダイムを通して，異質の行動をすること（Elsabbagh et al., 2009），そして，それを通して，彼らが2歳または3歳になるまで診断され続けるような特定の幼児の確認さえも可能になることを示している（Zwaigenbaum et al., 2005）。

> より詳しくは Cornish and Wilding, 2010 を参照すること。

5.4 一般的要約と結論

　この章では，基礎的な視覚機能の出現に末梢システム（網膜）の発達がどれほど寄与しているかについて考察することから始めた。網膜の発達は，基礎的な視覚機能における進歩について，部分的にしか説明できない。このことはまた，脳変化が重要なことも示唆している。両眼立体視に関する神経解剖学的証拠と計算論的モデリングとの証拠は，一次視覚皮質における第4層への入力の分離の重要性に光を当てている。両眼からの入力の分離の増大は，一定の内在的な要因と外在的な要因とによって制約された，自己組織的神経ネットワークの結果として考えることができる。

　感覚処理から感覚運動の統合へと問題を移して，乳児における視覚的定位の発達変化を予測するため，われわれは，皮質の発達神経解剖学を利用しようとする試みへと話題を進めた。眼球運動の制御にかかわる皮質領域のためのいくつかの行動的マーカー課題が成熟モデルとの関連で検討され考察された。最近の神経イメージング研究と行動的研究とは，この初期のモデルに対する修正を求めている。そしてまたそれらの研究は，相互作用特殊化説の見解の方が，結局は，より実り多いものであることを立証するだろうという示唆を与えている。

　最後に，乳児と幼児における潜在的（内的）注意移行の発達に関する実験が述べられた。注意移行の柔軟性と速度におけるいくつかの変化は，乳児期に発生するが，幼児期にまで継続することが示された。自閉症のようないくつかの発達障害には，顕在的ないし潜在的注意移行の欠陥がかかわっているように思われる。

考察のための重点課題
* ヒトの眼球優位性コラムの形成に関して，どのような，またどの程度の経験が必要かを確かめるには，いかなる実験ないし対象集団を考えることができるか？
* 成熟説のモデルは，生後1年にわたる視覚的定位能力の発達変化をどの程度まで説明してくれるのか？

＊自閉症における注意の困難さは，他の分野における問題行動の原因あるいは結末と結びつく見込みがあるか？

［訳注 5-1］dynamic schematic face-like pattern：ダイナミックな図式的顔状のパターン。眼をパチパチ（頻度は 2 Hz）と開閉させている顔状のパターン。黒色の背景に 2 つの小円（眼，視角 4°）のある赤色の円（顔，視角 15°）からなるパターン（55cd/m×m）。

［訳注 5-2］ocular dominance columns：眼球優位のカラムあるいは眼球優位性円柱ともよばれている。

［訳注 5-3］"blindsight" patient：「盲視」患者。有線皮質に対する損傷によって，主観的には視野内に盲（見えない）領域のある患者。この領域内に視標を提示すると，それを検出して定位することができる。

［訳注 5-4］coherent motion：整合的な運動。Wattam-Bell（1990）が ECVP のアブストラクトなので詳細は不明だが，ランダム・ドットパターン（幅 49°，高さ 40°）が一定方向に一斉に動くことを指すと思われる。

［訳注 5-5］anti-saccade task：逆方向（逆向き）サッケード課題。Guitton et al., 1985 の Fig. 1（同上，p. 458）に，次のような手続きの図解が示されている。

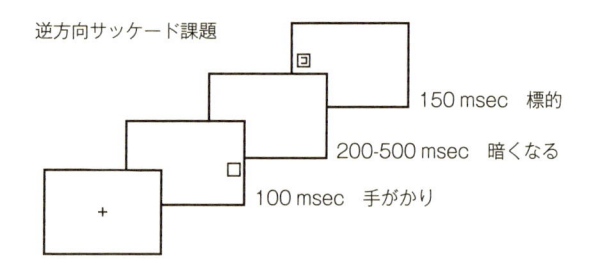

```
逆方向サッケード課題
                        ┌───────┐
                        │      ▫│ 150 msec 標的
                 ┌──────┼───────┤
                 │     ▫│        200-500 msec 暗くなる
        ┌────────┼──────┤
        │        │               100 msec 手がかり
        │   +    │
        └────────┘
```

まず，オシロスコープ画面中央に，注視点（＋FP）が提示され（左下），間をおいてそれが消えると手がかり刺激（正方形 EP）が 100 ms 現れる。その位置は＋FP の右方 12°，または左方 12°のいずれかで，順序はランダム。実験参加者は手がかりの方ではなく，それとは反対側（逆）方向を見なくてはならない。画面が，200-500 ms 暗くなったあと，標的（1 辺の欠けた正方形）が 150 ms 現れる。この標的の欠けた所（辺）が，左，右，上，下のいずれなのかを指で示すことが課題である。

［訳注 5-6］oculomotor delayed response task paradigm：眼球運動を利用した（使

った）遅延反応課題パラダイム。その時間経過を模式的に示したものが，船橋 (2000) に掲載されている（船橋新太郎 (2000)「ワーキング・メモリの神経機構と前頭連合野の役割」，苧阪直行（編著）『脳とワーキング・メモリ』京都大学学術出版会，pp. 21-49）。

[訳注 5-7] speeded classification task：「迅速な分類課題」(Enns & Girgus, 1985) の実験 1 で用いられた刺激は次図のとおり。

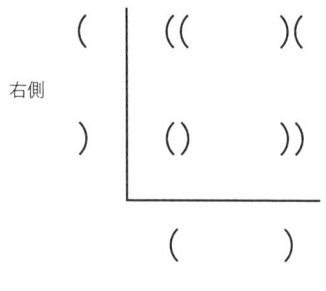

```
              (    |  ((      )(
           右側    |
              )    |  ()      ))
              ─────┴──────────────
                      (     )
                         左側
```

[訳注 5-8] Enns & Brodeur (1989) による実験。導入された適切 (valid), 不適切 (invalid), および中性 (neutral) の各試行における刺激提示系列 (sequence of events) の一例。

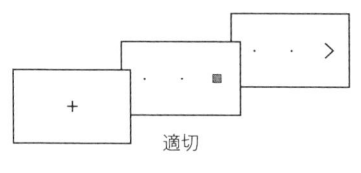

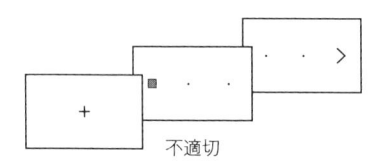

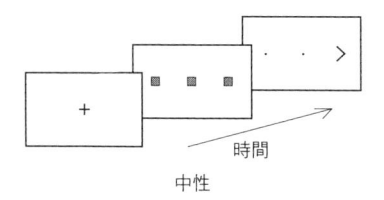

適切

不適切

時間

中性

6章
物理的世界についての知覚と活動：物体と数

> 物体は，われわれの感覚世界の中で特別な対象である。なぜならば，物体は，認知されるとともに，操作もされるからである。神経科学による証拠資料は，この2つの機能が2つの異なる経路，すなわち，腹側の認知経路と背側の感覚運動活動の経路で計算されていることを示している。ヒトの発達にそれら2つの経路を関係づけるために，まず予備的試みをいくつか述べることにする。つぎに単純な計算論的モデルを提示する。高周波神経振動の群発（バースト）は，物体を構成する特徴を結合し，遮蔽された後にも物体を保持する働きと関係づけられている。
>
> 物体は数えることが可能であること，それから霊長類の脳に在る，数に関連する2つのシステムが論議されている。その1つは，時間や長さの判断に際して活性化するシステムと類似した，アナログ-マグニチュード・システムであり，もう1つは，少数の物体を把握する際に作動するシステム（物体-ファイル・システム）である。2つのシステムはともに，年少乳児で活性化しているように思われるし，少数の物体に対して単純な数計算をおこなう能力の基礎になっているようである。大きな数に対してより高度な計算をするためには，これら2つのシステムが言語の媒介によって統合される必要がある，と示唆する研究者もいる。

物理的な物体は，われわれの感覚世界の中で特別な対象である。なぜならば，風景，顔，そして音とは違い，物体は認知され，カテゴリー化されるだけでなく，しばしば，手や足によって操作されるからである。われわれ成人としては，日常の物体を知覚し，それに働きかけることはたやすいことのように思われる。しかし，さらに考えを進めてみると，こうした過程には，複雑な計算と豊富な表象とがその基礎に必要とされることがはっきりしてくる。たとえば，物体は多数の異なった視点から認知されなければならないし，また物体が部分的に見

えなくなっている条件(部分遮蔽)や物体が複雑な背景の前方に在る条件(物体構造解析 object parsing)のもとにあっても,認知されなければならない。われわれの指や手は,物体の予期された大きさや重さに応じて調整される必要があり,また腕は適切な位置や正しい向きで物体をつかめるように適切な方向に向けられる必要がある。乳児や年少児における物体処理については,多くの行動研究がおこなわれている。しかし,認知神経科学の証拠がこの認知発達分野での理論構成に情報を提供し,そして制約を加えるために使われるようになったのは,ごく最近のことである。

6.1 背側と腹側の視覚経路

5章でわれわれは,視覚的な定位や注意の基礎にあるいくつかの経路について考察した。現在,物体についての視覚情報処理は,脳の中で2つの比較的分離した流れへと分割される,とする証拠がかなり存在している。これら皮質ルートにおける細部の結合状態はきわめて複雑である(van Essen, Anderson, & Felleman, 1992)。しかし,簡単にいうと,ひとつの経路(腹側ルート)は,一次視覚皮質から側頭葉の一部を通って多様な部分にまで伸びている。一方,もうひとつの経路(背側ルート)は,一次視覚皮質から頭頂皮質に達している(図6.1参照)。ルートが分離する正確な位置は,依然として議論の的である。以下に考察するいくつかの理由で,腹側ルートは,ときに,何経路 What pathway,または知覚経路 Perceptual pathway とよばれる。一方,背側ルートは,しばしば,何処経路 Where pathway,または活動経路 Action pathway とよばれる。まず背側ルートの考察からはじめることにしよう。

視覚に誘導されたすべての活動は,空間内で生じる。しかし,必要とされる空間の処理は,遂行される活動によって異なるだろう。複数の空間システムが存在するという証拠は,背側の流れにおけるニューロン群が示す空間的符号化の内にみることができる。たとえば,5章でわかったように,頭頂皮質のある細胞群は,サッケードという眼球運動によって網膜上にもたらされる結果を予期し,視空間についての皮質的(身体中心的)表象を更新して,空間内にある物体の位置を絶えず正確に符号化している。別の細胞群は,視線に依存した反

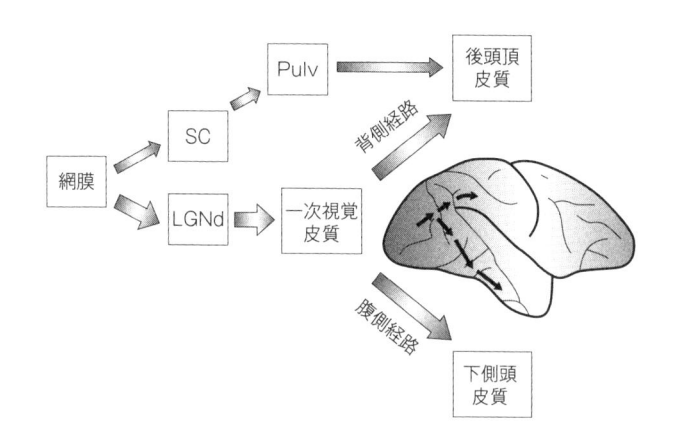

6章 物理的世界についての知覚と活動：物体と数　　147

図 6.1 網膜入力が背側と腹側の流れに達するための主要ルート。図の右側にある脳の図は，一次視覚皮質から後頭頂皮質と下側頭皮質に至るおおよその各投射ルートを示す。LGNd (lateral geniculate nucleus, par dorsalis) ＝外側膝状体核，副背側；Pulv (pulvinar) ＝視床枕；SC (superior colliculus) ＝上丘。

応をする。すなわち，これらの細胞群は，眼を中心とする座標系に関連させて，動物がどこを見ているかを記録しているのである。これらの細胞群はともに，自己中心的な空間符号化をもたらしているので，役に立つのはごく短期間にすぎない。というのは，この座標は，動物が動くたびにもう一度計算しなおさなければならないからである。

　実際の世界では，標的となる物体がしばしば動いている。それゆえ，空間内の物体を定位するには，その動きを追跡する必要があるだけでなく，その物体の運動を予測することも必要である。頭頂皮質にある一部の細胞群は，運動物体の追跡にかかわっているように思われる。さらに，これらの細胞群の多くは，その刺激が消失した後でも応答をし続ける (Newsome, Wurtz, & Komatsu, 1988)。それに加えて，物体が観察者の方に向かってきたり観察者から離れていく際の，相対的な動きと大きさの変化に対する選択性が，背側の流れにおける他の部分には存在している。さらに，背側経路上にある多くのニューロン群もまた，大規模な光学的流動の場 optical flow field によって駆動されており，このことは，自己運動が計算されていることを示している。背側経路における細胞群は，

大きさ，形，および定位をも符号化しており，それらの情報は，物体に対して適切に手を伸ばしたり，つかんだりする上で必要である。

また，証拠資料が示唆するところによると，上に述べた種々の空間・時間的システムは，背側経路内の異なる領域やルートへ部分的に分割されている。したがって，背側の流れは，同時に生じる種々の空間・時間的な属性について，多くの並列的な計算をする経路である，とみなすことができよう。種々の流れは，おそらく，異なった効果器系を用いて，座標系を異にする種々の空間・時間的な分析の計算をするのである。ミルナーとグッデイル（Milner & Goodale, 1995）は，頭頂皮質の細胞群が，感覚的でもなく，また運動的でもなく，むしろ感覚運動的であると主張している。それらの細胞群は，網膜的（感覚的）な情報を運動座標に変形し，また知覚入力を運動活動に変換することにかかわっている。

成人では，腹側の流れの内にあるニューロンの特性が，背側の流れの内にあるニューロンの特性を補っているように思われる。腹側の流れに沿って進むにつれて，細胞群は次第に複雑な特徴集団に応答するようになる。より高次のレベルでは，複雑型の細胞群が発火の際に顕著な選択性を示すようになる。これらの細胞群ではすべて，物体の図形的および面的な属性（すなわち，物体の本質的 internal な特徴）に対する応答が選択的なのである。より重要なことは，多くの細胞群が網膜に対して非常に大きな受容野をもっている点である。このことは，それらの細胞群が，特徴の情報を処理することはできるものの，網膜上の空間分解能をほとんど失っているということを意味している。実際，これらの細胞群は，その位置とは独立に，一貫性のある特徴集団の存在に応答することによって，空間に不変の表象を物体に関して作り上げているのである。細胞群の中には，物体の好ましい向きに対して最大の応答をするように見えるものもある（位置とは独立して）。それによって，"視点-中心的表象 view-centered representation" を計算することができる。別の細胞群は，どのような向きの物体に対しても同じように応答する。すなわち，それらの細胞群は，変形には不変な表象 transformation-invariant representation を作り上げているのだ。したがって，腹側経路に沿ったニューロンの特性は，自然の状況で起こる視覚配列の瞬間，瞬間の変化よりも，むしろ持続的な属性をもつ物体，シーン，お

よび個体の認知にかかわるシステムについて期待されているものと完全に一致している。変形に不変な表象は，視覚世界に関する再認記憶や他の長期的表象にとって，基本的で，未修正の材料を提供することができるかもしれない。

　それではなぜ，このように異なる処理の流れが霊長類の成体には存在しなければならないのだろうか？　もし背側の流れにおける表象が運動系の機能と密接に結びついているとするなら，空間・時間に関する情報が高度に必要な情報として，背側の経路を経由しているとしても驚くには当たらない。運動動作には，3次元の空間・時間的世界の中で標的を定位する働きが含まれている。それとは対照的に，物体の認知や識別には，空間・時間的な変動を最小限にしておく必要がある。機械による視覚 machine vision に関する初期の研究で，視点-不変の認知（すなわち，向きや位置とは独立に，同じ物体として認知する能力）は，きわめて難しい計算論的課題であることがわかっていた。これを解決するうえで最も有効な方法のひとつは，空間的な変動を計算の対象から省くことである。しかし，物体の表象から空間情報を取り除いてしまうと，運動系にとっての必要条件とはまったく食い違ってしまう。したがって，物体を表象するには，異なる2つの分類が必要となるわけである。

> より詳しくは，Atkinson & Braddick, 2003; Iliescu & Dannemiller, 2008; Johnson, Mareschal, & Csibra, 2008 を参照のこと

　1章で考察した3つのアプローチは，背側経路と腹側経路とに関する発達仮説を，異なる観点から見ている。成熟説の見解によると，どちらの経路が最初に発達するのか，そしてそのことによって，物体処理の行動発達に関するいくつかの側面が説明可能になるのか，ということを考察しなければならない。たとえば，乳児や幼児は，運動の整合性を判断するよりも先に，形の整合性を知覚できるということを論拠にして，アトキンソン（Atkinson, 1998）は，背側経路が腹側経路よりも後で発達すると主張している。しかし，ヒトの乳児における発達神経解剖学から得られた証拠は，この点に関して納得できるようなものではない。たとえば，安静時（課題を与えていない）におけるブドウ糖摂取についての PET 研究では，実質的に同じ発達変化のパターンが，側頭皮質と頭頂皮質でみられている（Chugani et al., 2002）。安静時の血流測定と構造の神経

解剖学的研究が，機能について直接教えてくれるものは何もない。5章で検討したように，年少乳児に対する機能的イメージング研究のうち数編は，一次視覚系および腹側経路内のある構造が活動していることを示している。しかし，これらの課題は，2次元の視覚パターンや顔を受動的に観察するものであり，成人でも，背側経路の活動を引き起こす課題のようには思われない。ヒト以外の霊長類では，6週齢のような若いときから腹側経路が機能しているという証拠が存在する。ロッドマンと共同研究者たち（Rodman, Skelly, & Bross, 1991）は，彼らが記録できたもっとも初期の年齢──6週齢──から，上側頭溝内のニューロンが，顔を含む複雑な視覚刺激によって活性化されることを確認した。だが，残念ながら，同様のデータは背側経路の機能からは得られていないので，比較することができない。したがって，現在のところ，この疑問に利用できる直接的な証拠は，ほとんど存在していないのである（しかし，Iliescu & Dannemiller, 2008 は参照すること）。

　技能学習説の見解からは，腹側経路における知覚認知技能の獲得と，背側経路における感覚運動統合の出現とを調べてみる必要がある。さらにわれわれは，2つの経路による処理の相互作用が，発達のある時点で獲得されるのか否かを調べることができるかもしれない。1章で概要を述べた第2の見解，つまり相互作用特殊化説は，背側視覚経路と腹側視覚経路に対して，さらに別の理論を発展させる可能性をも示唆している。すなわち，この2つの経路は，特殊化が進むにつれて，そして認知や活動に適切な表象が獲得されるにつれて，相互にはさほど作用を及ぼさなくなり，遂には，共同して働かなくなるという考えである。この考えはまた，2つの経路が，はじめは相互にまじりあっており，分離することが困難な状況から始まるが，発達するにつれて，分離がより完全になる，と予測することになる。さらに，このような観点からすると，2経路の相補的な特殊化は，個々人の発達過程で現れることになる。

6.2　隠れた物体

　年少の子どもでは，見えなくなった物体について考えたり，それに働きかけたりするやり方に，独特な"エラー"があることに最初に気づいたのは，ジャ

ン・ピアジェであった。とくに，ピアジェ（Piaget, 1954）の報告によると，乳児は，7-8ヶ月齢までは，表面の一部が隠された物体をうまく探すことができず，その後数ヶ月までは，完全に隠された物体を手にいれることに失敗する。さらに1年半までは，隠された物体がある最終到着点までの空間・時間的軌道を追跡することができない，という。ピアジェは，こうした発達の変化が生後1年の間におこる概念的革命を反映しており，それが，最初に現れる真の物体表象，すなわち"物体概念"の構築を生むことになる，と提案した。

　物体知覚の初期発達に関する最近の研究は，ピアジェによる最初の説明に対して修正を加えている。手を伸ばす（リーチング）という方法ではなく注視を測度とした実験では，4ヶ月児でさえも，部分的に隠された物体は遮蔽物の背後にも在ると知覚していることを明らかにしている。たとえば，中央にある遮蔽物の背後で左右に動く物体（長い棒）を繰り返し提示して，それに十分馴化させた後では，全体が見えてはいるが遮蔽物のあった場所が欠けている物体（2本に分割された短い棒）よりも，全体が見える完全な物体（1本の長い棒）に対して，乳児は般化反応を示した（すなわち，注視時間がより減少した）(Johnson & Aslin, 1996; Johnson & Nanez, 1955; Kellman & Spelke, 1983; Slater, Mattock, & Brown, 1990)。ヒトの2ヶ月児では，4ヶ月児に用いたのと同じ提示装置でテストされると，遮蔽された物体を完全な物体であると知覚しているようには認められなかった。しかし，遮蔽と運動の関係が容易に検出されるように強調した提示装置[訳注6-1]でテストすると，年長の乳児のように知覚することができた（Johnson & Aslin, 1995）。さらに一層強調した提示装置を使った最近の研究では，部分的に遮蔽された図形を完全な形として知覚する能力が，ヒトの乳児では3週齢にまでさかのぼっても認められている（Kawabata, Gyoba, Inoue, & Ohtsubo, 1999）。

　これらの観察事実は，ヒトの知覚系が自然の状況における一種の不変性——すなわち遮蔽や背景のパターンが変化しても物体の形は不変であるということ——を急速に検出できるようになる，ことを示している。精神物理学や認知神経科学による実験は，成人が物体に関する他の不変属性をも多数検出していることを示す証拠を提出している。そこには，物体の大きさや位置の変化よりも物体の視点-依存的な形についての不変性を検出したという証拠も含まれてい

る（たとえば，Grill-Spector et al., 1999）。こうした能力もまた，乳児期にその基礎が形成されるように思われる。というのは，新生児でさえも，大きさや形の恒常現象に関する証拠がいくつか得られているからである（Slater, Morison, & Rose, 1982）。こうした事実はすべて，物体を知覚する能力が科学的推理に類似した過程に依存するとしたピアジェの主張に対して，疑問を投げかけている。一方では，注視法を使ったテストをすると，乳児は，見ることができない物体でもそれを表象することができるということなのだろうか，という疑問が生じることになる。いくつかの研究室による結果は，注視法の課題でテストをすると，乳児はピアジェによる物の永続性課題に成功するよりもはるか以前に，完全に遮蔽された物体の表象を長く保持していることを明らかにしているからである（たとえば，Baillargeon, 1993; Spelke, Breinlinger, Macomber, & Jacobsen, 1992）。ただし，この方法を使った場合にも否定的な結果を得たという報告が散見される（論評として，Haith & Benson, 1998 を参照のこと）。他の乳児行動テストパラダイムと比較した場合，注視法では異なる結果が得られていることを考慮して，いくつかのグループでは，この矛盾を解決するために認知神経科学の理論や方法に関心を向けている。認知神経科学における研究は，現在，次のようなテーマについて活発な研究をおこない，この問題に関していくつか可能性のある解答を探っている。つまり，(a) 背側経路と腹側経路が統合されている程度，(b) 物体表象の脳内における強度変化，(c) 遮蔽された物体を入手する上で必要な動作をプランする能力が乳児では欠如している可能性，である。これらの可能性のうち第2のものは，12章および10章の2節で考察するつもりなので，ここでは，背側視覚経路と腹側視覚経路に関連する説明について，焦点を当てることにしよう。

　マレシャル Mareschal と共同研究者たちは，注視課題とリーチング（手伸ばし）課題との間で食い違いが生じるのは，初期の乳児期では背側視覚経路と腹側視覚経路の統合が相対的に欠如しているため，とする仮説の検討を試みた（Mareschal, Plunkett, & Harris, 1999）。この仮説の背後にある論理は，遮蔽された物体に向かう対象指向的な行動には，2つの経路間の相互作用がある程度必要になる，というものである。この考えは，最初，背側経路と腹側経路についての計算論的特性とその発達に関してシミュレーションをする目的で計画され

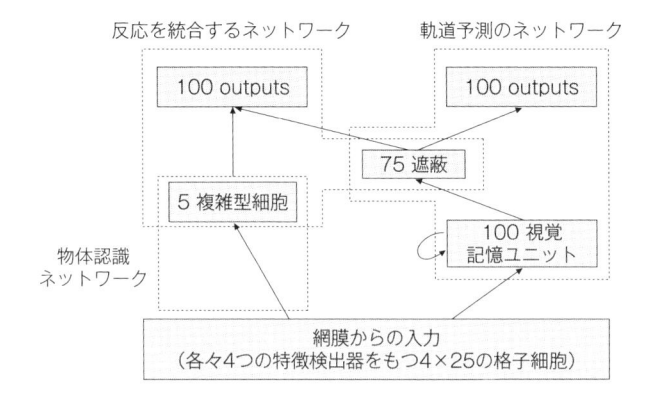

6章 物理的世界についての知覚と活動：物体と数　　153

図6.2 マレシャル（Mareschal et al., 1999）の物体処理モデルを示した図。

た，コネクショニスト・モデルによって検討された。図6.2は，この"2重ルート"処理モデルの概略を図式的に示している。先に検討した神経生理学と同じく，このモデルには，物体認識ルート（腹側経路と同じ）と軌道予測ルート（背側経路）がある。前者のルートでは，それが提示されている空間には不変な物体表象を形成する（フォルディアク［Foldiak 1996］が発展させた教師なし学習のアルゴリズム unsupervised learning algorithm を利用して）が，一方，後者のルートでは，次にその物体がとる"網膜的"位置の予測を学習する。再帰的結合を通して，2つの経路はある程度記憶される。このモデルの第3成分は反応を統合するネットワーク成分であり，それは物体の位置と物体の同一性に関して乳児が持っている情報を調整し，利用するための能力に対応している。このネットワークは，検索反応作業（retrieval response task）に必要とされるものであり，2つの経路で発生する内的表象を統合しているのである。

このモデルは，現代の神経科学によって明らかにされた視覚皮質経路にとって基本となる構築上の制約を具体的に示している。すなわち，(1) 物体の特徴について，空間的には不変な表象を形成する物体認識のネットワーク，それから (2) たとえ物体に向かう動作は何も起こさなくても，表面の特徴を無視して空間・時間的な属性を適切に計算する軌道予測のネットワーク，および (3)

意図的活動に利用するために，これらの2つのネットワークから得た情報を統合する，反応モジュールという3つである。

最近，上に述べたモデルの予測性が検証されている（Mareschal & Johnson, 2003）。この行動実験では，乳児が，ビデオ・モニター上に提示されたひとつの刺激配列を観察している。そこでは，2つの異なる物体が遮蔽面の背後に移動し，それから，再び遮蔽物の背後から現れる。ある条件では，これらの物体は手で摑むことができるおもちゃであり，他の条件では，顔のように腹側経路機能をより作動させやすい刺激である（7章を参照のこと）。物体が，移動した後に遮蔽物から再び出現する段階で，その物体は特徴（たとえば，顔の色または人物など），位置，あるいはその両方が切り替わっている。もし乳児が，特徴だけが変化したときに驚く（より長く注視する）とすれば，これは腹側（認知）経路処理を示すものと考えられる。一方，物体の位置だけが変わったときに驚くとすれば，これは，背側経路の認知を保持していることを示すものと考えられる。実験の結果，乳児は，表面の特徴または空間的な位置のどちらかを符号化することはできたが，両方を一緒に符号化することはできなかった。このことは，乳児が，背側経路か腹側経路かのどちらか一方だけを活性化することはできても，成人とは異なり，同時に両方の活性化はできないことを示唆している。2つの視覚経路間には統合が次第に増大するという見解と，2つの経路間には乖離が増大するという逆の見解とが存在するが，今までのところ，このようなことについての行動的な証拠は，どちらか一方に最終決定を下すには至っていない（Jacobs, Jordan, & Barto, 1991; O'Reilly, 1998）。

マレシャルによるモデルの背後にある構想は，カウフマン，マレシャルとジョンソン（Kaufman, Mareschal & Johnson, 2003）によっても拡張されている。彼らは，乳児による物体知覚の行動実験から提出された一見矛盾する事実を，物体把握の可能性やその物体に関する他の属性という点から検討している。この分析の背後にある論理は，つかむのに適切な大きさ，形，および距離にある物体に関連する行動課題では，背側経路がより活性化しやすいというものであった。したがって，乳児にこれらの物体を符号化させる情報にはその空間的定位と形が関係しており，色または他の表面の特徴などは関係していないのである。それとは対照的に，乳児には大きすぎてつかめない，または非常に離れて

いる物体の課題では，視覚認知に重要な表面の特徴に重点をおいた物体処理をおこなうことが必要になるのかもしれない。これらの考えをさらに検討するためには，ERP，事象関連性振幅（以下を参照のこと），あるいは他の形式の機能的イメージング研究が必要になるだろう。

6.3 神経振動現象と物体処理

乳児の脳における物体処理と物の永続性を理解する上で，一般的な方向性を与えてくれる第3のものは，動物やヒトを対象とした神経振動に関する研究から得られている。動物でおこなわれた多くの電気生理学的研究やヒトの頭皮から記録されたEEGの研究で，視覚処理や視覚認知に関する諸局面では，きわめて時限的な高周波振動の発火が起きることを認めている（概説としてSinger & Gray, 1995）。たとえば，タロン−ボードリTallon-Baudryと共同研究者たちは，成人が，単一物体を構成するために空間的に離れた特徴を統合しなければならない場合，EEG振動には，ほぼ周波数40 Hzの"ガンマ"発火が発生することを見いだした（Tallon-Baudry, Bertrand, Peronnet, & Pernier, 1998）。このチームは，こうしたガンマEEGが"知覚的な統合"の計算論的過程を反映している，と提案している。

乳児はどの年齢で，個々の特徴を統合して，ひとつのまとまりのある物体を構成できるようになるのかという疑問は，行動実験をもとにした議論の的になっている（たとえば，Kavsek, 2002）。それゆえ，われわれは同僚たちと，乳児がカニッツァの図形（よく知られた錯視図形；Csibra et al., 2000）を観察する際，いつガンマ・バースト発火を示すのかを決定する研究に着手した。われわれは，8ヶ月齢の乳児群が，刺激提示の開始とほぼ同時点に左前頭チャネル全体に，成人に見られるのと同様のガンマ活動の明瞭なバースト発火を示すことを見いだした。このバーストは，単一物体に統合できないような対照条件の"パックマン"（pacmen）刺激に対しては明瞭でなかった。われわれはまた，さらに年少の乳児群についてもテストをした。カニッツァ刺激に反応する際，彼らはより高いガンマEEGの一般的傾向を示すが，この活動は単一のバーストとしては構造化されず，したがって脳計算が長期間にわたって損なわれてい

るように思われた。

　物体処理においてガンマ EEG がなんらかの役割を果たしているとすると，問われるべき次の疑問は，ある物体が，"心に留まっている"ときに，このような高周波振動は持続するのかどうか，ということである。このことは，脳が振動性の神経活動（計算論的に考えている読者にとっては，再帰的ネットワーク）によって，物体表象の活性化を保持していることを示すものと思われる。この問題は，物体が遮蔽物の背後から出現したり消失したりする視覚配列を乳児に提示して，その間の EEG を記録することによって，検討されてきた (Kaufman, Csibra, & Johnson, 2003)。側頭葉における持続的ガンマ反応は，再出現することなく遮蔽物の背後に消え去るような物体を乳児が見ているときに観察された（カラー図版，図6.3参照）。結果は，興味深いことに，遮蔽物が取り去られると物体は思いがけず消失していたとき，この反応は高まることを示した。この事実は，脳の視覚経路が現行の視覚入力と拮抗するものに直面したとき，物体表象の活性化が（少なくとも一時的に）高まる，という可能性を示唆している。この見解によれば，持続的ガンマは，"活性化"している物体表象の神経信号であり，それは，そのときの視覚入力と拮抗する度合いに依存しており，必要に応じて強められたり弱められたりすることになる。もしガンマ EEG が，乳児の脳における物体処理の段階を示すマーカーとなる見込みが，近い将来，十分にあるならば，この方法によって2つの視覚経路を探究することには，大きな価値があるものと思われる。

6.4　数

　数の処理や数学的思考は，言語と並んで，ヒトに独特な能力として最も有力な候補となっている。それらは，発達神経科学の範囲に属するトピックであるとともに，教育への応用や発達障害の療育への適用可能性もある。比較心理学者や動物行動学の専門家による研究は，いくつかの動物種において数を表現（表象）するためのシステムが2つ存在することを明らかにしている。第1に，トリ，齧歯類，および霊長類を含む動物が示すさまざまな収集行動には，対象の大きな集合をおよその数量で表現していること，そして他の連続変数が統制

されている場合の収集行動では，その数量の変化に反応していること，などを実験室内の訓練研究によって見いだしている（概説として，Dehaene, 1997; Gallistel, 1990 を参照のこと）。この能力は，"連続量の"（analog-magnitude）表象と呼ばれ，数え上げられた項目に比例した物理量を表す表象によって量を表現しているとされる。こうしたシステムでは，"数的"比較が，長さや時間と同様のやり方でおこなわれる。これらのアナログ-マグニチュード表象には，次のような3つの特徴がある。(a) 弁別できるかどうかは，ウェーバーの法則に従っており，数量に比例していること（たとえば，1と2は，7と8よりも弁別しやすい）。(b) 集合を構成するすべての要素が，同時に知覚されるような場合にのみ（視覚的／空間的配列として）か，あるいは次々に生じる刺激の連続体として知覚されるような場合にのみ（光，ないしは音の系列として），適切な表象が形成されること。そして (c) これらの表象は，モダリティ（聴覚と視覚）を横断して変換できるとともに，形式（空間と時間）を横断しても変換できること。後者の点に関しては，同じ心的量のシステムが，数，時間，そして物体表面の特徴を表現できるのは魅力的である（論評として，Cordes & Brannon, 2008 を参照のこと）。したがって，このシステムは数に関係してはいるが，恐らく，数-領域特定的ではない。

　第2に，訓練したトリも未訓練のトリも，そして霊長類も，ごく少数の物体については正確な数量を表象していることが見いだされている（たとえば，Hauser, MacNeilage, & Ware, 1996）。研究者の中には，このシステムはそもそも，一度にほぼ4つの運動物体を同時に把握できるように進化した"物体認識-ファイル"（object-file）システムであると示唆する者もいる（Carey, 2001）。これらの正確な数の表象に関しては，次のような3つの特徴がある。(a) 数の大きさが3つないし4つの集合に限定されている。(b) 異なる要素が継時的に現れ，次いで見えなくなる場合でも，適切な表象は形成され得るし，維持もされる。(c) これらの表象は，大きな数の表象と同様に，抽象的である。というのは，それらの表象は，面積や輪郭の長さのように連続量の変数が同時に変動すると，正常には機能しなくなるからである（Carey & Spelke, 印刷中）。

より詳しくは，Carey, 2001; Cordes & Brannon, 2008 を参照のこと

上に述べた両方のシステムはともに，数-領域-関連であるけれども，それらは，非-数的課題にも用いることができるという点で，領域-特定的ではない。ヒトの乳児に関する行動研究は，これら両方のシステムがともにヒトに存在し，発達の初期に出現するという証拠を提出している（概説として，Cordes & Brannon, 2008 を参照のこと）。他の連続変数がすべて統制されているならば，乳児は 6 ヶ月齢までに，視覚的な空間配列や聴覚的な時間配列における大きな数量を弁別している。他の動物と同じように，乳児は，比率の差が大きいときにのみ，大きな数量間の弁別をする。たとえば，6 対 16 の点，もしくは 8 対 16 の音系列を弁別するが，点や音系列いずれの場合にも，8 つの要素を 12 の要素から弁別することはできない (Lipton & Spelke, 2003; Xu & Spelke, 2000)。

多くの研究室から提出された実験は，年少の乳児の場合，目の前にある物体の配列でも，またそれぞれの物体が継時的に現れては隠れるという条件でも，物体の数が少なければ正確に弁別することを明らかにしている（論評として，Wynn, 1998 を参照のこと）。たとえば，年少の乳児，および新生児でも，点，音，物体については 2 つと 3 つの間で弁別ができるし，5 ヶ月齢児は，加算や減算のような物体配列の単純な変換を理解できる (Wynn, 1992)。しかし，サルと同じくヒトの乳児は，要素が継時的に現れてから隠れる場合には，大きな数に対して，おおよその数量を弁別することができないし，また 3-4 個以上の物体による配列に対しては，その数量を正確に弁別することもできない (Chiang & Wynn, 2000)。また乳児は，大きな数の変動については，連続量[訳注6-2]が変動しても，その表象をおおむね正しく形成することができる。しかし，小さい数量についてはそれができない (Feigenson, Carey, & Spelke, 2002)。これらの結果は，乳児も動物も，大きな，そして，おおよその数量を表象するためのシステムと，少数の正確な数量を表象するためのシステムという別々のシステムをもっている可能性があることを示唆している。ヒトの乳児についておこなったいくつかの実験に対しては，それに替わる（非-数量的な）説明の余地がある（たとえば，Cohen & Marks, 2002; Cordes & Brannon, 2008 を参照のこと[訳注6-3]）。そしてまた，少数の正確な数量に関する課題に成功する行動は，領域-関連的ではあるが，必ずしも領域-特定的ではないシステムに依存した能力なのかもしれない，という点に注目することが重要である (Carey, 2001)。

ヒトの成人では，アナログ-マグニチュード・システムと物体-ファイル・システムの両者がともに存在しているし，またそれらは下頭頂葉における両側の活動と連合している，とする証拠がある。この事実は，物体処理の空間・時間的側面に対しては背側経路の感受性が高いことと対応している。アナログ-マグニチュード・システムを支持する証拠は，視覚的な空間配列や視覚系列（光のフラッシュ）もしくは聴覚系列で，成人が数量をすばやく（すなわち数えることなしに）弁別しなければならないような実験から得られたものである。このようなタイプの課題では，動物で見いだされているように，弁別能力はウェーバーの法則にしたがっており，刺激のモダリティとは独立である（Barth, Kanwisher, & Spelke, 2003; Whalen, Gallistel, & Gelman, 1999）。物体-ファイル・システムを支持する証拠は，成人がいくつか複数の物体を数え上げるか，又は注意深く追跡する実験からもたらされた（Pylyshyn & Storm, 1988; Trick & Pylyshyn, 1994）。これらの物体-ファイルの研究では，通常，対象は4つという限界があり，そして成績は，乳児や動物の研究と同じように，遮蔽によって阻害されることがない（Carey, 2001）。最近，子どもの数処理に関する神経イメージング研究が初めて刊行された。カントロンCantlonとその共同研究者たち（Cantlon, Brannon, Carter, & Pelphrey, 2006）は，刺激の数または形の一部が変化する視覚的配列を成人と4歳児に提示し，実験参加者によるその間の脳機能が機能的MRIで走査された。成人では，刺激配列が要素の数に関して逸脱しているときの方が，要素の形に関して逸脱しているときよりも，頭頂間溝周辺の活動は大きいことが示された。この結果は，非象徴的な数処理と象徴的な数処理に関して以前おこなわれた脳の走査研究と一致するものである。興味深いことに，数に関する象徴的な知識がかなり少ない4歳児でも，非常に類似した活動のパターンを示したのである。この結果は，非象徴的な数表象に対する皮質組織の感受性が幼児早期に現れ，それは，象徴的な数表象を教育課程で獲得するための神経基盤として蓄えられていることを示唆している。

しかし，子どもが学校に通うようになり，基礎的な算数を学習するようになると，彼らは，違う数表象システムを用いて勉強しなければならなくなる。すなわち，それは上限をもたないシステムであり，ウェーバー比による制約を受けず，知覚によって制約されていないシステムであって，また数詞を含む言語

と関連づけることが可能なシステムである。このシステムは，"整数-リスト"（integer-list）の表象とよばれている（Carey, 2001）。高度に訓練を受けたトリや霊長類を対象とした研究から，ヒト以外のいかなる動物でもこうしたシステムの獲得が可能であるという証拠は，現在のところまったく提出されていない（ただし，いくつかの動物では，上に述べた2つの基本システムの活用能力が驚くほど発達している：たとえば，Brannon & Terrace, 2000; Matsuzawa, 1985, 1991; Pepperberg, 1987）。ヒトの子どもは，どのようにしてこのシステムを構築するのだろうか？

エリザベス・スペルケ Elizabeth Spelke とスーザン・ケリ Susan Carey の提唱によるひとつの構想は，子どもが数表象に関する2つの初期システムをまとめることによって，数に関する新しい概念を構成して算数の技能を手に入れる，そして言語——数詞と言葉による数え方の決まり（routine）——が，これら2つのシステムを組み合わせる上で中心的な役割を演じる，というものである。この見解を支持する証拠は，いくつかの方面から得られている。子どもは，初めて数詞と数え方の決まりを学習するとき，まず"イチ"を物体-ファイル・システムに，そして他の数詞をすべてアナログ-マグニチュード・システムへ無差別に位置づける。たとえば，彼らが，1つの物体と4つの物体による配列を提示されて，"イチ"対"ヨン"という配列を指さすように求められたときは，正しく反応した。しかし，2つの物体 対 4つの物体，ないし2つの物体 対 8つの物体の刺激配列を提示されて，"フタツ"対"ヨッツ"ないし"フタツ"対"ヤッツ"という刺激配列を指さすように求められると，偶然のレベルでしか反応しない（Wynn, 1992）。次に，子どもは，2つのシステムをひとつに統合して，"フタツ"と"ミッツ"の意味を学習する。ただし，それ以外の数詞はすべて，大まかに，"イクツカ"を意味するものとして，見境なく使い続ける（Condry, Smith, & Spelke, 2000; Wynn, 1992）。最終的に，子どもは計数系列中に現れる各語について，それは，計数系列の中でその前にある語によって選ばれる数配列よりももっと大きなサイズの，集合体を含む全体を指すのだ，と推測するようになる（Wynn, 1992）。

さらに，自然数の概念は，アナログ-マグニチュード・システムと物体-ファイル・システムに対応した，計数言語の媒介による統合から生れるという証拠

が，成人を対象にした研究の中ではっきり示されている。成人が数詞やシンボルについて判断する場合（たとえば，一定の数詞5よりも大きいか小さいか），彼らは，正確な数量とならんで，アナログ-マグニチュードの表象を活性化するので，比較すべき数（たとえば5）から大きく隔たった数については，より素早く判断することができる（Dehaene, 1997）。この知見，および定型の成人による行動研究，神経心理学的患者の行動研究，そして定型の成人による神経イメージング研究から得られた事実は，計数語に従って選択された数概念の表象が必要となる課題では，近似的な数の表象が活性化するという証拠を確認している（概説として Dehaene, 1997 を参照のこと）。さらに，2ヶ国語使用者（バイリンガルの成人）が正確な数量について新しい情報を学習する場合，彼らの学習は，言語-特定的である。すなわち，訓練のときに使用されなかった言語でその情報について質問されると，反応時間は増大する。それとは対照的に，同じ成人が，正確な数量について新しい情報を学習している場合，彼らの学習は，言語を通して十分転移する。この事実および神経イメージング研究による類似した結果によると，成人にとって，大きくかつ正確な数量の表象は言語に依存しているが，大きくかつ近似的な数量の表象は言語に依存してはいないのである（Dehaene, Spelke, Pinel, Stanescu, & Tsivkin, 1999）。

　数に関する障害は，種々の形式で現れる。時折，ほかの面では正常な知能をもつ子どもが，算数に特有な障害を示すことがある。これは，通常，"失計算（計算障害）dyscalculia" とよばれており，数学能力の欠陥が，遺伝性の障害による低い IQ や発達障害に由来する他の認知的な問題に伴って起きている症例とは，対照的であることを示している。計算障害は，当初想像されたほど特殊ではないのかもしれないと示唆する人もいる。というのは，しばしば，それは失読や注意欠陥障害を併発するからである（概説として，Ansari & Karmiloff-Smith, 2002 を参照のこと）。ウイリアムズ症候群のような遺伝性の障害では，数に関する障害はきわめて一般的なものである（Ansari & Karmiloff-Smith, 2002）。さらに，数課題の成績は，しばしば，読みの点数よりも悪い。このことは，非定型の発達をしている子どもでは，数が特別にこわれやすい認知領域であることを示唆している。他の筆者たちは，失計算が特殊な発達を示す症候群であることを示唆している（Butterworth, 2006）。さらにその症状は，頭頂葉の関連領

域に電気刺激を与えることで，定型的な発達をしているひとに対しても，人工的に引き起こし得ることが示されている（Cohen-Kadosh et al., 2007）。

> より詳しくは，Ansari（2008）を参照のこと

6.5 一般的要約と結論

　成人では，背側視覚経路と腹側視覚経路が物体に対して異なる計算をおこなっている，という証拠がある。すなわち腹側経路は物体の識別と認知にかかわっており，背側経路は物体に対する活動にかかわっている。これらの2つの経路を，乳児の行動変化に関係づけようとする予備的な試みが検討され，さらに両経路間の統合の程度は変化するという単純な計算論的モデルが提出された。このようなモデルによっていくつかの行動的データを説明することはできるが，一層の発展は，機能的イメージング研究にかかっていると思われる。高周波の神経振動によるバースト発火は，物体を構成する特徴の結合，および遮蔽物の背後にある物体の保持とに関係づけられてきた。最近の研究で，これらの神経振動は乳児における物体処理の研究に用いられているが，それは，遮蔽された物体に対して活性化する表象が乳児に存在することを示す，直接的なマーカーになるかもしれない。

　霊長類の脳における2つの数関連のシステムが考察された。そのひとつは，時間や長さの判断に際して活性化するシステムと同様の，アナログ-マグニチュード・システムであり，もうひとつは，小さな数の物体を把握することに従事するシステム（物体-ファイル・システム）である。両方のシステムはともに，年少の乳児において活性化しているようであり，小さい数の物体に単純な数計算をおこなう際には，それらの能力が基礎になっている。何人かの研究者は，大きな数に対しておこなうもっと込み入った計算には，これら2つのシステムを言語の媒介によって統合する必要がある，と示唆している。数に関して現在までにおこなわれた研究は，全体として次のことを示している。

　つまり，数学的思考および，おそらくそれとは別の，ヒトに独特な思考形式が，ヒトの発達過程では初期に出現する。しかし，他の動物では，相同器官が

6章　物理的世界についての知覚と活動：物体と数　　163

もつ機能的，そして神経科学的に別の下位システムが協調することによってそれらが生れることが示唆される。このことは次に，数学領域における発達障害が，下位システムのひとつに生じた損傷，あるいは言語に関連する機能を調整するシステムの損傷に起因するのであろうことを示唆している。発達認知神経科学に新しく出現した道具を使って研究を続けていくならば，健常な認知機能と障害を受けた認知機能の両方にとって，重要な洞察を得ることができるものと思われる。——ヒトや他の動物における基本成分となるシステムを引き続き研究することによって，また発達途上にある子どもについては，これらの基本成分が成熟した認知技能へと組み立てられる過程を研究することによって，その洞察は得られるものと思われる。

考察のための重点課題

* 視覚の背側経路と腹側経路が相互関連的に発達していることは，どのような方法でもっともよく説明できるだろうか？
* 「幼少児にとって，視界から消えた物体は思考の対象ではない」というピアジェの主張を，最近の神経科学の証拠はどのような方法で伝えているだろうか？
* 証拠資料をもとに，数の処理は生得的な能力であることを示すことができるだろうか？

［訳注6-1］遮蔽物の幅を狭くして，被遮蔽物は白・黒の正弦波状の縞格子にしたもの。
［訳注6-2］たとえば面積など。
［訳注6-3］5ヶ月齢児では加・減算ができるというWynn（1992）に対する反論がある。そこでは乳幼児の注視時間は数の特性ではなく，対象物の相対的な量への反応であるという可能性，および，対象物への単なる親密性に基づく反応であるという可能性があり，その親密性は対象物の数と全体量によるものであろうと主張されている。

7章
社会的世界の知覚と行為

　成人における認知神経科学研究は，他者の思考や意図の解釈に関する社会的刺激の知覚と処理にかかわる脳構造のネットワークを明らかにしてきた。しかし，この社会脳ネットワークの発達的起源に関しては，論議の余地がかなり残されている。おそらく，視覚の社会脳に関してもっとも基本的な局面は，顔の知覚である。極端な見解は，顔処理には生得的な皮質モジュールが存在するという考えである（成熟説の見解）。もう一方の極端な反対意見は，顔についての知識が，非社会的な刺激に対する視覚的知識と同様の方法で獲得される，という見解である（技能学習説の見解）。動物のモデル（ニワトリのヒナ），行動，および神経イメージングからの証拠を検討したうえで，乳児が顔に対して頻繁に定位するのは原初的な偏りによる，と私は主張したい。この発達初期に，顔と頻繁に接することによって，神経組織の特定領域が顔刺激を捕捉できるようになる。顔に対するこのような特殊化が成立する過程には，数ヶ月，もしくは数年を要すると思われる。この章の残りの部分では，眼からの情報にもとづく知覚と行為，および意図と目的を他人に帰属させること，というような社会的認知に関する諸相を扱う。自閉症やウィリアムズ症候群という2つの発達障害から得られた証拠は，まず第1に，社会モジュールが存在することを支持しているようにみえる。すなわち，社会モジュールが，一方の障害では選択的に損傷され（自閉症），他方の障害では別の欠陥があるにもかかわらず障害を受けていない（ウィリアムズ症候群）ようにみえるからである。しかし，さらに詳しく調べると，このような明瞭な乖離を支持する証拠はないこと，また社会的な情報処理は，同種の仲間との相互作用および社会的刺激への初期の偏り，そして脳の基本構築などの制約を受けた結果として出現することが明らかになっている。

7.1 社会脳

ヒトの脳における主要な特徴のひとつは、その社会的な特質にある。成人としてのわれわれには、他者の外見、行動、意図について感覚情報を処理し、統合するために特殊化された脳の領野がある。時折、この処理は、飼い猫のような他の動物種や、さらにはデスクトップ・コンピュータのような無生物の対象にも及ぶことがある。種々の皮質領野が"社会脳"には関連しており、そこには、上側頭溝 superior temporal sulcus (STS)、"紡錘状［回］顔領野 fusiform face area"（FFA——以下を参照のこと）、および眼窩前頭皮質 orbitofrontal cortex が含まれる（図7.1参照。最近の概説として、Adolphs, 2003; Bauman & Amaral, 2008 を参照のこと）。認知神経科学における主要な論争のひとつは、ヒトの"社会脳"の起源に関するものであり、それがどの程度まで経験を通して獲得されたのかをめぐる理論的な議論に関するものである。他者の行動についての読心術的な理解（"心の理論"）には、扁桃体と側頭極、上側頭回と側頭-頭頂接合部、および前頭前皮質の部分（主に、眼窩前頭野と内側野）を含むさまざまな神経機構が関与している。フリスとフリス Frith & Frith (2003) によれば、これらの領域内における神経活動は、心的状態の理解に関するさまざまな側面を反映している。たとえば、扁桃体は共感を通して情動を理解することにかかわっており、側頭極は生物的な運動や動作を表象している。また前頭皮質は自己の心的状態を含む、"意図"に関する指示的な心的状態を理解する上で、ひとつの役割を演じている。私がこの章で提起しようとする問題は、これらの領域がどのようにしてその機能性を発達させ、ヒトの社会脳の部位となるのかという点である。

1章で考察したヒトの脳の機能発達に関する3つの見解は、社会脳の起源について異なる予想を導くことになる。成熟説的な見解によると、脳の特定部位や皮質の特定領野は、進化を通して、社会的な情報のために用いられるようになった。おそらく、回路のいくつかは誕生時から存在し、そして機能していると思われるが、ネットワークを構成している別の成分は、後の発達段階で、成熟を通して利用できるようになったものであろう。たとえば、"心の理論"の

7章　社会的世界の知覚と行為　　167

上側頭溝／回（1）　　　　　　　左前頭蓋（2）

紡錘状回（3）
眼窩前頭皮質（4）

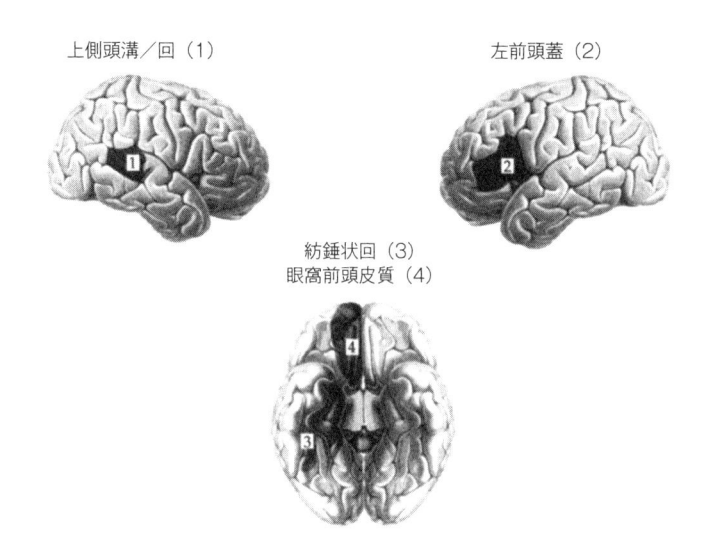

図7.1　ヒトの社会脳ネットワークにかかわるいくつかの領域

　操作に関連する前頭前野は，成熟した社会脳の最終成分であると考えられる。成熟のタイムテーブルは，経験によって加速されたり，減速されたりするのかもしれないが，成熟の順序性と領域特定的な配線のパターンは変化しないであろう。技能学習説の見解によれば，少なくとも社会脳のある部分は，社会的な刺激に特化して働くことが予定されている。というのは，社会的刺激は，そのほとんどが経験によって生じる視覚入力である，という可能性があるからだ。いいかえれば，社会的に関連のある視覚入力に対して，われわれは，高いレベルの知覚的知識を発達させる傾向をもっているのである。このような見解によれば，新生児は社会的な刺激に対してなんらかの特定な反応をする，と期待する必要はなく，そして，乳児期における顔処理の発達と成人における他の刺激に対する知覚的な知識の獲得との間には，類似点を観察できるはずである。第3の相互作用特殊化説の見解によれば，社会脳は，関連のある刺激や事象に対し，活動依存的な方法で微妙に同調するネットワークとして，徐々に現れると予測できる。そこで，社会脳の最終目的を達成させるための，より原初的な脳

システム，皮質野，および環境との相互作用について予め理解しておく必要がある。

この章でわれわれは，はじめに，おそらくは社会脳のもっとも基本的な視覚機能であると考えられている課題——顔の知覚とその処理——を検討する。後の節では，この問題を発展させて，他者の視線や他者の行為の解釈のように，社会的認知のよりダイナミックな側面に関して，利用可能な証拠をいくつか検討することにしよう。

7.2 顔の認知

顔を検出して認知する能力は，一般にヒトの知覚能力を示すよい例であるとともに，われわれ社会的動物としての適応能力の基礎でもある。年少乳児における顔認知の発達に関しては長い研究の歴史があり，40年以上前のファンツFantzによる研究（たとえば，Fantz, 1964）にまでさかのぼることができる。過去10年以上にわたって多数の論文が問題としてきたのは，成人の顔処理にかかわる皮質的基盤であり，その中には，顔処理のために特別に割り当てられた領域を確定している論文も含まれる（Kanwisher, McDermott, & Chun, 1997；ただし，Haxby et al., 2001 を参照のこと）。こうした膨大なデータがあるにもかかわらず，驚くべきことに最近まで，顔処理の発達認知神経科学についてはほとんど分かっていなかった。

顔認知の技能はいくつかの成分に分けられるであろう。すなわち，顔を顔として認知する能力，特定個人の顔として認知する能力，顔の表情（表出）を識別する能力，および他人の行動を解釈し予測するために顔を利用する能力である。ジョンソンとモートン（Johnson & Morton, 1991）は，1980年代の後半に出た利用可能な文献を検討して，明らかに矛盾する2つの証拠事実が存在することを明らかにした。すなわち，一般に普及している見解，そしてほとんどの証拠が支持している見解は，顔を構成する特徴（眼・鼻など）の配列を乳児は生後数ヶ月間で徐々に学習していく，という考えである（その論評として，Maurer, 1985; Nelson & Ludemann, 1989 も参照のこと）。しかし，少なくともひとつの研究結果は，生後10分という初期の新生児が，種々の"ごちゃ混ぜ

scrambled"の顔パターンよりも，顔状のパターンをより長く追視することを明らかにしていた（Goren, Sarty, & Wu, 1975）。新生児が顔に選好反応を示すという証拠は，乳児の認知に関する生得説論者の見解を支持するものとして何人かの研究者に利用されてきた（成熟説の見解）。それとは対照的に，顔処理能力が数ヶ月にわたって段階的に発達するという証拠は，こうした技能が学習を必要としており，外界についての経験から生まれると信じている理論家に引用される傾向があった（技能学習説の見解）。これらの見解を1章で導入した枠組みで解釈し直すに当り，ある研究者たちは，脳が顔の表象を生得的に持っていると信じており，一方，他の研究者たちは，周囲の状況を情報として構造化することから顔の表象が生まれるという見解をとっている。

　新生児を対象とする研究には，方法論上の理由から議論の余地が残されているため，私と共同研究者たちは，その研究を繰り返してみた（Johnson, Dziurawiec, Ellis, & Morton, 1991）。もとの研究と同じように，新生児（この時は，生後30分ほど）は運動する刺激を視野内に保つために，頭や眼を回転させる必要があった。この方法は，特定位置にある静止した1つまたは2つの刺激を乳児に観察させ，その刺激を注視し続けた時間の長さを測定する標準的な手続きとは対照的である。われわれがおこなった第1実験では，もとの研究でゴーレンら（Goren et al., 1975）が使った4つの刺激のうち3つを用いた。すなわち，図式的な顔パターン，左右相称的な"ごちゃ混ぜ"顔，および内部が無地の顔の輪郭刺激である。頭を回転して顔パターンを追跡するという選好的な行動を確認することはできなかったけれども，われわれは眼球運動を測度として用いることで，顔への選好反応を首尾よく確かめることができた（次ページの図7.2参照）。

　この実験によって，ヒトの新生児の脳は，顔についてのなんらかの情報をすでに受け入れていることが確認できた。新生児における顔選好性に関する研究は，1991年以来，数多く出版されてきた（論評としてJohnson, 2005を参照すること）。これらの著者が達した結論には若干の相違があるけれども，すべての研究は顔状のパターンに対する感度に関するいくつかの証拠資料を見いだしている。これらの事実から，新生児による選好行動の基礎に関して，3つの仮説が導かれている。さらに，これら3つの仮説は，先に述べたような脳機能の発

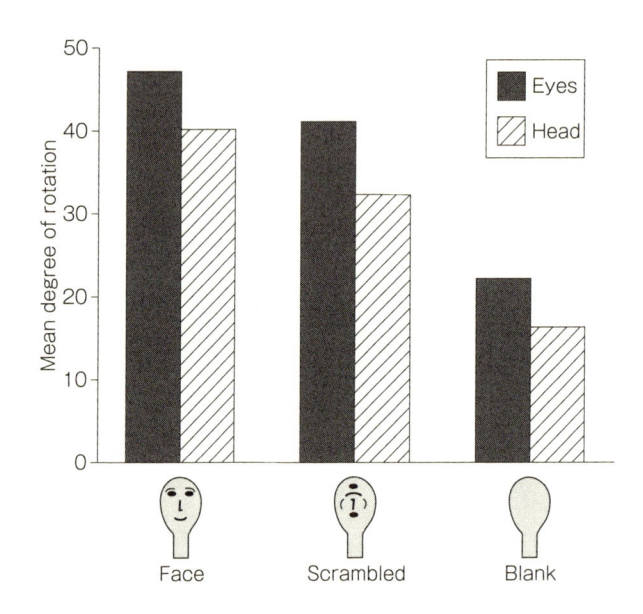

図7.2 新生児が,図式的な顔,ごちゃ混ぜの顔および無地の(パターンのない)刺激のうち,いずれかひとつを追視した際に頭と眼を向けた範囲を示すデータ。乳児は,他の刺激よりも図式的な顔に対して,有意に遠くまで追跡した(Johnson & Morton, 1991)。

達に関する3つの見解と関連していると思われる。

> より詳しくは,Bauman & Amaral, 2008; De Haan, 2008; Johnson, 2005を参照のこと

感覚仮説

これは,顔選好を含む新生児の視覚的選好性が,刺激の低レベルの心理物理学的属性によって決定される,という仮説である。この仮説は,技能学習の考え方と一致している。というのは,誕生初期にはどのような領域-特定的な偏りの存在をも,ここでは前提にしていないからである。顔パターンが選好されるのは,それらが乳児の視覚系によく適合する振幅スペクトル範囲にあるからという仮説(Kleiner, 1993)は,最初,拒否されていた。なぜなら,顔パターンは,振幅だけを基礎にして予測されるよりも常に,はるかによく知覚されて

いるためである（Johnson & Morton, 1991）。しかし，アセッラ，ブルノッドとデ・ショネン（Acerra, Burnod, & de Schonen, 2002）は，批判実験で用いられた図式的顔刺激にわずかでも空間周波数の違いがあれば，感覚仮説をよみがえらせることができるはずであると示唆している。もっとも，ベドゥナーとミイックライネン（Bednar & Miikkulainen, 2003）はこの分析を批判して，データのパターンが全体としては顔-選好システム仮説の方によく適合していることを示唆している（詳細は以下を参照のこと）。

新生児は複雑な顔表象をもっている

実験の結果をもとに，何人かの研究者は，新生児がすでに顔という複雑な表象をもっているとする仮説を導入した。この仮説は，脳の機能発達に関する成熟説の見解にもっともよく一致している。なぜならば，これはおそらく，経験に先行して確立されている領域-特定的な回路の存在を必要としているからである。これらの研究成果には，魅力的な顔に対する選好性，および顔にある眼の存在に対して新生児は感受性が高く（Batki, Baron-Cohen, Wheelwright, Connellan, & Ahluwalia, 2001），そして正面から（相互に）視線をむけている顔には好んで定位する，ことを示すデータ（Farroni, Csibra, Simion, & Johnson, 2002）が含まれている。しかし，新生児の視覚系にとって適切な空間周波数フィルターを通してこうした刺激画像をよく調べてみると，顔の空間的配列に対応する低空間周波数成分に感度の高いメカニズム（以下参照）によって，これらの一見かなり複雑にみえる選好性は説明できることが明らかである。

顔-選好システム（"同種個体表象 Conspec"）

以上の仮説は，新生児の脳が顔を定位するような偏りをもつシステムである，と主張するものである。ジョンソンとモートン（Johnson & Morton, 1991）は，"同種個体表象 Conspec" のようなシステムに言及している。この仮説は，相互作用特殊化説の見解にもっともよく一致している。上述の仮説とは対照的に，これは皮質の顔モジュール機能を前提としていない。むしろその偏りは，自然環境から顔を選択するために必要な，ほぼ最小限のものであろうと想定されている。感覚仮説とは対照的に，このような選好性の基礎となる表象が，たとえ顔と正確に対応した配列になっていない場合でも，顔の特徴間の空間関係が重要であると考えられている（Simion, Macchi Cassia, Turati, & Valenza, 2003）。

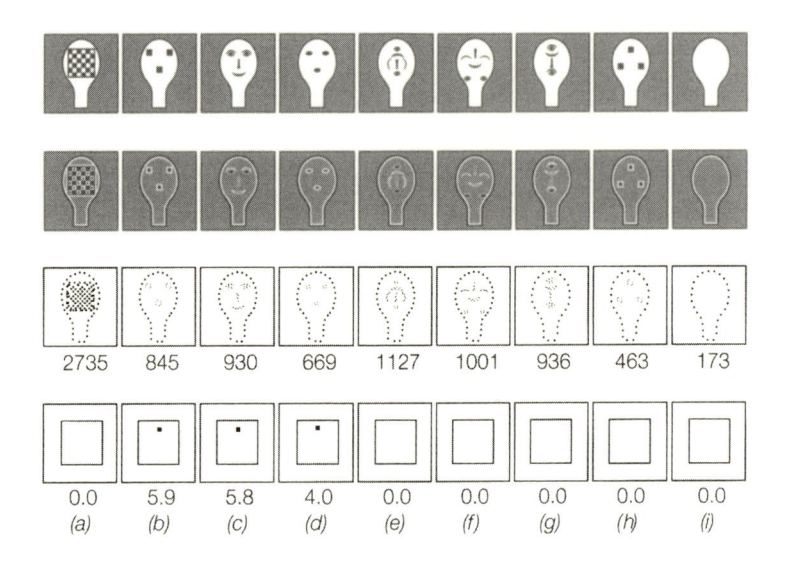

図 7.3 図式的な像に対するヒトの新生児とモデルによる反応の要約。いちばん上の行は，新生児と神経ネットワークモデルの"網膜"に提示された図式的パターンのいくつかを示している。つぎの 2 行は，モデルによる LGN と視覚皮質の処理段階を示す。最下部の行は，モデルの出力を表し，b, c, および d は，選好された刺激である。モデルによる選好性は，ヒトの新生児に当てはまる結果とよく対応している。

この仮説を変形して，ジョンソンとモートン（Johnson & Morton, 1991）は，彼らの"配列 Config"刺激（図 7.3 参照）が，こうした選好性を保証するための最小にして十分な表象であると主張している。最近の神経ネットワーク・シミュレーションにおいて，ベドゥナールとミイックライネン（Bednaru & Miikkulainen, 2003）は，図式的な顔刺激と写実的な顔刺激に対して新生児が示す選好性の差は，そのほとんど大多数が，このような表象で説明可能であることを見いだしている（図 7.3 参照）。

結論として，原初的な顔-選好システム（同種個体表象 Conspec）によって，さしあたり，新生児の顔選好に関して利用できるデータの大半を説明することができるようにみえる。このことは，感覚的要因による多少の影響を排除しているわけではないが，技能学習の見解を単純に変形したとしても，それが顔処

理の発達に対する説明になる見込みがないことを意味している（論評としては，Johnson, 2005 を参照すること）。

　驚くべきことに，より一般的な乳児用の検査法を使った他の多くの研究では，生後 2，3 ヶ月齢に至るまでは，他のパターンよりも顔パターンへの選好性が勝ることが見いだされていないのである（論評として，Maurer, 1985; Nelson & Ludemann, 1989 も参照のこと）。たとえば，マウラーとバッレラ（Maurer & Barrera, 1981）は，感度のよい"乳児用の制御"テスト手続き，つまり，乳児がそれを見ていると判断された間は刺激図形を出し続けるという方法を利用している。この場合，被験児は単独に提示された静止刺激を観察するのだが，2 ヶ月児は種々のごちゃ混ぜ顔パターンよりも顔状のパターンを有意に長く注視する。それに対し，1 ヶ月児はそのような選好をまったく示さないことが確認された。同じ方法によって，ジョンソン，ズイラウィエック，バルトリップとモートン（Johnson, Dziurawiec, Bartrip, & Morton, 1992）は同様の結果を繰り返し得ており，さらに以前の新生児研究で使用されていた"焦点をぼかした"顔の配列刺激を刺激セットに加えることにより，早い段階に得た知見の意味をさらに拡大しようとした。その結果，以前見いだした事実を，完全に確かめることができた。つまり，10 週齢までには，他のどのような刺激よりも顔が長く注視されたが，5 週齢のグループは，こうした選好をまったく示さなかった。この事実は，生後数ヶ月間に繰り返し顔を提示されることによって，乳児は次第に顔の表象を構成するようになるというもうひとつの主張（Gibson, 1979）と一致するものであった。明らかに，これらの一見矛盾する事実は，ひとつの過程しか関わらないという顔認知発達の理論（学習するか，それとも生得的に顔の表象を持っているか）に対して，ひとつの問題提起をすることになった。この一見矛盾する行動データを解釈する目的で，ジョンソンとモートン（Johnson & Morton, 1991）は，生物学の 2 つの分野から得られた証拠に目を向けることにした。そのひとつは動物行動学の分野であり，もうひとつが脳発達の分野である。

　ジョンソンとモートンが，ヒトの乳児による結果を解釈するために用いた他の動物種に関する主な情報源（動物行動学）は，ニワトリのヒナによる親への刷り込みに関するものである。ヒナの刷り込みは，行動の面でも，また神経基盤の面でも，十分に研究されているという理由から選ばれた。親への刷り込み

は，ヒナのような若い早成性のトリが，孵化後，最初に目にした目立つ対象物を認知し，それに対して愛着を発展させるという過程である（論評として，Bolhuis, 1991; Johnson & Bolhuis, 1991）。刷り込みは，トゲマウス，テンジクネズミ（モルモット），ニワトリのヒナ，アヒルを含む種々の動物種の仔で報告されているが，早成性の動物種（誕生時から動き回ることができる種）だけについては，選好性による接近行動という便利な測度を用いて，それを測ることができる。

7.3 ヒナにおける親への刷り込み行動

実験室内では，孵化後1日齢のニワトリのヒナが，色つきのボールや円筒形のように動いている種々の物体に対して刷り込まれるだろう。そうした刺激に数時間さらされた後のヒナは，目新しい刺激によりも訓練を受けた物体に対して，強固で頑健な選好性を示すようになる。メンドリがいない場合，この学習は比較的制約を受けない。すなわち，実際には，マッチ箱よりも大きく目立つ動く物体であれば，いずれも刷り込みの刺激としての機能を果すだろうし，それはまたほかのどのような物体よりも，選好されるようになるだろう。

ヒナの前脳の特定領域（哺乳類の皮質連合野に対応するとされている）であるIMMは，刷り込みに欠かすことができないことが明らかにされてきた。この領域（中外套中間内側部 intermediate and medial part of the mesopallium）は，以前IMHVとして知られていた[訳注7-1]（論評については，Horn, 1985; Horn & Johnson, 1989を参照のこと）。物体に対する訓練の前もしくは訓練後に，IMMに損傷を与えると，その後の選択テストでその物体への選好は著しく障害を受けるが，他のいくつかのタイプの視覚課題や学習課題には影響がみられない（Johnson & Horn, 1986, 1987; McCabe, Cipolla-Neto, Horn, & Bateson, 1982）。ヒナの前脳における他の部位に同じ大きさの損傷を与えても，刷り込みの選好には有意な障害は起こらない（Johnson & Horn, 1987; McCabe et al., 1982）。

刷り込みの神経基盤を分析する上で次におこなうべきことは，関連領域の微細回路に関する研究である。トリの前脳には哺乳類の皮質のような層組織を欠

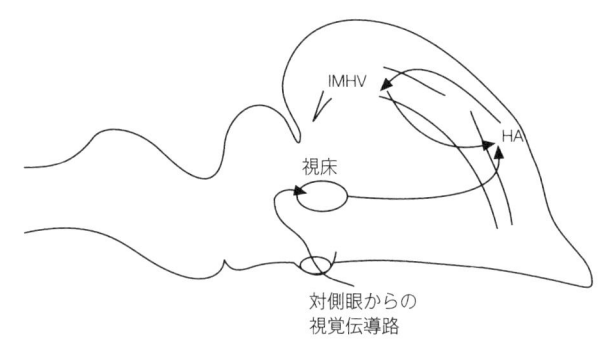

図 7.4 ヒナの脳における矢状切断面の略図。IMM に至る視覚経路を示している。(IMM：以前は IMHV; HA：（副）高線条体 hyperstriatum accessorium)。この図には，IMM に至る他の視覚入力ルートは示されていない（Horn, 1985 を参照のこと）。2 日齢のヒナの脳は，長さがおおよそ 2 cm である。

いているが，皮質下構造に対する前脳の関係は，高等脊椎動物による脳のデザインと基本的には同じである（4 章）。さまざまな種の脊椎動物から得た証拠は，鳥類の前脳は可塑性をもった部位であり，生まれつきの自動的な行動が局在する部位ではなく，そうした自動的な行動は別の領域に局在しているのであろう，という提案を支持している（Ewert, 1987; MacPhail, 1982）。

図 7.4 は，ヒナの脳における IMM の局在部位を図示したものである。この領野は前脳の容積全体の約 5% を占めている。主要な情報入力は視覚投射野からもたらされており，またその中いくつかの投射は運動制御にかかわるとされるトリの脳領域に達している。したがって，この領野は視覚入力と運動出力とを統合する上で適切な位置にある。

IMM による基本的な微小回路の特徴を確認した後におこなうべき次の処置は，総合的アプローチを採用して，関連した回路についての計算論的モデルを構築することであった（Bateson & Horn, 1994; O'Reilly & Johnson 1994）。このようなモデルのひとつとして，ランダル・オゥライリーと私は，IMM の細胞構築学による 2 つの特徴に基づくコネクショニスト・モデルを構成した。その特徴は，ニューロン間には興奮性原理による正のフィードバック・ループが存在し，さらに局所的な回路ニューロンに媒介される抑制性回路も広範囲に存

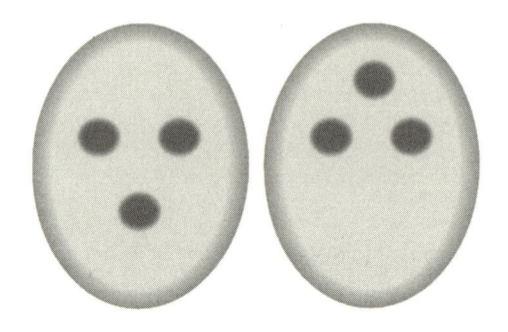

図7.5 新生児に対して，顔選好性を誘発する上で最適と思われる刺激略画の例。これらの仮説的な表象は，新生児におこなった実験結果を集約して作成された。

するという点である。

> より詳しくは，Horn, 2004; O'Reilly & Johnson, 2002 を参照のこと

　実験室内では，動く赤い箱や青いボールのような広範囲にわたる物体が，動く剥製のメンドリのようなもっと自然な刺激と同じくらい，刷り込みにとっては効果的である。しかし，野外では，ヒナのような早成性のトリはつねにその母親に刷り込まれており，他の動く物体に刷り込まれるようなことはない。こうした観察から，ヒナの脳における可塑性は，どのような制約が働いて，通常はその環境内にあるほかの物体よりも同種の個体（母親であるメンドリ）についての情報を符号化するように保証されているのだろうか，という疑問が生じてくる。
　この疑問に対する答えは，IMM の損傷による刺激-依存的な効果を観察した一連の実験結果から明らかになった（Horn & McCabe, 1984）。回転する赤い箱のような人工的な刺激で訓練されたヒナのグループは，物体に対する訓練の前または後のどちらかに IMM が損傷されると，選好が著しく損なわれる。しかし，剥製のメンドリにさらされたヒナのグループは，その選好がほんの少し損なわれるに過ぎなかった。他の神経生理学的操作もまた，メンドリによって訓練されたヒナと，箱によって訓練されたヒナとの違いを明らかにしている

表7.1 神経生理学的操作の刺激依存効果

処置	メンドリで訓練されたヒナ	箱で訓練されたヒナ
両側の IMHV 損傷	軽度の障害	重度の障害
DSP4 の処置	軽度の障害	重度の障害
プラズマ・テストステロン・レベル	選好性と相関あり	選好性と相関なし
IMHV 内の複数細胞の記録	相関なし	相関あり

(表7.1を参照のこと)。たとえば，ニューロトキシン（神経毒 neurotoxin）DSP4 を投与して，神経伝達物質であるノルエピネフリン（4章を参照）のレベルを前脳で低下させると，赤い箱に対して訓練されたヒナの選好は著しく阻害されるが，剥製のメンドリに対して訓練されたヒナの選好はわずかしか阻害されなかった（Davies, Horn, & McCabe, 1985）。それとは対照的に，ホルモンのテストステロンのプラズマ・レベル plasma level（血漿レベル）は，剥製のメンドリに対する選好と相関するが，赤い箱に対する選好とは相関がない（Bolhuis, McCabe, & Horn, 1986）。

このような結果からジョンソンとホーン（Johnson & Horn, 1988）は，メンドリのような自然物の方が，他の物体よりも幼いヒナの注意を誘発する上でより効果的である，とする以前の示唆（Hinde, 1961）を支持する実験的証拠を求めることになった。そのため，暗闇で育てたヒナに対して，剥製のメンドリと，剥製のメンドリの皮から一部を切り取ってごちゃ混ぜにして作った種々のテスト刺激との間で，選択をさせる一連の実験がおこなわれた。ジョンソンとホーン（Johnson & Horn, 1988）はこのような実験から，ヒナは，メンドリの頭や頸領域の特徴に注意を向ける，という訓練不要な傾向もしくは傾性をもつ，という結論に達した。この訓練を必要としない選好性は，顔／頭の特徴が示す正しい配列に特化しているように思われるが，それは，その動物種に特化されているわけではない。たとえば，アヒルの頭はメンドリの頭と同じぐらい誘引性があった。

以上の実験結果やその他の実験結果から，ヒナにおける親選好の制御には独立した2つの脳システムが存在している，という提案がなされたのである（Horn, 1985; Johnson, Bolhuis, & Horn, 1985）。そのうち第1の脳システムは，新しく孵化したヒナを母親のメンドリと類似した物体に定位させる，という特

定の傾性を制御している。一般的な色や大きさに対するヒナの選好とは対照的に (Johnson & Bolhuis, 1991 を参照のこと)，この傾性にかかわるシステムは，頭や頸領域にある要素の正しい空間配列に合わせて特別に調整されているように思われる。この傾性の引き金となる刺激の形態は，種もしくは属に特化されてはいない。しかし，ヒナが孵化後始めの数日間にさらされると思われる物体の中から，母親ドリを選び出すには十分なのである。この傾性に対する神経基盤は現在未知のままであるが，哺乳類における上丘と相同の視蓋は，多分ひとつの候補であろうと考えられる。

　第2の脳システムは，若いヒナが注目した物体に関する情報を獲得するものであり，前脳領域の IMM に支えられている。自然環境では，第1の脳システムが第2の脳システムを誘導して，もっとも身近な母親のメンドリについての情報が獲得される，といってよいだろう。生化学的証拠，電気生理学的証拠，および損傷実験の証拠はすべて，この2つの脳システムがほとんど独立した神経基盤をもっている，という結論を支持している (論評として，Horn, 1985 を参照のこと)。たとえば，IMM が選択的な損傷を受けると，ある物体にさらされることによって獲得した選好性は阻害されるが，母親メンドリに似た物体に定位するという固有の傾性は阻害されない (Johnson & Horn, 1986)。

　もちろん，この傾性が，IMM システムによって獲得されるはずの情報に制約を与えるには，いくつか異なった方法がある。たとえば，その傾性をもつ情報はそれが IMM システムに到達する前に通過しなければならない感覚"フィルター"，もしくはテンプレートとして作用しうるのかもしれない。現在のところ，利用可能な証拠は，2つのシステムがヒナの選好行動に対して独立に影響を与えている，という見解と合致している。すなわち，それらのシステム間に，内的な情報交換といったものは存在していない。そのかわりに，IMM システムへの入力は，環境内でメンドリに似たどのような物体に対してもヒナが定位するように偏らせる傾性を示し，その結果として選択されているだけのように思われる。ヒナにとって種として典型的な環境では，すぐ近くに母親のメンドリがいるとすれば，そしてその傾性には，初期の環境内で他の物体の中からメンドリを選びだす上で適切な情報が含まれているとすれば，その学習システムへの入力は高度に選択的なものとなるであろう。

発達の認知神経科学にとって，十分に研究されたこのような動物モデルがもたらすひとつの利点は，ヒトの機能的脳発達に関する3つの視点の妥当性を吟味可能にしてくれる，というところにある（ただし，種差の可能性を考慮しなくてはならないが）。ヒナの刷り込みという説は，技能学習の見解とは両立しない。何故ならば，傾性は先行訓練なしに存在し，一方，学習には自己終結的な可塑性があるからである。ヒナのモデルはまた，成熟説の見解ともいささか矛盾している。というのは，IMM が，それほど学習の制約を受けてはいないし，IMM は経験の結果として周囲の組織から現れるように見えるためである。シンプルな脊椎動物に社会脳が出現したことは，相互作用特殊化説の見解——すなわち脳の可塑性は，単純な傾性［偏り］，神経構築，ならびに初期環境に規定されているという見解——と首尾一貫している。この節で論評された証拠資料はそのことを示唆しているのである。

7.4 脳の発達と顔の認知

ジョンソンとモートンが，ヒトの乳児における顔認知を説明するために利用した，もうひとつの生物学的な情報源は，大脳皮質の出生後における発達資料からもたらされた。前に（5章で）ふれたように，神経解剖学的データや神経生理学的データが明らかにしているのは，視覚に誘導された新生児の行動が，その大部分（すべてではないが）は，上丘や視床枕のような皮質下構造によって制御されていること，そして生後数ヶ月になって初めて，皮質回路が行動に対して視覚皮質下の制御よりも完全に優位に立つようになるということである。以上の論旨は，ニワトリのヒナと同じように，ヒトの乳児における視覚誘導行動が，2つないしそれ以上のまったく別個の脳システム活動を基礎にしているという立場と，軌を一にしている。もしこれらのシステムが，異なる時間経過を辿って発達するならば，乳児の年齢によって違う影響が行動に及んでいると考えられるだろう。

成人が個々人の顔を認知する過程には，皮質領野と皮質経路が関係することを示す多くの証拠がある。この証拠は，つぎの3つの主要な情報源からもたらされている。(a) 顔の認知ができないような脳損傷をもつ神経心理学的な患

者（相貌失認の患者），(b) 顔知覚の神経イメージング研究，および (c) ヒト以外の霊長類に対する，単一細胞および多細胞の記録研究である。

こうした文献を手みじかにまとめると，相貌失認は，通常，側頭皮質と後頭皮質（視覚皮質）の間に横たわる皮質領域への損傷によって生じる。ただし，そこに必要とされる正確な神経病理学に関してはまだ多くの論争があり，患者の間には多様性もみられる。いくつかの症例では，右半球のみの損傷が相貌失認発症の必要条件であると示唆されているが，他の症例では両側の損傷が必要であるとされている（論評として，Farah, 1990 を参照のこと）。両側の損傷から生じる障害は，かなり特異的であるように思われる。相貌失認の患者は，個人の顔を識別することに困難を示すが，時には，他の物体を識別することはできるようである。もちろん，このことの例外にも注目する必要があり，複雑な物体識別には困難を示す患者もいる。しかも，これらの患者の場合，顔処理のすべてがまったくできなくなっているわけではない。たとえば，何人かの相貌失認の患者では，顔の情動的な処理は損なわれていないようにみえる（たとえば，Bruyer et al., 1983）。また多くの患者では，皮膚電気反応 galvanic skin response（GSR）のような感度の高い測度が示唆しているように，親しい人の顔については"潜在的"に認知しているのである（Tranel & Damasio, 1985）。

成人の神経イメージング研究から得た証拠は，多くの皮質領域が顔処理にかかわっていることを明らかにしている。神経イメージング研究においては，紡錘状回，外側後頭野，および上側頭溝を含む，社会脳内の皮質領域一帯が，みな顔情報の符号化や検出にかかわる顔の特定領域とされている。一方，反応の刺激特異性については，"紡錘状［回］顔領野 fusiform face area"（FFA）に対して，もっとも広範囲の研究がなされてきた。この領域は，家，布地，手を含む多くの比較刺激よりも，顔によって活性化しやすい（Kanwisher et al., 1997）。FFA がほかの刺激よりも顔に対してより強く活性化するという事実から，これが顔モジュールであると何人かの研究者が提案するようになってきた（Kanwisher et al., 1997）。しかし，他の研究者は，こうした考えに疑問を呈している。とくに，(a) 腹側皮質全域に及ぶ反応の分布は，FFA のような特定領域の反応の強さより，むしろ刺激特異的な反応の強さを示しているようにみえる（Haxby et al., 2001; Ishai, Ungerleider, Martin, Schouten, & Haxby, 1999;

Spiridon & Kanwisher, 2002 を参照のこと)。また (b) FFA の活性化は，顔以外のカテゴリー・メンバーでも弁別に高度の技能が求められれば，増大する (Gauthier et al., 1999) という点である。これらは共に，この領域が物体処理に対して，より一般的な役割を果たしている可能性を示唆している (Gauthier et al., 1999)。しかし，顔が他のどの物体よりもはるかに FFA を強く活性化する点，そして腹側皮質全域におよぶ活性化の分布が顔に対しては一層局在しており，注意によって影響されることが少ないという点で，顔は他の物体とは異なることを示す記録も依然として存在する (Haxby et al., 2001)。

より詳しくは，de Haan, 2008 の参照のこと

　このように，成人の顔処理には特定の皮質がかかわっているとする証拠はかなりある。しかし一方では，新生児にも顔選好を示す証拠があり，前の章で考察したように，その行動は大部分が皮質下の感覚運動経路によって誘導されるとみなされている。このような証拠を考察した結果，モートンと私は，乳児の顔選好に関して，ヒナの場合と類似した2過程説を提案することになった。第1の過程は，皮質下の視運動経路を経由してアクセスされるシステム (ただし，初期に発達した，より深い皮質の層もいくらか含まれるかもしれないが) から成り立っており，それが，新生児における顔選好性の追視行動を支えている。しかし，行動に対するこのシステムの影響は，生後2ヶ月の間に低下してくる (おそらく，皮質回路の発達による抑制を受けることによって)。第2の脳システムは，皮質の成熟および，生後1, 2ヶ月以上顔にさらされたことに基づき，2, 3ヶ月齢のころから，乳児の定位性選好行動を制御し始める。われわれ (Johnson & Morton, 1991) はヒナに関する証拠を拡張することによって，新生児の選好性定位システムが，一連の入力を，発達しつつある皮質回路へと偏向させるようになると主張した。この回路は，それが乳児の行動を制御し始める以前にも，一定範囲内の入力には応答するように設定されているのだが，いったんこのことが起こると，皮質システムは顔の構造について十分な情報を獲得して，顔構造についての確実な情報をさらに獲得し続けるようになる。この提案は，ヒナの場合と同様に，生後初期に発達している特定の脳回路が，その後に発達する脳回路への入力に偏りをもたらし，種に典型的な環境と調和するよ

うに作用する，というものである。この理論は，証明されるまでにはまだほど遠いが，多くの方面から得た証拠は，この理論と合致している。まずはじめに，顔への偏りを新生児にもたらす神経基盤に関する証拠について考えてみることにしよう。

　ジョンソンとモートン（Johnson & Morton, 1991）は，顔選好（同種個体表象 "Conspec"）は，完全にそうとは言えないものの，大部分が皮質下の視覚運動経路によって媒介されていると推測している。この提案は，つぎのような理由からなされている。（a）新生児が示すこの選好性は，皮質下の制御のもとにあると仮定される他の新生児反射と同じ年齢で低下している。（b）視覚系システムの成熟に関する証拠は，皮質による視覚処理の発達がもっと遅いことを示している。および（c）他の動物種（ニワトリのヒナ）からの証拠がある。覚醒している健康な新生児に対して，機能的イメージングを適切にかつ連続的に使用することは難しい状況が続いているため，この仮説は，いまのところ間接的にしか確かめられていない。まずはじめに，デ・ショネン de Schonen と共同研究者たちは，周産期に皮質領域への損傷を受けた多くの乳児による顔選向性を検討している。その結果，視覚皮質に損傷を受けた場合でも，顔に対する定位の偏りは残っていたという（Mancini et al., 1998 を参照すること）。第2の分野からの証拠としては，鼻側視野と耳側（こめかみ側）視野からは，皮質視覚経路と皮質下視覚経路に情報が区別して送られる，という事実を利用している。とくに，シミオン Simion と共同研究者たちは，顔への選好性は耳側の視野で見いだされるが，鼻側視野には見いだされないだろう，との予測をしていた。この予測は確認されている（Simion, Valenza, Umilta, & Dalla Barba, 1998）。第3の分野からの証拠は，成人を対象にした多くの神経心理学研究およびイメージング研究からのものである。つまり，皮質下には，"素早いが不完全な"顔処理ルートが存在するという証拠である（論評としては Johnson, 2005 を参照）。これらの研究を分析した結果，成人の皮質下ルートでは顔に関する低空間周波数の粗い情報を素早く処理し，次いで，顔の細かく詳細な情報を処理する顔-特異的な皮質領域の活動を調整していることが明らかになった。成人で皮質下ルートの活動を最大限に誘発する視覚刺激は，新生児が選好的に定位する刺激と極めて似ているのは，このルートが新生児の行動を支える基礎になっている

ことを強く示唆するものである（図7.5を参照すること）。

　ここからジョンソンとモートン（Johnson & Morton, 1991）は，上丘を，同種個体表象としての顔に対する選好性を決定する主要な視覚運動構造であるとしているが，もうひとつの候補として挙げられるのは，視床枕である。この脳構造に関するわれわれの知識は過去10年あまりで劇的に増加し，その機能に関する記述内容からみて，いまや視床枕は新生児の視覚選好に関連が深い構造の候補とされるようになった。とくに，視床枕の一部は，上丘から（同様に，網膜から，そして少なくとも成人では，有線視覚皮質と外有線視覚皮質から），直接入力を受けている。それに加えて，成人では，前頭領域，側頭領域および頭頂領域，ならびに前部帯状回，扁桃体とも相互的な結合がある。新生児の行動を支える神経基盤を研究する上で適切な新技術が到来するならば，この問題の研究は一層進展するだろう。

　さて，乳児期や幼児期における顔処理の神経発達に眼を向けることにしよう。要約すると，ヒトの機能的脳発達に関して先に述べた3つの視点からは，この特殊化の生じ方について，異なる予測が生まれてくる。成熟説の見解によると，顔処理能力に関係した新しい脳モジュールが，次第に付け加わってくることが認められるはずである。技能学習説の見方からすると，顔処理の知覚技能が獲得されるにつれて，紡錘状［回］顔領野が活性化するようになるはずである。相互作用特殊化説の見解によれば，発達するにつれて顔処理の神経特殊化が増大し，その局在性が，より限定されてくるのが観察されるはずである。これらの異なった予測を頭に入れながら，発達認知神経科学からの証拠をみていくことにしよう。

　いくつかの研究室では，成人が顔を観察しているときの事象関連電位（ERP）に生じる変化を検討している。とくに，"N170"（ほぼ170 ms後に生じる負の偏位であるため）と呼ばれるERP成分に関心が集中している。このN170は，成人に関する多くの研究で，顔処理と密接に関連づけられてきた（論評として，de Haan, Johnson, & Halit, 2003を参照のこと）。とくに，この成分の振幅と潜時は，調べている成人実験参加者の視野内に顔が存在しているかどうかによって変動する。成人によるN170の重要な特徴は，その反応が，高度に選択的であるという点にある。たとえば，N170は，ヒトの倒立顔同士やサ

ルの正立顔同士のように，ごく類似した関連刺激を見ているときに比べて，ヒトの正立顔同士に対しては異なった反応を示す (de Haan, Pascalis, & Johnson, 2002)。N170 の正確で基礎的な神経発生源については，現在，依然として議論の的になっているが，この成分が示す反応の特異性は，ヒトの正立顔に対する皮質処理がどの程度特殊化されているのかを示す指標であると考えられる点にある。こうした理由のために，デ・ハーン de Haan と共同研究者たちは，出生後はじめの数週から数ヶ月にわたって，乳児が示す N170 の発達について一連の研究を計画した。

　これらの発達的 ERP 研究に向けられた第 1 の問題は，顔に敏感な N170 がいつ出現するのかという点であった。一連の実験で，乳児の ERP 成分は，成人の ERP と関連づけられる多くの特性をもちながらも，潜時が多少長いという点では一致することが確かめられた (240-290ms; De Haan, Pascalis, & Johnson, 2002; Halit, De Haan, & Johnson, 2003; Halit, Csibra, Volein, & Johnson, 2004)。3, 6, 12 ヶ月齢におけるこの成分の反応特性を研究した結果，われわれは，つぎの 2 つの点を見いだした。(a) この成分は，少なくとも 3 ヶ月齢から存在すること（ただし，その発達は幼児期中期まで継続する），そして (b) この成分は，加齢にともなって，ヒトの正立顔に対してより一層明確に同調するようになること，である。この第 2 の点を拡大して，さらにわれわれは，12 ヶ月児と成人とでは正立顔と倒立顔に対して異なった ERP を示すが，3 ヶ月児と 6 ヶ月児では変らないことを見いだした (de Haan et al., 2002; Halit et al., 2003)。したがって，このように，顔に敏感な ERP 成分の研究は，皮質処理の特殊化が年齢とともに増大するという考えと一致するし，またいくつかの行動的結果とも一致することを示している（以下を参照のこと）。

　相互作用特殊化説の考えは，顔によって喚起される皮質内活動が発達の過程で特殊化と局在化の程度を増す，と予測している。これは，子どもの脳内でおこなわれる顔処理領域は成人の脳内で顔に活性化する領域の一部に限定されるはずである，という成熟説的な推測とは対照的な立場になる。最近，いくつかの研究では，子どもによる顔処理の神経発達学を研究するために fMRI を用いている（論評として，Cohen-Kadosh & Johnson, 2007 を参照すること）。そのうちのいくつかは，相互作用特殊化説が予測する動的な変化の存在を立証してい

る。顔処理一般に関する限りでは，現在までにおこなわれた fMRI 研究のすべてが，少なくとも幼児中期までに皮質のある領域は顔に対して確実に活性化することを示し得た。しかし，次の 2 つの研究は，局在性と特殊化の両方に予測の焦点を当てているので，特に重要である。シャーフとその共同研究者たち (Scherf, Behrmann, Humphery, & Luna, 2007) は，顔，事物，建物および航海の場面に関する写実的な映画を受動的に見るという課題を，5-8 歳の子ども，11-14 歳の青年，および成人に実施した（カラー図版の図 7.6 を参照のこと）。児童でも，成人で報告されている顔処理と共通な領域（FFA のような領域）で，類似した活性化のパターンを示すことが見いだされた。しかし，この活性化は顔刺激というカテゴリーに限定されてはいなかった。つまり，その領域は，事物や景色に対しても等しい強さで反応したのである。さらに，標準的な顔処理領野で明確な選択性が欠如したのとは対照的に，他の物体カテゴリーに対しては明確な選好的活性化のパターンが存在したのである（後頭葉の物体領野および海馬傍回の場所領野）。

　同様の研究において，ゴラライとその共同研究者たち (Golarai et al., 2007) は，7 歳から 11 歳までの子どもと，12 歳から 16 歳までの青年および成人に対して，いくつかの静止物体のカテゴリー（顔，事物，場所，ごちゃまぜの抽象画像）を用いて検査をおこなった。成人では，子どもよりも，右 FFA と左海馬傍回での選択的活性化が明らかに増大していることが見いだされた。機能限定的な領域が発達とともに増加することは，当初，相互作用特殊化説の予測と矛盾するように思われた。しかし，その増加をカテゴリー特異的に活性化する FFA 領野の拡張であるとして，対比的に規定したことの重要性は注目されてよい。このように最近の研究で観察された発達的変化は，脳の機能的発達という解釈を可能にする枠組みとして，相互作用特殊化説にとっては強力な支えになる (Cohen-Kadosh & Johnson, 2007)。

　3 ヶ月児を対象におこなわれた PET 研究からも同様の結論が導かれている。つまり，幼児が顔を見ているときの方が，動く点の配列を見ているときよりも，皮質のネットワークは広範囲に活性化したのである (Tzourio-Mazoyer et al., 2002)。この研究では，女性の顔写真によって生じた活性量から複雑な動的刺激による活発量を"差し引く"必要があった。その結果，活性化が生じたのは，

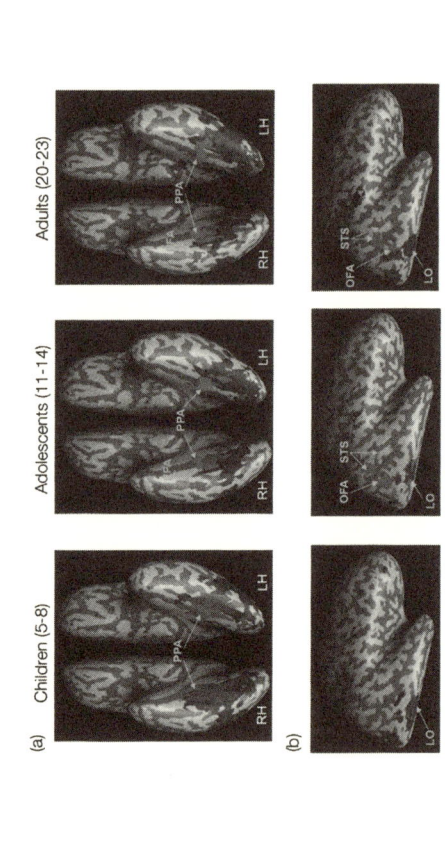

図7.6 各刺激カテゴリーによる活性化の違いを膨張脳の上にマッピングさせたもの。
(a) 下からみた図と (b) 右半球を側面からみた図を3つの年齢群で示した。年長者2群とは異なり、若年齢群では顔関連領域で顔選択性の活性化が見られない。しかし、物体と建物または航海の刺激は、すべての年齢群に対して類似の選択的活性化をもたらした。[口絵参照]
(FFA；紡錘状 [回] 顔領野、LO；側頭後頭物体領野、OFA；後頭顔領野、PPA；海馬傍回場所領野、STS；上側頭回)

成人による顔処理で活性化する領域と一致する領域，つまり両側の上・中側頭回であった（幼児で活性化した領域は，成人での活性化領域よりも前の方であったが）。前頭葉における代謝活動量のベースラインは全体として低いにもかかわらず（4章で詳説したChugani et al., 2002の研究と同じく），顔を見ている条件での左半球眼窩前頭回，およびブロカ野では，活性化に有意な増加が見られた。

　顔に特殊化した皮質領域の発達的道筋を理解する上で貢献ができるかもしれない別の顔処理研究は，発達性の相貌失認に関するものである。発達性の相貌失認とは，定型的な成人としての顔処理能力が発達せず（Duchaine & Nakayama, 2006），特に顔の識別能力が特異的に発達していない人を指す。このような状態は，明らかな感覚障害あるいは知能遅滞が無い場合でも起こり得る（Avidan, Hasson, Malach, & Behrmann, 2005; Behrmann & Avidan, 2005; Yovel & Duchaine, 2006）。さらに，人生の初期に受けた脳の外傷によって起こる発達性相貌失認の症例もあるが，一方では，一般に知られているような後天性の損傷は無くても，成人で定型的に見られる顔処理能力が発達していないことを示す証拠資料が増加している（Duchaine & Nakayama, 2006）。このような人びとのうち何人かは，家族性の疾患をもつ一族の一員であり，その疾患は遺伝的な原因によると推測したくなるものである。しかし，これらの家族における初期の養育ならびに社会的相互作用の環境については，現在のところ何もわかっていないので，その発生的な影響の特異性や直接性については，未知の状態が続いている。

　発達性の相貌失認者では顔に感受性の高い皮質領域が広く活性化することを，機能的MRI研究は一般的に示してきた（論評については，Duchaine & Nakayama, 2006を参照のこと）。しかし，この反応に関する選択性の程度については依然として疑念があり，これらの結果に対しては，次のような解釈もあるように思われる。つまり，成人による発達性の相貌失認者では，顔に感受性の高い領域に活性化は起るが，典型的な発達過程にある子どもについて以前報告されたような特異性を欠いているのかもしれない，というものである。さらに，最近のfMRI研究（Avidan et al., 2005）は，4名の発達性相貌失認者による顔知覚で，典型的な成人には通常見られない，追加的な脳領域（すなわち，下前頭回）

にも活性化の増加を見いだした。しかし，興味深いことに，上に報告したいくつかの発達神経科学の研究で，下前頭回の活性化が子どもで観察されているのである (Gathers, Bhatt, Corbly, Farley, & Joseph, 2004; Passarotti et al., 2003; Passarotti, Smith, DeLano, & Huang, 2007; Scherf et al., 2007)。したがって，相互作用特殊化説を構成する両方の要素（つまり，局在化と特殊化）は，発達性の相貌失認者から得たデータと合致するのかもしれない。もし，発達性相貌失認に関するこの説明が正しいならば，皮質諸領域における反応の選択性および領域間の結合は，顔に関する十分な訓練を経ることで，定型的な反応のパターンへと変化するに違いない。このことは，発達性の相貌失認患者におこなわれた最近の訓練研究で検証されている (DeGutis, Bentin, Robertson, & D'Esposito, 2007)。その患者は，顔に関する行動上の成績が向上するにつれて，顔の皮質処理による選択性（N170で測定されるような）が増加したのである。これらの著者たちは，fMRIで測定されるような顔―選択的な領域間，特に右後頭葉の顔領域および右紡錘状回の顔領域間で，機能的結合が増加することも観察している。

発達の過程で顔処理の特殊化が増大することを集約的に示す証拠は，次のような行動研究からもたらされた。それは，乳児の，顔に対する処理がヒトに"限定される"(Nelson, 2003)につれて，ヒト以外の顔では弁別能力が失われる，という興味ある考えを検証する目的で企てられた (Pascalis, de Haan, & Nelson, 2002)。パスカリスとその共同研究者たちは，6ヶ月児が，ヒトの顔と同様に個々のサルの顔も弁別できるのに対し，9ヶ月児と成人は，ヒトの顔が弁別できるにすぎないということを明らかにした。これらの結果は，成人では明白でないような能力を年少乳児で予測し，かつ明らかにしたという点で，とりわけ説得力がある。

発達につれて新しい処理の成分が付け加わると仮定する厳密な成熟説の見解と，上で検討した3つの視点から得た証拠を一致させることは難しい。むしろ，現在得られている証拠は，顔処理と関連した皮質活動が発達の過程で"縮小"することを示唆している。特殊化と局在化の増大は，とりわけ，相互作用特殊化説の見解によって予測されてはいるものの，これらの変化は，かならずしも技能学習説と合致していないわけではない[訳注7-2] (Gauthier & Nelson, 2001)。

したがって，顔知覚に関していえば，新生児研究から入手できる証拠によって，われわれは技能学習仮説を排除しても構わないであろう。一方，生後はじめの数ヶ月および数年にわたってみられる顔処理に関する神経発達の証拠は，成熟説のアプローチではなく，相互作用特殊化説のアプローチから期待されるような，処理過程のダイナミックな変化と合致しているのである。

顔認知および個々人の顔認知というトピックを終える前に，私は，生後第1週の乳児が母親を識別できることを示す証拠がいくつかあることに注目しておきたい（たとえば，Pascalis, De Schonen, Morton, Deruelle, & Fabre-Grenet, 1995）。一見したところ，この証拠は，皮質の顔処理が少なくとも2ヶ月目までは出現しない，という見解と矛盾しているように見える。しかし，新生児によるこの弁別能力は，頭部や頭髪の一般的な形だけにもとづいており，顔における眼・鼻の配置，もしくは個々の特徴にもとづいているものではない。デ・ショネンとマンチニ（de Schonen & Mancini, 1995）は，この"第3のシステム"が，非特定的な視覚パターンの学習能力であり，そのことは，顔以外多種類の視覚パターンによる研究からも明白である，と主張している。ジョンソンとデ・ハーン（Johnson & de Haan）は，海馬にもとづく初期の学習を考慮にいれて，最初に挙げた2過程説を修正している（8章を参照）。

より詳しくは，de Haan, 2008 を参照のこと

7.5 視線の知覚と作用

顔の比較的単純な知覚からさらに先へ進んでみると，成人の社会脳は，他者の眼に関する情報を処理するという，より複雑な特性をもっている。眼に関する情報の処理には，重要な2つの側面がある。第1は，他者の視線方向を検出することができるという点であり，それによってあなた自身の注意を，他者が見ているのと同じ物体や空間位置に向けることができる。他者の視線が脇へそれたことを知覚すると，成人の場合には，同じ方向に注意の移動が自動的に誘発されて（Driver et al., 1999），"共同注意 joint attention"が可能になる（Butterworth & Jarrett, 1991）。物体に対する共同注意は，言語学習を含む認知

的，社会的発達にかかわる多くの側面で，決定的な役割を果たしているように思われる。視線知覚に関する第2の重要な側面は，自分に向けられた視線を検出することであり，それによって，観察者との相互的な視線の交換が可能になる。相互的な視線の交換（アイ・コンタクト eye contact）は，ヒトとヒトの間にコミュニケーションという関係を確立するための主要な様式であり，正常な社会的発達にとって重要であると信じられている（たとえば，Kleinke, 1986; Symons, Hains, & Muir, 1998）。視線の知覚は母親−乳児の相互作用にとって重要であり，また社会的発達にとっても不可欠な基礎となることは，一般に認められている（たとえば，Jaffe, Stern, & Peery, 1973; Stern, 1977）。

　社会脳のネットワークに関しては，上側頭溝 superior temporal sulcus (STS) の関与が，成人における視線の知覚や処理に関するいくつかのイメージング研究で確認されている（概説として，Adolphs, 2003 を参照のこと）。先に述べた皮質による顔処理と同じように，成人では，非生物学的な運動にだけは反応しないという点で，この領域の反応特性は高度に調整（特殊化）されている (Puce, Allison, Bentin, Gore, & McCarthy, 1998)。乳児における STS の機能を直接捉えることはできないが，共同研究者たちと私は，一連の行動実験をおこなって，乳児における視線を向ける手がかりが特殊なのか否かを確かめてきた。

　視線を向ける手がかりは，成人観察者が視覚的注意の焦点を自動的にかつ急速に移動するための引き金になりうることがいくつかの研究で明らかになった (Driver et al., 1999; Friesen & Kingstone, 1998; Langton & Bruce, 1999)。これらすべての研究では，さまざまな空間手がかりパラダイムの変形を利用している（5章を参照）。その場合，中央ないし周辺にある手がかりは，周辺のどこかひとつの位置に注意を向けさせるようにしてある。成人の実験参加者は，標的が手がかりの示した方向と同じ位置に現れると（一致位置），一致しない位置に現れた場合に比べて，すばやく標的を注視する。ヒトの乳児は，3ヶ月齢，もしくは4ヶ月齢で成人が注意している方向を弁別しており，その方向へ追視を始める (Hood, Willen, & Driver, 1998; Vecera & Johnson, 1995)。われわれの研究では，さらに，乳児に視線方向の追跡を可能にさせている眼の視覚特性を検討した。フードら (Hood et al., 1998) が採用している手がかりパラダイムを使って，4ヶ月児をテストした。それぞれの試行は，瞬きする顔刺激（注意を引く

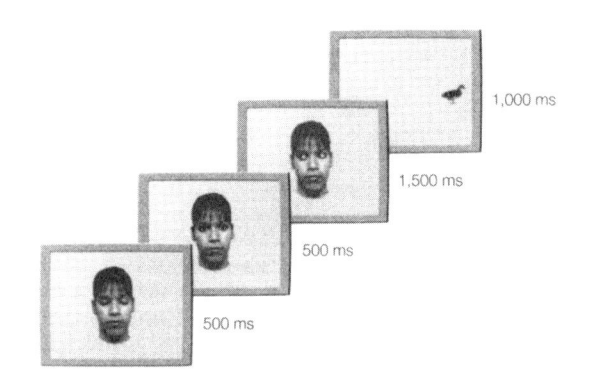

図 7.7　Farroni et al., 2000 の実験 1 で用いられた刺激を示す，ビデオ画像の例。この試行では，標的刺激（アヒル）が，視線方向と一致しない側に現れている。

ため）を示すことから始まる。その後，瞳孔が右か左のどちらかに 1500 ms 間移動する（図 7.7 を参照）。ついで標的刺激が，顔刺激の眼が注視しているのと同じ方向（一致する位置）か，もしくは不一致方向に提示された。乳児が標的を定位するサッケードの反応時間を測定することにより，顔の視線方向と一致した位置を，乳児がよりすばやく注視することをわれわれは明らかにした。

　この基本的なパラダイムを使った一連の実験で，手がかり効果が観察されるのは，正立顔と相互的な視線の交換を一定期間おこなった後に限られることをわれわれは確認した。すなわち，正立顔との相互的な視線の交換は，おそらく，後続する視線の動きによる手がかりを得やすいように，注意のメカニズムを引きつけているものと思われる。まとめると，乳児が視線を向ける手がかりとなる重要な特徴は，(a) 瞳孔が側方へ移動すること，そして (b) その前に短期間，正立顔との間でアイ・コンタクトが交わされること，の 2 つである。

　機能的神経イメージングからの証拠は，皮質領域と皮質下領域とのネットワークが，成人の視線処理に関係していることを示している（Senju & Johnson, 2009）。こうした構造を支えるネットワークは，運動知覚に見られる活動のパターンおよび顔一般の知覚に見られる活動のパターンと重複してはいるが，完

全にそっくり同じというわけではない。視線処理にとって，ネットワーク全体を活性化することは重要であるが，特定の領域，すなわち上側頭溝の"眼領野 eye area"が決定的な役割を演じているように思われる。乳児では，眼以外の運動もほぼ同じように有効な手がかりとして働く，とする結果（Farroni, Johnson, Brockbank, & Simion, 2000）が得られており，それは，乳児の STS がまだ成人のようには微細に調節されていない可能性を示す，予備的な証拠となっている。

眼の運動手がかりが乳児に対して有効に働く前には，一定期間，正面から視線を向けること（以下，直視）が必要であるとする驚くべき観察事実に続いて，何人かの研究者たちは，アイ・コンタクト検出の発達的な起源について研究をおこなった。すでに知られているように，ヒトの新生児は，顔状の刺激に対して定位するという偏向性をもっており（前を参照のこと），眼が開いた顔に対しては選好を示す（Batki et al., 2001）。また新生児は，顔が示す特定のジェスチャーを模倣する傾向がある（Meltzoff & Moore, 1977）。さらにヒトの新生児は，直視する視線の顔に対して，選好的な注意を示す。このことは，新生児が社会的に意味のある情報を検出できるように準備して生まれてくることを示唆する，現在までに提出されたもっとも説得力のある証拠のように思われる。こうしたことを根拠に，われわれは最近，ヒトの眼の視線検出について誕生時からの検討をおこなった。われわれ（Farroni et al., 2002）は，健康な新生児に対して，視線をまっすぐに向けた顔と，視線をそらした顔の刺激対（図 7.8 を参照）を提示し，テストをおこなった。試行中ずっと，新生児の眼球運動をビデオ・テープで記録し，それを 2 名の記録者によって分析した。われわれの使った従属変数は，注視時間の合計と定位反応の回数である。結果は，直視する顔に対する注視時間の方が有意に長かった。さらに，定位回数も，視線をそらしている顔より，直視している顔に対しての方が多かった。

第 2 実験で，われわれは，乳児が顔を観察しているときに頭皮から事象関連電位（ERP）を記録することによって，直視する視線に対する特異な処理について，集約的な証拠を得ようとした。われわれは，以前の実験で新生児に用いたのと同じ刺激を使って，4 ヶ月児を調べた。その結果，既に考察した乳児の ERP による顔-感受成分には，2 つの視線方向によって違いがあることを見

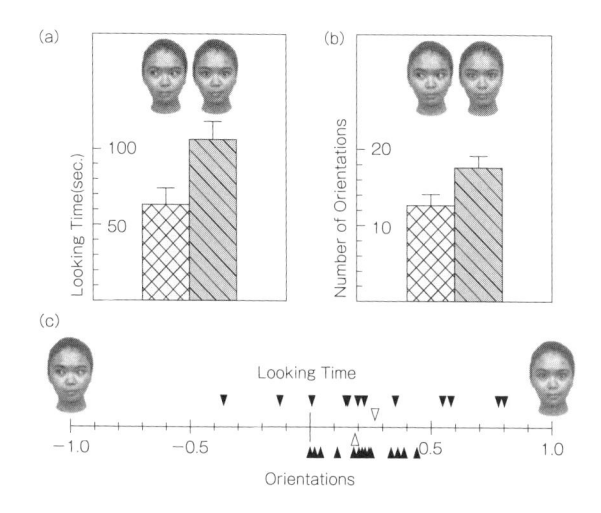

図 7.8 新生児における選好注視研究の結果（Farroni et al., 2000）。(a) 2種類の刺激に向けられた注視時間の平均値および標準誤差。新生児は，視線がそれた顔よりも直視する顔に対して，有意に長く注視する。(b) 各タイプの刺激に対する定位の平均回数。(c) 黒三角は各新生児において，視線がそれた顔よりも直視する顔に長く向けられた注視時間。白三角は選好得点の平均値。

いだした（Farroni et al., 2002）[訳注7-3]。すなわち第 2 研究から得たわれわれの結論は，正面からのアイ・コンタクトが，4 ヶ月児における顔の知覚処理精度を高める，ということである。

この結論は，最近の実験によって補強された（Grossmann, Johnson, Farroni, & Csibra, 2007）が，それはガンマレンジ 40Hz という高頻度でバーストする EEG を分析したものである。ガンマ振動に関心がもたれる理由の一部は，fMRI（2 章を参照すること）のもとで用いられる BOLD 反応とそれが相関することにある。成人を対象とする fMRI 研究（Schilbach, et al., 2006）が示唆したように，もしガンマー振動がアイ・コンタクトの検出やコミュニケーション意図の知覚と深く関係するならば，前頭前野は注視に対してガンマー振動のバーストを起こすであろう，とグロスマンら（Grossmann, et al., 2007）は予測した。

データは，正立顔という状況でのみ，ガンマ振動が注視方向を示す関数として変化することを示した。これは，先の ERP 研究の結果を拡張するものであった。予測されたように，正立顔内部に対する注視でも，300 ms 遅れで右前頭前野のチャネル全体にガンマ・バーストが誘発された。別のイメージング技法，つまり，NIRS でも類似した結果が得られた。そして，各幼児から 2 つの方法で得た結果の間には，すばらしい一致が観察された (Grossmann et al., 2008)。

乳児における視線処理の発達的，および神経的基盤に関して収集された実験的な証拠は，相互作用特殊化説の見解と合致している。とくに，新生児における顔選好の基礎となる，高いコントラストをもつ要素（同種個体表象 "Conspec"）と同様に，原初的な表象もまた，直視によるアイ・コンタクトをもつ顔へ乳児を向けさせるには十分な資格があると考えられる。したがって，直視する視線に対して新生児がおこなう高頻度の定位は，一般に，新生児による顔一般への定位傾向の基礎にあるものと同じメカニズムに媒介されているはずである。直視する顔は，わき見をしている顔よりも，このテンプレート（型板）にある要素の空間関係と，一層よく合致するものと思われる。このことは，この推定上のメカニズムが果たす機能的な役割が，これまでに推測されていた以上に，より一般的であることを示唆している。こうした原初的な偏りがあるために，乳児は生後最初の数日，あるいは数週間にわたって，乳児を直視するヒトの顔からは，偏りのある情報を確実に入力できることになる。その偏りは，社会脳が現れるための礎石を築く上で役立つのである (Senju & Johnson, 2009)。

> より詳しくは，Johnson, 2005; Senju & Johnson, 2009

相互作用特殊化説の見解によれば，全体としてのネットワークは，固有の機能に対して特殊化するようになる。したがって，私は，上側頭溝 STS の"眼領域"が，孤立して発達するのではないということ，あるいはひとつのモジュール様式で発達するのではなく，その機能性は，一般的な顔処理あるいは運動検出のどちらかに携わる領域が相互的に働いているという状況のもとで出現すること，を示唆しておきたい。こうした視点からみると，STS は，運動情報を顔処理と（そして他の身体の部分とを）統合する領域であるように思われる。

乳児の場合，STS は活性化しているかもしれないが，それはまだ，運動と顔情報とを効率的に統合してはいないと考えられる。すなわち，4ヶ月児は十分な顔処理と一般的な運動知覚をおこなってはいるが，知覚のこれら 2 つの側面は，まだ成熟した視線知覚に統合されてはいない。こうした理由によって，正立した顔に対してアイ・コンタクトをすることは，顔処理の機能を十分に働かせることになり，それが，つぎには側方への運動による注意の定位を促進させることになる。年長になると，視線の知覚は完全に統合されたひとつの機能となり，たとえ視線をそらした静止画を提示されたとしても，十分に，注視は促進されるようになる。

7.6 他者の行動を理解し，予測すること

顔処理や視線検出という問題の先には，ヒトの行為に関する首尾一貫した知覚とか，他者の意図や目標を適切に判断するなどのような，社会脳に関するさらに複雑な側面が多くある。伝統的に，これらの問題を扱うひとつの方法は，乳児，よちよち歩きの子ども，および幼児の行動的研究でおこなわれてきたものである。しかし，発達の認知神経科学研究者も，近年，果敢な取り組みを始めている。STS は眼に対して感受性を示すのに加え，成人では，動く生き物のような刺激にも反応する（しかし，同じような動きをする無生物刺激，または，生き物のようであっても静止した刺激に対しては同様の反応をしない。Puce et al., 1998)。この特殊化は，相互作用特殊化説の考えによる予測と合致して，生後の発達過程で起こるだろうか？

子どもに関する機能的 MRI 研究（Mosconi, Mack, McCarthy, & Pelphrey, 2005）は，STS が動的な社会刺激によって，児童中期から活性化し得ることを示した。カーターとペルフェリー（Carter & Pelphrey, 2006）は fMRI を用いて，7 歳および 10 歳児が生物的運動および関連のある刺激（歩くロボットのような）を見ているときに STS と他の領域に生ずる反応の特殊化を調べた。相互作用特殊化説の考えから予測される通り，STS では，幼児の年齢が増すにつれて，生物的な動きへの反応特性が，ますます特殊化することが観察された。

5ヶ月児を対象に行われた最近の視覚イメージング（NIRS）研究（Lloyd-Fox et al., 2009）でも，その活性化パターンは，動的な非社会刺激（動く機械）に比べて，動的な社会刺激（手や眼や口を動かしている女優）を見ているときに，STS活動の活性化パターンと一致することを見いだした。しかし，この反応が幼児期の間にどの程度特殊化されるのか，という点についての詳細はまだ確定されていない。全体として，STSに関する最近の研究には，FFAに関するほどの進展がなく，証拠資料が現段階で示し得るのは，類似した過程で機能的特殊化が創発的に出現するかもしれないということである。

　神経科学において最近発見されたもっとも興味深い知見のひとつは，他者の動作を知覚すると，その成人観察者に運動の活性化が閾下で起こる，というものである。その現象はサルとヒトで記録されており，しばしば"ミラーニューロン・システム"の働きによると考えられている（MNS; Rizzolatti & Craighero, 2004）。MNSは，同じ細胞と回路が，動作の産出と，誰かがそれと同じ動作をするのを見ることから起こる視覚入力の処理，その両方に携わるシステムである。動作を知覚するために動きを鏡に映すことの重要性については，多くの推測や論争がある。動作の観察中に働くミラー・システムの機能を説明する上で期待できそうな方法は，この現象の個体発生を研究する，というものである（Kilner & Blakemore, 2007）。そのひと自身がもつ特定の運動能力と技量は，動作を観察する間にその運動システムが蓄えられたか否かで決定される（Calvo-Merino, Glaser, Grèzes, Passingham, & Haggard, 2005）。したがって，幼児では運動のレパートリーが制限を受けているが，それはやがて，運動システムが増大すれば，調整された諸能力を彼らが発揮できることを意味している（van Elk, van Schie, Hunnius, Vesper, & Bekkering, 2008）。

　年少児が誰かの動作を観察しているとき，彼ら自身の運動システムは活性化するのかという点についての確たる証拠は，ごく最近まで，殆どなかった。動作を知覚しているときに運動系が活性化することの機能的な役割を観察する上で，有効な方法は，感覚運動的なアルファEEG活動の記録を利用することである。しかし，MNSが信頼に値することを立証するには，同じ実験参加者が動作中と知覚している間の両方でこの活動は記録された，ということが重要になる。そのため，サウスゲートと共同研究者たち（Southgate, Johnson, Osborne, & Csibra, 2009) は EEG を用いて，9ヶ月児では繰り返し起こると予想されている動作を観察し，その過程で生じた感覚運動的なアルファー帯域活動の変化を測定したのである。成人を対象におこなわれた研究では，感覚運動の活性化が目的志向的な動作の遂行と観察の両方によって調整されており (Hari et al., 1998)，さらに一次感覚運動皮質にその起源があるらしいことを示している (Hari & Salmelin, 1997)。サウスゲートと共同研究者たちは次のことを明らかにした。つまり，動作を観察中の幼児は，自分が同じ動作をしているときの神経信号と全く一致するような運動系の閾下活動を明確には示さない，という事実である。興味深いことに，幼児がその動作の発生を予想できるようになりさえすれば，運動系の活性化は，観察された動作に対してだけでなく，それ以前に，繰り返し観察された動作の開始に先立ってはっきりと観察されたのである。この発見は，誰かがある動作をするだろうと予測されると，成人は，運動システムを活性化することを示した，前述の報告 (Kinlner, Vargas, Duval, Blakemore, & Sirigu, 2004) と一致しており，動作観察中に起こる運動系の活性化は，その動作がいかに展開するかの予測過程を表しているのかもしれないという，より最近おこなわれた提案と適合している (Csibra, 2007)。

　発達途上の子どもは，顔，眼および他者の動作を知覚する以上に，意図，目的，要望——しばしば"思考"や"心の理論"として言及されている能力——に関する他者の行動を理解するための，神経メカニズムおよび認知メカニズムを発達させねばならない。先述したように，顔処理の場合と同様に，最近数多くの研究室が fMRI を用いて，子どもが他者の心的状況を理解しているときの神経基盤の研究を始めている。いまや，種々の課題を用いて，いろいろの年齢の子どもで fMRI 研究をしているグループがある。そこでは，子どもが思考しているときには，Medial Prefrontal Cortex (MPFC：内側前頭前皮質) が一貫して活性化することを示している (Blakemore, den Ouden, Choudhury, & Frith 2007; Kobayashi, Glover, & Temple, 2007; Ohnishi et al., 2004; Pfeifer, Lieberman, & Dapretto, 2007; Wang, Lee, Sigman, & Dapretto, 2006)。これらすべての研究において，たとえ課題の成績および基準レベルが統制されている場合でも，思考しているときの子どもたちは成人よりも，MPFC を広範囲に活性化させていた。たとえば，ワンら (Wang, et al., 2006) は，伝達の意図理解について

研究するために，成人と子ども（9-14歳）に対して，漫画から引用したある皮肉な課題を利用した。子ども達は成人に比べて MPFC を活性化させ，成人では紡錘状回（fusiform gyrus, FG），外有線野（extrastriate area）および扁桃体が子どもよりも強く活性化した。さらに，相関分析によって，子ども群内部においては，年齢と FG 活性化の間に正の相関があり，年齢と MPFC 活性化の程度との間には負の相関が見いだされた。ブレイクモアら（Blakemore et al., 2007）の報告によると，実験に参加した青年（12-18歳）では，意図について思考しているときの MPFC の活性化が成人よりも増大した。一方，成人では右の STS におけるいくつかの部位で，青年よりも大きな活性化がみられた。最後に，発達的思考に関して信頼できる別の 2 研究が，非常に類似したパターンの結果を示している。ファイファーと共同研究者たち（Pfeifer et al., 2007）は，自己についての知識を検索しているときの脳活動を調べ，10 歳の子どもが成人よりもはるかに広範囲で MPFC を作動させていることを明らかにした。この研究において，成人では外側側頭複合体（lateral temporal complex, LTC）が子どもよりも有意に強く活性化していた。さらに，コバヤシら（Kobayashi et al., 2007）は，成人と子ども（8-11歳）に古典的な心の理論課題をおこない，子どもでは内側前頭前皮質 MPFC（medial prefrontal cortex）の活動量が成人よりも高いが，成人では右扁桃体の活動量が子どもよりも高いことを報告している。全体としてみると，これらの研究が示しているのは，思考課題をしている間に MPFC が活性化する範囲は発達とともに焦点化するが，一方，（課題依存的な）後頭（側頭）皮質領域での活動は時折増大する，ということである。

　これらの発達傾向は，一般的に，前頭前皮質の機能活動には焦点化という変換が発達の過程で広汎に起るという点で，相互作用特殊化説の予測と一致している。2 番目の一般的な傾向は，後頭（側頭）皮質の機能が充足するには，前頭皮質よりも長い発達過程を要するのかもしれない，ということである（Brown et al., 2005）。

　技能学習仮説については，思考活動に関する発達的 fMRI 研究の知見と，練習と学習の連合による成人脳の機能的活性化の変容に関する研究結果の間にも，興味深い類似性がある（最近の論評としては，Kelly & Garavan, 2005 を参照す

ること)。たとえば,シーグマンと共同研究者たちが見いだしたのは,視覚形態の弁別課題で徹底的に学習すると,後頭視覚皮質の活性化が増大し,前頭および頭頂皮質の活性化が減少するということである。学習の結果として成人の皮質に起る脳活動の大規模な再構成は,実行系の制御が減少し,自動化が増大したことによるものである,と解釈されており,再構成は発達しつつある社会脳で観察される活動のパターンを,少なくとも部分的には説明しているように思われる。しかし,技能学習だけではいわゆる"age of acquisition"効果を説明することができない。つまり,学習が起る年齢は,技能がいかに獲得され,どの皮質メカニズムが用いられるのか,ということに効果を及ぼすのである。これらの効果は認知に関する他の領域でも広く観察されており(Hernandez & Li, 2007 を参照すること),最近の研究では,それは MPFC における思考活動にも適用されているように思われる。例えば,コバヤシら(Kobayashi, Glover, & Temple, 2008)は,思考課題で同じ熟達度を示す早期のバイリンガル者と後期のバイリンガル者(英語を話す日本人)を比較して,前者(8-12歳)では,課題中の MPFC 活性化領域に,第一言語のときと第二言語のときで重なりがみられた。それに対し,後期のバイリンガル者(18-40歳のおとな)では,第一言語による思考条件のもとではより背側の MPFC が活性化したが,第二言語による思考条件ではより腹側の MPFC が活性化したのである。

子どものときにはより広範囲で観察された活性化が,成人ではどのようにして縮小し,焦点化するのだろうか。この点に関する詳細な研究はまだ残されたままである(12章を参照すること)。ひとつの可能性として,成人では別の機能に特殊化している MPFC の諸部分が,子どもではより広範囲の機能に同調している。よって,それらは思考課題においても活性化している,というものである。したがって,成人では MPFC の小領域が選択的に活性化するのに対し,子どもではその領域全体が社会的認知という別の局面に対しても活性化するのかもしれない。

7.7 非定型的な社会脳

新興の社会脳を研究するために用いられる別の方法は,自閉症やウィリアム

ズ症候群（WS）のような発達障害ではどのようなことが生じるのかを調べる，というものである（WSについては2章を参照すること）。

多くのさまざまな研究室では，自閉症にみられる特定の脳障害部位を突きとめようとする試みがおこなわれてきた。当初は，成人の神経心理学的モデル（1章における因果的後成説の見解を参照のこと）を適用し，脳のどこかに中心的な構造的欠損が存在するだろうと，そしてまた脳の中のこうした"hole（欠損）"は，認知的欠損の特定パターンと関連しているはずである，と仮定されていた。後でみるように，発達的な欠損によって，一見してきわめて明確な，認知的欠損の様相が生じている。しかし，それに対応した脳の構造的欠損は捉えどころがないものであって，拡散的であり，そして／あるいは個々人の間で一致していない（2章を参照のこと）。自閉症の症例では，構造的な脳イメージング研究や死後の神経解剖学的研究によると，脳幹，小脳，辺縁系，視床，および前頭葉などがさまざまにかかわっている（論評として，South et al., 2008）。いくつかの研究では脳室の拡大が報告されているが，このことは，隣接した辺縁系や前頭の構造に萎縮が存在することを示唆している（論評として，Pennington & Welsh, 1995を参照のこと）。しかし，自閉症で報告されている脳の非定型性と同様に，脳室の拡大は自閉症に特有なものではない。なぜならば，脳室の拡大は，統合失調症でも観察されているからである。

> より詳しくは，South et al., 2008; Tager-Flusberg, 2003を参照のこと

自閉症に関するかなり多くの研究で観察されているもうひとつの欠損は，小脳におけるものである（たとえば，Courchesne, Yeung-Courchesne, Press, Hesselink, & Jernigan, 1988）。現在のところ，これが出生後の影響によるものなのか（この領域における細胞の移動は出生後にも継続する，という4章の記述を想い起してほしい），もしくはクーシェンヌら（Courchesne et al., 1988）が主張するように，妊娠3ヶ月と5ヶ月の間に生じた異常な細胞移動によるものなのかは，明らかになっていない。皮質における細胞移動の不全についても，いくつかの証拠資料で観察されているが，これらの不全はどこか特定領域に限定されているようにはみえない（Piven et al., 1990）。発達性の脳損傷を決定する場合におこるひとつの問題は，そもそもどの異常が根本原因なのか，また，どれ

が初期の異常発達によって生じた後続の結果なのか，その確定がむずかしい点にある。一般に，最後に発達する構造や領域は，正常な発達軌道から初期に起きた逸脱の影響を，もっとも受けやすい。たとえば，自閉症の場合，皮質，海馬，および小脳に時折観察される非定型性は，おそらく，そのすべてが，視床で最初に起きた欠損の結果であるように思われる。

　生後の発達において構造的変化を示す皮質の最終領域，すなわち前頭皮質は，自閉症やフェニルケトン尿症（phenylketonuria, PKU）（2章および3章を参照のこと）のような他の発達障害研究にとって，何よりも重視すべき領域であった。この領域で生じる非定型性は，観察されるいくつかの認知的欠損の原因であるのかも知れない。しかし，このことは，自閉症をもつ人びとが獲得性の前頭前皮質に損傷のある患者と同じであることを意味するわけではない。

　自閉症を引き起こす脳の損傷は，拡散的で，変動することもあるが，それによって生じる認知的なプロフィルの方は，はるかに明確な様相を示している。自閉症をもつ子どもの場合，幼児早期に観察される多くの社会的過程が損なわれているようにはみえない。しかし彼らは，後期に発達する知性，すなわち"心の理論 theory of mind"とよばれる社会的認知の側面で，一般的には明らかな欠損を示している。このタイトルはいささか大げさだが，心の理論とは，他の人びとについてわれわれが理解したり，他の人びとと相互に影響を及ぼし合ったりするための，比較的基本となる本質的な機能を指している。具体的にいうと，心の理論は，他人の感情，信念，さらに知識のように，その思考過程を理解する上で必要な，われわれの大部分がもっている能力を指している。心の理論の能力を研究するために用いられるある種の課題は，いわゆる"誤信念 false-belief"課題と呼ばれている。たとえば，つぎのような筋書きが，人形，操り人形，俳優によって演じられる（Wimmer & Perner, 1983から採った手続きの例）。

　　　サリーが，自分のオハジキをカゴに入れる。それからサリーは散歩に出掛ける。サリーが外に出ていった間に，アンが入ってきてオハジキをカゴから箱に移す。この場面を見ていた実験参加児に，つぎのように尋ねる。「サリーが戻ってきたとき，彼女は，どこにオハジキを探そうとするだろうか？」と。もし実験参加児が，単に彼／彼

女自身の個人的な知識をもとにサリーの反応を予測しようとするなら，その場合には，「箱」と答えるはずだ。一方，もし，サリーの（誤った）信念をもとに反応を予測するとしたなら，サリーはオハジキをカゴの中に探すと，実験参加児は正しく予測するだろう。

もうひとつの誤信念課題の筋書きは，実験参加児に，通常はキャンディーが入っていることをよく知っている箱を示して，その箱に何が入っているかと尋ねるものである。実験参加児は，適当なキャンディーの名称を答えるだろう。つぎにその箱を開けて，実験参加児に，箱の中にはキャンディーではなくて，鉛筆が入っていることを示す。つぎに友だちを1人すぐに呼び入れて，閉めてあるその箱を示し，中に何が入っているかを聞くように求めたとき，その友だちはどう答えるかを実験参加児に尋ねる。この場合にも，実験参加児が，友だちに当然起こり得る誤信念を推論できさえすれば，鉛筆よりもキャンディーの名称を答えることになるだろう。

バロン・コーエン，レスリー，フリスおよび共同研究者たちは，一連の研究で，ダウン症候群とは違い，多くの自閉症の実験参加児がこれらの課題や他の心の理論課題に失敗することを明らかにした（論評として，Baron-Cohen, 1995; Frith, 2003; Happé, 1994 を参照のこと）。一方，自閉症児は，関連する他の諸課題に対しては比較的障害を示さない（精神年齢を対応させた対照群と比較して）。このような欠陥のパターンは，なぜ自閉症の人たちが，しばしば他者を無生物の物体とほとんど違わないものとみなしているのかを説明してくれるのかもしれない。したがって，多くの研究者は，心の理論に欠損のあることが自閉症の中心となる認知的な欠損だと考えている。この認知的欠損の性質に関してはある程度の一致がみられるものの，細部に関して多少異なるさまざまな見解が，現在，検討されつつある。

他の理論家たちは，より発達的な説明を提案している。彼らは，心の理論の欠如が，乳児における模倣能力のような，成人における社会的認知の前駆状態に関する欠損から生じる（Rogers & Pennington, 1991），あるいは情動の知覚における欠損から生じる（Hobson, 1993）と主張している。したがって，これらの研究者たちは，誕生から，もしくはそれに次ぐ初期からの社会的認知の欠損

が，心の理論に関するその後の欠損を生むと信じている。

　自閉症児における最も早期の前兆を確認する目的で，いくつかの研究グループは，家族性の発生学的原因により後に自閉症と診断される危険性のある乳児について，縦断研究を始めた。その乳児と両親が同じ兄姉（いわゆる"baby siblings"）がすでに自閉症であると診断されている場合には，その子たちも自閉症と診断される危険性が高い（このような例は少数であると記しておくことは重要だが）。siblings に関する多くの研究例によると，社会的交渉の技能が非定型的であることを示す最初の徴候は，12ヶ月〜18ヶ月齢に現れる（Zwaigenbaum et al., 2005）。一方，社会的な行動と相互作用的な技能を観察しても，非定型性は1歳の終わり頃まで現れないが，いくつかの神経生理学研究では，直視の顔を見ているときと視線をそむけた顔を眺めているときに，リスクのある乳児と統制群の乳児には群差が現れることを明らかにしている（Elsabbagh et al., 2009）。神経生理学的な測度に関する若年齢での差異をもとにすれば，そのような診断を受ける可能性のある個人を予測できるのだろうか。または，そのような差異は，多くの家族構成員に影響を及ぼす"広範囲の表現型"の初期的な徴候なのだろうか。これらのことは現在まだ研究の途上にある。

　両親が同じ幼児の研究に続いて，最近では，自閉症との予備的診断を受けたよちよち歩きの幼児を研究している人々がいる。たとえば，ドウソンと共同研究者たちは，顔処理と物体（おもちゃ）処理に対する親近性の有無による効果を研究している（Dawson et al., 2002）。対照群の年少児たちは，両方のカテゴリーを認知しているという ERP の証拠を示したが，潜在的に自閉的とされた子どもたちは，顔を認知している証拠を示さなかった。このことは，彼らの神経性の欠損に何らかの特異性があることを示唆している。しかし，著者たちが指摘しているように，この障害はおそらく，誕生時に顔を定位できないというようなより初期の発達的原因に比べると，2次的なもののようである。同様の実験で，グライスと共同研究者たちは，視線処理に対応する ERP の関連部位（先に述べたように）が，自閉症をもつ年少の子どもでは発達的に遅れているように見えることを観察している（Grice et al., 2005）。

　いくつかの研究チームは，構造的な神経イメージングと神経解剖学上の証拠を共に考慮することによって，自閉症の場合にはどの脳経路と脳構造が損傷さ

れているのかを推論する目的で，認知的欠損のパターンを利用しようとしている。おそらく，もっとも一般的に支持されている神経心理学的見解は，観察された認知的欠損のパターンが，前頭皮質に損傷または解離のある場合と一致している，というものである（例としては，Damasio & Maurer, 1978; Pennington & Welsh, 1995）。たとえば，高次機能をもつ自閉症の人たちでさえも，ハノイの塔課題（Tower of Hanoi planning task）やウィスコンシン・カード分類課題（Wisconsin card sorting task）のような，前頭葉機能に対するマーカーとされる多くの"実行機能"（executive function）課題には失敗している（Ozonoff, Pennington, & Rogers, 1991）。現在のところ，これらの欠損が心の理論にとって最も重要なのか，心の理論とは独立しているのか，あるいはそれと同じ基礎的な計算に基づいているのかどうかは，明らかでない（Pennington & Welsh, 1995）。

　心の理論に関する欠損を，一般的な基礎的計算を共有するいくつかの認知的欠損のひとつであるとする見解は，小脳で観察される非定型性の重要性を主張する研究者からも支持されている（たとえば，Courchesne, 1991）。この見解によると，小脳は連続的に展開する複雑な文脈依存的な系列情報を処理する上で重要であり，そのために心の理論にも混乱が生じるのだという。以上のように，種々の神経心理学的仮説の間に生じた食い違いは，機能的神経イメージングを含む将来の研究によって，適切に処理されるであろう。

> より詳しくは，Elsabbagh & Johnson, 2007; South et al., 2008

　自閉症にみられる特有な社会的欠損とは対照的に，ウィリアムズ症候群の人たちの場合には，いわゆる"社会モジュール"は損傷を受けていないようにみえる。ウィリアムズ症候群（WS）（これはまた，乳児性高カルシュウム血症として知られている）は，遺伝的起源による比較的まれな障害である（2章を参照すること）。驚異的な言語能力と並んで（9章を参照のこと），WSの人たちは，顔弁別課題で対照群と同じようによい成績をとる（ベントンテスト Benton test; Bellugi, Bihrle, Neville, Jernigan, & Doherty, 1992）し，また標準的な記憶テスト（リヴァミード行動記憶テスト Rivermead Behavioral Memory Test; Udwin & Yule, 1991）の顔認知成分では，定型の成人よりも成績がよい。このような保有能力

のパターンは，先に述べた自閉症の欠損とは，おおむね反対であることを示している。そしてこのことから，WSをもつ人びとは，"社会モジュール"に対応する機能的脳システムを損なわれることなく持っている，という最初の仮説が提起されることになった。とくに，ひとつの予備的な仮説は，この社会モジュールが，WSでは無傷のまま保たれているのに対し，自閉症の場合にはそれがとりわけ損傷されているというものである。先に考察したように，自閉症にみられる認知的欠損についての優れた説明のひとつは，自閉症の人びとが心の理論を欠いているというものであった。カミロフ—スミスと共同研究者たちは，WSの参加者に対して一連の実験をおこない，「顔処理，言語，および心の理論を含めて，他者に関連する刺激を表象し，処理する幅広い認知モジュール」が存在する，という仮説の検証をおこなっている（Karmiloff-Smith, Klima, Bellugi, Grant, & Baron-Cohen, 1995, p. 197）。その結果，自閉症の人たちでは約20%が，前述のような心の理論課題に合格したにすぎなかったが，WSの人たちでは94%がこの課題に合格しており，言語や顔処理の側面とならんで，心の理論には障害のないことが明らかになった。いくつかある他の結果に加えて，この結果から，自閉症とはおおよそ反対の神経認知的なプロフィルを示すものとして，WSを表現したくなる（ただし，両方のグループとも，多少の一般的遅れを示すということは認めざるをえない）。この仮説は，小脳に認められる特異的な非定型性によって，その価値を増している。

> より詳しくは，Karmiloff-Smith, 2008; Tager-Flusberg, 2003を参照のこと

しかし，カミロフ—スミスら（Karmiloff-Smith et al., 1995）は，あらかじめ特定化されたモジュールが傷害されているのか，あるいは無傷であるのかというようなきわめて単純な考え方ではなく，別の発達障害から証拠を挙げている。たとえば，ダウン症候群では，顔処理や言語の語形論的用法における深刻な欠陥が，心の理論に対する比較的良好な成績と並存して生じている（Baron-Cohen, Leslie, & Frith, 1985, 1986）。逆に，脊髄髄膜瘤 myelomeningocele を伴う水頭症 hydrocephalus のある症例では，きわめて有能な言語出力が，顔処理と心の理論における深刻な欠陥と並存している（Cromer, 1992; Karmiloff-Smith, 1992）。このように種々異なる解離のパターンが存在することは，あら

かじめ決定された社会モジュールが存在するという考え方に対して，明らかに異議を唱えるものである。

それに替わるひとつの考えは，相互作用特殊化説と一致しており (Karmiloff-Smith, 2002)，ある程度のモジュール化は出生後の発達による結果であって，それに先行する前駆的な組織は存在しないというものである (また 12 章も参照のこと)。とくに，新生児において領域特異的な偏り (この章で前に考察した顔選好のような，また 9 章で考察する音声言語の弁別能力のような) が保証されているのは，皮質回路が言語や顔のように社会的に価値のある刺激に対しては選好的に接するということをはっきり示している。長期にわたってこのような刺激に接することにより，可塑的な脳回路は，それらの入力情報を処理する上で適切な表象を発達させる。その結果，社会的相互作用一般を実践的に思考するための，新しい上位システムが出現してくる，というわけである。

> より詳しくは，Karmiloff-Smith, 2008 を参照のこと

社会脳の出現に関するこのような一般的な見解が仮に正しいとするならば，それは，初期の感覚遮断ないし社会的隔離の影響が長期に及ぶことを意味している。この問題については，2 系統の研究がある。第 1 の研究としては，マウラー Maurer と共同研究者たちが，単眼もしくは両眼の白内障によって，誕生後種々の期間 (生後 2-6 ヶ月まで) に視覚遮断を経験した人たちを調べている。これら高濃度の (角膜中心部が高濃度に白濁している) 白内障では，外科手術によって白内障が除去されるまで——通常，最初の 1 年以内——，構造化 (空間配置に関して) した視覚入力が奪われている。この研究グループは，こうした臨床集団で顔処理の状況について研究し，術後，顔に関する通常の経験を数年以上した後でも，ある程度の欠損が残ることを示した (Le Grand, Mondloch, Maurer, & Brent, 2001)[訳注7-4]。すなわち，生後最初の数ヶ月にわたる視覚遮断は，顔処理に対する検出可能な影響を生涯にわたって残すことが認められている。さらに，最近では，単眼遮断の症例を吟味することによって，これらの影響は，左眼から右半球への視覚遮断で著しいことを見いだしている[訳注7-5]。このようなデータは，ヒトの機能的脳発達に対する"技能学習"アプローチへの厳しい問題提起であり，また生後最初の数ヶ月から，顔処理に

対する右半球優位の傾向を示唆している。

白内障の患者たちは，感覚遮断について貴重な情報を与えてくれる[訳注7-6]が，社会的刺激という意味で遮断を受けているほかの人びとについても，研究はなされてきた。たとえば，孤児院で育てられた子どもたちの実例（たとえば，ルーマニアが共産主義体制であった期間）では，その後に，多様な社会的，認知的，感覚運動的な問題を抱えていることもある（論評として，Gunnar, 2001 を参照のこと）。孤児院での養育では，一般的な世話の質が変動し易く，最少人数の養育者と安定的で長期にわたる関係が失われている（Rutter, 1998）。"よい"孤児院から得た研究結果では，実行機能と社会的認知に関して問題があるものの，他の感覚運動的，認知的，および言語的発達の側面では十分回復している。他の極端な例では，すくなくとも生後最初の 12 ヶ月間，ルーマニアの孤児院で育てられた子どものサンプルのうち 12％ が，自閉症の特徴を示したという。ただしこのような例でも，これらの症候は，時が経つと軽減していく傾向があるという（Rutter et al., 1999）。

> より詳しくは，Shackman et al., 2008 を参照のこと

7.8　要約と結論

この章の初めで考察したように，機能的脳の発達に対する 3 つの見解は，社会脳の発達について別々の予測をしている。顔処理の神経発達という点から再検討された証拠資料は，成熟説の説明と合致していないようであった。生後初期の遮断がもたらす長期におよぶ影響，そして新生児における顔や視線を選好する傾向の存在は，厳密な技能学習説の見解を断念させるものである。したがって，おそらくは，社会的認知に必要な生得的なモジュールは存在せず，また，出生後に皮質の中で"成熟"する社会的認知機能と関連する生得的表象も存在しない。むしろ，他者についての情報処理，すなわち他者がもつであろう思考内容および将来起こりうる行動などに関する複雑な表象は，少なくともつぎのような 3 つの要因の結合に基づく必然的な結果として，脳内に発現してくるのであろう。すなわち（1）顔や言語のような，社会的に重要な刺激に対して注

意を向ける初期の偏り。(2) 子どもとの相互作用を積極的に求める他者の存在。さらに (3) 局所的な偏りと結合様式を伴う皮質の基本的な構造である。これら3つの要因のうちどれかに非定型性があると、定型的な社会的認知能力のうち、ある成分だけが、本来発達するはずの進路から逸脱した方向へと乳児を送りこむことになる。

社会脳の出現に関するこうした相互作用特殊化説の見解が挑戦すべき課題は、初期には他の皮質ネットワークも混在していた社会的処理領野のネットワークが、その後に辿る過程に関して、仮説を提出することであろう。乳児の行動研究では、少なくとも9ヶ月齢から、その物体がまったく生物の形態をしていなくても、適切な動きをすると、乳児はそれを生きているかのように扱うことが明らかになっている（論評として、Csibra, 2003）。実際、研究者の中には、乳児やよちよち歩きの幼児が、成人では見られないほど、自然の物体に対してまで社会的認知能力を過大に拡張することがある、と示唆する者もいる（Csibra, 2003）。このように社会的知覚と非社会的知覚の間にある境界が不鮮明なのは、社会脳がほかの脳部位からまだ十分には分離していないことによる副産物なのだろうかという懸念もあるが、それは、将来の研究にとって興味深いトピックとして残されている。

考察のための重点課題

* ヒトが持っている複雑な社会的認知能力を考える際に、社会脳の発達に関する動物モデルには、どのような価値があるだろうか？

* 幼児における STS の機能は、成人で見いだされている機能とどのように異なり、どうしたらその差異を経験的に検証することができるだろうか？

* どのような諸要因が社会脳の定型的な発達をゆがめ得るのだろうか？

[訳注7-1] 2004年に鳥類の脳の命名法が改訂されており、IMHV (intermediate and medial part of the hyperstriatum ventrale) は IMM の旧名である。図7-4 の HA も、現在は hyperstriatum accessorium から hyperpallium apicale（高外套の背内側部）に変更されている。上記については、人間総合科学大学専任講師藤原宏子氏および鹿児島大学教授内山博之氏から教示を受けた。記して謝意を表しま

[訳注 7-2] 新生児が，親に対しては素早い視覚学習を示す，という証拠がある。

[訳注 7-3] 中後頭葉において 240 ms の潜時で測定された N170 の平均振幅は，視線がそれたときよりも直視しているときの方が高まる，という差異。

[訳注 7-4] 内部特徴が異なる正立顔の弁別には，患者も統制群と同程度に正答しているが，内部特徴の配置の違いで弁別する課題は患者にとって難しく，差がある。さらにその成績は，視覚遮断の期間および視力には相関を示していない。

[訳注 7-5] 交差性の経路は非交差経路とは異なり，皮質下の脳構造と強い神経結合がある。初期には成人のように脳梁を介して両半球の視覚情報が統合されることはなく，各眼球に投射された視覚入力は，主に交差性の経路により，反対側の半球に送られる。したがって，生後 2-3 ヶ月の時期にあっては，たとえば，単眼に耳側視野（鼻側網膜）から鼻側視野（耳側網膜）に向かって動く刺激が提示されたときには，反対方向の動きに比べて顕著な OKN を示す。この非対称性は視覚経路の完全交差もしくはそれに近い視神経構造によるもので，発生原因は大脳視覚野における両眼性の視覚細胞の欠如あるいは過小にあると考えられている。Simon et al., 1998 によると，新生児による顔パターンへの選好性は，刺激が鼻側視野（耳側網膜）よりも耳側視野（鼻側網膜）に提示されたときに顕著であったのは，皮質下構造への直接的な神経連絡が強いためであると解釈されている。

[訳注 7-6] 開眼手術後の顔および動作の認知に関する詳細は下記を参照のこと。
望月登志子（1996）開眼手術後における鏡映像の定位と知覚。『基礎心理学研究』15, 89-101。Gregory, R. L. (1998) *Mirrors in Mind*. Penguin Books.（鳥居修晃・鹿取廣人・望月登志子ほか（訳）(2001)『鏡という謎』新曜社（第 1 章 鏡のなかの自分, pp. 1-21））

8章
学習と長期記憶

長期記憶は，通常タイプ別に分類される。区別のうち重要なもののひとつは，想起可能な情報である顕在様式の長期記憶と，知覚–運動技能（percepto-motor skills）のような潜在様式の長期記憶とに分けるやり方である。それぞれさらに下位分類があって，顕在記憶には，顔についての意味記憶や，個人的な出来事についてのエピソード記憶が含まれる。また潜在記憶には，条件づけやプライミングのような多岐にわたる技能（skills）が含まれる。当初の考え方によると，潜在記憶は誕生時から備わっているが，顕在記憶は内側側頭葉（medial temporal lobe, MTL）が未発達のため潜在記憶よりも遅れて出現する，というものだった。近年になって研究者たちは，内側側頭葉に依存する様式の顕在記憶も誕生時から存在していること，またそれは内側側頭葉が成熟するにつれ約 8–10 ヶ月齢の時に大きな発達が生じるということを見いだしている。潜在記憶の成績（performance）は，3歳を過ぎると一般にはほとんど発達上の変化を示さないが，顕在記憶，特にエピソード様式の記憶は，海馬の結合性の変化や前頭皮質の関与の増大に伴って子ども時代を通じて発達し続ける。顕在記憶の神経基盤として皮質の関与が増すのは，海馬と関連する皮質領域の特殊化（specialization）が経験に依存して進むことによるのかもしれない。総体的に見て，ほとんどの記憶課題にはいくつかの脳システムが関わっているように思える。これは，他の章で考察している認知の領域において引き出される見解とも合致する結論である。

記憶は私たちの日常生活の中心をなすものである。記憶のおかげで，事実・規則・技能などの知識の基礎を形成することができるし，われわれがもっている個々人としての感覚の核となる個人的経験についても詳細に貯蔵できる。記憶の認知的基盤や神経基盤に関してわれわれが現時点で理解している内容は，HMとして知られている，一人の個人に関する研究の影響を大きく受けている。HMは，薬では改善しないてんかん治療の目的で左右の側頭葉の多くの

部分を外科的に除去されたが，その除去後に重篤な記憶障害を患った。手術以降，HM は事実やできごとの長期記憶を新たに形成することができず，そのような事がらを数分以内に忘れてしまった。その一方で，手術以前の彼の人生における出来事を思い出す能力や，たとえば運動技能を習得するような状況下で長期記憶を新たに形成する能力については，保たれていた。この事例によって，記憶についての私たちの理解が 2 つの点で進歩した。(a) ひとつは，記憶は単一の機能ではないということ，(b) もうひとつは，記憶のタイプごとにそれを担う脳のネットワークも異なるということである。特に HM の事例が明確に示したのは，顕在記憶（宣言的記憶とか認知的記憶とよばれることもある）すなわち私たちが想起できる類の記憶と，潜在記憶（非宣言的記憶とか手続き記憶，習慣的記憶，非認知的記憶とよばれることもある）すなわち典型的には知覚面や運動面での成績（遂行行動）の変化として表されるような記憶との間の違いである。HM において影響を受けたのは前者のタイプの記憶だけであり，したがってそのタイプの記憶は内側側頭葉（MTL）に依存しているということになる（Cohen & Squire, 1980）。

　その後の研究から，顕在記憶も潜在記憶も，それぞれさらに下位区分のあることが示唆されている。顕在記憶には，特定の文脈に左右されないような事実に関する意味記憶（たとえば，自動車にはタイヤがある，など）と，私たちが経験する時空間的な文脈と連合した事象に関するエピソード記憶（たとえば，私はけさ木の下に車を駐めた，など）とがある。顕在記憶を担うのは MTL（図 8.1 参照）の皮質回路であり，海馬やその周辺皮質（嗅傍皮質，嗅内皮質，海馬傍皮質）や間脳が含まれる。このシステムのうち，海馬は特にエピソード記憶と密接にかかわっており，意味記憶への関与はそれほど大きくないと信じられている（Mishkin, Suzuki, Gadian, & Vargha-Khadem, 1997; ただし, Squire, Stark, & Clark, 2004 は異なる見解を示している）。潜在記憶は，運動学習，条件づけ，視覚弁別学習，プライミングといったような，多岐にわたる技能を含むものであり，それぞれに異なった，しかし重複した脳回路によって担われている。たとえば，ある種の潜在的運動学習や条件づけは大脳基底核・小脳・他の運動系の構造と関連があるが，一方以前に出会ったことのある知覚刺激の処理がより容易になるという知覚プライミングの場合には，感覚皮質と関連がある。

8章 学習と長期記憶　213

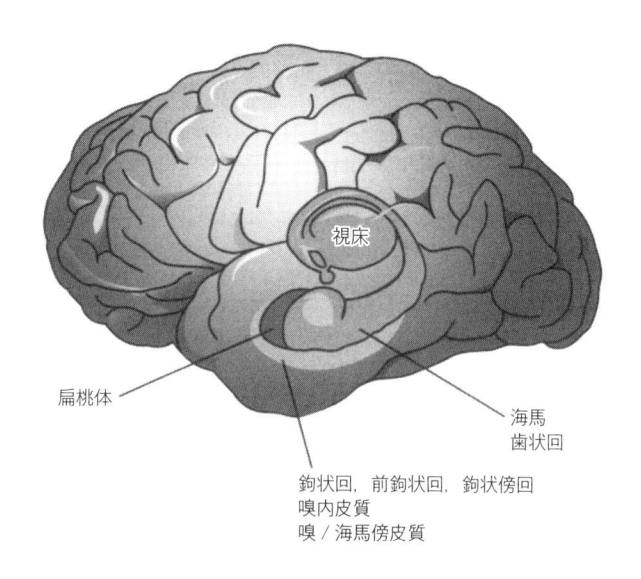

図8.1　内側側頭葉（MTL）記憶システム

（図中ラベル：視床、扁桃体、海馬 歯状回、鉤状回，前鉤状回，鉤状傍回 嗅内皮質 嗅/海馬傍皮質）

　記憶がいくつかのシステムから成っているとする考えは，記憶発達を研究する認知神経科学者たちの間で支配的な枠組みとなっている。研究者たちは，動物およびヒト成人を用いて，さまざまな学習記憶システムに関する脳内神経基盤を調べた認知神経科学的研究による豊富なデータを利用してきた（Bachevalier, 2008 や Squire et al., 2004 の総説を参照）。その結果課題を企画して記憶発達の神経基盤に関する理論を発展させてきたのである。しかしながら，記憶に対するこの発達認知神経科学的アプローチは，多くの困難な問題点に直面している。

・ある記憶課題における行動上の発達が見られたとしても，それは記憶とは関係のない脳システムの機能が発現したせいかもしれない。たとえば，記憶機能自体はたとえ変化していなくても，運動技能や言語技能が上達することによって記憶内容の表現がより向上する可能性がある。さらに，分子レベルや

細胞レベルで，発達と学習とはしばしば共通の機序をもっており，そのことが両者の区別を不明瞭にしている。
- すでに述べたように，さまざまなタイプの記憶を支える複数の脳システムが存在しているということが，行動神経科学的研究や神経心理学的研究から明らかになっている。成人においてさえ，これらのさまざまなシステムの解明は難しいことがわかっているし，この同じ枠組みを発達途上のシステムに当てはめることが本当に適しているのかどうかという点でまだ論争がある。
- ヒトの成人における「顕在的」記憶のうちいくつかの様式のものは，情報についての意識的な気づきを含んでいるが，言語未習得の乳幼児においてそれらを確かめることが難しい。

こういった問題点はあるが，記憶の発達に対して認知神経科学的アプローチをとることによって著しい進歩がもたらされたことを，この章で見ていくことにしよう。ほとんどの研究者は出発点として，成人や動物のさまざまな記憶システムの神経基盤に関する研究に目を向けている。また研究者は，これらのシステムが機能しているかどうかを知るためのマーカー課題の開発を試みるとともに，乳幼児や子どもにおける記憶の不足が，特定のタイプの記憶機能を支える神経系の発達の違いによるのかもしれないと，しばしば推測しているのである。

8.1 顕在記憶の発達

記憶発達に関する最初の認知神経科学的仮説のひとつは，シャクターとモスコヴィッチ（Schacter & Moscovitch, 1984）によって提唱されたものだった。シャクターらは，情報の長期的貯蔵に必要な脳メカニズム（おそらく内側側頭葉にあると思われる）は，人生の最初の1～2年間には機能していないと考えた。それと関連する仮説がバシュヴァリエとミシュキン（Bachevalier & Mishkin, 1984）によって提唱された。彼らは，成人において内側側頭葉損傷により再認記憶が障害されるが，刺激反応間の「習慣」（"habits"）学習は障害されないという健忘症候群が，乳幼児における記憶能力のプロフィルに似ているという

ことを指摘した。ミシュキンと共同研究者はそれ以前に，ヒトにおける健忘症候群患者でみられる障害と同様のパターンが，辺縁系の部分に外科的損傷を与えられた成体ザルでも見られることを示した。これらの観察から，乳幼児は最初のうちは潜在記憶に頼り，そのあとで顕在記憶が出現すると提唱されるようになった。

> より詳しくは, Bachevalier, 2008; Bachevalier & Vargha-Khadem, 2005 を参照のこと

想定される「認知的記憶」と「習慣」のシステムが，異なった個体発達タイムテーブルをもつという仮説を検証する目的でバシュヴァリエとミシュキン (Bachevalier & Mishkin 1984) は，月齢 3 ヶ月，6 ヶ月，12 ヶ月の幼体ザルに対し，2 つのタイプの課題をテストした。ひとつめは視覚再認課題であり，対になった物体のうち，前もって提示されていない見知らないほうの新奇物体に幼体ザルが手を伸ばすという学習（遅延非見本合わせ課題）であった。この課題は，記憶すべき物体がただ一度提示されたのみであり，1 回の学習エピソードで観察された対象を想起することによってのみ正解できるので，「認知的記憶」のシステムが必要と考えられた。もうひとつの課題は視覚弁別による習慣課題であり，毎日同じ 20 対の物体が幼体ザルに連続的に提示された。各対の相対的な位置関係は変わったとしても，毎日同じ物体のほうに食べ物の報酬が与えられた。サルは，それぞれの対において位置が変えられた正しい物体を選択するという学習を課せられた。この課題は，試行が繰り返される過程で対象と報酬との間の連合を学習することによって正解できるので，「習慣的」記憶のシステムが必要と考えられた。

幼体ザルは月齢約 4 ヶ月になるまで「認知的記憶」課題を学習することができず，1 歳末頃になっても，成体ザルの成績レベルには達しなかった。対照的に，視覚的「習慣」の学習については，月齢 3-4 ヶ月の幼体ザルは成体と同程度に可能であった。バシュヴァリエとミシュキンは，記憶能力に関して幼体ザルに見られたこの乖離は，MTL 系の生後発達には時間がかかり，そのせいで感覚運動的な習慣の形成に比べると再認記憶や連合（「認知的」）記憶の能力の発達が遅れる，ということを示唆している。この説明は，ヒトの乳幼児にも一

般化できる。というのは，ヒトの乳幼児の場合も遅延非見本合わせ課題が乳幼児期初期（15ヶ月齢あたりまで）には無理であり，6歳になっても成人の水準には達しないからである（Overman, Bachevalier, Turner, & Peuster, 1992）。

この見解に反する主要な証拠は，対比較の視覚課題を用いた研究から得られている。この課題は遅延非見本合わせに若干似ており，まずある刺激に実験参加児を馴染ませ，続いて新奇刺激とその馴染みのある刺激を並べて提示するという記憶テストがおこなわれる。しかし，この対比較視覚課題では，手を伸ばす代わりに馴染みのある刺激よりも新奇刺激のほうをより長く見るということを，再認記憶の証拠とする。15日齢から30日齢までの間に，健常な幼体リーサスザルでは，新奇刺激のほうを見るという強い選好性，つまり馴染みの刺激を再認できることを示す行動が発達する。海馬を含むMTL損傷を幼時期の初期に受けたサルの場合には，この選好性は見られなかった。これらの驚くべき結果は，このような非常に早い時期においてさえ，側頭葉内側部の構造が，視覚再認記憶においてまさに重要な役割を果たしているということを示唆している。このことはまた，遅延非見本合わせ課題にみられる長期間かかる発達には，MTL未成熟以外の要因も関与している可能性のあることを示唆している。たとえば，規則（「新奇物体を選びなさい」）を学習する能力の発達が遅かったり，物体と報酬とを連合する能力の発達が遅かったりということが，影響しているのかもしれない。

ヒトの乳児の場合も，対比較視覚課題において，遅延再認記憶が存在するという証拠が示されている。3-4日齢の乳児は，2分間の遅延が挟まれたときでさえ，馴染みのある顔よりも新奇の顔のほうをより長く見るし（Pascalis & de Schonen, 1994），3ヶ月齢の乳児ならば遅延24時間後にも同様の行動がとれるのである（Pascalis, de Haan, Nelson, & de Schonen, 1998）。これらの結果から，ヒト乳児においてもMTLの記憶回路が，ある程度は機能しているということが示唆される。

これらの結果を説明するため，ネルソン（Nelson, 1995; Nelson & Webb, 2003）は，初期の記憶発達に関し異なった見解（しかし成熟という観点からの見解ではある）を提唱している。この見解によると，ある未成熟な様式の顕在記憶，いわば「前-顕在記憶」（pre-explicit memory）とも呼べるものが誕生時から

存在していて，おもに海馬に依存し，それが対比較視覚課題において示される新奇選好性を担っているという。8-10ヶ月齢あたりでは，海馬，周辺の皮質，およびそれらの結合が発達し，そのことによってさらに成熟した様式の顕在記憶が可能となり，より広範囲の記憶の遂行行動を支えうるとする。つまり，ネルソンは，MTL 回路のなかの初期に成熟する要素によって，未成熟な様式の顕在記憶が生後最初の 1ヶ月で機能するのを可能にするが，海馬の歯状回を含むと思われる MTL 回路が 8-10ヶ月齢あたりでいっそう成熟することによって顕在記憶能力の大きな向上が生じる，としている。

もうひとつ別の記憶課題である延期模倣課題（deferred imitation task）において，8-10ヶ月齢付近で記憶技能が顕著に向上するという証拠が示されている。この課題では，実験参加児はまず，自発的行為のベースライン評定のため，あるおもちゃのセットを与えられてそれで遊ぶ。続いて，それらのおもちゃを使って，特定の目標達成を目ざす行為（標的行為）の系列を手本としてみせ，興味深い結果がもたらされることを示すのである。図 8.2a（カラー図版）に挙げた実例の系列では，ドアの前からレバーを動かし，続いてそのドアを開けると，乳児の好きそうな人形が現れる。その直後，もしくは遅延の後，それらのおもちゃが実験参加児に再び提示されて，生じた標的行為の回数を記録する（図 8.2b）。標的行為が正しい順番でなされた回数が，ベースラインに比べて手本提示後に増加していれば，記憶の証拠とみなされる。MTL 損傷患者はこの課題での成績がよくない（McDonough, Mandler, McKee, & Squire, 1995）。またたとえその損傷を受けたのが児童期で損傷部位が海馬に限局していても，同様に成績がよくなかった（Adlam, Vargha-Khadem, Mishkin, & de Haan, 2005）。カーヴァー，バウアーと共同研究者たちによると，一般的には 9ヶ月齢の乳児の約半数だけが遅延後に行為を正しい順序で想起できる（Carver & Bauer, 1999）。ただし想起できた場合でさえ，情報を 4 週間以上保持することはできなかった（Carver & Bauer, 2001; Bauer et al., 2006）。一方，10ヶ月齢までに顕著な向上が見られる。つまり，ほとんどすべての 10ヶ月齢児は情報を想起でき（Bauer et al., 2006），さらにその 6ヶ月後でもなお思い出すことができる（Carver & Bauer, 2001）。記憶技能のこの突然の向上は，その時期あたりに生じる MTL の成熟によるものである。

> より詳しくは，Bauer, 2008 を参照のこと

　しかし，この見解に反対意見がないわけではない。もっとも知られたものとして，ロヴェー-コリアー（Rovee-Collier & Cuevas, 2009）による批判がある。その批判によると，(a) 第1に，乳幼児の記憶は単一のものであって，さまざまな速度で発達するような複数のシステムを乳児はもっていない。(b) 第2に，記憶の発達は連続的な過程であって，9-10ヶ月齢のときに生じるといった急な変化はない。後者に合致する証拠は，モビール結合強化課題（mobile conjugate reinforcement task）を使った彼女の研究から得られている。この課題では，子どもの足首をリボンでモビールに結びつけて，その子どもが蹴ったときにモビールが動くという学習段階がある。ベースラインおよび記憶テストの際には，リボンは結びつけられていない。蹴り反応の数の変化が，その子どもが何を憶えていたのか（たとえば，モビールの特徴とか，それを見た文脈とか）を測定する方法として使われた。つまり，ベースラインに比べて蹴り反応が増えたのならば，彼らはモビールがわかっているということになる。ロヴェー-コリアーは，この課題とより年長の子ども用に変えた同様の課題とを用いた。すると，生後最初の18ヶ月間は情報を憶えていられる長さが線形に増加することが見いだされ，9-10ヶ月齢の時点で急激に成績が向上するといったことはなかった（Hartshorn et al., 1998）。それに対し，複数システム説の提唱者たちはこの証拠に反駁して，モビール結合強化課題は運動技能であり，したがって小脳や皮質下構造に依存する潜在記憶課題だと論じた（Nelson, 1995）。おそらくこのような見方に立てば，潜在記憶は，初期にかつ連続的に機能が発達すると予想してよいだろう。したがってこの課題で連続的に成績向上が見られたのは驚くべきことではなく，また複数システム説にとって打撃というわけでもない。モビール結合強化課題における乳幼児記憶の神経基盤については直接まだ研究されておらず，この論争は未解決のままである。

> より詳しくは，Rovee-Collier, 1997; Rovee-Collier & Cuevas, 2009 を参照のこと

　顕在記憶は，乳幼児期を過ぎても発達し続ける。特に，エピソード記憶は発達の過程が長く続くようにみえるが，それは，MTL回路およびそれと前頭葉

との結合が，発達しつづけることによるのである。エピソード記憶は，符号化された際の時空間的文脈と連合した記憶，として定義される，したがって人びとがどの程度その記憶の「源泉」ないし出典（source）について詳細に思い出せるかを調べることによって通常研究されている。ドランメイとニューカム（Drummey & Newcombe, 2002）は，成人で以前用いられたテストを子どもに合うように改変した源泉記憶パラダイムを使い，4，6，8歳児を調べた。この課題では，子どもにまず10の事実（さまざまなトピックスの）を実験者または操り人形が提示した。1週間の遅延の後，子どもはその事実について質問される（「事項記憶」item memory）とともに，その事実の源泉を同定するように言われた（実験者か，操り人形か，先生か，両親か。"源泉記憶ないし出典記憶 source memory"）。事実について記憶する能力は，年齢が進むにつれて安定した向上を示したが，一方これらの事実の源泉を思い出す能力は4歳から6歳までの間に突然向上した。特に，4歳児は事実の源泉を同定する際に多くの誤りを示した。それらの記憶の源泉を思い出す際に4歳児は年長の子どもよりも成績がよくなかったが，チャンスレベルはうわ回っていた（Sluzenski, Newcombe, & Ottinger, 2004）。源泉記憶の向上は，前頭葉および前頭葉とMTL間の結合の発達とおそらく関係があるのだろう。この見解には，2つの方向からの証拠がある。ひとつは，源泉記憶の成績は，「前頭葉」課題（Drummey & Newcombe, 2002; 10章も参照）と「MTL課題」（たとえば手がかり再生。Sluzenski et al., 2004）のどちらの成績とも相関のあることがわかっており，その2つの領域，およびおそらくはそれらの相互結合が，エピソード記憶の発達にとって重要であることを示している。もうひとつは，子どもにおけるエピソード符号化の脳基盤を調べるためのfMRI研究が，前頭前皮質が年齢とともに増大する領域であることを示唆している（Chiu, Schmithorst, Brown, Holland, & Dunn, 2006; Menon, Boyett-Anderson & Reiss, 2005; Ofen et al., 2007）。

　海馬それ自体も，エピソード記憶の発達にとって重要である。このことは，乳幼児期または児童期に主として海馬に限局した両側性損傷を受けた患者という特殊なグループの研究で明快に示された（Vargha-Khadem et al., 1997）。そのような損傷を持った3人の事例，すなわちジョン，ケイト，ベスの事例の報告から，彼らがみな即時記憶のテストや記憶範囲のテストでは正常な成績を示す

にもかかわらず，テストが遅延されると情報の想起が困難になることが示された（図8.3を参照）。彼らは，およそ1分以上になると多くの情報を保持することはできなかったが，3人とも，学校の勉強のテストについては，綴り方を除けば正常範囲の成績を収めており，知能テストでも一般知識を引き出すような下位検査の成績は正常範囲であった。言い換えるとそれらの子どもたちは，意味記憶や作動記憶 working memory（10章を参照）は比較的正常であるが，エピソード記憶が選択的に障害されていたようにみえる。この記憶障害のパターンは，海馬の容積が正常な大きさの40-60%の水準にまで選択的に両側で減少すると共に生じている。また一方脳イメージング法もまた，海馬組織が多少なりとも残存している例は珍しいということを示している。

　成熟という視点から考えれば，損傷後のこの結果は簡単に説明できる。通常，海馬はエピソード記憶を担っており，したがって海馬が損傷されると子どもはエピソード記憶を発達させることができないだろう。しかし，それとは別の説明としては，子どもにおける海馬損傷後の記憶の最終状態が，脳の記憶システムの再編成の結果であるというものである。幼体ザルと成体ザルを比較した研究から，幼体ザルの方が側頭葉の結合が広範囲にわたっており，年齢が進むとともに洗練され，再編成のための神経解剖学的基盤を提供する，ということが示唆されている（Webster, Bachevalier, & Ungerleider, 1995）。相互作用特殊化説の視点からすると，海馬が欠損するとこれら余分の結合が保たれ，その結果脳の記憶回路がより広範に残るため，健常者よりも特殊化の程度が少なくなる，ということを意味しているのかもしれない。この見解を支持するものとして，患者ジョンが，残存したエピソード記憶能力を使っているときに，健常者よりも広範囲の活性化と非定型的な結合性を示す，ということが明らかにされている（Maguire, Vargha-Khadem, & Mishkin, 2001）。

> さらに詳しくは, De Haan, Mishkin, Baldeweg, & Vargha-Khadem, 2006 を参照のこと

　まとめると，顕在記憶の発達の脳基盤に関する研究は，成熟の観点によって方向づけられてきた。現在の見方からすると，MTL回路の成分，特に海馬は，生後すぐの時点である程度は機能しており，顕在記憶の初期の形式を担ってい

8章 学習と長期記憶　　　221

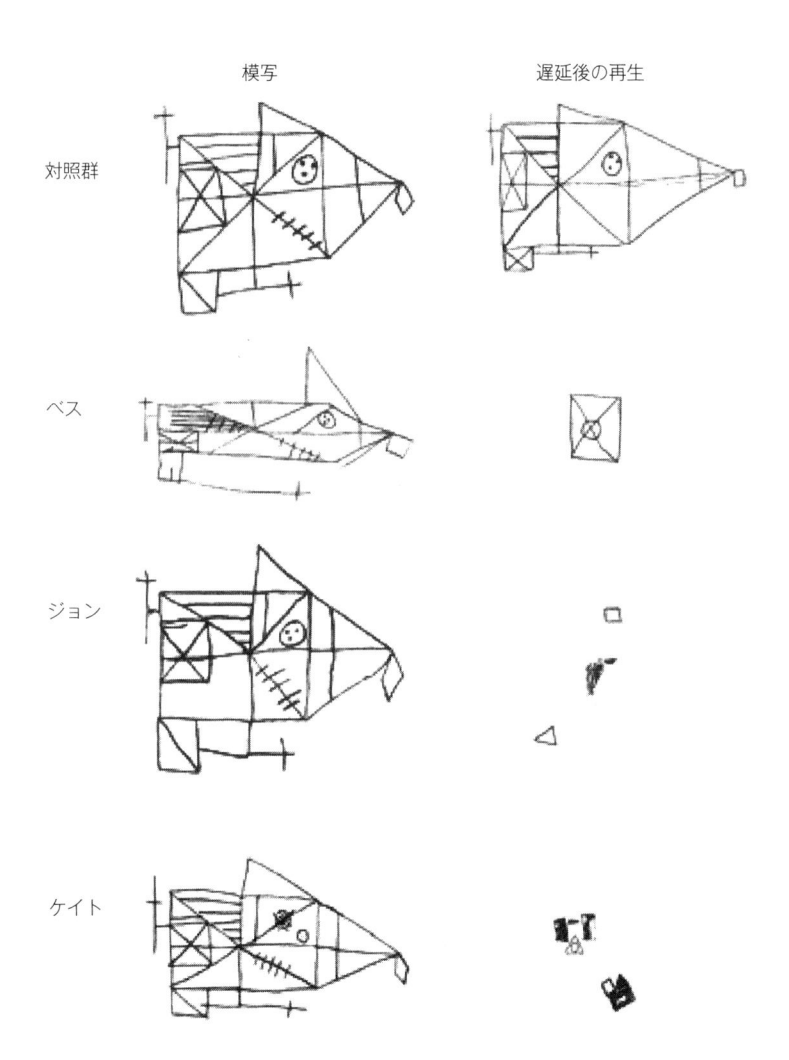

　　　　　　　模写　　　　　　遅延後の再生

対照群

ベス

ジョン

ケイト

図8.3 Rey-Osterrieth複雑図形におけるベス，ジョン，ケイトの記憶成績。左の列は，彼らが図を模写したもので正常だが，右の列は，40分後に再生した図で，対照群参加者に比べて成績が著しく劣る。

る。それにつづく MTL 内部の発達や MTL と前頭皮質との結合の発達が，顕在記憶の向上に寄与している。しかしながら，この枠組みが現在までのところ，サルやヒト成人でその脳基盤が知られているような課題を使って研究されていること，およびヒトの乳幼児ないし児童の課題成績がこれらの構造の成熟を反映していると仮定している点に注意することが重要である。発達途上のヒトにおける記憶能力と関連した脳活動のパターンについて，より直接的な情報が得られたとするならば，これらの考えの改訂が迫られるかもしれない。

8.2 潜在記憶

顕在記憶の発達については多くの論争がなされてきているが，潜在記憶の発達については，はるかに多くの意見の一致を見ている。潜在記憶は生後最初の1ヶ月以内にはすでに存在しているが，3歳を越えても成績の向上がごくわずかなことに，ほとんどの研究者は同意している。さまざまな様式の潜在記憶，たとえば知覚プライミングや運動順序の学習などが依存する神経基盤は，それぞれ別だとしても上述のことはどれにも当てはまる。

何人かの研究者は，同じひとつの課題のなかで子どもの潜在記憶と顕在記憶の発達を対照させることによって，潜在記憶のほうが顕在記憶よりも早く発達することを示している。たとえば，ドランメイとニューカム（Drummey & Newcombe, 1995）は 3 歳児について，その子どもが 3 ヶ月前に読んだ本からとってきた動物の絵のプライミングと再認記憶を調べた。子どもたちがその絵の顕在的な再認ができるという証拠は示されなかった一方で，その本を読んだことのない子どもたちに比べ，ぼやけた動物画像をより素早く同定できた（知覚的促進）ということから，潜在的プライミングの存在が示された。第 2 実験で，3-5 歳児については顕在記憶の向上がかなりみられるものの，プライミングについては向上していないことが示された。

別のタイプの潜在記憶課題である経時的反応時間課題（serial reaction time task）を用いた研究でも，同じ結論に達している。この課題では，実験参加児は，一連の反応キーとディスプレー画面上でそれらと対応する場所との間の連合学習，つまり画面上に手がかり刺激が出たときに正しいボタンを押す

という学習が求められた。その画面上で手がかり刺激の出る場所が実際には繰り返しの系列に従っているということを実験参加児は知らなかった。典型的な結果では，実験参加児がたとえそのパターンに顕在的には気づいていないとしても，その課題をやるにつれてボタン押しの速度が速くなっていく。子どもを対象とした研究では，反応時間についてのこの変化は，調べられたもっとも幼い年代（4-6歳児）で観察されたが，それよりも年長になるにしたがって反応時間が変化するということはなかった（たとえば Meulemans, Van der Linden, & Perruchet, 1998; Thomas & Nelson, 2001）。しかしながら，その提示順についての顕在的な報告に関する，子どもの能力は，歳とともに増加する（Thomas & Nelson, 2001）。

　経時的反応時間課題における潜在記憶の神経基盤が，成長とともに変化するかもしれないということをまさに示唆している神経イメージング研究がある。トーマスと共同研究者たちは，成人と7-11歳の子どもにおいて，皮質構造や皮質下構造（線条体を含む）における同様のネットワークが活性化されていることを見いだした。どちらの年代においても，右の線条体の活動が潜在的記憶成績と相関していた。しかし，成人と子どもとの間の差異も見いだされており，子どものほうが皮質下の活性化がより大きく，成人のほうが皮質の活性化がより大きかった。

　潜在記憶の能力は3歳の段階で十分に存在していることが上述の研究から示唆されるが，どのようにしてそれが達成されるのかという見通しについては，それらの研究からはわからない。子どもで潜在記憶を評定するために用いられる経時的反応時間課題やその他の課題は，乳児やよちよち歩きの幼児に使うには適していないことが多い。しかし，より広い年代の範囲に適した課題を使ったり，より年長の子どもに用いる課題と乳幼児に適した課題との間の類似点を抽出したりすることによって，この隔たりを埋める試みもいくつか存在する。もうひとつの克服すべき困難な問題は，ヒトの乳幼児を扱った研究においてその脳基盤が研究されている課題を使っているという例がほとんど無いことである。上で概観した顕在記憶課題のうちのいくつかでは，サルや成人の課題とよく似た行動課題で乳幼児が調べられているので，乳幼児の遂行行動の神経基盤について推測を下すことができる。それとは対照的に，潜在的な様式の記憶で

は，動物や神経心理学上の患者や脳機能イメージング法で用いられる課題によく対応した乳児用マーカー課題を開発する試みが，ほとんどなされていない。

例外のひとつが瞬目条件づけである。このパラダイムでは目に対して無害の空気吹きつけをおこなうか，額を優しく叩くことによって，乳児（あるいは動物）の瞬目を引き起こす。条件づけの手続きでは，額を叩いたり空気を吹きつけたりすることが，聴覚的な音のような無関係の感覚刺激によって予告される。このタイプの潜在記憶には小脳が重要であることが，動物を用いた研究によって指摘されている。小脳の初期発達は，10-30日齢のヒトの乳児が条件性瞬目反応を示し始めるという事実の基礎になっているかもしれない（Dziurawiec, 1996やLipsitt, 1990）を参照）。

課題間の類似点が抽出された場合もある。たとえば，視覚的期待のパラダイム（5章で論じた）において，3ヶ月齢以上の乳児は，一定の系列において次の標的が現れる場所を期待し始める。このパラダイムは，運動系列学習課題のうちのいくつかに類似しており，その運動系列学習課題遂行には線条体が含まれていると考えられている（上述の経時的反応時間課題のように）。ヒトの線条体の発達に関する証拠はほとんど無いが，4章で概観されたような証拠から，この構造はおそらく周産期までに機能しているように思われる。しかし，乳児の視覚的期待の能力の出現をさらに抑制している働きは，前頭眼野による眼球運動制御かもしれない（5章を参照）。とはいえ，音の聴覚的系列を学習する能力については，多数の一致した証拠をあげることができる。たとえば，サフランら（Saffran, Johnson, Aslin, & Newport, 1999）は，純音の系列に対する8ヶ月齢児の反応を調べ，ある系列内の分布上の特性だけに基づいてこれらの音をグループ分けできることを示した。そのような能力が，誕生時にもっと近い時期に存在しているのかどうかは，今のところわかっていない。

> より詳しくは，Aslin & Hunt, 2001を参照のこと

プライミングについても，事象関連電位を用いて乳児で調べられている。成人では，一連の妨害項目の後にひとつの画像をひとつ繰り返すことにより，刺激開始後約200-600 msの時点でプライミング効果が生じる（Henson, Rylands, Ross, Vuilleumier, & Rugg, 2004; Webb & Nelson, 2001）。ウェブとネルソンは，6

ヶ月齢児は同じような時間枠においてプライミング効果を示すが，プライミングにより影響を受ける成分や頭蓋上の位置については成人と異なることを見いだした。見過せないこととして，後期徐波は再認記憶と関連づけられ（Nelson, 1995），側頭葉によってひき起される（Reynolds & Richards, 2005）と考えられているが，乳児の後期徐波についてはプライミング効果が見いだされなかった。このプライミング課題において徐波への影響がみられないということは，乳児がこの課題でMTL回路を使っていないとする考えに合致するが，そのプライミング効果がどの脳回路によって担われているのかは，この研究からは明らかでない。

8.3　一般的要約と結論

顕在記憶の能力は新生児にもいくらかあるが，人生の最初の1年間にこの能力は増大する。今のところ，支配的な考えが強調しているのは，MTL回路の成分およびMTLと前頭葉との結合の成熟が，記憶技能の発達にとって重要だという点である。しかし，この見解の限界を考慮することが重要である。というのは，成人における記憶系の機構化を乳児や幼い子どもに無理に当てはめる傾向があって，それは不適切かもしれないからである。発達途上のヒトの乳児や子どもにおける脳記憶系の機構化について，よりよく，また直接的に特徴づけることができる神経イメージング技術を将来の研究が存分に利用すれば，この見解の妥当性の評価の手助けとなるだろうし，また相互作用的な特殊化という枠組みを適用する方法について，より良く知ることができるだろう。たとえば，神経レベルでは，記憶の発達は側頭皮質の領域を含んでいる可能性があり，また側頭皮質は入力依存の特殊化を増大する過程を通じて，海馬と協調するようになると思われる。

小脳や大脳基底核のような皮質下の構造におそらく依存しているような，いくつかのタイプの手続き記憶もしくは習慣的記憶が，誕生時もしくは誕生後ほどなくの時期から存在していることは明らかである。認知神経科学のデータを発達における知見と直接比較可能にするマーカー課題は，今のところほとんど存在しないが，将来の研究にとって見込みのある領域であるように思われる。

すでに述べた議論から，ほとんどの記憶課題は複数の記憶系を使っているのは明らかである。これは，眼球運動の制御と注意の移動とを担う脳の経路が一部分独立であるというのに似ている。いくつかの課題では，ひとつもしくはそれ以上の経路の未成熟が，他の経路における補償的な活動のために見えなくなっているかもしれない。おそらく，生後発達に伴うもっとも重要な変化とは，さまざまな記憶系の間の統合の程度ということである。もしそうならば，われわれはさまざまな脳記憶系の間の関係についてより統合的な説明ができて初めて，発達のデータを利用することができるようになるだろう。

考察のための重点課題
* 幼時期健忘（infantile amnesia）すなわち大部分の成人が3-4歳以前の時期の記憶をほとんど有していないという現象は，記憶発達の神経生物学的モデルにどういった難問を投げかけるだろうか？
* 人生初期に両側性の海馬に選択的な損傷を受けると，非定型的な広範囲性の（病巣性でない）皮質記憶ネットワークとなる，という仮説に対して，現代の神経イメージング技術はそれをどのように検証しうるだろうか？
* 私たちは一生の間ずっと学習したり，新しい記憶を形成したりすることができる。このことから，脳における学習と記憶に関する成熟したネットワークというものは，どのように定義できるだろうか？

9章
言　語

　この章では，まず，言語が"生物学的に特殊"かどうかという疑問から始めることにしよう。この問題は，ヒトの乳児の脳が，言語の学習にどの程度向いているかといった問いとかかわっている。この問いに対する認知神経科学的アプローチの概略を示すことにする。最初に，初期の脳損傷からの研究によって，種々の皮質領域が，通常の言語獲得をほぼ支えていることが明らかにされる。第2に，先天性の聾の人たちに対するERPの研究によって，通常，音声言語を支えている領域がそれ以外の機能も支えることができる，ということが示される。以上の2つの方向からの証拠は，皮質には生得的な言語表象が存在しないことを示唆している。ただし一方，左側頭葉が誕生直後から音声入力の処理に有効だとする強力な機能的神経イメージングの証拠が存在している。

　増加しつつある数多くの研究では，言語に対する経験がどのように脳の言語システムの発達を方向づけているか，といった点を検討してきた。母国語の言語音の知覚に関する研究，単語の意味の学習に関する研究，および印刷した語の読みに関する研究などはともに，言語処理がより効率的にまたより自動的になるにつれて，言語と関連した脳活動がさらに特殊かつ局所的になるという見解と一致している。

　つぎに，通常の言語獲得の段階に関する多くの神経的基礎の概略が提示される。ウィリアムズ症候群のようないくつかの発達障害では，言語が，他の認知の分野とくらべて比較的よく保たれている。特異的言語障害 specific language impairment（SLI）のような他のいくつかの発達障害では，他の分野における通常の成績と比較して，言語が不完全なようにみえる。こうした見かけ上の乖離は，往々にして"生得的言語モジュール"を支持する証拠として特徴づけられているが，一方それらの証拠はまた，相互作用特殊化説の見解とも一致している。

9.1 序論

　言語は，意味，観念，ないし思考を表現するために，音，シンボル，および語を用いて，他の人びととコミュニケーションをするためのシステムである。成人の皮質領域のネットワークは，一般的に言語機能と関係づけられてきている。このネットワークは，図9.1の中でそれぞれの領域の一般的な機能と一緒にして，図示されている。言語には，入力してくる音声についての知覚や処理，および意味のある音声出力の産生というような1次的機能と，読みや書字のような2次的機能との両方が含まれている。1次的言語機能は，通常，子どもの発達につれて多くの努力なしに出現してくるようにみえる。一方，2次的言語機能をマスターするには，幅広い練習が必要である。1次的言語機能の内部では，音声知覚と言語処理との間を区別することが重要だ。音声知覚の中には，入力してくる音声の流れの音パターンの間の弁別と分析に必要な複雑な感覚的処理が含まれている。言語処理には，語の意味の理解と文法のルールの適用とを含んだ多様な技能が関連している。大多数の理論では，2つの技能の間に発達的な関係が存在していると信じられている。すなわちそれは，その後に好結果をえるための言語処理の構築上の基礎づくりと，そのための基礎を提供するような初期の音声知覚能力の発達とである（たとえば，Kuhl, 2000; Werker & Tees, 1999）。

　言語獲得を研究している発達認知神経科学者にとって挑戦すべきひとつの問題は，ヒトに独特な認知の側面を直接研究するために動物モデルを利用しようとしても，それができない，という点だ。このことは，動物研究が，われわれの言語獲得の理解になにひとつ貢献していないことを言おうとしているわけではない。たとえば，チンチラや鳴禽類のトリを含んだ動物種における音声知覚のような，言語の聴覚的側面についての研究が存在している（たとえば，Marler, 2002）。またマウスや他の動物種におけるFOX-P2のような，言語と関連した遺伝子に対する研究も存在している（たとえば，Fisher & Scharff, 2009）。しかしながら，われわれの言語発達に関する脳を基礎とした理解の多くは，音声や言語処理中の機能的神経イメージングの研究，病巣性の脳損傷をもつ乳幼

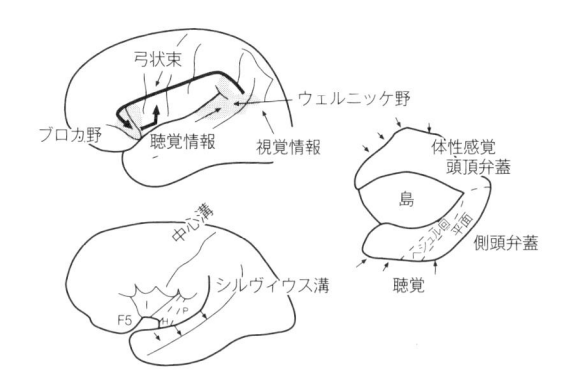

図 9.1 言語過程に含まれる主要な構造。上左：後頭感覚領域から，下部前頭側頭回を通り，前頭の反応領野に至る情報の流れの図式化。網かけの部分は脳損傷が語の流暢性（ウェルニッケ）失語症および非流暢性（ブロカ）失語症を起こすところを示す。これらの領域は解剖学的なものというより概念的なもの。下左：シルヴィウス裂溝を下の矢印の方向に引き出し，上位側頭葉表面上の島（I）と聴覚皮質（H, P）を示す。前頭弁蓋の領域はサルのミラー・ニューロンを含む F5 として表される。これらのニューロンは模倣学習において決定的な役割をすると考えられている。右：ヘシュル回と側頭平面の拡大図。

児の研究，先天性異常の研究，および言語獲得の位相と神経解剖学的発達との間の相関の研究，などからもたらされている。この分野の多くの研究者にとって，潜在的にも，顕在的にも，興味をそそられている疑問は，言語がどの程度"生物学的に特殊"か，という点である。この問題は，ヒトの子どもは，どの程度言語を学習するのに向いているか，という疑問と関連している。この疑問を，1章で提示した枠組みに翻訳すると，皮質の領域が，言語にとって生得的な表象をもっているか，もしくは言語表象が，皮質の基本的な構築を含んだ多様な制約の中から，突如，発現した結果なのかということになる。

> より詳しくは，Marler, 2002; Werker & Vouloumanos, 2001 を参照のこと

　この疑問に対して，2つの認知神経科学のアプローチが進められてきている。

その第1のアプローチでは，言語処理ないし言語獲得にとって欠くことのできない皮質の特定部位が存在しているのかどうかが研究されてきている。もし皮質の特定の部位が，言語にとって欠くことができないものであるとすれば，何人かの研究者は，この領域ないしは複数の領域が，生得的な言語-特定的な表象を含んでいると仮定することになる。これとは対照的に，もし皮質のいくつかの領域が言語獲得を支えることができるとするならば，関連する表象は，言語入力と基本的な皮質構築との組み合わせが与えられれば，発現することになるだろう，ということが示唆される。第2の認知神経科学的アプローチは，生まれてごく初期の言語関連の処理能力について，その神経的基礎を同定しようという試みになる。私はまず，これらのアプローチのうち，第1のアプローチと関係した証拠を検討することから始めることにしよう。

9.2 皮質部位の中には，言語獲得にとって必須のものがあるか？

　言語獲得の問題は，特有の皮質領野が，特有の機能を支えるためにどの程度あらかじめ特殊化されているかを検討する目的で計画された研究にとって，その中心課題となっている。そのため2つの相補的方向が取り上げられている。そのひとつの研究グループでは，言語機能が皮質の他の領域によってどの程度支えられているかを検討している。もう一方の研究グループでは，通常，言語を支えている領域を他の領域が"占有"することができるかどうかに関心が向けられている。研究のこれらの方向のうち第1のグループでは，"言語野"に対して周産期に損傷を受けた子どもたちが，その後も言語を獲得することができるかどうかを問題にしている。研究の第2のグループでは，先天性の聾の子どもたちを検討して，どのような機能が通常の（音声）言語野である皮質領域を占めるようになるかを吟味したり，また脳の損傷の結果，以前，流暢にサイン言語を発信していた人が，その発信能力にどのような影響を受けるかを調べたりする，などの研究がおこなわれている。

　もし特有の皮質領域が，独自に言語を支えるようにあらかじめ特定されているならば，こうした領域に対する初期の損傷は，言語の獲得を阻害するだろうと仮定するのも，いわば当然のことと思われる。この暗黙の仮説は，多くの研

究を動機づけてきた。しかしその結論は，依然として議論の余地を多少とも残している。レネバーグ（Lenneberg, 1967）は，その影響力をもつ本の中で，もし局在した左半球の損傷が生後初期に生じたとしても，その後の言語獲得には，ほとんど，ないしまったく影響しないという説得力のある主張を展開した。このことは，成人もしくは年長の子どもたちにおける同じような損傷の影響，および言語の遅滞や言語がまったく発現しないいくつかの先天性の非定型な両者と比較してみると，まさに対照的である（2章を参照のこと）。レネバーグの見解は，1970年代に支持者を失った。というのは，半球切除 hemispherectomy を受けた子どもたちの研究からの証拠が集積され，その結果，左半球除去が，言語における微妙な選択的欠陥，とくに統語的課題や音韻的課題に対する欠陥をつねに生じさせている，ということが示唆されたからである（たとえば，Dennis & Whitaker, 1976）。同様な結果がまた，卒中によって初期の病巣性の脳障害をもつ子どもたちについても報告されている（Vargha-Khadem, Issacs, & Muter, 1994）。これらの知見は，音声や他の複雑な音（以下を参照）の処理の点で，誕生時に左半球への偏りを示す定型の乳児の研究と矛盾していない。またこれらの知見は，何人かの研究者を，ヒトの脳における言語の機能的な非対称性が誕生時に確立されており逆転することはありえない，といった結論へと導くことになった。不幸にして，半球切除の研究，そして全あるいは初期の病巣性損傷の研究を要約した2次的資料のいくつかは，これらの子どもたちが示す欠陥が，脳損傷の相同性の形式をもつ成人によって示される明白な失語よりも，はるかに微妙なことに注目していなかった（Dennis & Whitaker, 1976 の研究の批判に対しては，Bishop, 1983 を参照のこと）。実際，現在までに検討されている左半球損傷の子どもたちの多くは，健常の範囲内にあり，通常の年齢相応の学校に出席している（Stiles, Bates, Thal, Trauner, & Reilly, 2002）。そして同等の損傷をもつ成人よりもはるかに良好である。

　現在までの大半の研究は，何年も以前に周産期の損傷を受けた子どもたちにおける言語能力の評価をおこなっている。一方ベイツ，スタイルズ，およびその共同研究者たちは，過去20年以上にわたって子どもたちの言語と空間認知の予測的 prospective 研究をおこなってきている（Bates & Roe, 2001; Stiles & Thal, 1993; Stiles et al., 2002）。なおこれらの子どもたちは，少なくともひとつ

の放射線技術によって確認された出生前もしくは生後 6 ヶ月以前に右ないし左半球のどちらかで単一の 1 側性損傷を受けている子どもたちである。これらの研究における子どもたちは，測定可能な言語技能の開始に先立って同定され，その後長期にわたって調べられた。この研究チームは，現在，8 ヶ月齢と 31 ヶ月齢の間の 20 症例以上について研究している。その症例すべてが，通常，言語発達が開始するとされる以前に生じた 1 側性の損傷をもっている。損傷部位にかかわらず，病巣性の脳損傷をもつ乳幼児では，遅滞が生じ，当然のことながら，初期の脳損傷に対する一般的な，非特異的なコストが存在していることを示唆している。しかしながら，これらの乳幼児の予測的研究はまた，むしろ驚くべき多くの結果をも生み出している。成人の失語の文献に基づくと，語の理解における遅延は，左後方部位への損傷をもつ子どもたちでもっとも重篤であることが予想される。しかしこれとは対照的に，理解の欠陥は，実際には右半球の乳幼児グループでより一般的であるようにみえる。この知見とその他の知見とは，これらの研究者たちに，子どもにおける最初の言語学習に責任ある領域がかならずしも成人における言語使用や維持にとって責任のある領域とはかぎらない，という提案をおこなわせることとなった。

> より詳しくは，Bates & Roe, 2001; Leonard, 2003; Stiles et al., 2002 を参照のこと

　病巣性損傷をもつ乳幼児の予測研究によって明らかになったもうひとつの混乱をまねく要因が，レイリ，ベイツとマーチマン（Reilly, Bates, & Marchman, 1998）による言語産生の研究から生じている。この研究は，先ほど述べた出生前，もしくは周産期の損傷をもつ同一の対象グループを用いている。レイリとその共同研究者たちは，物語りお話課題 storytelling task の際の語彙，文法，および談話構造 discourse structure について多くの異なった側面を観察した。対象の子どもたちは，3 歳と 8 歳の間の病巣性損傷をもつ子どもたちと，定型的な発達をしている対照の子どもたちである。この研究では，（この年齢範囲内の多くの他の研究のように）どの言語測度においても右半球損傷と左半球損傷のグループ間に有意な差はなかった。しかしながら，病巣性損傷をもつグループは，全体として，語形論，統語論，および物語り構造 narrative structure に関するいくつかの測度の点で，定型的に発達している対照グループよ

りも成績が劣っていた。これらのそれぞれの不利な点が，病巣性損傷グループの子どもたちでは，時間がたつにつれて解決するようにみえた。しかし子どもたちが，発達のつぎのレベル（言語獲得における）に移行するそれぞれの時点で，病巣性損傷のグループと定型的に発達しているグループとの間の相違が，再出現した。したがって，機能的回復は，1回かぎりの出来事ではなくて，むしろ言語獲得中いくつかの臨界的な時点で再出現するものと思われる。

　もっと最近になると，研究者は，脳の言語システムが生育初期の損傷に続いてどのように再機構化されるかを理解しようとして，機能的神経イメージングを利用するようになる。いいかえれば，もし，通常，言語に役立っている脳領域が損傷されると，その場合どの脳領域が言語機能を引き受けることになるのか，という問題だ。いくつかの研究は，卒中やてんかんによってブロカ野に損傷を受けた子どもたちの言語処理中の脳活性化を調べることによって，現在この問題を検討している（Guzzetta et al., 2008; Liégeois et al., 2004）。報告されている再機構化のひとつのパターンは，左半球で通常活性化するはずの部位と相同の右半球の部位で，活性化が観察されている。たとえばグゼッタと共同研究者たちは，周産期の卒中によって左半球のブロカ野に損傷を受けた5人の子どもたちすべてを検討している。脳の活性化は，子どもたちが，手がかり語に応答して韻を発生させる（韻を踏ませてことばを作らせる）ような課題をおこなう間に測定された。5人の子どもたちすべては，健康な対照グループが左半球で活性化する部位と相同な右半球の部位で，活性化を示した。報告されたもうひとつの再機構化のパターンは，左半球のブロカ野を取り囲む組織で活性化が観察された。たとえば，リェジェオアと共同研究者たち（Liégeois et al., 2004）は，ブロカ内ないし近傍に損傷をもつ5人の症例のうち4人で，言語活性化が右半球ではなく，損傷領野を囲む左半球で生じたことを見いだしている。現在までの研究では，再機構化が損傷された半球で生じるのか，もしくは無傷の半球で生じるのかをどのような要因が決定しているかについて，最終的な結論をえるまでには至っていない。そうした研究からえられた注目すべき最後の興味ある点は，それらの研究がまた，健康な対照グループと比較して，患者群において活動がより広い範囲に分散しているかもしれない，ということを指摘している点だ。たとえば，ティレマと共同研究者たち（Tillema et al., 2008）は，左

半球の卒中の子どもたちが，右半球の相同部位で言語に関連した活性化を示すばかりでなく，多くの活性化を前部帯状皮質の両側性活性化と1次視覚皮質においても示しているのを見いだしている。全体として，これらの研究は，伝統的な左半球"言語野"以外の他の脳領域が，言語機能を支えることができることを明らかにしている。そしてまた，左半球損傷後では，言語処理が脳内においてそれほど局所的に再現されているようには思われないことを示唆している。このようなパターンは，相互作用特殊化説の見解と一致している。すなわちこの見解では，言語の究極的な脳部位は，発達中に脳領野の間の相互作用によって決定されるだろうということ，したがって替わりのパターンが損傷に引き続いて発現しうることを主張している。しかしながら，この相互作用特殊化説のモデルが示唆しているように，認知過程についての脳の表象は，脳損傷後ではより分散され，それほど局所的ではなくなっているように思われる。

　要約すると，言語獲得に対する初期の病巣性損傷の影響は複雑である。しかし，一般に，証拠資料はつぎの結論を支持している。

1. 初期の左半球損傷をもつ子どもの大半は，健常範囲内の言語能力を獲得するように進む（ただし，しばしば最低限度ではあるが）。
2. 一般に，初期の左半球損傷 対 右半球損傷の子どもたちの間を直接比較した場合，言語の最終結果に有意な差は存在しない。
3. 成人の言語使用にとって重要な領域とは別に，皮質の種々の領域が，言語の実際の獲得に含まれているのかもしれない。
4. 機能的補償は，言語獲得のいくつかの時点で繰り返し生じ，1回かぎりの事象ではない。
5. 機能的補償は，半球内もしくは半球交差における神経の再機構化を含むように思われる。

　言語を支えている皮質領野が，どの程度あらかじめ特定されているかを研究するもうひとつのアプローチでは，他の機能が，通常，言語の側面を支えている皮質領域を占めることができるかどうかを確かめてみる必要がある。こうした実験は，4章で触れられた神経生物学的研究と論理的に類似しているように

思われる.すなわちその研究では,発達途上の皮質領域への入力が,新しい感覚モダリティから発生した表象を作り出すように"再配線"される,という研究である.

ネヴィレとバヴィリェ (Neville & Bavelier, 2002) は,ERP (2章) を使って感覚間の競合と関連する皮質の可塑性を吟味した.聾の実験参加者における視覚および空間課題からの証拠は,皮質における視覚処理が,聴覚入力が欠如して育った人たちでは異なっていることを示唆している.とくに,先天性の聾は,健聴の実験参加者よりも周辺視野の事象に対してより感度がよいようにみえる.側頭葉のような古典的聴覚領域全域で記録された ERP によると,周辺視野に刺激をつづけておこなった測定では,健聴の実験参加者よりも聾の実験参加者は2ないし3倍も大きかった.したがって聴覚入力の欠如は,通常の聴覚野が,少なくとも部分的に視覚機能に割り当てられるようになる,といった結果をもたらしている.

> より詳しくは,Neville & Bavelier, 2002 を参照のこと

したがって,今まで述べてきた証拠は,皮質の領域が,言語処理にあらかじめ特定されていないこと,また他の機能が,通常は言語処理で終わる領野を"手に入れる"ことができるかもしれないことを示している.しかしながら,皮質の基本的な構築をもとにした小さな変動が,通常の機能的な脳発達期間中になんらかの領域へと言語処理を"惹きつける"のに十分かもしれない,といった可能性がまだ残されている.

この見解にとってのいくつかの証拠は,獲得性(後天性)の病巣性脳損傷をもつ聾のサイン使用者の研究からもたらされている.ベルギ,ポイズナとクリマ (Bellugi, Poizner, & Klima, 1989) は,サイン言語が音声言語と同じ形式的特性のほとんどをもっているという証拠を検討した.その結果,成人期に受けた左半球損傷をもつ聾のサイン使用者が,サイン言語に対して失語になっていることを見いだしている.ただしこの場合,いくつかの視空間的課題の成績は損なわれていないという.他方,最近になって,獲得性の右半球損傷となった成人の患者は,逆のパターンの成績を示した.すなわちこの後者のグループでは,サインのやりとりが流暢で,彼らの部屋の内容について流暢にサインを発信す

健聴者－英語

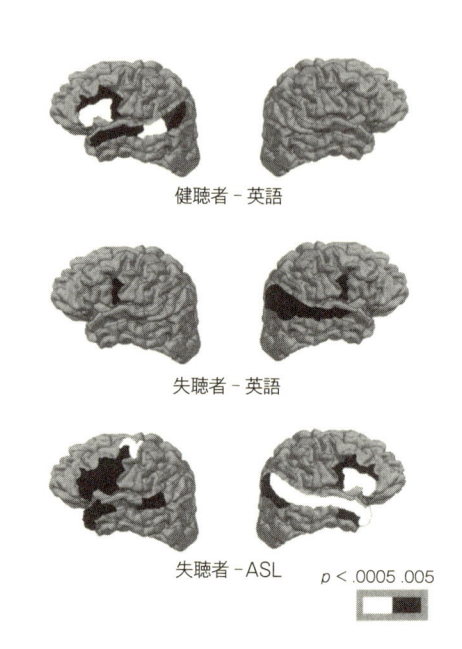

失聴者－英語

失聴者－ASL $p < .0005\ .005$

図9.2 血中酸素濃度の高まりを示す皮質領野のfMRI画像。健聴者の成人が英語文の読み上げを聞いたとき（上），先天性失聴者の手話ネイティブ者が，英語文を読んだとき（中），そして，先天性失聴者の手話ネイティブが自分のネイティブ手話（アメリカ手話）の文章を見たとき。

ることができるほどの状態であったが，その内容についての彼らの記述には，かなりの空間的な歪みのあることが示された。このこと，およびその他の証拠によって，ベルギと共同研究者たちは，皮質の局在を決定するのは，そのモダリティよりもむしろ，言語処理に必要とされる計算論的操作であると提案するようになった。

ある程度は認められているこの結論は，より最近のfMRI研究からも支持されている。すなわち，健聴者と聾の実験参加者が，イギリス・サイン言語English Sign Languageもしくはアメリカ・サイン言語American Sign Language（ASL）のどちらかの文を読んでいる最中にfMRIのスキャンがおこなわれた（Neville et al., 1998; Neville & Bavelier, 2002を参照のこと）。図9.2の上は，健聴成人が英語を読むときの皮質の活性化のパターンを示している。以前の研究と一致して，ブロカ野のようないくつかの古典的左半球言語野内に強い活性化がみられる。一方右半球では，そうした活性化がまったく観察されない。聾の人たちが，同じ文を読んでいるASLサイン使用者の動作を観察している場合（図の下），健聴の実験参加者と同じく，左半球のほとんどの領域で活性化を示した。ASLは，音声に基づいていないが，複雑な文法を含んだその他の言語的特性すべてをもっている（Klima &

Bellugi, 1979)。したがってこれらのデータは，言語を仲介するいくつかの神経系が，獲得された言語のモダリティや構造にかかわらず，そうした機能を発揮することができることを示唆している。ただし，こうしたことを述べたとしても，健聴者の活性化と聾者の活性化の間には，いくつかのはっきりした違いも存在している。というのは，聾者のグループでは，右半球におけるいくつかの同様な領域にも活性化がみられるからである。右半球の活性化についてのひとつの解釈は，それが，音声言語にはなくてサイン言語がもつ固有の生物学的運動[訳注9-1]によって喚起される，というものである。

> より詳しくは，MacSweeney, Capek, Campbell, & Woll, 2008 を参照のこと

9.3 乳児における音声言語処理の神経的基礎

言語がどの程度"生物学的に特殊"かを研究する第2の一般的なアプローチは，ごく年少の乳児の脳における音声処理に関連する過程について，同定しようとしている。この場合のさらなる疑問は，どのようにしてこれらと関連する過程が，音声にとって特有かを考察するということと関係してくる。ここでのロジックは，ごく若年で音声処理に対する観察可能な特定の神経的基礎が存在しているとするならば，この過程こそが，有意味な経験に優先する言語関連の神経処理過程であることを示唆することになるだろう。

こうしたアプローチのひとつの例が，音素のような音声と関係する音を弁別する能力を扱う研究だ。行動的実験によれば，若年の乳児が，/ba/ と /pa/ のような音声に用いられる音声境界において高い弁別（カテゴリ弁別）結果を示すことが明らかにされている。すなわち，/ba/ から /pa/ への段階的な移行が，乳児では，突然のカテゴリ的な移行として知覚されている。これらの観察は，当初，ヒトにおける音声知覚に特有の検出メカニズムの証拠として興奮を巻き起こした。しかしながら，過去10年の間に，チンチラのような他の動物種が，同様な聴覚的弁別能力を示すことが明らかになった。またこの能力は，哺乳類の聴覚的処理システムの一般的特徴を，たんに反映しているに過ぎないだろうということ，そして最初期の音声言語に特定したメカニズムでないこと

が指摘されるようになった (Werker & Vouloumanos, 2001)。しかしながらウェーカーとポルカ (Werker & Polka, 1993) は, 年少のヒトの乳児が, 母国語には存在しない音声コントラスト[訳註9-2]を含むきわめて広範囲の音声コントラストの間を弁別できる (たとえば, 日本の乳児は, 日本の成人ができない "r" と "l" の音の間を弁別できる) こと, しかしこの能力は, 10ヶ月齢ごろに母国語の音声コントラストに限定されるようになってくるということを報告している。

> より詳しくは, Aslin, Clayards, & Bardhan, 2008; Friederici, 2008 を参照のこと

　もしこの過程に対応する脳の関連部位が同定できたとすれば, こうした音声特有な選択的減少の感覚の基礎にあるメカニズムを, 研究することができるようになるかもしれない。1章で述べたように, ERPは, 非侵襲的方法で定型的な乳児における認知の神経的基礎を研究するよい機会を提供している。ERPのすぐれた時間分解能は, 高密度ERP (HD-ERP) の利用による空間分解能によって, 多少とも補うことができる。ERPの成分が, 潜時 (事象に後続する) と空間分解能との両者に食い違いがある場合には, われわれは, 異なった神経回路が活性化していると確信してよいだろう。このアプローチのひとつの例を, 3ヶ月児における音声弁別に関するERP研究から引用してみよう。

　ドゥヘンヌ-ランバーツとドゥヘンヌ (Dehaene-Lambertz & Dehaene, 1994) は, つぎのような試行を実験参加児に提示した。すなわち, 一連の4つの同一音節 (標準) の提示につづけて, 同一, もしくは音声的に異なった5番目の音節 (逸脱音 deviant) を提示した。彼らは, 音節の開始にERPの時間をロックして, 異なった頭皮の位置で2つのピークを観察した。第1のピークは, 刺激開始後220 msあたりで生じ, 反復提示に対して馴化しない (最初の提示後を除く) か, もしくは新奇な音節に対して脱馴化した。したがって, このピークの発生源は, おそらくは側頭葉における1次と2次の聴覚野であり, 音声情報を符号化する微妙な音響的な違いに対して感度があるようにはみえなかった。

　第2のピークは, 刺激開始後390 msあたりで最大に達したが, また最初の提示後を除いて, 同一の音節の反復に対して馴化しなかった。しかし, 逸脱音節が導入されると, このピークは, 少なくともその最初のレベルにまで回復した。したがって第2のピークの発生源は, 側頭葉だが, 前者とは別個のより後

部の位置にあり，音声情報に対して感度をもっている[訳注9-3]。さらにおこなわれた研究によって，新生児でさえもこうしたミスマッチの反応が母音弁別に対して見いだされている（Cheour-Luhtanen et al., 1995）。

もっと最近では，研究者たちは，初期の音声知覚の神経的基礎について研究するため，より空間分解能のよい2つの方法を利用している。ドゥヘンヌ-ランバーツ，ドゥヘンヌとヘルツ-パニエール（Dehaene-Lambertz, Dehaene, & Hertz-Pannier, 2002）は，fMRIによって健康な3ヶ月児の覚醒時と睡眠時における脳の活性化を測定した。すなわちfMRI測定中の乳児に，彼らの母国語（フランス語）について順方向と逆方向の音声を聴かせたのである。研究者たちは，順行の音声が逆行の音声よりも，言語の分節処理と超分節処理[訳注9-4]とに関連した領野で，より強く活性化を誘発するだろうということ，一方，両方の刺激とも，すばやい時間的推移を処理するメカニズムを活性化するだろうということを想定した（ヒトの音声に関する適切な統制刺激についての考察として，Werker & Vouloumanos, 2001 を参照のこと）。無音の状態と比較して，順行音声も逆行音声も，左側頭葉の広範囲の領野を活性化した。その活性化は，いくつかの領野（側頭平面 planum temporal）に対して右の側頭葉における同量の活性化よりも大きかった。この活性化のパターンは，先に述べたERP実験と一致していた。しかしながら，順行音声は，逆行音声が活性化しなかったいくつかの領野を活性化した。その領野には，左半球における角回および頭頂葉内側（楔前部／前楔小葉 precuneus）が含まれている。研究者たちは，これらの知見が，2つの半球間の初期の機能的非対称性を証明しているとしている。しかしながら彼らは，この結果が，音声知覚に対する初期の偏りの間，ないし急速に時間的変化をする聴覚刺激の処理に対する左側頭葉のより大きな反応性の間を，区別できないことを認めている（この両方とも，子宮内での成長の最終3ヶ月中に開始できているはずだ）。さらに，覚醒時の乳児だけが，右の背外側前頭前皮質が，順行音声に対してより大きな活性化を示していた。この観察については，10章（p. 266）でふたたび触れることにしよう。

以上の研究からの一般的結論は，新しい方法——近赤外線分光法（NIRS; 2章）——からの結果と集約することによって，補強することができる。この実験では，メーラーと共同研究者たち（Peña et al., 2003）は，健常乳児に向かっ

て話す音声，もしくは同じ発話を逆行させた音声の録音を乳児に聞かせ，その一方，右半球と左半球に対する全体のヘモグロビンの濃度における変化を測定した。その結果，彼らは，乳児が，逆行音声または無音に対してよりも，通常の音声にさらされているときのほうが，左側頭野が有意に活性化を示すことを観察した。このことから彼らは，新生児が，音声処理に対して左半球への偏りをもって生まれてくる，といった結論を導き出すこととなった。

総合してみると，いま述べた音声知覚の実験は，おそらく，収束的（集約的）方法の力についての発達認知神経科学における最適な例を提供しているように思われる。同様な結論が，行動的方法，ERP法，fMRI法，およびNIRS法を用いた実験から引き出すことができる。このことは研究の励みとなるだろう。

9.4 脳の言語処理に対する経験の影響

脳の中に言語処理にとって生物学的に"特別な"領野が存在するかどうかについて検討するには，言語入力が，言語に対する脳の反応を形成するうえでなんらかの役割を果している必要がある。子どもたちは，彼らの環境で特定のひとつの言語（時には複数の言語）を聞きながら育ち，その言語に対して高度の技能を発達させている。

乳児の言語処理についての研究（前を参照のこと）では，乳児が成育初期にこれらの音を弁別できるばかりか，その環境で聞く言語のタイプにしたがって言語音をいかに知覚するかを最終的に決定していることを明らかにしている。具体的にいうと，行動的実験では，6ヶ月ごろには年少の乳児は，彼らの母国語として提示された言語音どうしを弁別することができるが，同様に母国語でない言語音どうしも弁別できることが明らかにされている。しかし10ヶ月ごろまでに，非母国語のコントラストを弁別する彼らの能力は消失する。ERP研究は，同様の結果を示している。たとえば，リヴェラ-ガキオラ，シルヴァ-ペレイラとクール（Rivera-Gaxiola, Silva-Pereyra, & Kuhl, 2005）によると，アメリカの7ヶ月齢の乳児が，英語（母国語）の子音のコントラストと，スペイン語（非母国語）の子音のコントラストの両方について，N250–550の反応で

弁別できたが，11ヶ月齢では母国語のコントラストだけが弁別できたという。さらに，彼らによると，7ヶ月齢から11ヶ月齢にかけてのみ，母国語のコントラストに対する反応が増加しているが，これらの初期の弁別能力は，後期の言語能力と関連している。たとえば，ある ERP 研究によると，7ヶ月半の月齢で，標準の母国語音よりも逸脱音に対して，より大きい ERP を示した乳児は，こうした反応を示さなかった乳児よりも，18と24ヶ月齢で多数の語を産生し，14-30ヶ月齢から急速な語彙の成長を示して，24ヶ月齢で複雑な文を作り出したという（Kuhl et al., 2008）。したがって，これらの生後初期の音声処理に関する ERP の測度は，後期の言語障害のリスクを初期の乳児期から検出するのに役立つように思われる（Benasich & Tallal, 2002）。

> より詳しくは，Kuhl & Rivera-Gaxiola, 2008 を参照のこと

　語の学習は，子どもの環境からの入力がかかわる言語のもうひとつの側面だ。幼児は，最初のうちは，比較的ゆっくりと語の学習をする傾向があるが，18-20ヶ月齢ごろになると，通常，幼児は語の産生を急速に増加させる。これはしばしば，語彙のスパート vocabulary spurt, もしくは "ネーミングの爆発 naming explosion" とよばれている。研究者の中には，この突然の能力増大が，言語関連の脳領域における機構化の変化と関係している，と推測しているものがいる（Mills, Coffey-Corina, & Neville, 1993）。また研究者の中には，ERP を用いて，語彙のスパートの前の子どもと後の子どもたちにおける既知語と未知語の処理に対応する神経的基礎を研究しているものもいる。その結果によると，語彙のスパート以前では，200-400 ms からの ERP の振幅が，未知語よりも既知語のほうが大きかった。こうした ERP の相違は，左半球と右半球の両方の前部と後部領域で広く分布していた。それと対照的に，150 語以上の語彙をもっている20ヶ月齢の幼児では，200-400 ms からの ERP の相違が，左半球の側頭と頭頂の領域にわたって，より局所的に分布していた。語彙の異なった大きさをもち，しかも年齢を一定に保った子どもたちを比較したその後の分析では，脳の反応におけるこの移行が，年齢にではなくて，語彙と関係することが示された。

> より詳しくは，Mills & Conboy, 2009 を参照のこと

　経験が関与するもうひとつの言語の側面は，読みの学習である。読みには，言語の音構造と視覚的な語の形態との連結，およびその意味の解釈が関係している。読みの発達は，発話言語の知覚や産生の能力の発達よりも，いささか異なった課題を提出している。子どもが発達につれて特別な努力なしに繰り広げられる後者の能力と違って，読みは，人類の歴史の中で比較的最近に発達した能力である。それは，明確な教授と多くの練習を通して獲得される。したがって読みの獲得の研究は，発達期間中に経験が脳機能にどのような影響を与えるかを調べるうえで，興味深い機会を提供してくれる。

　この視点で精力的に研究されてきたひとつの脳領野は，"視覚性語（単語）形態領野 visual word form area"（VWFA）だ。視覚性語形態領野は，左後頭–側頭皮質中のひとつの領域で，中–紡錘状回 mid-fusiform gyrus が中央を占めている。これは，他の複雑な視覚刺激とくらべて視覚語に対して選好性の（選択的な）反応を示す。VWFA は，語の認知に対する高度の知覚的な技能が関与しているように思われる。それによって，熟練した読み手が，語をすばやく，そして自動的に知覚しかつ処理することを可能にしているのである。このことがまた，高度の知覚的技能がかかわっている紡錘状回のもうひとつの領域の役割，すなわち紡錘状［回］顔領野に反響している（7 章を参照）。子どもたちが読みを習い始めたときから数年にわたって，重要な変化が VWFA の活性化に観察されるようになってくる。機能的 MRI 研究は，VWFA の活性化が，初心者の読み手では通常，両側だが，年齢と読みの技能とが増すにつれて，左への側性化の成熟パターンへと移行することを明らかにしている（Schlaggar et al., 2002）。

　ERP 研究もまた，VWFA の発達の研究に用いられている。というのは，この領域が，視覚語によって誘発される N170 ERP に寄与していると信じられているからである。成人では，視覚語に対する N170 が左に局在していて，またこの反応の空間分布が，他の形態の知覚とは逆に，視覚語に対する高度の知覚的技能のサインであると信じられている。語に対する就学前児の N170 は，緩慢であり，語ないし文字に対して感度を示さない（Maurer, Brem, Bucher, &

Brandeis, 2005)。ただし、読みを教えられて1年半後には、読みの流暢さがN170の程度と相関し、成人のような反応を示すようになる (Maurer et al., 2006)。全体として、これらの知見は、視覚語の認知に対する高度の知覚的技能が、脳の後頭-側頭における脳活動の過程とかかわっていること、そして語に誘発されたこの脳活動の過程が、語に対してより特殊となり、左半球により局在されてくる、といった考えと一致している。

> より詳しくは、Schlagger & McCandliss, 2007 を参照のこと

　以上を要約すると、音声語と印刷語からの言語入力は、言語の神経的基礎にとっての重要な入力を含んでいる。一般的にいうと、上で考察した知見は、相互作用特殊化説の見解と一致している。すなわち、言語機能の基礎にある脳活動は、言語技能がより効率的にかつ自動的になるにしたがって、経験とともにより局所的になるのである。

9.5　難読症

　難読症（読書障害）dyslexia は、特有の基礎的な神経異常と関連づけられた最初の発達障害のひとつだ。1907年、ヒンシェルウッド（Hinshelwood, 1907）は、それが失読症 alexia（読書不能症；すなわち語認知の失敗）の発達性の変形であり、皮質の左角回の非定型性と関連していると仮定していた。難読症の鍵となる徴候は、読みや綴りの学習が困難であり、時には文字や数字を逆にしたり、また独特の誤りをしたりする。これらと関連する欠陥（命名や言葉の短期記憶のような）として、音声言語の音韻システムに対する符号化の1次的な認知的欠陥が考えられている。ヒンシェルウッドは、左半球における発達の異常が重要であると提案していた。この彼の最初の提案と一致して、難読症の脳には構造的証拠と生理学的証拠の両方が存在している。

　構造的証拠は、ガラブルダと共同研究者たちの研究に由来している（たとえば、Galaburda, Sherman, Rosen, Aboitiz, & Geschwind, 1985）。彼らは、いく人かの難読症の脳について剖検をおこなって、皮質の側頭葉における特定の部位、側頭平面 planum temporal（図9.1を参照）についての対称性（右側と左側と

の間）を観察している。この領域は，いわゆるウェルニッケ野の部位で，音韻処理と関係づけられている。ガラブルダと共同研究者たちはまた，この領域で，程度はわずかだが，難読症の人たちの皮質におけるいずれかのニューロンのグループ化 clustering に奇形があるのを観察した。これらの細胞の異常は，構造的 MRI や CT スキャンでははっきりしていない。これは，細胞レベルないし分子レベルでの発達異常が，かならずしも大まかな脳構造によっては明らかにならないことを示唆している。

　さらに最近の研究ではまた，難読症と結びついた構造的な非対称性を同定しようと努力している。読みや言語の障害をもつ子どもや成人のグループに関する脳のイメージングを検討していた研究では，レオナルドとエッケルト（Leonard & Eckert, 2008）が，解剖学的なプロフィルと読みのプロフィルとを対比させることによって2つのパターンを見いだしている。ひとつのパターンは，対称性の不十分な脳によって特徴づけられ，書記言語と音声言語のいくつかの分野における欠陥と関連している。第2のパターンは，より明確な非対称性の脳構造によって特徴づけられ，難読症におけるような特異な音韻的欠陥と関連していた。

　脳の機能的研究に戻ると，ウッド，フラワーズ，ブッフスバウムとタラル（Wood, Flowers, Buchsbaum, & Tallal, 1991）は，難読症の人たちにおける血流，PET，および頭皮記録の誘発反応からの研究を記述している。検死後の研究と一致して，彼らは，難読症の人びとが音素弁別と綴り字課題の両方で左側頭葉における異常な処理過程を示していたと結論した。同様な結論が，パウレスと共同研究者たち（Paulesu et al., 1996）によってえられている。彼らは，リズム課題と短期記憶（視覚的に文字を提示する）課題を遂行中の難読症の人びとと対照グループとを比較した。その結果によると，難読症の人では，これらの課題遂行中に通常に活性化すべき領域のほんの一部分だけが活性化していることが明らかになった。とくに対照グループとは異なって，ブロカ野とウェルニッケ野が，完全にまとまって活性化することはなかった。おそらくこれは，これらの領野が島を通し機能的に結合されていないためと思われる。

　タラルと共同研究者たちの研究は，音素弁別にとって必要な，急速な時間的情報処理の能力（以前の節を参照）が，通常の言語獲得にとって欠くことができ

ないことを示唆している（たとえば，Tallal & Stark, 1980; Merzenich et al., 2002 を参照）。とくに，発話に遅れをもつ子どもたちは，急速に変化する聴覚的情報の知覚や弁別に欠陥をもっている（ただし，つねにというわけではないが）(Tallal, Stark, Clayton, & Mellits, 1980)。/ba/ と /da/ のような，急速な時間的推移をもついくつかの音素の弁別能力の低下が，発話の認知に対して生じる必然の帰結のように思われる。タラルや，メルゼニッヒと共同研究者たち (Merzenich et al., 2002; Tallal et al., 1996) は，ことばの遅れのある子どもたちの急速な時間的推移の処理能力の低下が，時間的推移を引き伸ばして作った改造音声を用いて訓練することによって，改善することができるという予備的証拠を提示している。このような改善方法が，ことばや読みの広範囲の障害にうまく拡張できるかどうかは，さらによく見きわめておく必要がある。しかしながら，報告の中には，言語遅滞をもつ子どもたちが，しばしばいくつかの難読症のタイプに特徴的な読みの問題にまで進んでいることを指摘しているものもあるのである。

　研究者たちはまた，難読症の VWFA（前を参照のこと）の役割を検討している。いくつかの研究では，難読症の成人もしくは難読症の青年期の若者で，VWFA の活性化の低下を報告している（たとえば，Maurer et al., 2007）。最近の研究では，数年だけ読みの経験をもった難読症の年少の子どもを研究し，VWFA，および左後頭-側頭皮質に沿った視覚-語形態経路 visual-word form pathway の他の領域を検討した (van der Mark et al., 2009)。この結果は，難読症の子どもたちが，対照グループと同じように同じ基本的な脳の読みのネットワークを活性化していることを示している。しかしながら，この活性化の細部の特殊化の程度には違いがある。彼らは，対照グループの子どもたちだけが，人造フォント false font と比較して活字体に対して異なった活性化のパターンを示すことを見いだしている。すなわち，前部領域では活字体に対してより大きな活性化が生じる一方，後部領域では逆の結果となり，人造フォントに対してより大きな活性化が生じたという。さらにまた彼らは，対照グループの子どもたちだけが，"綴り字親近効果 orthographic familiarity effect" を示すことを見いだした。すなわち，その経路における応答が，身近な語形よりも見慣れない語形に対して大きかったという。したがってこれらの結果は，難読症の

子どもたちが，読みを開始したすぐ後にVWFAや関連領域の機能障害ないしは特殊化の欠如が生じることを示している。ただしこれらの結果は，この機能障害がどの程度読みの働きを困難にしている原因なのか，それともその結果なのかは明らかにしていない。

> より詳しくは，Eden & Floweers, 2008; Merzenich et al., 2002 を参照のこと

　上に述べた研究はすべて，音素弁別や難読症の両方において左側頭葉が関与しているという点で，おおよそ一致している。しかしながら，難読症で観察される認知的欠陥の正確な特性については，かなりの論争があること（たとえば，Eden & Flowers, 2008; Pennington & Welsh, 1995)，そして脳以外のどこかに非定型な証拠が存在していることも強調しておかなくてはならない（たとえば，Livingstone, Rosen, Drislane, & Galaburda, 1991)。さらに，一般にこの障害には左側頭葉が関与していると見なされてはいるものの，かならずしもこの障害を，因果的な後成説的な経路によって解釈する必要はない。左側頭葉における神経的欠陥ないし非定型性が，音素弁別にとって必要な，すばやい時間的推移の処理の障害を生じさせていると推論したくなるだろう。そしてまたある症例では，このことが，難読症の下位のタイプと関係しているかもしれないといった推論をしたくなるだろう。しかしながら，4章ですでに考察した皮質発達と可塑性についての証拠，およびメルゼニッヒら（Merzenich et al., 2002）がおこなった訓練研究による当初の明らかな成功例では，より一層，確率論的後成説の見解についての示唆を与えてくれる。

　大まかにいうと，この見解は，左側頭葉の領域が，すばやい時間的処理を必要とする入力によって作動する，という点を重視している。すなわちこの領域が，皮質の残りの部分と共通した基本構造と多少異なった構築をもっている，とする。このことによって，この領域が，言語処理にとっての，唯一ではないが，もっとも可能性が高い"故郷（ふるさと）"となっているのである。もしこの領域が損傷されると，おそらくは完全に効率的とはいえないが，皮質の他の部位がまた，これらの処理の表象を支えることができる。この領域内での音声処理は，4章で考察したいくつかのメカニズムを通して，そのシナプスや樹状突起の微細構造に影響を与える。入力の特定タイプとの相互作用を通して，この領域は特殊

化をますます増大させて,他の領域から異なってくるようになる。多少の程度の可塑性は,発達期間中に残っているのかもしれない。その結果,特定の訓練に続いて,この領域の微細回路の再構成が生じることになるだろう。難読症の成人と対照成人におけるこの領域間の神経構造の相違は,こうした逸脱した発達の道すじを反映していると思われる。その多くは,生後に起こると考えられる。したがって初期のわずかな偏りが,発達を経てより大きな解剖学的,および機能的な特殊化へと拡大する可能性があるのである。

9.6 定型的な言語獲得と非定型的な言語獲得の神経基礎

ベイツ,タールとヤノウスキ(Bates, Thal, & Janowsky, 1992)は,ヒトの大脳皮質における神経解剖学的発達と言語獲得における"標識(ランドマーク)"との間の多くの相関を検討して,その意味を明らかにした。ただしこうした相関は,神経的事象と認知的事象との間の強いつながりを確定するために用いることはできない。しかしながら,このアプローチは,より直接的な研究方法を用いてさらに検証可能な特定の仮説を同定するのに役に立つ。

ベイツら(Bates et al., 1992)は,この章でいままで検討してきた知見と同じように,誕生時の右半球と左半球の間のなんらかの神経解剖学的相違についての証拠が,左半球の方向に言語を"偏らせる"計算論的相違を設定しているのかもしれない,と示唆していた。2章で考察したように,半球間のこうした相違は,特定の構築を生じさせる遺伝子の符号化によるというよりも,むしろ発達のタイミングの違いの結果であるように思われる。ベイツら(Bates et al., 1992)は,誕生後8-9ヶ月齢ごろに行動的発達と神経的発達の両方で,ピークの移行期があることを確認した。彼らは,この年齢における長距離の結合の確立(とくに前頭皮質からの)と,成人にみられる代謝活動の分布の開始(Chugani, 1994のPET研究から;4章における論評を参照のこと)とを考察して,これらの神経の発達が,語理解のような言語に関連した多くの技能の開始と非母国語の音声コントラストの抑制とを可能にしている,と示唆している。

16-24ヶ月齢ごろ,語彙と文法に"爆発"が生じる。そしてベイツと共同研究者たちは,これが,関連した多くの皮質領域におけるシナプス密度の急激な

増加と相関している，と主張している。彼らの推測によると，このシナプス密度の増加こそが，情報の貯蔵と情報の処理に対するより大きな能力の拡大を可能にしている，という。4歳ごろになると，ほとんどの定型的な子どもたちは，彼らの母国語の基本的な語形論的，および統語論的な構造を獲得し，したがって"文法の爆発"の終点に到達している。ベイツと共同研究者たちは，この言語の"安定化"が，脳全体の代謝およびシナプス密度における低下と一致していることを指摘している（ただし，4章で触れたように，これらの2つの測度のピークは，正確には一致しているようには思われない）。

　言語と関連した発達障害はまた，これらの能力の神経発達の基礎についての情報も提供してくれるはずである。研究者の中には，他の分野では問題がないにもかかわらず相対的に言語が不完全な発達障害は，生得的な言語モジュールの存在を支持する証拠だと主張しているものもいる。逆に他の分野に障害があるにもかかわらず言語が完全と思われる事例は，強力な収束的な（集約的な）証拠を提供することができる，と考えられている。最近数年間，多くの科学者の関心やメディアの関心をひきつけた前者の類の例が，3世代にわたる家族KE，および"FOXP-2"遺伝子だ。3章で取り上げたように，当初の報告は，この不幸な家族のメンバーの約半分が，文法における特定の遺伝的障害もっているとされていた（Gopnik, 1990）。しかし，"文法遺伝子"という主張は，この罹患した家族のメンバーにおける欠陥が文法だけでなくさらに広範囲におよぶことが見いだされたため，影が薄くなってしまった。ヴァルガ-カーデムと共同研究者たち（Vargha-Khadem et al., 1995）は，この家族を徹底的に研究し，彼らが，口の複雑な協応運動の欠陥（口顔面失行 orofacial dyspraxia），およびリズム運動のタイミング，文法以外の言語の種々な側面（たとえば，語彙決定 lexical decision）などに欠陥があること，さらに彼らが，同じ家族の罹患していないメンバーよりもIQが18-19点ほど低いことを見いだした。その上発達言語障害とFOX-P2遺伝子の突然変異とには，はっきりした関連が存在していない。たとえば，十分な言語機能をもっていない4歳児，270人についての研究によれば，FOX-P2遺伝子の突然変異を誰ももっていなかったことが見いだされている（Meaburn, Dale, Craig, & Plomin, 2002）。

　とはいえ，条件が比較的単純な単一遺伝子についての基礎およびそれと言語

との関連は，さらに研究をおこなうに足る十分な価値がある（これ以上の考察をするには，Marcus & Fisher, 2003 を参照）。こうした研究のひとつでは，動詞産出課題と復唱課題中の fMRI を測定している（Liégeois et al., 2003）。この研究では，この家族の罹患したメンバーが，おもに 2 つの領域，ブロカ野と被殻において活性化の有意な低下を示すことを明らかにした。しかしながら，カラー図版のの図 9.3 にみられるように，罹患したメンバーはまた，他のさまざまな皮質領域で対照群よりも大きな活性化を示しており，皮質ネットワークが，この異状な遺伝子に反応して広範囲に適応していることを示唆している。

　家族 KE は，当初に仮定していた特有の欠陥をもっていることにはならなかったかもしれないが，言語的欠陥の特異性について同様な主張が，いわゆる"特異的言語障害 specific language impairment（SLI）"に対しても唱えられてきた。こうした状態に関して，行動的な特異性ないしその他の点について多くの論争がなされているが（Bishop, 1997 を参照），大半の神経解剖学的研究では，先に考察したような言語にとって重要と考えられている特定の領域に重点がおかれがちである。したがって，成人の古典的言語領域以外の領域が，同じように非定型かどうかに関して知ることは困難だ。とはいえ，最近の研究は，"SLI" の実験参加者の脳全体を MRI によって検討するようになってきている（Herbert et al., 2003）。それによると，対照群と比較して，"SLI" の子どもたちは，脳全体を通して大脳の白質でかなりの増加（10% 以上）を示している。この非定型なパターンは，脳の他のどこよりも古典的言語野においてとくに顕著というわけではない。このことは，彼らが扱った対象集団が，特異的に言語が侵された"一般システム障害 generalized system impairment"をもっていることを，研究者たちに示唆することとなった。

　言語が他の分野の障害と比較して保存されていると思われる症例が，ウィリアムズ症候群 Williams syndrome（WS）だ。WS（2 章と 7 章を参照）では，他の分野に重大な欠陥があるにもかかわらず，言語がきわだって堪能である。いくつかの研究では，低い IQ（一般的には 50-60 台），および視空間課題，数課題，運動課題，プランニング課題，問題解決課題などで深刻な欠陥があるにもかかわらず，ことばや顔の処理技能が驚くほど巧みなことが証明されている（論評として Karmiloff-Smith, 2008 を参照）。これらの実験参加者の言語能力は，

たんにうわべだけのものではない（以前聞いた文を反復するような）。すなわち彼らが，適切な文法構造をもった新しい文を創造しうるという意味で，生成的だ。こうした言語的知識の深さに関して，現在，論議の的となっている。いくつかの症例では，言語的能力と他の能力との乖離が，きわめて顕著である。たとえば，つぎの例は，21歳のWSの実験参加者の自発的な発話であるが，その標準的な空間認知課題（レイヴン・マトリックス Raven's Matrices テスト）で査定した成績は，5歳半の精神年齢と等しい。

［彼女が賄いのスタッフを助けている病院の仕事について］
『時々うまくいくけど，時々失敗するわ。誰かが，あなた，いくつかカップをトレイに，それからソーサーの上にのせてちょうだい；そしてエーと，いくつかスプーンと砂糖とクリームをトレイにのせて；それから何人かほしいだけのサンドウィッチをいくつかも；って私にいうだけなの。』[訳注9-5]

［実験者のカップの数についての質問に答えて］
『だめ，誰かがそれを数えて。あたしは，それをトレイにおくだけなの。そう，あたしは，上のラップにそれをおくの。そうすると湿らないから。』[訳注9-5]

この例は，彼女が，比較的少ない数（トレイの上のカップの数）も数えることができないが，文法的に彼女自身を表現することができるし，またかなり広範囲の語彙をもっていることを示している。言語に対する生得的な表象によって，孤立したすぐれた言語能力をもつこうした症例を説明することが，当初，魅力的なように思われた。しかし，4章の皮質発達の証拠は，このような結論に飛躍するには，慎重であるべきことをわれわれに教えてくれる。このような症例を考察するためのよりよい方法は，脳発達の正規の軌道からの多少の逸脱が，なんらかの構造に対してわずかに不適応な構築を生じさせる，というように考えることなのである（Karmiloff-Smith, 2008）。神経的構築のこのようなわずかな偏りの側面が，処理のなんらかの分野に対して，他の領域よりもはるかに大きな影響を及ぼすことになる。初期の誕生後の発達が，いったん正規の軌道から逸脱すると，この逸脱は，環境との非定型な交互作用によって増幅されるようになると思われる。

9.7 一般的要約と結論

　言語の獲得が,どの程度"生物学的に特殊"であるかは,言語学的データや行動的データを基礎にして熱心な論争がおこなわれてきた。認知神経科学のデータが参加することによって,この論争が解決されたわけではないが,ほとんどの成人が,言語の産生や処理に対して特別な脳ネットワークを獲得していることを保証している制約と偏りとのいくつかが,明らかになってきている。たとえば,いくつかの認知科学的研究方法から収束された証拠は,誕生からないしはさらにそれ以前から,左側頭葉の領域が,急速な時間的処理を必要とする聴覚的入力とかかわりをもち,かつその処理をしている,ということを指摘している。これらの領域は,音声処理の理想的"故郷"であるかもしれないが,もしそれらが生育初期に傷害を受けると,おそらくは完全に効果的とはいえないが,皮質の他の部位も,この機能を支えることができるようになる。相互作用特殊化説の見解によれば,生育初期からこの領域内の音声処理が,そのシナプスや樹状突起の微細構造に影響を与え,その結果,次第に特殊化されるようになり,他の領域から異なってくるようになると思われる。ある程度の可塑性は,発達期間中に残っているかもしれない。その結果,特別の訓練によってその領域の微細回路の再構成が生じるようになるだろう。興味深いことに,最近の研究はまた,脳の言語領域と結合している白質の神経路により多くの注目が集まっている。たとえば,ブローカ野から上側頭領域へ投射する背側経路は,高次言語機能にとってとくに重要であるように思われる。またこの神経路は,ヒトと比較してヒト以外の霊長類では,そして同じく成人と比較してヒトの子どもでも,より脆弱である (Friederici, 2009 における概説)。さらにこのような経路を一層よく理解することによってまた,脳の再機構化の基礎への新しい洞察を提供することができるだろう。というのは,相互作用特殊化説の見解は,脳の領域間の相互作用が,このような過程で重要であることを指摘しているからである。

　言語機能が選択的に傷害されていると思われる発達障害,もしくは他の欠陥があるにもかかわらず言語機能が"無傷"で残っているような発達障害は,

"生得的言語モジュール"の主張を支持する例として利用されている。こうした症例についてさらに詳細に吟味すると，それらの症例は，なんらかの分野における脳発達の定型的な軌道からの逸脱と見なすのがより妥当だということがはっきりする。こうした分野は，逸脱によって他の分野よりもその処理に多くの影響を受けることになる。初期の生後の発達が，いったん定型的な軌道から逸脱すると，この逸脱が，環境との非定型な相互作用によって増幅されるようになると思われる。

言語獲得と音声知覚は，発達認知神経科学のいわばもっとも活発な分野のひとつである。収束的方法を用いることによって，そしてまた発達の定型的な軌道と非定型な軌道との間を絶えず比較することによって，つぎの10年間に，発達認知神経科学はおそらくは大きな躍進を遂げるべきもっとも有望な総合的分野になると思われる。

討論のための重点課題

* 言語獲得に対する遺伝子の寄与を明らかにするには，どんな方法やアプローチが，もっともうまくいくと思うか？
* 紡錘状回顔領野の機能的特殊化の出現と視覚的語形態領野との間に，どの程度の対応が存在するか？
* 音声知覚は，言語獲得とその最終成果にいかに寄与しているか？

[訳注9-1]　生物学的運動 biological motion＝G. Johansson によって最初に観察された知覚現象。人の主要な関節部分に小光点をつけて暗室内で観察した場合，静止している時にはでたらめな光の配置としか見られないが，動き始めると人の特定の運動（たとえば歩行，ランニングなど）として知覚される。この場合は，サイン言語に含まれる手，腕などの動きに対する運動の知覚をさす。

[訳注9-2]　ブラウン大学のアイマス P. D. Eimas は，乳児の吸啜反射による馴化−脱馴化法を用いて次のような実験をおこなった。(a) まず乳児に「おしゃぶり」を咥えさせ，乳児が一定以上の強さでおしゃぶりをすると特定の子音で始まる音節（たとえば大人には [pah] と聞こえる合成音＝馴化刺激）を聞かせる。最初乳児は，その刺激音を聞こうとしてさらに激しく吸啜反応をおこなうが，次第にその刺激音に馴化（慣れ）が生じ，吸啜反応が低下する。その時点で新しい子音で始まる音節

（たとえば大人には［bah］と聞こえる合成音＝テスト刺激）を聞かせる。4ヶ月齢の乳児ではテスト刺激の導入とともに吸啜反応が顕著に回復し，脱馴化が生じる。ただし，(b) 馴化刺激とテスト刺激の音響的差を，(a) の手続きと同じにして，同一の音素からなる2つの音節（たとえば大人には同じ［pah］と聞こえる合成音）を用いてテストをおこなうと，脱順化は生じない。したがって，4ヶ月の年少乳児（まだ言語獲得以前）は，言語音を，たんに音響的刺激として聞いているのでなしに，大人と同じように音素的特徴によってカテゴリ的にふるい分けて聞いている，とされた。Eimas, P. D.（1985）The perception of speech in early infancy. *Scientific American*, 252, 46-52 を参照のこと。

[訳注9-3] この実験では，生後2〜3ヶ月の乳児（アメリカ英語の家庭で生育）に，/ba/ ないし /ga/ の音節を，標準試行では同一音節を5回反復提示，逸脱試行では同一音節を4回反復提示後，5番目に異なった音節（逸脱音節）を提示する。第1ピーク（約220ms）では，標準試行，逸脱試行とも，最初の提示で馴化が生じるが，それ以後はどの音節提示に対しても同様な反応が生じる。一方第2ピーク（約390ms）では，逸脱試行で逸脱音節が導入されると，最初の音節提示のレベルまで反応が回復する。

[訳注9-4] 文節の segmental / 超文節の suprasegmental ＝文節は，連続した発話の流れの中から調音や音響面で切り離せる部分をさし，単音，文節音素，形態などをさす。一方超文節は，2つ以上の音素にまたがって現れる音韻的特徴のこと。音の高低 pitch，強勢 stress，連接 junction などを指す。それぞれが，意味を区別する実験では，与えられた聴覚刺激を単なる音響的連続体としてではなく，言語的発話の連続体として文節処理や超文節処理をおこなっていることを示している。

[訳注9-5] 21歳のウィリアムズ症候群実験参加者の英文例＝(1) 病院で係のスタッフを助ける仕事について→ "Well sometimes I do and sometimes I don't. They just tell you how many cups you put on the tray and the saucers and how many (um) spoons and sugars and creams you put on the tray and how many sandwiches they want for how many people." (2) 実験者のカップの数についての質問に答えて→ "No, they count them and I just put them on the trays. So, I put them in with clingfilm on top so they don't get wet."

10章
前頭前皮質, 作動記憶, および意志決定

　前頭前皮質は，皮質のどの領域に比べても，発達に長い期間を必要とすることがまず明らかにされる。この章では，認知発達におけるこの部位の皮質の役割を理解するための2つのアプローチについて，その概略を述べることにしよう。その第1の成熟説によるアプローチでは，前頭前皮質の構造的発達を特定の認知的技能の発現と結びつけようとしている。ひとつの例は，背外側前頭前皮質の成熟を作動記憶（ワーキングメモリ）における発達と結びつける仕事である。物体の永続性課題に関する年少乳児の保続のエラー per-severative errors は，ヒトの乳児，サルの幼体，および前頭前皮質損傷の成体サルからのデータを用いて，背外側前頭前皮質の成熟と結びつけられてきた。そして児童と青年の作動記憶の能力 capacity は構造的・機能的神経イメージングのデータを用いて，外側前頭前皮質の成熟と結びつけられてきた。こうした成熟説による説明は，より広汎な神経ネットワークが作動記憶には含まれていることを示唆する。そしてこのネットワークの形成において経験の果たす役割を強調する，最近の証拠に照らしてみると，多少の改変が必要となるだろう。成熟説による第2の例は，青年にみられる危険を含む（リスキーな）意志決定と精神疾患の増加を，前頭前皮質の発達の速さ（rate）が他の皮質と皮質下の領域を比較すると異なることに結びつけようとしてきた。このことは，青年における前頭前野の制御システムの活動が，成人あるいは子どもと比べると，より少ないことを示す神経イメージングの研究を必要としている。ゆっくりと成熟する前頭前野の調整システムと早期に成熟する情動-処理システムとの間のミスマッチは，危険を含む（リスキーな）意志決定と精神疾患（mental illness）への，青年の過度の傷つきやすさを説明してくれる，といわれている。この見解は，前頭前野の制御システムと皮質下のシステムの間の二分法は単純化しすぎている，ということを示す証拠に照らし合わせて，変更を必要とするものであろう。
　第2の認知発達における前頭前皮質の役割についての見解は，前頭前皮質

が，技能学習に必要とされており，脳の組織化 organization に重要な，初期の役割を演じている，というものである。EEG のコヒーレンス coherence の研究は，認知発達中の皮質表象の周期的な再組織化における前頭前領域の役割を示唆している。このアプローチがもついくつかの問題点の概略が述べられる。前頭前皮質機能の特殊性は，おそらく，初期の神経化学的偏りと結合性の偏りとの組合せ，およびこの領域の比較的長期にわたる可塑性とから生じる，ということが結論として提出される。

10.1 序論

4章で考察したように，前頭前皮質は，たとえば10歳代になっても灰白質の容積，白質の容積ならびに皮質の厚さに検出可能な変化がみられるという具合に出生後の発達に長い期間が必要とされている (Giedd et al., 1999; Gogtay et al., 2004; Shaw et al., 2008)。そのためそれは，幼児期の認知能力における発達と一般的に，もっとも関連している皮質部位である，とされてきた。

前頭皮質の発達に関しては，つぎのような2つの主要な未解決の問題がある。

＊前頭皮質によっておこなわれる特殊化した計算は，その独特な神経解剖学／神経化学によって実行されているのだろうか？　それともまた他の要因によって実施されているのだろうか？

＊われわれは，生後6ヶ月齢以内における前頭前皮質の働きに対する証拠を，10歳代まで継続する神経解剖学的発達の証拠と，どのようにして調整させたらよいのだろうか？

これらの問題は，この章の終わりでふたたび取りあげることにしよう。はじめに，幼児期における前頭前皮質の構造的発達と認知的能力の増大との関係について取りあげた2つの見解の一方について，吟味することにしよう。その第1の見解は，前頭前皮質における構造的発達が特定の年齢で生じ，それによって認知能力のなんらかの増大が可能になる，というものだ。この見解は，1章で概略を述べた成熟説の見方と一致している。この見解の2つの例を示すこと

にしよう。そのひとつは物体の永続性と作動記憶の発達における前頭前皮質の役割を強調するものであり，もう一方は青年について観察される向う見ずな行動と精神疾患の増加傾向における前頭前皮質の役割を検討するものである。それとは異なるもうひとつの見解は，前頭前皮質が，生後ごく初期から新しい技能と知識とを獲得するのにつねにかかわっており，それがまた，他の皮質部分を組織化する役割を果している，というものである（たとえば，Thatcher, 1992）。この第2の考えによれば，前頭前皮質の領域は，新たな技能や知識のどの獲得にもかかわっている領域であるため，認知の推移に基本的な役割を果たしている，ということになる。この仮説からのひとつの系として，特定の課題ないし状況における前頭前皮質の関与は，その課題に対する経験とともに減少していく，といったことが導かれる。前頭前皮質の発達に関するこうした考えは，1章で概略を述べた機能的脳発達についての技能学習モデルによって，推進されている。前頭前皮質の発達に関していうと，このモデルからの多くの予測は，相互作用特殊化説の見解からの多くの予測と重なり合ってくる。したがって，この章の終わりになってはじめて，この2つの考え方は区別されることになる。

10.2 前頭前皮質，物体の永続性，および作動記憶

認知変化をその基礎となる脳発達に関係づけようとするもっとも総括的な企てのひとつは，乳児における物体の永続性の出現の問題と関連している。とくに，ダイアモンド，ゴールドマン-ラキーチと共同研究者たち（Diamond, 1991; Diamond & Goldman-Rakic, 1989; Goldman-Rakic 1987）の主張によると，ヒトの乳児の生後1年目後半における前頭前皮質の成熟が，ピアジェ（Piaget, 1954）の物体の永続性に関する観察と，作動記憶や優勢な反応の抑制を含む関連課題における他の種々の推移との両方を，うまく説明することができるという（たとえば，Diamond, Werker, & Lalonde, 1994）。

一次運動皮質や運動前皮質の前方の前頭葉領域，一般に前頭前皮質と呼ばれる領域は，ヒトの場合，皮質表面全体のほぼ3分の1を占めている（Brodmann, 1909, 1912）。そしてこの領域は，多くの研究者によって，高次レベルの

認知にとって多数の中心的な能力を制御する部位だと考えられている。この領域に対する損傷の影響についての大規模な臨床的観察（Milner, 1982）や実験的観察はまた、前頭前皮質が認知の重要な側面を支えている、といった考えを支持している（論評として、Duncan, 2001; Owen, 1997）。前頭皮質の働きについて、ひろく受け入れられている理論というべきものは存在していないが、成人における前頭前皮質と確実に結びつけられてきた認知処理の特定の形式は、プランをたてたり、系列的活動を遂行したり、短期の遅延中に情報を"進行中の on-line"状態に維持したり、また特定の文脈では適切だが他の文脈では不適切な1組の反応を抑制したりなど、種々の能力と直接関係している。

ほぼ7ヶ月齢よりも年少の乳児は、物体の隠し場所を、うまく手に入れることができた前の場所から他の場所へ変えてしまうと、短時間の遅延後でも正しくその物体を探し出して手に入れることはできない。この事実を最初に観察したのが、ピアジェだった。とくに、この年齢の乳児は、特有の保続のエラー（保続という間違い）をする。いいかえれば、彼らは、しばしば、先行した直前の試行で物体を見つけた隠し場所に手を伸ばす。このようなエラーの特徴的なパターンは、Aは非B（A not B）と呼ばれ、視界から消え去った時に、その物体の存在ないし永続性が持続していることを乳児が理解できない証拠として、ピアジェ（Piaget, 1954）によって引用されている。$7\frac{1}{2}$ヶ月齢と9ヶ月齢との間に、乳児は、1-5秒までの連続したもっと長い遅延でも、この課題に成功し始める（Diamond, 1985, 2001）。しかし、この成績は安定していない。すなわち、隠す時点と探す時点との間の遅延時間を、乳児の年齢にしたがって増大させていくと、ほぼ12ヶ月齢まで、このA not Bの課題に対するエラーを犯し続ける（Diamond, 1985）。

> より詳しくは、Benes, 2001; Diamond, 2001, 2002 を参照のこと

ダイアモンドとゴールドマン-ラキーチ（Diamond & Goldman-Rakic, 1989）は、ピアジェの物体永続性の課題の変形課題を使って、サルをテストした。この物体永続性の課題では、まず、サルに位置Aで物体を隠すのを見せてそれを探させる。位置Aで物体を手に入れるのに成功した試行数が、あらかじめ決められた数に達した後（通常3回）、その物体を位置Bに隠す。幼体のサル

は，物体を隠した時点と探す時点との間の遅延時間を2秒以上にすると，位置Bに隠した物体を探し出すことができない。ダイアモンドとゴールドマン-ラキーチ（Diamond & Goldman-Rakic, 1989）によれば，成体のサルでは，空間処理と密接に関連した脳領域である頭頂皮質に損傷を受けた時にも，こうした行動上の欠陥を示さない。また他の記憶に関連した課題にとっては欠くことができない領域である海馬構造への損傷も，サルの成績を損なうことはなかったという（Diamond, Zola-Morgan, & Squire, 1989）。しかしながら，背外側前頭前皮質に対する損傷は，遅延条件が加えられるときには成体のサルの行動を著しく損なうことが明らかになった。このことは，この領域が，時間的遅れのある空間情報の維持を必要としている課題において，中心的な役割を果たしていることを示している。

前頭皮質領域における成熟を，作動記憶の能力の出現と結びつけた発達研究の証拠は，つぎのような研究からもたらされている（Diamond & Goldman-Rakic, 1986, 1989）。幼体のサルは，A not B 課題に対して，はじめは前頭皮質損傷のサルと同じように失敗するという。しかしながら，$1\frac{1}{2}$ から4ヶ月の年齢の間に，幼体のサルは，$7\frac{1}{2}$ と12ヶ月の間のヒトの幼児にみられるのと同様の進歩を示す，すなわち，両者ともその課題に成功し得るようになり，しかも，さらに長い遅延によく耐えるようになる。その課題に成功する能力を獲得した幼体のサルに対して背外側前頭前皮質に損傷が加えられると，このわざ（skill）を失ってしまう。このことは，当該課題におけるこの領域の重要性を確証しているといえる。ヒトの場合には，非侵襲性のイメージング法もまた A not B の課題における幼児の遂行活動の発達に対して前頭前皮質の成熟を関連づけるのに用いられてきた。さらに，健常なヒトの乳児についての一連の EEG 研究（Fox & Bell, 1990; Bell, 1992a, 1992b; Bell & Fox, 1992）では，前頭皮質の EEG 反応の増大が，遅延反応課題における，より長期の遅延でも反応を成功させる能力と相関していることが示されている。光学的イメージング（NIRS）を用いた別の研究は，物体の永続性を示す行動と前頭前皮質での血液酸素化との間に相関があることを示している（Baird et al., 2002）。

ダイアモンド（Diamond, 1991）の見解では，物体の永続性に関する知識が存在していることを示すような能力の出現は，5ヶ月齢と12ヶ月齢との間で背

外側前頭前皮質領域が成熟している結果だという。ダイアモンドの提案によれば，この皮質領域は，実験参加児が，空間的課題で遅延中に情報を保持し，また優勢な（以前強化された）反応を抑制するといった両方をおこなう際に，重要な役割を果たすようになるという。この立場にそった証拠を，簡単に検討してみることにしよう。$7\frac{1}{2}$ヶ月齢よりも年少のヒトの乳児は，物体を隠した時点と探し出す時点との間に，多少とも遅延を挿入した場合には，隠された物体を探し出すことができない。この意味で，ヒトの乳児は，以前考察したように，背外側前頭前皮質損傷の成体のサルや幼体のサルと同じような行動をする。この年齢のヒトの乳児は，A not B 課題でも（この場合は，一方に何回も繰り返して物体を隠した後で，隠す側を入れ替える），また物体の探索課題でも（この場合は，隠す側をランダムに変化させる），類似した探索のエラーを犯す（Diamond & Doar, 1989）。以上の事実は，物体の永続性に関するピアジェの観察には，物体永続性の課題と探索の課題との両方の課題遂行に共通な，ひとつないしそれ以上の基礎的神経メカニズムの発達状態が，そこに反映しているということを示唆している。こうした課題に成功するには，直前に隠された位置を記憶しておくことと，最後に報酬が与えられた位置に手を伸ばすといった間違った行動を抑制することとの両方が必要である。したがって，この基礎になる神経メカニズムは，その両方の計算過程に役立っているはずだ。広範囲にわたる神経生物学的証拠は，空間的な作動記憶の成績に前頭前皮質がかかわっていることを示唆しているし，またこの領域の損傷は，しばしば不適切な反応の抑制が障害されているような行動パターンの特徴を明らかにしてくれる。したがってダイアモンドと共同研究者たちは，背外側前頭前皮質の発達の重要性に対する強力な事例を提供していることになる。

　前頭前皮質の発達への成熟説的なアプローチはまた，児童期後期や青年期にまで，拡張されて用いられている。進歩した前頭前皮質の機能を試すために作られた種々の行動的課題の結果は，青年期もしくはその後期まで，成人レベルの成績には到達しないということを証明している（Fabiani & Wee, 2001; Luciana, 2003 を参照のこと）。たとえば，3歳から25歳までの実験参加者は，CANTAB（ケンブリッジ神経心理学テスト自動化バッテリ Cambridge Neuropsychological Testing Automated Battery）でテストされた。このテスト・

バッテリは，ヒトの成人と動物の脳損傷集団向けに以前用いられていた十分確立されている妥当性のあるテスト・バッテリである（Fray, Robbins, & Sahakian, 1996）。このバッテリは，作動記憶技能，自己誘導視覚探索，およびプランニングを含むいくつかの測度を査定する。発達研究にとって重要なのは，このバッテリが，タッチ・スクリーンのコンピュータ技術によって実行され，言語的な，ないしは複雑な手の操作を用いた反応をなんら必要としない，という点である。このCANTABを使って，ルチアナとネルソン（Luciana & Nelson, 1998, 2000; Luciana, 2003）は，後方脳領域に依存した測度（再認記憶のような）が8歳までに安定するが，プランニングや作動記憶の測度は，12歳までは成人レベルにまだ達しない，ということを見いだした。

> もっと詳しくは，Olson & Luciana, 2008 を参照のこと

　こうした行動的測度は，マーカー課題として役立つが，子どもが，前頭前皮質領域を用いるような課題をおこなっている最中に，機能的イメージングを使うようにすれば，もっと有効なはずだ。クリンバークと共同研究者たちによっておこなわれたいくつかの機能的MRIの研究（Klingberg, 2006 に要約されている）は，背外側前頭前皮質（とりわけ，上前頭溝 superior frontal sulcus）が子どもと成人の両者における作動記憶に関与している証拠を提出している。しかしまた，頭頂内皮質（intraparietal cortex）をも含むネットワークの一部としてそれが活性化されることも，彼らの研究は示している（カラー図版の図10.1参照）。

　これらの研究は前頭-頭頂ネットワーク（fronto-parietal network）の一層強力な活性化がより大きな作動記憶能力に関係していること，そしてそのネットワークの活性化もまた，遂行活動（performance）とはかかわりなく，年齢と共に増大していくことを示している（Klingberg, Forssberg, & Westerberg, 2002）。前頭領域と頭頂領域を結ぶ白質路（white matter tract）の発達がこの過程にひとつの役割を演じているように思われる——すなわち，これらの路の成熟が作動記憶（読字ではなく）の遂行活動に，そして前頭-頭頂灰白質における皮質の活性化の度合に関与しているのだろう（Olesen, Nagy, Westerberg, & Klingberg, 2003）。細胞レベルでは，前頭前領域と頭頂領域の間のより強力なシ

ナプス連結度が——つまり神経信号のより迅速な伝達ないし各領域内のより強い結合ではなく——それ自体,児童期における作動記憶の発達と関連する脳活動について観察される変化を計算によるモデル化で,説明しうることが示されている (Edin, Macoveanu, Olesen, Tegner, & Klingberg, 2007)。

> より詳しくは,Klingberg, 2006, 2008 を参照のこと

　この一群の証拠は納得させるものではあるが,しかしまた前頭前皮質の成熟仮説が完全な説明ではないことを,そしてもとの説明には何らかの修正ないしは推敲が必要なことを示している。さらに一連の証拠,多分成熟説の見解に挑戦するような証拠があり,それは経験が作動記憶能力と前頭前野の活動にどのような影響を及ぼす可能性があるかを示す研究からもたらされている。伝統的には,作動記憶能力は,いったん成人になると固定された,変化し得ない特性である,と考えられていた。より近年の研究は,作動記憶能力には,ずっと大きな柔軟性があることを示している。たとえば,ある研究によれば,作動記憶課題について5週間のトレーニングを実施したあとでは,成人たちが作動記憶能力の増加と前頭-頭頂ネットワークにおける作動記憶関連の脳活動増加とを共に示したという (Olesen, Westerberg, & Klingberg, 2004)。これらの結果も作動記憶の発達を理解する上で密接に関連してくる可能性がある。成熟説の見解では前頭-頭頂ネットワークの発達が作動記憶活動の増進を可能にすると主張することになるかもしれない。しかしながら,トレーニングを課した研究は別の見解を示唆している。すなわちそれは,作動記憶を用いる経験および/あるいは子どもの発達につれて起こる作動記憶の必要性の増加が,この能力の基礎となる脳内ネットワークの変化をひき起こし得るのだろうという見解である。それは相互作用特殊化説の構想ならびに技能学習の観点と一層よく合致するものである。

　別の一連の証拠は,幼児の作動記憶の神経基盤に関してそれははじめに考えられたよりもずっと広汎に及んでいるらしい,ということを示唆している。たとえば,EEG による研究は,6ヶ月の幼児では,対象が提示され続けている期間中——それが見えなくなってから再び現れるまで——高-頻度の EEG 活動の発現 (burst) が右の側頭領域にわたって認められた,と報告している

(Kaufman, Csibra & Johnson, 2003, 2005; 6章を参照すること)。別の EEG による研究では，幼児期には，作動記憶は課題に対する基準値からの EEG の power 変化とあらゆる脳部位にわたって関連していたのに対して，4歳を過ぎると作動記憶は前頭領域のみで EEG の変化と関連することが見出された (Bell & Wolfe, 2007)。早産の幼児における作動記憶の発達についておこなわれた近年の研究によれば，2歳時の作動記憶能力と相関があったのは新生児の海馬の容積で，皮質の容積や，背外側前頭前領域からさえも相関は得られなかった (Beauchamp et al., 2008)。これらの研究による結果は，作動記憶の基礎となる神経ネットワークは，幼児にあっては，個々別々で，恐らく拡散していて，発達とともに次第に前頭-頭頂ネットワークに焦点を合わせるようになるのかもしれない，ということを暗示している (Kaldy & Sigala, 2004)，そしてその成行きの型は相互作用特殊化説の説く見解と合致する。

10.3　前頭前皮質，社会的意志決定と青年期

　前頭前皮質が重要な役割を演じていると信じられているもうひとつの分野は意志決定のなかにある。近年研究者たちは，前頭前皮質の成熟が青年期における意志決定にどのような寄与をしているのかという問題を解くことにとりわけ関心を抱いてきた。青年期とは，知性 (intellect) と認知的機能において顕著な増進 (gains) がみられる一時期である。だが，それはまたこうした認知的な進歩を反映していないと思われるような，強度な情動と衝動的行動の一時期でもある，という特徴をもつ。加えて，反社会的で危険を伴う行動およびうつ状態，不安そして気分障害，摂食障害，薬物乱用を含む精神疾患 (mental illnesses) の発生率の増加が明瞭に認められる時期でもある。

　何人かの研究者たちは，この行動プロファイルは前頭前皮質の成熟の度合いが他の脳領域に比べて異なることで説明できる，と主張してきた。この概括的な考えのひとつの特殊なモデルが社会的情報処理ネットワーク (Social Information Processing Network, SIPN) モデルである (Nelson Leibenluft, McClure, & Pine, 2005)。このモデルでは，社会的行動は3つの，相互に作用する「ノード (nodes)」を含んでいる，すなわち (a) は検出ノード (detection node）で，社会的情報を検出し，主として後頭-側頭皮質が関与している。(b）は感情ノード（affective node）で，社会的刺激の情動的な意味を処理し，それに対する行動的な情動的な反応に影響を及ぼすとされ，皮質下の構造と眼窩前頭皮質が関与している。そして（c）は認知的調整ノード（cognitive regulatory node）で，目標-指向行動，衝動制御および心の理論にとって重要であり，前頭前皮質の多くがこれに関与する。このモデルによれば，3つのノードはそれぞれ異なる速度で成熟する。検出ノードについては生育のごく初期に成熟し，感情ノードは青年期の初期に成熟する，そして認知的調整ノードは他の2種のノードよりもずっとゆっくり成熟する，とされている。ノード間の，この成熟における不均衡こそ，社会的刺激に対する強度の情動反応が，その折には未だ成熟していない認知-調整的なシステムによっては，適切に抑えられない青年期での傷つきやすさ（vulnerability）をつくり出すのである。従って，この傷つきやすさが危険な意志決定の出現に対する原因となるのだ。

　意志決定をさらに組織的に研究するため，バカラと共同研究者たちは，アイオワ・ギャンブル課題（Iowa Gambling Task）と呼ばれる課題を開発した（Bechara, Damasio, Damasio, & Anderson, 1994）。この課題は，さまざまな，短期と長期の利益をもたらす選択肢の間で，選択を迫られる場合といった日常生活場面でわれわれがしばしば直面する意志決定のタイプを引き出すように計画されている。課題では参加者は4組のカード群（decks）中から一度に1枚のカードを選択するように求められる。そのうちの2枚はすぐさま大きな報酬が，別の2枚は直ちにより小さな報酬が与えられることになっている。ゲームの中でのひねり（twist）は，罰がどのように加えられるか，という点にある。高い報酬につながる2組（decks）は遅れて与えられる大きな罰をも伴うことになっているので，長い目でみれば，結局は損失につながるであろうから，有利とはならない。これとは対照的に，即座に小さな報酬が与えられる2組はあとで与えられる罰が小さいので，長い目では正味の獲得につながり，より有利となる。参加者は2組の間の違いについては何も教えられていないので，選択するカードの間の違いとそれによって賞罰の違いが生じることを自ら見つけ出さなくてはならない。健常な成人は課題の進行中に有利な2組から選ぶのがベストであることを学習するに至る。一方，前頭前皮質への損傷を蒙った患者は短

期的には報酬が得られるけれども，長期にわたっては損失を招くような不利な組から選び続ける。したがって，彼らは直後の報酬により多くの影響を受け，その選択活動が長期的にどのような結果を生むかに考えが及ばず，そのため選択の仕方を調整し損ねてしまうように見える (Bechara, Damasio, Tranel, & Damasio, 1997)。この記述は青年たちにしばしば向けられるそれと極めて類似している。すなわち，彼らはこの活動の将来の結果を見極めるのが困難だ，とよく言われているからである。

クローンと共同研究者たちは，同様の課題を用いて子どもと青年に関する研究を実施し，発達はゆるやかな経過を辿ることを見いだした。子どもの場合，16-18歳までは一貫して有利な選択をとることを学習しない，という。脳イメージングによる研究は，この行動パターンが報酬-処理システムと前頭葉の制御システムとの間の，青年期における不均衡と関係があることを示している。すなわち，青年期には報酬システムによってより多く動かされ，それが社会的な意志決定の課題において，最善とはいえない (suboptimal な) 選択につながる，というのである (Crone & Westenberg, 2009)。

> より詳しくは，Crone & van der Molen, 2008; Crone and Westenberg, 2009 を参照すること

こうした諸結果は明るい見通しを与えてはくれるが，しかし成熟説の見解については修正が必要となるだろう。報酬もまた皮質により処理され，制御システムも皮質下の領域に依拠している，という証拠 (Phillips, Drevets, Rauch, dLane, 2003) に照らしてみれば，ひとつの理由が明らかになる。従って，意志決定に含まれる過程はもっと広範囲に基礎づけられており，それゆえ行動レベルでの発達は，特殊な成分の成熟に帰せられるものではないだろう。最近の事例研究も，周産期における前頭前皮質損傷のあと，生後数ヶ月に，情動の制御と注意のひきつけ (attention engagement) にかかわる問題が始まることを示した (Anderson et al., 2007) が，このことは前頭前システムが出生後の早い段階からすでに行動の制御に関与していることを示すものであろう。

10.4 前頭前皮質,技能学習,および相互作用特殊化

認知発達における前頭前皮質の役割を理解するためのもうひとつのアプローチが,何人かの研究者によって進められている。彼らによると,前頭前皮質は,新しい情報の獲得や課題遂行の際に決定的な役割を演じているという。この考え方によると,たとえば,物体に手を伸ばすといった学習の際に乳児の脳が挑まなければならない問題は,車の運転の学習の際に複雑な技能習得に直面した成人の脳が挑まなければならない問題とある面で同じだという。この一般的な見解には,つぎの3つの付帯条件が含まれている。(a) 特定の課題に対して不可欠な皮質領域は,獲得の段階とともに変化するだろう;(b) 前頭前皮質は,内部で情報を組織化したり,皮質の他の領域に対して情報を割り当てたりするといった役割を果たす;そして (c) 発達には,階層的な制御の構造の形成がかかわっており,その場合,前頭皮質は,一般に最高の制御のレベルを維持している。乳児期初期における前頭前皮質の活性化の重要性を示唆する証拠に関して,つぎに挙げる最近の証拠の3つの方向は,この見解への一層の信頼性を与えている。すなわち (a) fMRI と PET 研究,(b) 心理生理学的証拠,(c) 前頭前皮質に対する,周産期損傷の長期的影響。

乳児に対しておこなわれている fMRI と PET の研究は,その数が限られているが,しばしば,前頭前皮質の機能的活性化が驚くほど生じることを明らかにしている。こうした事実は,成人の研究からは予測すらできないものだった。たとえば,3ヶ月児における音声知覚の fMRI 研究で,ドゥヘンヌ-ランバーツ Dehaene-Lambertz と共同研究者たち (2002) は,覚醒時の乳児で音声(順行の)を弁別している際に,右の背外側前頭前皮質 dorsolateral prefrontal cortex (DLPFC) における活性化を観察しているが,睡眠中の乳児では,観察されなかった (カラー図版10.2,および9章を参照のこと)。同様の DLPFC の活性化が,同じ年齢で顔に反応するのが見いだされている (Tzourio-Mazoyer et al., 2002)。このことは,生後最初の数ヶ月において,すくなくともなんらかの前頭前皮質の活性化が生じるということの証拠ではあるが,この活性化は,乳児の行動の方向づけに,なんらかの役割を果たすというよりも,受動的なも

のにすぎないといった可能性が残されている。しかしながら，最近提出された2通りの証拠は，そうではないことを示唆している。

ERPの発達研究では，しばしば，乳児における前頭誘導による活動の変化を記録している。そしていくつかの最近の実験では，この活動が，行動の産出にとって重要な影響をもつことを示唆している。これらの実験には，サッケード開始に先行した活動パターンの検討が含まれている（5章）。そのひとつの例では，チブラと共同研究者たち（Csibra et al., 1998, 2001）は，通常成人の場合，もっと後部の頭皮で記録される前・サッケード電位が，6ヶ月児では，前頭のチャネルで観察されることを示した。これらの電位は，活動の開始時間と時間的に組み合わされているので，それらが，動作のプランニングや遂行にとって，必要な計算の結果であると推論してもよいだろう。

乳児期初期からの前頭前皮質発達の重要性を示す証拠は，さらに，この領野に対する周産期損傷の長期にわたる広範囲の影響に関する研究からもたらされている。これまでのいくつかの章で，成人になって活性化されるような関連領域に対して選択的な周産期損傷を受けても，ほとんどの場合，最悪でも乳児には軽度の影響しか生じないし，その後は，機能がほとんど完全に回復するということをみてきた。これとは対照的に，前頭皮質や前頭前皮質の領域に対する周産期の損傷は，しばしば，長期間にわたる発達とともにしだいにはっきり現われる問題も生じる。いくつかの分野からのこうした一般的な結果は，前頭前皮質が，出生後の発達のごく初期から重要な構造的ないし機能的な役割を演じていることを示唆している。こうした機能的な前頭前皮質の発達に対する理論的アプローチのひとつの例が，サッチャー（Thatcher, 1992）とケイス（Case, 1992）によって推進されている（もうひとつの関連したアプローチとして，Stuss, 1992を参照のこと）。

サッチャー（Thatcher, 1992）と共同研究者たちの実験では，2ヶ月齢と18歳との間の種々の年齢の実験参加児・者を，静かに坐らせて，できる限り，どのような刺激にも反応させないようにする。頭皮に均等におかれた16個のリード（誘導）から，脳の自発的なEEGリズムが記録され，つぎにそれぞれのリードからの記録と他のリードとの"一致度"の程度を確かめるため，複雑な分析をおこなった（大ざっぱにいうと，それらの活動における相関をとる）。

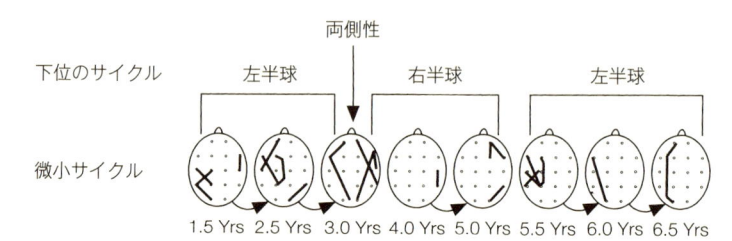

```
        下位のサイクル    両側性
                 左半球  ↓  右半球      左半球
微小サイクル
           1.5 Yrs 2.5 Yrs 3.0 Yrs 4.0 Yrs 5.0 Yrs 5.5 Yrs 6.0 Yrs 6.5 Yrs
```

図10.3 サッチャー（Thatcher, 1992）によって報告されたコヒーレンス・パターンの系列と解剖学的分布の要約。電極位置を結ぶ線分は，強いコヒーレンスの測度を示す。"微小サイクル（microcycles）"は，およそ4歳で左半球から両側へ，さらに右半球へと周期的に側方-中央への回転を含む発達系列を示す。"両側性（bilateral）"の下位サイクル（subcycles）における前頭皮質の関与が仮定されていることに注意。

このような分析から得られた膨大な，なまのデータから，主要な要因（すなわちリードが一致する要因）を，それぞれの年齢群に対して導くことができる。そして，これらのリードに対する一致度（コヒーレンス coherence）[訳注10-1]における増加率の"ピーク"を示す年齢が計算された。それからサッチャーは，これらのデータに，つぎのような2つの作業仮説を付け加えている。すなわち，頭皮の電極位置はその下にある皮質活動の適切な徴候を提供しているという仮定，そしてそれぞれの領域（リード）の活動間の相関の程度はそれらの間の神経結合の強度を反映しているという仮定である。この結果から，前頭皮質によって調整されている皮質の再組織化に関する再帰性のリズムについての仮説が得られた。

図10.3は，サッチャーによって提唱されたこの仮説を，彼の一部のデータについておこなわれた複雑な分析をもとに図示したものである。点の間の線分は，その年齢における凝集性 cohesion（一致性）の最大の増加率をみせたリードを示している。サッチャーの主張によると，左半球における短距離の結合の再組織化を含んだ，微小サイクルによって始まる皮質再組織化のサイクルが存在しているという。これに引き続いて，もっと長い距離の皮質結合が重要となり，始めは左側だけで，しかしそれについで両側で，結合が生じる。つぎにこのサイクルは，右側における短距離の結合の再組織化によって完成する。サ

ッチャーによれば，この種のサイクルの完成には，およそ4年かかる。一方，下位のサイクルや微小サイクルは，短期間の安定（均衡）や推移の基礎となるという。サッチャーは，前頭皮質と関連した長距離の結合がおこなわれることによって，この前頭皮質部位が，全体としての皮質の再組織化に，積分的な役割を演じているといったことを示唆している。

ケイス（Case, 1992）は，これらのEEGによる発見を利用して，以下のような主張をもとに，認知的変化と脳の再組織化とを関係づけようとしている。(a) 認知的変化は，同じような"再帰的 recursive"特性をもつこと，また (b) 認知的遂行行動における多くの限界は，通常，前頭皮質と連合した作動記憶のような機能がその原因となっていること。神経的変化と認知的変化とがともに，共通の基礎的過程の発現だとする説明に用いられるひとつの例が，リードの特定対（前頭皮質と頭頂皮質）の間のEEGコヒーレンス coherence における変化率と，同じ年齢期間中の作動記憶範囲の成長率との対応関係である（図10.4を参照のこと）。この2つの変数における成長率の変化は，一見したところ説得力があるようにみえるかもしれない。しかし今のところ，それがなぜ，示唆を含むという以上のものとは見なされないか——この点については，いくつかの根拠がある。そのひとつは，提示されている特定の電極対を選択するに当たって，はっきりした理論的根拠がなにもないという点だ。つまり，選択すべき可能性のある対が56ほど存在しているし，またなんらかの発達途上の認知機能について同様な年齢で成長のピークを示すものが，つねにいくつか存在しているように思われるからである。

認知能力とEEGの一致度との増加率のピークの間に，完璧な相関が得られるということを前提にしたとしても，脳と認知との間のこうした関連は，依然として一時的な相関にもとづいているにすぎないと思われる。そのような形式の証拠は，それだけを単独に取りあげる場合には，きわめて説得力のないものとなる。将来，このアプローチが，EEGの一致度の増加とならんで，有意な減少の位相を示すような事実を考慮するようになることが望ましい。そうした減少は，行動レベルでの成績の"落ち込み dip"と関係していると思われるし，また認知変化について，段階にもとづく説明とは逆に，よりダイナミックな説明が可能になるものと思われる。

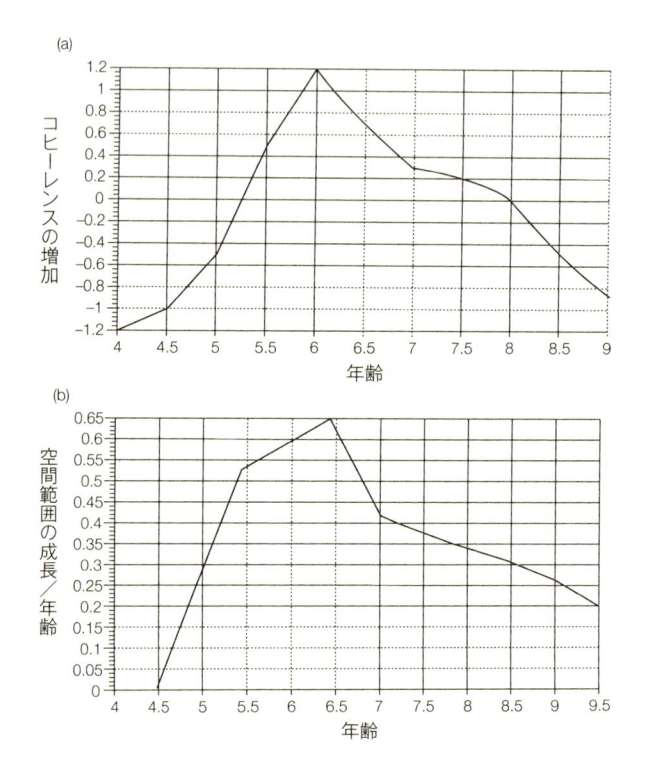

図10.4 (a) 幼児期中期における前頭葉と後頭葉との間の EEG コヒーレンスの成長率（F7-P3）(Thatcher, 1992)。(b) 同じ年齢範囲における作動記憶の成長率。

　技能学習の見解に対して提起可能なもうひとつの批判として，早期に前頭前皮質の損傷を蒙った人たちから得られた結果がある。そのような事例について長期に及ぶ社会的ならびに認知的な問題があるという多くの報告があるが，それでも知的な諸能力は通常の範囲内に発達し得るというのである（Anderson et al., 2007)。もしも，新しい知識や技能の獲得に対して前頭前皮質が決定的な力をもつとするならば，これは到底予期し得ないことであり，それどころかもっと遠くにまで及ぶ認知的な遅れを予想してもよいだろう。

10.5 要約と結論

　前頭前皮質の発達について，2つの相異なる見解が，この章で検討されてきた。前頭前皮質領域の成熟が特定の認知機能を可能にするという考え方は，もちろん，因果的後成説による説明のタイプである（成熟説の見解，1章）。そしてこのような説明は，初期の年齢において，問題となる領域の不完全な機能を証明するにはつねに弱みをもっている。一方，考察してきた第2のアプローチでは，前頭葉が皮質の周期的な自己組織化に欠かすことのできない部位となってはいるが，それを支えている当面の予備的証拠を用いているだけで，あまり特定化していない状態をそのままに残している。しかしそれにもかかわらず，これらの2つのアプローチに対する証拠を頭に入れながら，この章の始めに提起した未解決の論点に戻ることにしよう。

　これらの論点の第1は，前頭皮質によっておこなわれる特有の計算が，独特の神経解剖学，そして／あるいは神経化学ないし他の要因によっておこなわれているのかどうか，という点であった。2章で展開した見解では，大脳皮質は個体発生中に発現する表象に対して，構築的な制約を与えているけれど，生得的な表象といったものは，まったく存在しないということだった。しかし，神経伝達物質の濃度における段階的な相違，および皮質の他の領域との相互結合のパターンにおける相違は，その後の微細回路におけるなんらかの領域間の相違を引き起こすような，初期の偏りを用意することになるだろう。しかしながら，それに加えて，前頭皮質の比較的遅い発達の軌道は，外的世界の構造における不変性を捉える表象を発達させるとともに，また他の皮質領域よりも空間的・時間的に大きな距離をおいた外的環境との相互作用を発達させるようになると思われる。いいかえれば，前頭皮質は，他の領域の皮質よりも，より大きな時間的・空間的な間隔を隔てて，情報を統合しようとする。したがって，わずかな固有の偏りと相対的に遅い発達との組合せが，この皮質領域の独特な情報処理の特性を引き起こすようになると思われる。この領域が，サッチャーの主張のように，他の皮質領域の特殊化を構築する役割を果たしているのかどうかは，将来の研究にとって，ひとつの刺激的なトピックである。

第2の未解決の論点は，一方では，10歳代までの前頭皮質における持続的な神経解剖学的発達の証拠と，他方では6ヶ月齢ほどの年少時に前頭皮質においてなんらかの働きが存在するといった証拠とを，いかに一致させるかの問題だ。前頭前皮質の初期機能についての証拠は，おそらく，成熟説のアプローチにとっての最大の難題である。この問題に対するひとつの可能性のある解決法は，この皮質領域内に発現する表象が，最初は微弱で，サッケードのようないくつかのタイプの出力だけを制御するには十分だが，リーチングのような他のタイプの出力の制御には不十分だ，といった考え方である（Munakata, McClelland, Johnson, & Siegler, 1997）。この問題に対する他のもっともらしい解決法は，前頭皮質の種々の領域が，それぞれ発達する際に，別々の遅れ方をするといったダイアモンド（Diamond, 1991）の提案や，前頭前野領域が残りの皮質の周期的な再組織化に連続的な役割を果たしているとするサッチャー（Thatcher, 1992）の示唆からもたらされている。これらの仮説が，問題を解決できるかどうかはともかくとして，前頭前皮質の多少の程度の働きが，出生後の最初の数週からもしくはさらにもっと初期から，なぜ重要なのかということについては十分な理由が存在している（Fulford et al., 2003; Hykin et al., 1999; Moore et al., 2001）。すなわち，たとえ短期間であっても，目標を形成しそれを保持する能力は，物体へのリーチングのような活動を遂行する努力を生み出す上で，不可欠だ。運動活動を遂行するための初期の試み——それは，最初しばしば不成功に終わる試みではあるが——は，その後の発達にとって必要な，きわめて重要な経験を提供しているのである。

考察のための重点課題
* 前頭前皮質の発達を説明するのに，「成熟」の概念はどのように役立つか，また機能的あるいは構造的な成熟を確立するのにどのような客観的基準を用いることができるか？
* いくつかの相異なる発達障害が，前頭前皮質機能不全の症候を含むのはなぜか？
* 近年の研究資料は，子どもでも成人でも作動記憶能力を訓練によって向上させることが可能だという証拠を示している。行動面での遂行の改善にはどの

ようなタイプの脳の変化を伴うと期待してよいのであろうか？

[訳注10-1] EEGコヒーレンス（coherence）とはEEGの一致度。これは以下の16チャネル（O1, O2, P3, P4, T5, T6, T3, T4, C3, C4, F7, F8, F3, F4, F1, F2）の間のすべての組み合わせについて計算された。なお詳しくは，Thatcher, R. W. (1992) Cyclic cortical reorganization during early childfood. *Brain & Cognition*, 20, 24-50 を参照のこと。

11章
大脳の側性化

　ヒトの脳機能にみられる大きな特徴は，2つの大脳半球が，別々に特殊化をしているという点にある。大脳半球機能の側性化に関する発達モデルとして，以下の3つが紹介される。"遺伝子偏り biased gene" モデル，"脳偏り biased brain" モデル，および "頭部／子宮偏り biased head/uterus" モデルの3つである。これらのモデルのうち，いくつかはまた，利き手の側性化と認知機能の半球左右差との関係について述べている。利き手や側性化について，現在までにさまざまな遺伝子モデルが提出されてきている。これらのモデルは，次第に複雑なものとなってきているが，そのどれもが，まだ一般的に受け入れられるものとはなっていないし，また利き手が遺伝するかどうかについても，疑いが残されている。脳偏りモデルは，新生児における半球特殊化に関する神経解剖学的証拠を説明しようとしている。しかし結局のところ，両半球に関して計算論的特性があらかじめ定まっているかどうか（特定化されているか否か）について，確実な結論を得るまでには至っていない。頭部偏りモデルの主張によれば，たとえば新生児を仰向けに寝かせたときに頭を右に向ける傾向があるように，新生児の運動の偏りによって一方の視野に偏ったなんらかの視覚入力を生じさせるという。そのような，運動の側性化がもととなって，間接的に半球特殊化を引き起こすと考える説である。

　言語処理や顔処理のような認知機能に対する半球特殊化が，生後最初の1年以内に出現してくる。何人かの研究者たちの考えによると，こうした特殊化は，あらかじめ特定化された計算（生得的表象）によって生じるのではなしに，むしろ初期における発達のタイミングが左右半球間で異なっていることにその原因があるとしている。こうした初期の発達状態において差異があるとすると，一方の半球によって，より容易に処理されるような特定タイプの入力を生じるようになるはずである。その後，半球間にダイナミックな抑制が作用するとすれば，このような機能的側性化が増大するようになり，一

> 方の半球が，その反対側の半球の損傷後は，もはや当該の入力の処理を引き受けることができないまでになってしまう。したがって，半球間のわずかな発達のタイミングの相違は，一方の側の細部の構築が特定の入力をより容易に処理できるようになる，といった結果をもたらすことになる。こうした入力の処理が，これらの回路の特殊化を増大させて，結局は，他方の皮質領域がそれらと置き換えることができないまでになるのである。

　生物学的な生体の主な特徴は，ひとつの軸を中心に相称的であるという点だ（たとえば，われわれは２つの手，２つの眼，２つの肺をもっている）。脳の形態を全体的にみれば，２つの大脳半球は非常に似通っているし，発達の最初期には，相称であるように見える。しかし，成人の認知のうち多くのもの，たとえば顔認知，言語，および空間認知などは，２つの半球で異なった処理をしているように思われる。このような半球特殊化が，発達のさまざまなタイミングにおいて生じる産物だとする考えとは対照的に，このような半球特殊化がどの程度あらかじめ特定されているか（一般的にいって，誕生時から存在しているといったことと同じ意味）に関して，発達神経心理学では論争が後を絶たない。この論争は，出生後の発達中における半球の機能的，構造的特殊化について調べた実証的研究が，時折，一見矛盾した結果をもたらしているため，一層混乱を招いている。たとえば，発達中のある時点では，左半球の方がより成熟しているように見えるのに対し，右半球の方がより成熟しているように見える時点もある（Thatcher, Walker, & Giudice, 1987; Spreen et al., 1995）。事態を難しくしているものとして他に，認知機能の半球特殊化と運動機能の側性化（利き手のような）との間の相互関係の程度（もしあるとすれば）に関するものが挙げられる。

　ヒトの乳児において，神経解剖学的な半球側性化が誕生直後からある程度存在しているという点に関しては，現在，一般に認められている。しかしながらこの側性化がどのように生じるか，またそれに続く成人の半球特殊化とどのような関係があるかについては，依然として，かなり意見の不一致が見られている。ホプキンスとランクヴィスト（Hopkins & Rönnqvist, 1998）は，利き手や半球側性の発達的起源について，多くの仮説を取り上げて考察しており，彼ら

は，この理論の種類を，"遺伝子偏り"モデル，"脳偏り"モデル，および"頭部／子宮偏り"モデル，といったいくつかのタイプに分けている。

"遺伝子偏り"モデルは，遺伝子の点から側性化を説明しようとする。これらの考え方の中でもっとも代表的なものは，アンネット（Annett, 1985）の"右移行説 right shift theory"とマクマナスとブライデン（McManus & Bryden, 1993）のモデルである。右移行説を簡単にいうと，右手利きの副産物として，言語に対して左半球制御をおこなわせるような遺伝子を大半の個人が受け継いでおり，この"右移行の遺伝子"をもっていない少数の個人は，環境的要因によって決定された側性をもつという考えである。とくにこのモデルは，両親ともに左手利きの子どもに，高いパーセンテージの右手利きが観察されることの説明になる。一方，マクマナスとブライデン（McManus & Bryden, 1993）は，右移行説がもつ多くの問題点を指摘して，第2の，性−関連の修正遺伝子 modifier gene の影響を組み入れた，より込み入った代替案を提起している。この修正遺伝子は，観察されるいくつかの性差の説明を可能にする（左手利きは男性の方が多く，また左手利きの母親は，左手利きの父親よりも多くの左手利きの子どもを生む）。この側性化に対する遺伝子モデルが，ますます複雑化している理由は，利き手の遺伝可能性が多くの異論を残していること，そして報告されている結果が微妙で，性別とか初期経験とかのような，他の要因が相互に影響しあっていること，などの事実を反映しているためである。もうひとつの問題は，利き手と認知の側性化との関係が，はっきりしないままになっているという点である（以下を参照のこと）。それに加えて，現在問題としている推定上の遺伝子についての個体発生上の機能がはっきりするまでは，行動遺伝学的アプローチは，必然的にその説明的な価値が限定されることになる。最後に，これらの推定上の遺伝子（遺伝子群）が，中枢神経系に対してその効果をもつという前提を立てる必然性はなく，そのかわりに，これらの遺伝子群が，脳の発達に対して間接的な影響を与えるなんらかの他の要因に対して，偏りを生じさせているのかもしれないからである。

"脳偏り"モデルは，誕生時ころに観察される半球間の神経解剖学的な差異について言及するものである。多くの神経解剖学的研究によれば，成人における左大脳皮質の部位と右大脳皮質の部位との間に，違いがあることが示されて

いる。たとえば，ゲシュヴィントとレヴィツキ（Geschwind & Levitsky, 1968）の報告によれば，言語がかかわるとされている左の側頭平面 planum temporale（9章を参照）が，研究対象とした成人の脳の 65％で右の同部位よりも大きかったという。多くの研究グループでは，乳児の脳において同様な差異があるかどうかを見いだそうとしてきた。カイ，グーリングとギルス（Chi, Gooling, & Gilles, 1977）は，胎児における脳回と脳溝との発達のタイミングについて検討した。その結果，いくつかの事例で，脳回や脳溝が左半球よりも右半球で，より初期に発達していたという。とくに，言語の解読や理解にとって重要とされている側頭葉の領域，ヘシュル回 Herschl's gyrus では，左より右の方が若干早く発達することが見いだされた。一方，右半球の方がより初期に発達するという知見と明らかに矛盾する研究がいくつか存在している。それらによると，通常，左の側頭平面が，妊娠 29 週ほどの初期に右よりも大きいといった報告をしている（Teszner, Tzavaras, Gruner, & Hecaen, 1972; Witelson & Pallie, 1973; Wada, Clark, & Hamm, 1975）。しかし，これらの測度では，単純に，皮質における畳み込まれる程度を計っていたに過ぎないということを留意しておかねばならない。4章で検討したように，大脳皮質は，薄く平たい膜であり，成長につれて頭蓋骨内で畳み込まれていく。そのため，脳回や脳溝に関する測度は，ひとつの領域内における皮質組織の量について教えてくれるに過ぎず（おおまかにいえば，組織が大きければ，畳み込まれる程度も増大する），初期の特殊化を支持する構築学的な資料として利用することはできない。これについて考察するためには，問題としている領域について詳細な細胞構築学的検討をおこなうことによってのみそれを確定することができる。こうした研究が，新生児からの死後組織を用いて実施されるまでは，誕生時の左大脳半球と右大脳半球とが，計算論的特性に関して異なっているかどうかについて決定的な結論をくだすことはできない。

"脳偏り"仮説を支持する経験的証拠がたとえ得られたとしても，この偏りを生じさせる要因についての疑問は相変わらず残る。ゲシュヴィント・ベーハン・ガラブルダ Geschwind, Behan & Galaburda のモデル（GBG）（Geschwind & Behan, 1982; Geschwind & Galaburda, 1987）は，こうした神経解剖学的な差異のいくつかがどのようにして生じるか，また後になってどのような結

果をもたらすかについて，因果関係にもとづく説明を提供している。簡単にいえば，これらの研究者たちは，子宮におけるホルモンのレベルと大脳優位性の発達との間の因果的関係，および子宮のホルモン・レベルと免疫系との間のさらなる関係について論じている。より具体的にいえば，彼らは，子宮内部におけるホルモン，テストステロン・レベルが高いか低いかによって，胚の神経堤 neural crest から皮質へのニューロンの胎生性移動 embryological migration が，遅くなるかあるいは加速されるといった影響を受ける，と主張している。テストステロン・レベルの上昇は，男性では一般によくみられることだが，それがとくに左半球における細胞移動を遅らせるとされている。その結果，半球特殊化の程度に減少が見られる"変則的優位性 anomalous dominance"がもたらされる，という。GBG 仮説の特徴が，図 11.1 に図示してある。

　この理論に関する多くの理論的，経験的問題点が，マクマヌスとブライデン（McManus & Bryden, 1993），およびプレヴィック（Previc, 1994）によって論評されている。この理論についての一層深刻な問題として，右手利きでない人びとを"変則的優位性"の母集団の一部だと仮定していること，そしてこうした過剰に拡大したカテゴリーが臨床的に有益のようには思われないということが挙げられる。もうひとつの問題点は，多くの可能性のある結果の間を，この理論では見分けられないという点である。たとえば，テストステロンの濃度が高い場合，なぜ時には自閉症となり，時には難読症となるのかを見分けることができない。こういった問題はあるが，最近得られた証拠によって，GBG モデルの，より一般的な主張に対してふたたび関心がもたれるようになってきている。

　胎児のテストステロン・レベル（羊水で測定されたもの）が，よちよち歩きの子どもにおける社会-認知的な査定結果と強い相関を示すことが，一連の研究で報告されている。たとえば，胎児のテストステロン・レベルと，生後 12 ヶ月齢と 24 ヶ月齢におけるアイ・コンタクトの量（自閉症の危険因子）との間に，また生後 18 ヶ月齢と 24 ヶ月齢における語彙の大きさとの間に，強い逆相関があることが示されている（Lutchmaya, Baron-Cohen, & Raggatt, 2002a, 2002b）。これらの研究によって，胎児のテストステロン・レベルと典型的な社会-認知的発達との間に，なんらかの関連が予想されることが明らかになって

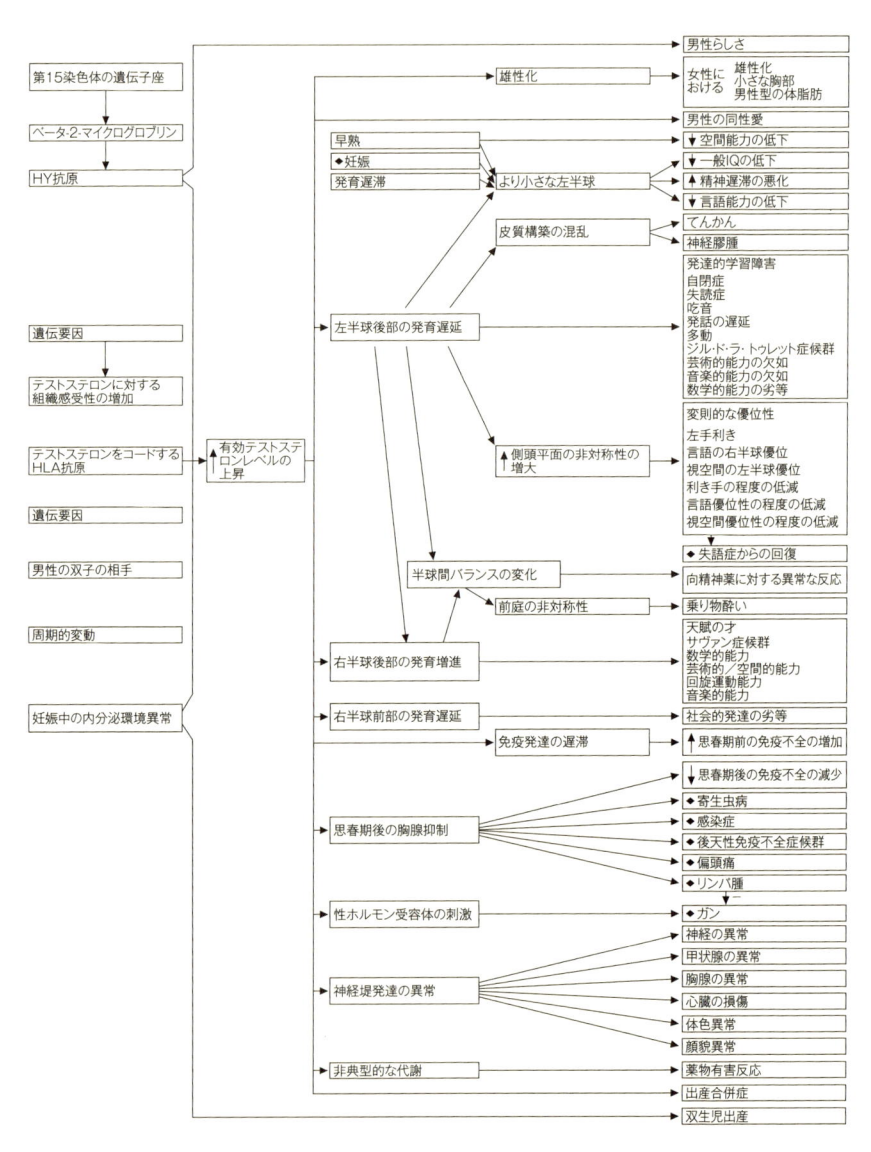

図 11.1 Geschwind, Behan & Galaburda によって提案されたモデルの要約図。箱の間の矢印は，直接的な因果的つながりをさす。(McManus & Bryden, 1991)

いる。これは，出生前のテストステロン・レベルが脳の"雄性化"に影響し，自閉症の原因となる要素かもしれない（もしそれが Baron-Cohen, Lutchmaya & Knickmeyer（2004）のいうように男性脳の究極の形とみなすならばだが）という理論に合致している。しかし，子ども期の ERP を測定することによって出生前のテストステロンと大脳の側性化とを結びつけようとする試みでは，今のところ両者の間には正の相関が見られていない（Mercure et al., 2009）。

> より詳しくは，Baron-Cohen et al., 2004; Berenbaum et al., 2003; Cameron, 2001 を参照のこと

第3のモデルは，ホプキンスとランクヴィスト（Hopkins & Rönnqvist, 1998）が，"頭部偏り"モデルもしくは"子宮偏り"モデルと名付けたものである。これらのモデルは，側性化が，そしてもし可能ならばまた半球特殊化も，幼い乳児が頭部を一方の側に曲げるという強い傾向から生じる，といった仮定をどちらも含んでいる。多くの研究者は，新生児を仰向けに寝かせると，通常，頭を右側に向けるといったことに注目している（ただし，少数の新生児は，頑固に左を向くが）。こうした行動傾向は，自発的行動においても，また頭を中央に保った後でもはっきり示すことができる（たとえば，Turkewitz & Kenny, 1982）。このような頭の偏りが生じる理由は，頭や手の動きの可能な範囲を一方の側に制限されている子宮内では，それがもっとも一般的な姿勢だったからだと思われる（Michel, 1981）。こうした制限は次に，子宮の形が非相称であることによって強いられる。仰向けになったときに頭を一方の側に向けるといった偏りが生じた結果，片方の手（普通は右手）が頻繁に視野の中に入るため，後に生じる，視覚的に誘導されたリーチングにはその手を使用する，といった選好が発生することになる。あるいはまた，頭部の回転の選好と利き手とは共通の神経的基礎をもつと思われる。満期出産の新生児では，頭を右に向けて，それを維持するといった選好をもつことが明らかにされているが（Hopkins, Lems, Janssen, & Butterworth, 1987），妊娠12週から満期までの縦断的研究の結果では，右への顕著な頭部位置への傾向は，妊娠36週から38週までにはみられない，ということが明らかにされている（Verver, de Vries, van Geijn, & Hopkins, 1994）。したがって，頭部位置の偏りが生じるようになるのは，ヒト

の妊娠期間中の後期であるが,誕生後,2ヶ月か3ヶ月の間,それは維持されている (Hopkins et al., 1990)。

　側性化についての上述のどのモデルがもっとも正しいのかはさておき,生後2,3ヶ月齢までに乳児は,認知機能に対するなんらかの半球特殊化の行動的証拠を示し始める。たとえば成人では,ある種の顔処理課題が右半球優位であることがわかっている。デ・ショネンとマシヴェト (de Schonen & Mathivet, 1989) は,4,5ヶ月齢までのヒトの乳児における顔認知にとって,右半球(左視野)が有利となることを示す多数の研究を挙げている。このような事実を解釈するひとつの方法は,右半球に顔処理のための生得的な表象が備わっている,とすることである。しかし,デ・ショネンと共同研究者たち (De Schonen & Mathivet, 1989; de Schonen & Mancini, 1995) は,顔処理のためのこうした右半球特殊化の出現を,左半球と比べて右半球の細部の構築におけるわずかな偏りによる産物だと考えている。というのは,他の(抽象的)パターンも,両半球で別々に処理されているからである。構築的な差異の存在を,これらの研究者たちは主張している。彼らの主張によると,その差異は,右側頭葉が左半球の対応部分よりも多少発達が先行しているといった,両半球における発達のわずかなタイミングの違いから生じるという。この発達のタイミングの差異によって,顔の同定についてのほとんどの情報を担っている低空間周波数の入力を右側頭葉が処理する,ということになる。したがって,この見解によると,初期の乳児期における両半球間の発達のタイミングの差異が,それぞれの半球に,特定のタイプの入力を処理するための十分な偏りを生じさせている,ということになるだろう。

　同じような考え方は,言語に対する半球特殊化に関しても主張されている (9章を参照のこと)。たとえば,バロック,リーダーマンとトドロヴィック (Bullock, Liederman, & Todorovic, 1987) は,ウィテルソン (Witelson, 1987) のつぎのような見解に反対している。ウィテルソンによると,左半球は生得的に言語を処理するようにあらかじめ特定されており,初期の左半球の損傷に続いて右半球が言語を支えるような能力をもつようになるのは,外傷によって誘発された特殊な可塑性のメカニズムによるためだという。これに対して,バロックら (Bullock et al., 1987) は,発達のタイミングの違いが左半球で言語を処理

するような初期の小さな偏りを引き起こす，と主張している。そしてこの初期の偏りが，半球間のダイナミックな抑制と結びつくとき，発達につれて認知機能の側性化の増大をもたらすことになる，とするのである。この見解によれば，右半球が左半球の損傷に対して補償できる"敏感期"の時期がいつ終結するかは，その損傷に先立って生じた言語の半球特殊化が進んでいた程度の関数，ということになる。

要約と結論

この章で提示した側性化の3つの理論を，以前の章で考察した機能的脳発達に関する3つの考え方と直接結びつけるのは難しい。乳児における機能的イメージング研究の主な貢献のひとつは，驚くほどの程度の側性化機能が最初の2, 3ヶ月以内で生じることを明らかにしてきた点である（9章を参照のこと）。しかしこのことは，子宮内で学習が生じるとされる機能（発話や言語知覚）において生じるのである。視覚処理の場合，誕生後1ヶ月間以上にわたる側性化パターンは，個人差が非常に大きいということと矛盾し（例えば Lloyd-Fox et al., 2009），特定化のパターンが新たに生じるという見解に合致するようである（de Haan et al., 2002）。大脳機能の特定化に関するダイナミックな確率的後成説の見解も，人生初期に1側性の損傷を受けた後の機能回復に関するデータを非常によく説明できる（9章）。現在研究されている興味深い疑問点は，ある個人の中で，右半球機能（たとえば紡錘状回顔領野（7章）のような）の特定化の程度が，左半球における類似領域（たとえば視覚性語（単語）形態野（9章）のような）の特定化の程度を予測したり相関していたりするのかということである。もしそのような相関が見いだされるとしたら，半球間の抑制性結合が，その2つの半球内部で機能の特定化の違いを促進するという考えに合致するだろう。顔と単語の知覚を比較しようとする場合，空間周波数の要素といった典型的な精神物理学的特性が系統的に異なることにより，問題が複雑になる（Mercure, Dick, Halit, Kaufman, & Johnson, 2008）。できるだけ等しく条件を合わせた際に，個々の子どもにおける顔と単語の側性化に関する ERP 測度間で強い「正の」相関が見られたという研究がひとつある（Mercure et al., 2009）。

言い換えれば，今までの証拠が支持しているのは，一般的な側性化バイアスが個人内にあって，その上に，顔と単語の右左バイアスが重畳しているという見解である。この問題についてさらに探究するには，機能的MRIを使った研究が今後必要となろう。実際，側性化の機能画像的測定が行動・ホルモン・遺伝情報と結びつくといった，わくわくする十年が来ようとしている。

考察のための重点課題
* ゲシュヴィント・ベーハン・ガラブルダのモデルの強みと弱点は何か？
* 利き手は，どの程度脳の側性化を代わりに知るための有用な測度であろうか？
* いくつかのさまざまな発達障害において，側性化が比較的弱いという報告がある。それはなぜだと考えられるか？

12章
相互作用特殊化説

> この章では，1章で取り上げたヒトの機能的な脳発達に関する3つの見解に戻ることにしよう。相互作用特殊化説が，現在利用できるデータの大部分を理解するためのもっともよい枠組みを提供していることが示唆される。相互作用特殊化説は，認知神経科学における主な問題の中で，つぎの2つの発達変化について説明を提供している。すなわち，局在の問題（一定の課題状況において，活性化している皮質範囲の問題），および特殊化の問題（一定の皮質領野の機能性が，どれほど微細に調整されているかの問題），といった2つだ。相互作用特殊化説の基礎にあるメカニズムが検討され，またそれらの機能の帰結のいくつかが，より詳細に調べられる。種々なタイプの自然選択主義の理論の概略が述べられるが，それらのすべては，出生後の発達中におけるシナプスや回路の消失が神経機能と認知機能の特性を増大させる，といった共通の考え方を共有している。シナプス接触と回路の消失はまた，"区分化"とよばれる発達のメカニズムを引き起こすことになる。区分化は，神経回路のカプセル化（情報の隔離）の増加である。この過程は，種々の神経系の間における干渉の低下，および情報交換の減少のような，多くの計算論的な帰結をもたらす，ということが主張される。現在までに，大半の研究は，特有の領域ないし領野における機能の発現を研究してきた。つぎの10年の間に挑戦すべき課題は，生後の発達中に，領域のネットワークがどのように相互に働きあいながら発現するかを，明らかにすることになるだろう。われわれは，発達中の機能的な脳のネットワークの発現を理解するための予備的な試みを概観することにしよう。

12.1 ヒトの機能的脳発達に関する3つの見解

1章では，ヒトの機能的な脳発達に関する3つの見解について考察した。す

なわち，成熟説の見解，技能学習説の見解，および相互作用特殊化説の見解である。その後のいくつかの章では，認知発達の多数の分野に関する検討から，多くのテーマが出現した。われわれは，4章における皮質発達についての利用可能な証拠の検討から，以下のような結論を下した。すなわち，大脳皮質の大規模な領域では，遺伝子発現によって種々の段階的なパターンを示すが，認知神経科学者にとって興味のある小規模な機能の領野では，それらの領野の特殊化のために活動依存性の過程を必要としている。すなわち，ほとんどの皮質領野の区分は，固有の空間的・時間的な要因と外的な入力との組み合わせから生じる。しかし，皮質の層構造，および一般的な領域における特定の結合や神経化学的特性は，これらの領野内で発現しうる表象に対して構築によるいくつかの制約を課しているのである。

　他のいくつかの章では，ヒトの乳幼児や子どもたちからの証拠が，以上でおおよそ述べた一般的な見解と一致していた。吟味したほとんどの分野では，認知機能の皮質表象が出生後に発現すること，そして問題とする入力の情報構造による影響を部分的に受けているといった証拠がみられた。顔パターンへの選好反応（7章）のように，新生児ではその外界についての特定の情報に対して応答する，といった証拠が存在している。この場合，皮質下の回路が，行動を制御する際の重要な寄与要因としての役割を演じているようであった。したがって，現状の証拠では，この本で考察した機能的な脳発達に関する3つの考え方について，決定的な結論を下すことができないものの，私は，相互作用特殊化説のアプローチが，現在手に入れられる大多数のデータともっともよく一致しているということを示唆しておきたい。

　表12.1は，先におおよそ述べておいた3つのアプローチが基礎としている前提のいくつかを説明している。成熟説のアプローチの典型的な特徴とは，決定論的な後成説を前提としている，という点だ。すなわち，領域に特有の遺伝子発現が，領域間の結合の変化に影響を与えることを前提としている。そしてその結合によって，さらに新しい機能の発現が可能になるという。成熟説のアプローチの内部で，通常おこなわれている関連した前提のひとつは，脳や皮質領域と特定の認知機能との間に1対1のマッピングが存在している，という前提である。そのため特定の計算が，対応した皮質領域に固有な回路の成熟に引

12章 相互作用特殊化説

表12.1 人間の機能的脳発達の3つの視点

	脳・認知的マッピング	変化の第一義的な部位	可塑性	原因
成熟説	1対1マッピング,発達全体が静的	領域内結合性の成熟	卒中または傷害により引き起こされる特定機能	脳の変化が認知発達の原因となる
技能学習説	技能の獲得中の変化		生涯発達:特に明確な敏感期はない	
相互作用特殊化説	ネットワーク／神経系	領域間の結合が変化するとともに,領域内の結合が形成される	遺伝的特性—まだ特定化されていない状態	構造と機能との双方向的関係
	発達の過程での動的な変化		敏感期—特殊化の状態により決定される期間	

き続いて,"直結して"進行する。いくつかの点でこの見解は,単純な生体（線虫 C. elegans のような）が相互にほぼ独立した血統の細胞で大部分構成されているのと同じように,細胞レベルでは"モザイク"状の発達をしている,と考えているかのようである（Elman et al., 1996）。同様にして,種々な皮質領域が,さまざまな成熟のタイムテーブルをもっていることが前提となっている。したがって,新しい認知機能は,種々の年齢で発現することができるようになる。

この成熟説的なアプローチとは対照的に,相互作用特殊化説は,多くの種々の基礎的前提をもっている（Johnson, 2001, 2002）。とくに確率論的後成説の前提では,認知機能が,種々の脳領域間の相互作用によって発現した産物だといった見解と密接に結びついている。以上の前提のうち後者の前提に関していうと,相互作用特殊化説は,成人の機能的神経イメージングにおける最近の傾向によって支持されている。たとえば,フリストンとプライス（Friston & Price, 2001）は,個々の機能が特定の皮質領域内に局在化していると仮定するのは間違いかもしれないということを指摘している。むしろ彼らは,ある領域の反応特性が,それらの現在の活動状態によって決定されるだけではなしに,他の複数の領域との結合パターンによっても決定されていることを示唆している。この見解によれば,"単一の機能を支えている皮質の基礎構造は,多くの特殊化

した複数の領野を含んでいると思われるが，またそれらの複数の領野の結合体は，それらの間の機能的統合によって媒介されている"，という (Friston & Price, 2001: p. 276)。同様に，成人の fMRI 研究のデザインや解釈を考察する際に，カーペンターと共同研究者たちは，つぎのように主張している。

> 皮質領域と認知的な操作との間を 1 対 1 にマッピングするという局所主義者の前提とは対照的に，それに替わる見解では，認知課題の遂行が空間的に分離した計算論的な成分で構成された大規模な皮質ネットワークによっておこなわれている，としている。そしてそれらの成分は，それぞれ，相対的に特有なそれ自体のセットをもつが，それらは，認知機能を達成するため広範囲にわたって協力している (Carpenter et al., 2001: p. 360)。

こうした発達に対する構想を拡大して，相互作用特殊化説のアプローチでは，領域内における回路の成熟とは反対に，領域間における結合性の変化を強調している。とくに，領域間の結合性は，小規模の領野の形成を含んだ領域内の結合性に影響を与える。成熟説のアプローチは，モザイク状の細胞の発達と類似しているように思われる。一方，相互作用特殊化説の見解は，高等な生体にみられる"調整的な（調整可能な）"発達と対応しているのである。というのは，高等な生体では，細胞－細胞間の相互作用が，まさに発達の運命を決定するのに欠かすことができないからである。モザイク的な発達は，調整的な発達よりもすばやい発達ができるが，調整的な発達にもいくつかの利点がある。すなわち，調整的発達は，より柔軟で，損傷に対してより適切に反応することができるし，また遺伝子の符号化の点からみてもより効率的である。調整的発達では，遺伝子はより複雑な構造を生み出すために，細胞レベルの相互作用を調和させるだけでよいわけである (Elman et al., 1996)。

特定の年齢における構造と機能との間のマッピングと同様に，われわれはまた，発達期間中におけるこのようなマッピングが，どのように変化するかも考慮することができる。発達障害の機能的イメージングを考察する場合，多くの研究者たちは，脳構造と認知機能との間の関係が発達中は変化しないことを前提としてきた。とくに，成熟説の見解によれば，新しい構造が継続してつぎつ

ぎに生じる場合，既存の（すでに成熟している）領域が，それ以前の発達段階で支持していたのと同じ機能を，継続して支えていることになる。この"静的な前提"が，なぜ，成年期における発達障害を研究して，それから初期の発達へと時間的に遡って外挿することが許容されるかの，幾分かの理由となる。このような見解とは逆に，相互作用特殊化説の視点では，新しい計算ないし技能が獲得される場合には，種々の脳構造や領域の間における相互作用の再機構化が存在している，ということを示唆している（Johnson, 2001）。この再機構化の過程は，以前獲得した認知機能が，脳の中にどのように表象されるかということさえも，変化させることができるはずである。したがって同じ行動が，発達期間中の種々の年齢で，異なった神経的基礎によって潜在的に支えられることができるようになると思われる。

　構造-機能関係が，発達につれて変化することができると述べるだけでも十分ではあるが，もっとも一般的な予測を除けば，必要とする特異性が欠けていることになる。幸いなことに，発達期間中に領域間に拮抗した特殊化が存在するといった見解は，観察されるはずの構造-機能関係における変化のタイプについて，いくつかの予想を生じさせる。とくに，それぞれの領域は，幼時期にその反応特性が次第に選択的になっていく。したがって初期には，行動的課題中の皮質の活性化パターンは，成人で観察されるよりも広範囲にわたり，活性化の種々のパターンを含んでいるように思われる。

　技能学習説のアプローチの基礎にある基本的前提は，誕生から成年期までずっと，技能獲得の基礎にある回路に連続性が存在する，というものである。この回路は，発達の時間を通して，ずっと同じ基本的な機能を維持する構造のネットワークを含んでいるように思われる（静的な脳-認知マッピング）。しかしながら，その他の脳の諸領域は，相互作用特殊化説の枠組み内で仮定されているのと類似した，もしくは同一の機能性においてダイナミックな変化をもたらす訓練に応答していると考えられる。技能学習説の見解が，他の考え方と違っているもうひとつの点は，"可塑性"の考えと関係している。

　脳発達における可塑性は，多くの論争を巻き起こしてきた現象だ。それについては，いくつかの異なった概念や定義が提出されてきている（Thomas & Johnson, 2008）。われわれが考察してきた3つの考え方は，可塑性に関して異

なった視点を提供している。成熟説の枠組みにしたがうと，可塑性とは，脳の損傷後に活性化される特別なメカニズムである。相互作用特殊化説のアプローチにしたがうと，可塑性とは，ある領域の機能がまだ十分に特殊化されていない期間における状態にすぎない。すなわち，より微妙に調整されるべき発達中の反応にとってまだ十分な機会が残されている，ということになる。この定義は，発達には"運命の限定"の増大を含むとした発達生物学者たちの見解と，十分対応している。最後に，技能学習説の仮説にしたがうと，可塑性とは，少なくとも，ライフ・スパンを通してその場所にとどまっている特定の回路による結果だということになる。相互作用特殊化説のアプローチとは違って，この仮説は，可塑性が発達期間中に必然的に減少していくという主張はしていない。

12.2　相互作用特殊化説

　相互作用特殊化説は，とくに，認知神経科学における2つのもっとも基本的問題を扱っている。すなわち，局在化の問題と特殊化の問題だ。ここの文脈では，局在化とは，一定の計算論的機能が皮質領域ないし領野と関係することのできる範囲をいう。とくに，一定の課題の提示もしくは知覚刺激の提示に続いて活性化される皮質の範囲は，発達中に変化する可能性があるように思われる。特殊化とは，一定の皮質領域ないし領野についての機能の特異性の程度をいう。それぞれの機能は，微妙に調整されているだろう。たとえば，ひとつの領野が，視覚対象の限定されたカテゴリーによってのみ，あるいはごく狭い範囲の課題要請下でのみ活性化するかもしれない。またときには，機能が幅広く調整されているかもしれない。この場合，皮質領域ないし領野は，幅広い範囲の状況下で活性化することになる。相互作用特殊化説の見解によると，局在化の問題と特殊化の問題とは，同じコインの両面だ。そして両者は，同じ共通の基礎的メカニズムの結果なのである。これらのメカニズムは，この章の後の節で検討することにしよう。

　相互作用特殊化説の見解の基礎に関する要約として，出生後の初期の発達では，多くの領野が十分に規定されていない機能によって開始され，その結果，幅広い種々の感覚入力や課題によって部分的に活性化されうる，ということを

主張しておくことにしよう。発達期間中，複数の領域間における活動に依存した相互作用は，それぞれの領域内の結合に変容を生じさせ，その結果，一定の領野の活動が，より狭い範囲の状況に限定されるようになってくる。より微妙な調整がおこなわれるようになった結果として，小規模の機能領野が，次第にその周囲の皮質組織からはっきり区別されるようになってくる。そしてこのことが，機能的イメージングの研究において，機能の局在化の増大としてはっきり現れてくるだろう。

　このようなアプローチと一致するいくつかの証拠を簡単に検討するため，顔処理の発達の中で（7章），ERP の証拠と行動的証拠とを取り上げて考察した。その結果それらの証拠が，顔の皮質処理が次第に微妙な調整をされていく，といった考え方と一致していた（これはまた，"知覚狭小化（perceptual narrowing）"として，ネルソン Nelson（2003）によって言及されている）。たとえば，こうした狭小化の過程は，年少乳児では，ヒト以外の顔に対しても良好な認知が生じている，といった結果を招くことになる（Pascalis et al., 2002）[訳注12-1]。特殊化におけるこうした変化とならんで，fMRI の研究は，顔見本合わせ課題で子どもと成人とを比べた場合，子どもの顔処理の局在が次第に限定されてくることを示している。いくつかの同様な事実が，9章における言語獲得に対しても報告されている。たとえば，シュラッガーとマキャンドリス（Schlagger & McCandliss, 2007）は，神経イメージングと他の情報源からの証拠を整理して，とくに語の読みによって活性化する皮質領野（左半球の視覚性語（単語）形態領野）の発現が，子どもの読みの学習と密接に関連しながら増大する特殊化と局在化による相互作用特殊化の過程によって生じてくる，と主張している。5章からのもうひとつの例として，われわれは，fMRI で評価した場合の視覚的定位能力における変化が，眼球運動制御に含まれる種々の経路のネットワーク中のさまざまな部位で生じるということ，またそれが，1つや2つの"新しい"機能領野の活性化だけではないという証拠を考察した。この証拠は，新しい機能との調節が進むにつれて，領域群のネットワークの至るところで調整がおこなわれる，といった考えと一致している。遺伝的な障害から生じる特異的発達障害では，構造的および機能的イメージングによって，活性化の広範囲にわたる非定型のパターンや白質の範囲（結合性）の変化が，

通常明らかにされている (Johnson, Halit, Grice, & Karmiloff-Smith, 2002)。これらの特異的発達障害の知見は，初期の偏りないし欠陥に対して，埋合せしようとして間違った方向に進んだり，異なった特殊化をしたりするといった，相互作用特殊化の過程と一致している。

　要約すると，相互作用特殊化説の見解によれば，皮質の小規模の領野は，つぎの要因との組み合わせの結果として，特定の機能に対して調整されるようになる。(a) 大規模の領域内の偏りに対する適合の要因（たとえば，伝達物質のタイプやレベル，シナプス密度など），(b) 感覚入力内部の情報の要因（ときには，部分的に他の脳システムによって決定される），および (c) 隣接の領域との拮抗的な相互作用の要因（したがって，機能が重複することがない）。つぎの節では，もっと詳細に，相互作用特殊化説の基礎にある神経計算論的なメカニズムを調べることにしよう。

12.3　選択的刈り込み

　4章で，大脳皮質内のシナプスの接触が，出生後，顕著に消失するということを検討した。至るところで観察されるこうした事実は，何人かの研究者に，この選択的消失の過程による機能的な帰結に関する推測をおこなわせることになった (Changeux, 1985; Changeux, Courrege, & Danchin, 1973; Edelman, 1987; Ebbesson, 1980; Gazzaniga, 1983)。もっともよく知られた"自然選択主義者"の説明のひとつが，チャンゴーと共同研究者たち (Changeux, Courrege, & Danchin, 1973) によって提供されている。彼らは，細胞群のクラス間の結合が，あらかじめ特定されてはいるが，初期には不安定であると主張した。すなわち，それらの不安定な状態のシナプスは，後-シナプス細胞の全体の活動に依存して安定するようになるか，もしくは退化するようになる。さらに，この後-シナプス細胞の活動はその入力に依存している。最初この入力は，このネットワークにおける自発的活動の結果かもしれない。しかしそれは，急速にこの回路への入力によって誘発されるようになる。ここでの重要な概念は，選択的安定化の概念だ。すなわち，チャンゴーと共同研究者たちは，教示とか新しい成長によって生じる学習とは逆に，"学習するということは，排除することだ"，と提案

している。

　チャンゴーとドゥヘンヌ（Changeux & Dehaene, 1989）は，選択的消失についての初期の神経計算論的な説明を拡大して，一般化している。とくに，彼らは，脳の中に定義可能な生物学的レベル（分子レベル，回路レベル，および認知的レベル）が存在していること，また自然選択主義者の理論をこれらのレベルの橋渡しに用いることができる，と主張した。ついで彼らは，自然選択主義による"ダーウィン説"について，ひとつの異説を導入した。彼らの考え方によると，"ダーウィン説"のひとつの修正として，2つの段階を設定した。その第1は，可能な範囲の選択肢を発生させる構成的な過程だ。一方その第2は，これらの選択肢の中から選択をおこなうためのメカニズムである。神経レベルでは，これらの2つの段階は，特定の遺伝的影響の限界内で，指定された結合の増殖として実現される。それに続いて，特定シナプスもしくはシナプスのグループの選択が生じて，神経回路内の自発的活動パターンの結果として，そして／あるいは感覚入力の情報構造の結果として，選択がおこなわれるという。つぎに，チャンゴーとドゥヘンヌ（Changaux & Dehaene 1989）は，類似したメカニズムがどのようにして認知レベルで作用するかについて，その概略を述べている。彼らの推測によれば，その最初の段階である選択肢の発生は，"前表象 prerepresentaton"の存在によって達成されるという。前表象とは，神経回路における一時的で，ダイナミックな"優先的な"自発的活動状態として記述されている。選択の過程は，特定の感覚入力と"共鳴"しつつある利用可能なセットの中にある特定の前表象によって達成される。この過程は，おそらく数秒ないしそれ以下で生じる。神経レベルにおける減少の過程には，もっと長期間の時間経過が必要のように思われる。

　機能的な脳発達に関する自然選択主義者タイプのメカニズムは，いくつかの次元に沿って変化している。それらの次元のひとつが，選択される単位の尺度だ。たとえば，エーデルマン（Edelman, 1987）は，——単一シナプスよりもむしろ，特定の"ニューロン群"が選択の単位であることを除いて——上に概略を述べたのと同じような選択主義的な説明を提供している（クリック（Crick, 1989）は，こうしたニューロン群が，およそ200-1000のニューロンもしくは"小カラム"で構成されているのだろう，と示唆している）。おそらくは，チャ

ンゴーとドゥヘンヌ (Changaux & Dehaene, 1989) によって仮定された認知レベルの選択は，特定の課題要請にしたがって，大規模な神経回路ないし経路の，ダイナミックな選択として実行されるはずである。もっともありそうなことだが，選択は多様な規模と時間経過で生じるように思われる。

　自然選択主義者の理論では，もうひとつの次元が変化している。それは，選択的消失が，内在的な要因によって決定されるのとは逆に，感覚入力への応答の程度によって変化する，といった次元だ。チャンゴーと共同研究者たちのモデルでは，感覚入力もしくは自発的活動が，消失のパターンとタイミングとの両方を決定している。エベッソン (Ebbesson, 1988) は，結合の消失パターンとタイミングとの両方が，出生前に生じるような，経験に対して反応しないいくつかの例について考察している。すなわちそれらの例では，初期の過剰な結合が発生的に決められているばかりでなく，結合性の消失についての程度やパターンも，発生的に特定されている。こうしたチャンゴーとエベッソンとの選択メカニズムの相違は，ささいなものではない。また発達途上の神経系における可塑性がどのように終結するかについても関連をもっている。チャンゴーにとって，その過程は自己完結的であり，残りを積極的に活用するような結合だけで終結する。エベッソンにとっては，可塑性の終結はもっと厳しく決定されている。すなわち，一定の発達段階までに，特定の割合の結合が経験とは無関係に必然的に失われていく。出生後の神経発達に関して，チャンゴーとエベッソンとの両方の側面を説明に利用した"雑種"の自然選択主義論者による説明も，提案されている (Johnson & Karmiloff-Smith, 1992 を参照のこと)。この説明の強調点は，消失のタイミングとパターン形成との間の区別に関するものである。提案されている仮説では，結合の消失やニューロンの消失についてのタイミングや程度が，生体に固有な（1章の定義によれば，生得的）相互作用の産物であるかもしれないが，その消失の特異性ないし特有のパターンは，外在的環境との相互作用によって部分的に決定される，としている。この見解によれば，選択的消失の位相に関しては内在的に決定される終結といったものが存在するはずだが，一方，"敏感期"内での消失パターンは，経験で駆動される神経活動によって決定されると思われる。これらの種々の可能性については，実際に発達しつつある神経系で組織的に研究することが必要となるだろう。また計算

論的レベルでは，それらの種々の影響が，神経ネットワークのモデリングを通して評価されることが必要になるだろう。

前の節で考察したように，多くのモデル製作者は，さまざまな異なったリンク消失の機能的な影響について研究している (Barto, Sutton, & Anderson, 1983; Jacobs, 2002; Kerszberg, Dehaene, & Changeux, 1992; Thomas & Johnson, 2006)。それには，活動依存性のリンク消失と，"栄養的 trophic"因子におけるネットワーク全体の減少との間の相互作用が含まれている (Shrager & Johnson, 1995)。しかしながら，選択的消失が，たんに出生後の神経発達のいくつかの側面のひとつにすぎないことに注目しておくことは重要である (Sanes, Reh, & Harris, 2006 を参照のこと)。したがって，自然選択主義論者の考えだけが，神経・認知の発達についての完全な説明を提供できるわけではない。

影響力のある論文のひとつの中で，クォーツとセイノウスキィ (Quartz & Sejnowski 1997) は，自然選択主義論者の理論について批判をおこない，そのかわりに，神経結合の特異性が指向性をもった樹状突起の成長から生じる，といった提案をした。これらの研究者は，シナプス消失とは逆に，成長の構成的な過程を利用することによって発達がより柔軟性をもつ，と示唆している。同じような主張が，シュルツ (Shultz, 2003) によって，認知発達の計算論的なモデルに関してなされている。クォーツとセイノウスキィの指向性のある樹状突起の成長のメカニズムは，ヘッブ流の連合学習 [訳注12-2] のひとつの変形した考えを含んでいる。この場合，少量の神経組織が，受動的な拡散（おそらく，一酸化窒素の）によって，そしてシナプス接触なしに，樹状突起の成長を引き寄せるとする。これは，指向性の樹状突起の成長にとって，もっともらしい計算論的メカニズムではあるが，依然として，それを支持する説得力のある神経生物学的証拠は存在していない。それに加えて，指向性の樹状突起の成長は，神経結合の特異性を増大するための択一的なメカニズムというよりもむしろ，付加的なメカニズムとして理解する必要がある。とくに，脳の発達におけるシナプス（結合）の消失は，シナプスの裏=表といったダイナミックに進行する過程の一部であり，それらが消失するのとほとんど同じ速度で，新しいシナプスが発生しているのである。

> より詳しくは, Bourgeois, 2001; Greenough et al., 2002; Sanes et al., 2006; Thomas & Johnson, 2008 を参照のこと

12.4 区分化とモジュールの出現

　先に考察したように，相互作用特殊化説の考え方では，皮質領野が，発達期間中に機能的な特殊化を増大させていく，といった予測をしている。この特殊化のもうひとつの側面は，なんらかの一定の領野における処理が，次第に隣接した諸領域の処理から分離するようになるという点だ。時おり，この過程は，"区分化"とよばれている。
　いろいろな動物種や神経系からの証拠に基づいて，エベッソン（Ebbesson, 1984）は，系統発生と個体発生の両方の期間中に，分離した処理の流れや構造へと脳の分化が増大するのは，シナプスと樹状突起の選択的消失の結果である，としている。この区分化の過程の結果が，処理の流れや構造をカプセル化したまとまった情報の創造，ということになるのだろう。認知レベルでは，こうしたシステムが，成人の心／脳における"モジュール"に対応することになると思われる（Fodor, 1983）。研究者によっては，区分化は，経験の影響に対する感度が比較的低いと見なしている（Ebbesson, 1984）。一方，他の研究者は，この過程が，少なくとも部分的に，経験に依存していると考えている（Killackey, 1990; O'Leary, 2002）。ジョンソンとヴェセラ（Johnson & Vecera, 1996）は，特定の行動的変化や認知的変化が，神経レベルにおける情報の流れの分離の増大（すなわち区分化）と直接関連しているのだろう，と仮定をしている。明らかに，神経の区分化は，多くの異なったレベルで起こる。そしてそれは，皮質領域内でも皮質領域間でも生じる。しかしながら，ジョンソンとヴェセラは，これらのすべての場合において，神経レベルにおける選択的消失による分化が，次第にモジュール化した情報処理を生じさせる，といった主張をしている（ここでモジュールとは，もっとも一般的な意味で使われており，他から分離された情報処理システムを指す）。とくに彼らは，皮質モジュール化の程度の発達的な増加に関する，つぎのような結論が証拠と一致しているとし

ている。

・発達につれて，一定の脳システム間の情報交換が低下すること。
・発達につれて，一定の脳システム間の干渉が低下すること。
・感覚的検出における特異性が増大すること。

　区分化のひとつの例は，5章で考察した眼球優位性コラムの出現だ。おもに1眼からの入力を受けとっている眼球優位性コラムは，第4層のほとんどの細胞（一次視覚皮質における）が，両眼から上行神経を受けとっていた状態から出現したことを思い出してほしい。この区分化の過程は，上行神経の選択的消失が次第にカプセル化して，他の部位に近づけないようなネットワーク成分を生じさせる，といった予想にわれわれを導くことになる。ヘルドと共同研究者たち（Held, 1993を参照のこと）は，前述の実験によってこの考え方をテストした。この実験で，彼らは，4ヶ月齢以下の乳児が，より年長の乳児では観察されないような両眼間の統合形式をもつことを明らかにした。一方，年長乳児は，両眼間のこうした統合を示さなかった。それは，この年齢までに，一次視覚皮質の第4層におけるニューロンが1眼からの入力だけを受けとるようになったためである。

　眼球優位性コラム形成の例はまた，ひとつの処理レベルでの区分化（分離）が，他の処理レベルにおけるより適応的な，もしくはより正確な再結合を可能にすることを明らかにしている。したがって，区分化は，システム間の一定レベルの統合（たとえば，眼球優位性コラムの例における両眼の加重）の消失を生じるかもしれないが，それには，新しいレベルの統合（たとえばここの例では，両眼視）の獲得が後続することになるだろう。

　発達による分離の増大についてのもっと最近の実例としては，ヒトを含めた霊長類の成体（ヒトの成人）における色処理チャネルと運動処理チャネルとの分離の例がある（Dobkins & Anderson, 2002）。とくに成体では，物体の運動方向を符号化する脳経路は，色の処理はおこなわない（たとえば，Merigan & Maunsell, 1993）。このような処理の乖離は，心理物理学的実験で，成体が赤と緑の縞模様でできた図形の運動方向の検出（方向性のある適切な眼球運動によ

る測定）が，きわめて劣っているということを意味している。これと対照的に，2, 3, 4ヶ月齢の乳児では，成人よりもずっとよかったという。このことは，運動処理への色入力が，未成熟の視覚系では比較的強いことを示唆している。さらに，もっと年少の乳児は，年長の乳児よりもこのような統合の傾向を示すという証拠も存在している。このことは，これらの情報の流れが次第に分離していくダイナミックな過程の存在を証明している（Dobkins & Anderson, 2002）[訳注12-3]。

ジョンソンとヴェセラ（Johnson & Vecera, 1996）によって記述されている区分化のもうひとつの分野は，交差モダリティ間の統合だ（Maurer, 1993 も参照のこと）。眼球優位性コラムの例は，感覚投射の内部における分化の増大と関連しているが，同様な過程が，感覚モダリティの間でも起きている可能性がある。多くの哺乳類は，生後初期に，種々の感覚皮質間の一時的な結合をもっているように思われる。たとえば，ドヘイら（Dehay, Bullier, & Kennedy, 1984; Dehay et al., 1988）は，子ネコでは，視覚皮質，聴覚皮質，体性感覚皮質，および運動皮質の間に，一時的な結合があることを報告している。区分化による結合の消失は，おそらくは一次感覚表象のレベルにおける感覚モダリティ間の混信を減らすことになると思われる。感覚モダリティ間における区分化増大による2つの帰結について，ジョンソンとヴェセラはつぎのように考察している。(a) 感覚入力は，区分化に先立って，皮質を横切る幅広い活性化のパターンを提供していると思われること，そして (b) 区分化に先立って，感覚モダリティ間により多くの"混信"が存在するだろうということ。

これらの予測の第1に関して，ウォルフら（Wolff, Matsumiya, Abroms, Van Velzar, & Lombroso, 1974）は，3日齢と4日齢の乳児における，体性感覚と聴覚の刺激作用に対する皮質の誘発反応を調べている。彼らの証拠によると，聴覚入力（ホワイト・ノイズ）は，これらのごく年少乳児における体性感覚の誘発反応に対して，変調効果をもつことが示唆された。しかし，成人に対して同様な実験をおこなったときには，体性感覚に対する聴覚入力によるなんの影響も見いだせなかった。これらの結果に対するひとつの解釈は，聴覚モダリティと体性感覚モダリティとの間の区分化の結果として，成人におけるこのレベルでの感覚間の統合はほとんど存在していない，というものである。

第2の予測に関していうと，感覚モダリティ間の情報の交換に多様なレベルが存在しているらしい，という点に注意しておかなければならない。この事実は，乳児が，発達段階の順序を通って進んでいくことを意味している。そしてこの順序の中で乳児は，次第に感覚モダリティを越えて特定の形式に情報を統合しているように思われる。このように考えて区分化から予測すると，乳児は，特定の交差モダリティ課題内における感覚間の統合の，見かけ上の消失を示す発達時期を通過して進んでいくだろう，ということになる。したがって，それに続いてより特定の種類のモダリティ間でその後の再統合がおこなわれ，その結果，発達変化が見かけ上の U 字型のパターンとなる場合もあるようである。

　リュウコウィッツ (Lewkowicz, 1991) は，ヒトの乳児における感覚間機能の発達を検討して，生後初期に非特定的な交差モダリティの影響を示す強力な証拠が存在する，といった主張をしている。たとえば，リュウコウィッツとツルケウィッツ (Lewkowicz & Turkewitz, 1981) は，新生児における明るい刺激とうす暗い刺激に対する選好注視が，先に聴覚刺激にさらされることによって影響されることを確かめた。乳児は，無音状態でテストされると，中間強度の光を長いこと注視するが，聴覚刺激にさらされると，もっとも暗い光をもっとも長く注視するという。

　乳児に対する交差モダリティの他の実験では，数量の見本合わせのような，明らかに一層複雑なタイプの刺激が関連している (Starkey & Cooper, 1980; Starkey, Spelke, & Gelman, 1983, 1990)。乳児が，年少の時期にこれらの課題に成功する場合，その結果を，つぎの2つの方法のどれかひとつで解釈することができる。ひとつの解釈は，乳児が，ひとつの感覚モダリティにおける入力を，他の感覚モダリティにおける入力に対して"知的に"照合した，というものだ。もうひとつの説明では，乳児が，入力の感覚モダリティを弁別することができず，たんに強度や量のような，刺激のなんらかの非特定的な側面に反応しているにすぎない，というものである。第1の場合は，乳児が，視覚入力と聴覚入力とについて別々の表象をもち，それからそれらの間の類似性を積極的に抽出している。第2の場合は，2つの感覚モダリティからの表象が，皮質内で混ぜ合わされているので，乳児はそれらの間を弁別することができない。むしろ彼らは，たんに特定の刺激強度を知覚しているにすぎない，ということになる。

つまりこれは、区分化から推測すると、一次的感覚表象の間に特定されていない結合が存在しているような初期状態だといってよいだろう。これらの結合は、つぎには刈り込まれて、交差モダリティの影響が明らかに消失する。その結果、より特定的な交差モダリティ見本合わせが、出現することになるだろう。交差モダリティ効果の発達に関するこのような考え方は、初期の交差モダリティの影響が発達につれて減少していくといった、直感に反する予測をおこなうことになるが、この驚くべき予測に対してそれを支持する証拠が、実際いくつか存在している。

ストレリ (Streri, 1987)、およびストレリとペショー (Streri & Pecheux, 1986) は、2ヶ月齢から5ヶ月齢の乳児において、触覚から視覚への(またはその逆への)形のモダリティ間の転移があるかどうかを調べた。乳児は、視覚的もしくは触覚的(手で触る)に物体に馴化するまで、それに慣れさせた。つぎに乳児に、もう一方のモダリティで同じ形を提示して、注視もしくは把握の持続時間を記録したのである。乳児がもし、交差モダリティについて馴化の能力をもつならば、その場合、その形にも馴化が維持されて、それにはほとんど興味を示さないはずである。ストレリは、5ヶ月齢の乳児では、触覚から視覚への交差モダリティの転移を支持する証拠を見いだせなかったが、2ヶ月齢と3ヶ月齢では、そうした転移の強力な証拠を見いだしたという。より年長の乳児に対して、さらにこの実験によるテストをおこなう必要がある。

メルツォフとボートン (Meltzoff & Borton, 1979) は、1ヶ月齢の乳児に交差モダリティの"見本合わせ"実験をおこなった。すなわち彼らは、乳児に、でこぼこのおしゃぶり、またはすべすべのおしゃぶりを90秒間、口にくわえさせ、その後で乳児に、でこぼこのおしゃぶりとすべすべのおしゃぶりの絵を並べて提示して、どちらを多くみるかといった実験をおこない、交差モダリティの見本合わせが可能なことを報告している。マウラーとスタガー (Maurer, 1993の報告による) はまた、1ヶ月齢の乳児でも交差モダリティ効果を見いだしているが、同じ実験で3ヶ月齢のグループではなにも効果を見いだすことができなかったという。このような消失のパターンは、皮質の感覚入力に対する区分化が増大している、といった考えと一致している。

ジョンソンとヴェセラ (Johnson & Vecera, 1996) は、非定型の発達では皮質

における区分化の欠陥のパターン，もしくは逸脱のパターンをもっているかもしれないが，一方また，不適切な交差モダリティの統合の徴候をもっている可能性もあるだろう，といった推測をしている。さらに彼らは，自閉症をもつ成人における共感覚，すなわち多重チャネルの感覚経験の報告に注目している (Cesaroni & Garber, 1991)。区分化の過程がおそらく適用されると思われるもうひとつの分野が，言語獲得に関する特有の側面でみることができる。ジョンソンとカミロフ・スミス (Johnson & Kamiloff-Smith, 1992) は，カミロフ・スミスの初期の研究から，言語獲得に関するいくつかの例を考察している。すなわち，彼らは言語システムのいくつかの成分については，他の情報処理の流れがもはやその内容にアクセスしないという意味で，発達の結果としてモジュール化されているように思われるという。その一例が，談話中の言語的修復に気づくかどうかの研究で現われている。年少の実験参加者 (11歳) では，成人よりも，より頻繁に，言語的修復のひとつのタイプ，"談話結束性 discourse cohesion" を検出することができた。談話結束性の修復には，名詞句から代名詞（例えば，then the girl から then she）への変化，あるいは代名詞から名詞句（例えば，he's got から the man's got）への変化が含まれているが，これは，その "主題参加者制約 thematic participant constraint" にしたがって，その表現が話の筋の主要人物（主役），もしくは従属的人物（脇役）に言及しているかどうかに依存している (Karmiloff-Smith, 1985)。その結果は，参加者すべての年齢で，修復のすべてのカテゴリーを検出することに成功し，また語彙的および指示的修復について容易に説明を与えることができた。ただし談話結束性の修復についてのメタ言語学的説明を与えるかどうかに関しては，著しく劣っていることが示された。7歳と11歳との間で，正反応の多少の増加がみられたが，その後，成人期までに低下する。カミロフ-スミスと共同研究者たちは，発達におけるなんらかの時点では，談話結束性のルールにアクセスできるが，成人期にはそのアクセスが失われるということを示唆している。談話結束性のシステムは，次第に，よりモジュール化して認知的には受けつけなくなり，自動的に作動し始める，といったわけである（それによって逆に，命題の内容に集中できるようになる）(Karmiloff-Smith, 1985)[訳注12-4]。

　私は，神経の区分化と増大する認知のカプセル化との間の関連の研究が，将

来実り多いものと信じてはいるが，多くの限界と複雑な要因が存在しているこ
とも認めなくてはならない。その第1は，神経結合の精緻化が，上丘 (Stein,
1984) や海馬 (Duffy & Rakic, 1983) のような皮質下構造のレベルでも生じてい
るという点だ。皮質下レベルでの区分化もまた，行動的な影響を生じうるが，
また一方，これらの構造におけるほとんどの区分化は，出生前に起こるようで
ある。第2の問題点は，ジョンソンとヴェセラ (Johnson & Vecera, 1996) が，
皮質レベルの区分化によるとしている行動発達のいくつかの側面も，皮質下の
処理から皮質の処理への移行によって生じる可能性がある，という点だ。たと
えば，交差モダリティ統合の研究において，上丘が，多くの多種感覚性ニュー
ロンを含んでいること，また上丘が，そうした種々の刺激に注意をむけ，方向
づけるのに重要な役割を果たしていることが知られている (たとえば，Stein,
1984)。上丘が，ヒトの乳児で観察される交差モダリティの能力を支えること
ができるかどうかは知られていない。ただしこのことには，確かに排除しきれ
ない可能性が含まれている。第3に，認知のカプセル化にとってもっとも説得
力のある証拠は，発達期間中の成績が見かけの上で低下する，という事実から
もたらされている。しかしおそらくは，もしこのような低下の過程が，生体を
なんらかの最終的な計算論的な利益に導かなかったとしたならば，発達は，こ
うした過程を含むことはなかっただろう。おそらく，部分的にモジュール化し
た脳は，いくつかの点で行動を生み出すのにより有効である。最後に，脳内の
神経系のカプセル化の増大はまた，神経系内の結合の強化もかかわってくるは
ずである。おそらくは，クォーツとセイノウスキィ (Quartz & Sejnowski, 1997)
によって概略が述べられているのと同様な，樹状突起の成長メカニズムによっ
てそのことが可能になると思われる。

　相互作用特殊化説の基礎にあるメカニズムは，計算論的神経ネットワークの
モデリングによっても研究することができる。たとえば，いくつかのグループ
では，皮質の特殊化の原因となる要因やメカニズムを調べるために，簡単な
"皮質マトリックス"モデルを利用している (たとえば，Kerszberg et al., 1992;
Oliver, Johnson, Karmiloff-Smith, & Pennington, 2000; Shrager & Johnson, 1995)。
これらの人工的な神経ネットワークのノード間の結合は，ヘッブ流の学習
（[訳注12-2] 参照のこと）による変動にしたがって刈り込まれる。すなわち，た

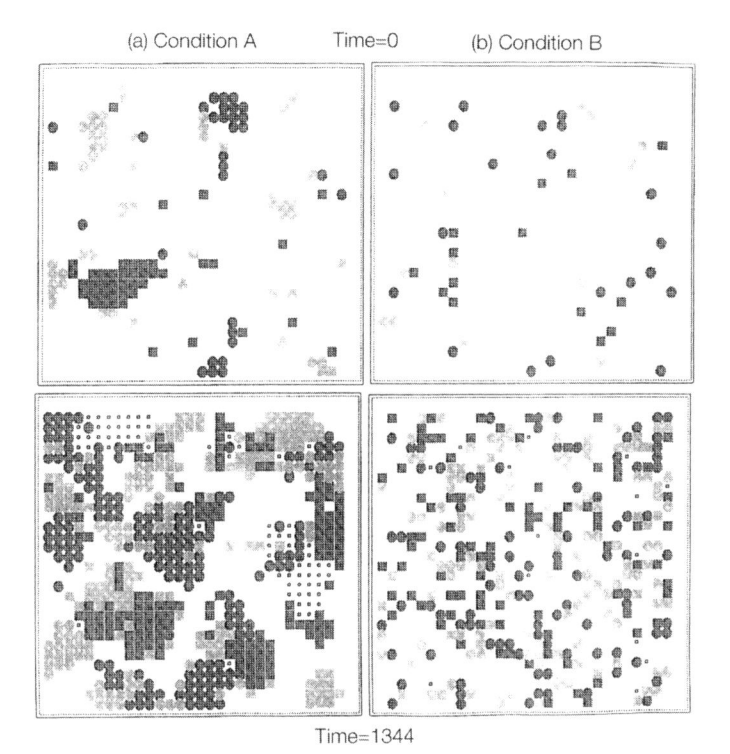

図 12.1 2つの異なる脳構築の状態における，皮質のマトリクスによる表象の形成モデル。左上の図が開始の状態で，左下が最終の状態。最終の状態では，「構造化された」表象を生成している。その中では，共通の特徴をもった刺激がクラスター化される傾向にある。若干のネットワークの構築の変化（内在的な興奮と抑制のリンクについて適切に平均の長さを変化させる；右側）だけでは，ネットワークのノードは構造化されたクラスター化した表象を形成することができない。

びたび一緒に活性化するノード間のリンクは強化され，一方，一緒にはあまり活性化することがないノード間のリンクは弱められ，刈り込まれる。いくつかのこれらのモデルでは，学習中の結合の刈り込みの程度が，おおよそヒトの脳発達の経過中にみられるものと対応している。パターンをもった入力にさらされている間（感覚の刺激作用とほぼ同じ），ノードは，それらの反応特性の点でより選択的になるとともに，一定の条件下では同様な反応特性をもったノッ

ドの集合（クラスター）が発現するようになる。したがってこれらの計算論的モデルでは，選択的刈り込みは，共通な特定の反応特性（特殊化）を共有しているノッドの集合の発現（局在化），といった点で役割を演じているのである（図12.1を参照）。

12.5　ネットワークの発現

現在まで，ヒトの皮質における特殊化した機能の発現についての研究は，特定の領域に集中してきた。しかしながら，相互作用特殊化説の視点から明らかなことは，そのつぎのステップとして，さまざまな領域が関連しているネットワークが，それぞれ自身の異なった特殊性をもちながらどのように発現するかを理解することである。いいかえれば，われわれは，個々の皮質領域のレベルでの機能的な脳発達を理解しつつあるが，複数の領域のネットワークによる，より大きなスケールで皮質機能がどのように発達するかに関しては，まだ依然として暗中模索中というところだ（Johnson & Munakata, 2005）。この節では，この興味深い課題に取り組み始めたと思われるいくつかの初期の証拠と見解について，述べてみることにしよう。

　経験的証拠を検討する前に，機能的ノッドのネットワークをどうにか成功させている例について，考察しておくことが必要である。"グラフ理論"[訳注12-5]とよばれる数学の分野が，異なった種類のネットワークの相対的な効率を考察している（図12.2参照）。格子縞パターンが，ネットワークとしてもっともよいデザインのように最初のうちは見えるが，局所的なネットワークの形式的分析の測度やノッド相互の経路の長さの平均は，いわゆる"スモールワールド"ネットワークがもっとも効率がよいことが示されている。多くのアメリカの都市にあるような街路の格子パターンと比較して，スモールワールドネットワークの方が，村の小さな通りの集合にとってふさわしい。そしてそこから，高速のハイウェイによって他の村々と結ばれていることになる。小さな地域の通りとハイウェイとの全体のバランスは，変化しうるが，多くの生物システム（そして世界的規模のウエッブさえも）は，スモールワールドのネットワークである。いくつかの研究によれば，成人の脳の領域間の結合は，きわめて効率のよ

12章 相互作用特殊化説　　305

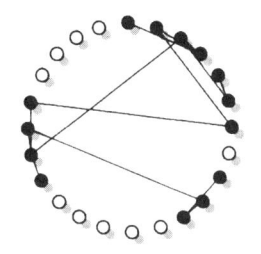

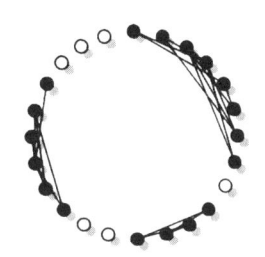

図 12.2　脳の結合性についての異った種類の図式化。右側の絵は高密度で局在的な結合で，広い範囲での結合はない。左側はさらに最適化された結合で，局所的な結合とほかの広い範囲での結合とのバランスをとっている（「スモールワールド」ネットワーク）。

い小世界のネットワークであることが知られている。ただし，このような効率のよいネットワークは，どのようにして発現するのだろうか？

このジグソウパズルのような複雑な構造の最初の一片が，フェアら（Fair et al., 2007, 2009）による最近の研究によってもたらされている。彼らは，fMRIにおける機能的結合性を用いて，学齢児と成人における休止状態の"コントロール"ネットワークを調べた。彼らの分析によると，39の異なった皮質領域の間の機能的な結合の性質と強度を推定することができたという。彼らは，発達にともなって，ネットワークに寄与する脳領域の分離（すなわち，短い結合性の減少）と統合（すなわち，長い結合性の増大）の両方が引き起こされることを見いだしている。同様な研究で，局所的な結合からより大きくて強い長大なネットワークへと推移する一般的な発達の存在について，多少異なった方法と90の種々の皮質と下皮質の領域を使って，確かめている（Supekar et al., 2009）。

短い領域間の機能的結合の減少は，相互作用特殊化説の見解によって容易に説明できる。脳組織の隣接した複数の領域が，次第に異なった機能に対して特殊化するようになる（たとえば，物体 対 顔）につれて，それらの領域は，通常は共同してあまり活性化しなくなるだろう。この過程はまた，シナプスの刈り込みと関連していると思われる。そして前の節でみたように，この過程は，

皮質の神経ネットワーク・モデルの形にシミュレートされている。この場合，類似した反応特性をもつノッドは，他の反応特性をもつノッドから空間的に分離して，一緒に集まることになる (Oliver, Johnson, & Shrager, 1996)。したがって，皮質の隣接した複数の領野間の機能的結合性の減少は，相互作用特殊化説の見解を具体化したモデルを用いて容易に予測することができる。現在の視点からみて，さらなる挑戦的な課題は，長大な機能的結合の増大をいかに説明するか，ということになる。

長大な機能的結合の増大についての成熟説の説明によると，この増大が，関連した線維束の確立と強化によるといった提案をすることになるだろう。しかしながら，発達期間中の機能的結合の増大は，関連した長大な線維束が適切な位置に配置された後で，生じることになるかもしれない (考察のため, Fair et al., 2009; Supekar et al., 2009 を参照)。ミエリン化の増大が，ひとつの寄与要因であると思われるが，(a) ミエリン化自体が，結合の活動／利用の産物である可能性があること (Markham & Greenough, 2004)，そして (b) ミエリンの一般的増大が，それ自体，特有の計算を支える機能的ネットワークに対する領域間活動の特異性を説明するものではないこと (ただし, Nagy, Westerberg, & Klingberg, 2004 を参照のこと)，といった点を指摘できる。したがって，長大な脳結合の強化と維持もまた，脳の発達の活動依存的な側面であるように思われる。このことは，解剖学的に距離のある固有の脳領域が，なぜ，そしていかに，機能的ネットワークに協力し始めるかの疑問を提起することになる。

この問いに答えるためのひとつの鍵は，ヘッブ流学習 ([訳注12-2] 参照) の基本的メカニズムを大きく広げる，という点に潜んでいるように思われる。"一緒に発火する細胞は一緒に接続する"とするかわりに，領域は，複数の領域間の神経経路を強化ないし維持しようとして特定の課題の文脈の中で共同して活性化する傾向がある，と考えることにしよう。それぞれの領域は，特有の機能に対して別々に特殊化するようになる。一方，以上のように調整された領域内の変化は，共同して活性化する構造によって発現したネットワーク内にその領域が存在することによって，調節されるし影響される。たとえば，視覚的に誘導された行為を必要とする課題では，種々の視覚野と運動野が，複数の感覚モダリティを統合する領野と一緒に共同して活性化されるだろう。もし課題

が，何度も十分に反復されるとすれば，その場合は，共同の活性化のこれらのパターンは，強化されるだろうし，また個々の領域の特殊化は，こうした活性化の全体のパターンの文脈内部で進行することになるだろう。

　発達中のヒトの脳における第2の共同の活性化の源泉は，一般には見過ごされている——それは，休止状態（課題要請がまったくない状態）中の自発的活動だ。成人における休止状態ないし"初期値ネットワーク"には，大きな関心がもたれていたが，子どもに対して機能的 MRI を使用してこの研究がおこなわれるようになったのは，ごく最近だ（ただし，2章で触れたように，子どもにおける休止時の EEG の研究には，長い歴史がある）。前に（4章で）われわれは，皮質構造と機能の形成の側面における出生前の発達期間中の自発的活動の重要性について学んだ。脳の振動性の休止活動は，長大な結合の基本的構築を強化したり，刈り込んだりするのに，鍵としての役割を果たしていると思われる。なお，この振動性の休止活動は，おそらく特定のどのような課題中よりも，覚醒中に多くの時間を占めているように思われる。

　解剖学的に離れた領域が，なぜ相互の結合性を強めたり，維持したりするかといった問題の第3の理由は，フェア（Fair et al., 2007）によって研究された長い距離の機能的結合のほとんどが，前頭前皮質の部位との連結を含んでいるという事実と関連している。すでに（10章で）述べたように，皮質のこの部位は，子ども時代では発達期間中に，そしてまた成人では技能獲得に，特別な役割をもつと一般に見なされている（Gilbert & Sigman, 2007; Thatcher, 1992）。以前の章で，前頭前皮質が，発達期間中に他の皮質領域からの寄せ集めの機能について機構化を調和する役割を果たしているのだろうといった構想と一致する多数の研究を，われわれは検討してきた。成人における前頭前皮質の機能について，いくつかの神経ネットワーク・モデルが存在するが（たとえば，O'Reilly, 2006），そうしたものが存在しているとしても，発達について触れているのはほんのわずかしかない。しかしながら，発達の側面をシミュレートしようとする他のクラスのもうひとつのモデルでは，前頭前皮質に対して関連をもつとともに，特殊化した領域のネットワークが認知を支えるため前頭前皮質の領域の活動といかに協調するようになるかの結果に対しても，関連をもっているように思われる。知識基礎多段接続相関 knowledge-based cascade correlation

(KBCC; Shultz, Rivest, Egri, Thivierge, & Dandurand, 2007) は，学習中に必要となると，以前学習した機能的ネットワークを補充するアルゴリズムと構築とを含んでいる。計算論的にいうと，このダイナミックな神経ネットワークは，他の学習システムよりも多くの利点がある。簡単にいうと，それは多くの課題をすばやく学習することができる，もしくは他のネットワークができない課題を学習することができる。というのは，それは，他の独立のネットワークの"知識"（計算能力）を必要としたときには，補充することができるからである。ある意味でそれは，利用可能な計算論のシステムの図書館から，当面の学習問題にとって最善の組み合わせを得るための選択をおこなうことになる。このクラスのモデルでは，脳回路の詳細なモデルであることを意図していない (Shultz & Rivest, 2001; Shultz et al., 2007) が，前頭のシステムを特徴づけるのに利用されており (Thivierge, Totine, & Shultz, 2005)，また抽象的レベルで，前頭前皮質と，他の皮質領域との間に発現する相互作用の重要な部分を把握していると思われる。その上それは，(a) なぜ前頭前皮質が，新しい技能の獲得にとって必要とされるか，(b) なぜ前頭前皮質が，発達の初期から活動的なのか，しかしまた，長期の発達変化を示すのか，そして (c) なぜ前頭前皮質の初期の障害が，多くの分野に幅広い影響をもたらしうるのか，などについて魅力的な説明を最初に提出しているのである。

　長い距離のネットワークの発現を導く要因を詳細に理解するまでには，まだ多くの研究が必要であるが，学齢期の変化に関するグラフ理論[訳注12-5]の分析は，重要な洞察を生み出しつつある。以前述べたように，子どもと成人の間には短い結合と長い結合とのバランスに違いがあるが，子どもの脳のネットワークの機構化が，成人のそれと同様に効率的なことに注目しておくことは重要である。いいかえれば，子どもの脳は，成人の脳とは異なった配線になっているが（カラー版の図 12.3），子どもでも依然として，それらが情報の急速かつ高忠実度の伝達のために適切に作動しているのである。同じことが，幼時期や初期の児童期にも当てはまるかどうかは，なお未知のままである。

　局所的結合性から長距離の結合性への移行とは別に，発達期のグラフ理論の分析を用いて観察されるネットワーク構造のもうひとつの変化は，階層構造の変化だ。成人のネットワークは，より階層的な構造をもち，ネットワークの一

部分と他の部分との間のトップダウン関係を支えるように適切に結合されている（Supekar et al., 2009）。以下で考察するように，階層的ネットワークは，多くの計算論的な利点をもっているが，階層のトップにある特別なノッドの損傷ないしノイズに対しては，可塑性が少なく，より傷つきやすいことが知られている。したがって，子どものネットワークの配列は，非日常的ないし非定型な感覚入力や環境的文脈に対する応答の点で，より柔軟で，可塑性をもっていると思われる。さらに，病巣性の脳損傷に対する反応，とくに前頭前皮質における病巣性の脳損傷に対する反応は（10章），これらの種々のネットワーク構造に照らして，一層はっきりと理解することができるだろう。

　階層的なネットワークの特徴のひとつは，特定の領域が，高度に処理された感覚入力ないし運動入力を，処理の初期段階へとフィードバックする容量を備えている，ということなのである。われわれは，横方向の領域間の相互作用が，領野の内在的な結合性の形成を助けて，機能的特殊化を生じさせるようになると仮定した。それとほぼ同じやり方で，フィードバックとフィードフォワードの結合によってつながれた領域間の相互作用はまた，関連する領野の特殊化の形成を助けることになるだろう。トップダウンの影響は，成人の脳の感覚的情報処理において重要な役割を果たしている（たとえば, Siegel, Körding, & König, 2000）。たとえば，知覚している間，情報は，一次感覚野から高次の皮質領域へと視覚処理の階層を通って伝播していく。一方，フィードバックの結合は，逆方向に情報を伝達する。成人の脳の視覚処理におけるフィードバックの神経計算論的モデルにおいて，スプラットリングとジョンソン（Spratling & Johnson, 2004）は，視覚的注意，図地の分凝[訳注12-6]および文脈的手がかり，などと関連した多くの種々の現象すべてが，皮質のフィードバックを基礎とした共通のメカニズムによって説明することができるはずだ，としている。こうした考えを発達にまで広げると，将来の探究から利益を得ると考えられるフィードバックについて，2つの重要な意味が潜在的に存在すると思われる。これらの第1は，発達期間中に，初期の感覚領野の特殊化がトップダウンのフィードバックによって，また逆のフィードフォワードによって，どのように形成されるかを吟味することだろう。研究の第2のトピックは，未熟な皮質における比較的貧弱な，ないし分散した皮質フィードバックによる結果を吟味すること

だろう。たとえば，おそらくは，乳幼児の物体処理の失敗のいくつか（6章）は，適切なトップダウンのフィードバックの欠如によって説明することができるはずだ。

前頭前皮質からのトップダウンのフィードバックはまた，後部皮質野の機能的な反応特性を形成するのに直接の役割をもつと考えられる。ヒトと動物の両方からの細胞記録では，紡錘状回皮質のような領野におけるニューロンの反応の選択性は，刺激提示に続いてリアルタイムで増大するようである。たとえば，マカーシイと共同研究者たち（Puce, Allison, & McCarthy, 1999）は，ヒトの成人における外側紡錘状回皮質の顔選択性領域の局所的場の電位を測定した。その結果，これらのニューロンの反応が，刺激提示後200 msほどで顔選択性を生じ，さらにその後の時間枠内で，顔の同定ないし情動選択性へ進むことを見いだした。このことから，注意や物体処理におけるそれらの重要性に加えて（Spratling & Johnson, 2004, 2006），トップダウンの皮質フィードバックが，発達の時間経過と同じように，リアルタイムで特殊化や局在性の程度を増大させていると思われる。したがって，顔感受性の領域にみられるように，機能的特殊化と局在性における変化のいくつかは，前頭前皮質を含む他の複数の領域による相互の協同に基づく影響の増加を反映しているように思われる。

子どもの脳ネットワークから成人の脳ネットワークへの推移の最終の局面は，より若年層でみられる皮質構造と皮質下構造の間のより大きな結合性である（Supekar et al., 2009）。この観察は，社会脳の発現（7章）と記憶システムの発現（8章）に関するわれわれの理解にとって基本的だ。というのは，いくつかの皮質領野の特殊化が，最初，扁桃体や海馬のような構造によってより多く支配されているかもしれない，ということを意味しているからである。成人期に進むにしたがって，より多くのネットワークが皮質に固有のものとなり，また前頭前皮質によってよりいっそう支配された複雑な階層構造を発達させるようになるのである。

12.6　一般的要約と結論

この章でわれわれは，ヒトの機能的な脳発達にかかわる相互作用特殊化説の

見解に焦点を合わせてきた。相互作用特殊化説は，認知神経科学における2つの主要な問題に対して，発達的変化に関する考えを提供している。すなわち，局在化（一定の課題状況で活性化される皮質の範囲の問題），および特殊化（一定の皮質領野の機能性が，いかに微妙に調整されているかの問題）だ。相互作用特殊化説の基礎にある選択的刈り込みのメカニズムが吟味された。またそれらの機能的な結果のいくつかが詳細に検討された。シナプス接触と回路の消失はまた，区分化を生じさせる（神経回路のカプセル化の増大）。この過程は，神経系の間における干渉の低下，および情報交換の低下のような，多くの計算論的な帰結を引き起こすことが論じられた。この原理は，現在，ヒトの脳における領域群の機能的ネットワークの発現へと適用されている。ネットワーク構造の形式的分析からの証拠は，児童期中期からの発達につれて，より局所的な結合性からより長い結合性へと皮質ネットワークが変化し，その変化によって皮質下領域との相互結合が減少してより階層的構造へと発達することを示している。とはいえ，少なくとも学齢期までには，脳のネットワークは，成人のように情報の処理と伝達の点で効率的となる。初期の数年にわたって脳のネットワークがどのように発現するかは，おそらく，つぎの10年にわたって発達認知神経科学にとっての最大の挑戦すべき課題となるはずである。

討論のための重要課題

＊ヒトの機能的な脳発達にかかわる3つの異なった視点は，統合された脳領域の機能的ネットワークの発現をどのように説明しようとしているのか？
　以前のいくつかの章で触れた2つの分野から，区分化の過程の証拠について考察せよ。
＊グラフ理論の分析は発達障害にどのように適用されうるか？

［訳注 12-1］「知覚狭小化」に関するパスカリス Pascalis らの論文。実験では6ヶ月齢児，9ヶ月齢児，成人を実験参加者として，ヒトの顔の間の弁別，およびサルの顔の間の弁別をおこなわせた。年少の6ヶ月齢児では，ヒトの顔，サルの顔ともに個々の顔の間の弁別がおこなわれているが，年長の9ヶ月齢児と成人では，たんにヒトの顔の間の弁別だけがおこなわれ，サルの顔の間の弁別はおこなわれていない

こと，その結果，「知覚狭小化」といった過程が，言語音の弁別を含め，神経ネットワークの一般的な変化であることを示す，としている。

[訳注12-2] Hebb, D. O. (1949/2002) *The organization of hehavior: A neuropsychological theory.* 1949: John Wiley & Sons, 2002: Mary Ellen Hebb（鹿取廣人・金城辰夫・鈴木光太郎・鳥居修晃・渡邊正孝訳（2011）『行動の機構——脳メカニズムから心理学へ』（上・下），岩波書店）を参照のこと。

[訳注12-3] 原文の文脈では，引用の研究がヒトに関するものかヒト以外の霊長類か分からない。引用された研究では，色覚異常の家族歴のない乳児35人と20-25歳の成人が実験に参加した。

[訳注12-4] カミロフ-スミスの論文では（Karmiloff-Smith, 1985），4歳から9歳までの420人の実験参加者に，6組の絵からなる4つの小冊子を用意し，それぞれの絵を1枚ずつ提示して物語を作らせ，その発話を分析して，談話結束性の発達を検討している。なお，メタ言語とは，言語そのものについて語るのに用いられる言語のこと，それに対して事物について語る文は対象言語とよばれる（たとえば「この車は素敵だ」は対象言語だが，［車は名詞だ］はメタ言語）。実験では，たとえば「名詞から代名詞」，［代名詞から名詞］への修復についての説明は，一般に困難だったと思われる。

[訳注12-5] グラフ理論 Graph theory。応用数学の一部。頂点と辺の連結状態のみを問題とする。頂点でヒトやモノを表現，その間の関係を辺で表現して，対象の構造を明らかにする。ソシオメトリィ，教育心理学での分析に用いられる。

[訳注12-6] segregation の訳語，ルビン Rubin, E. によって提唱された用語で，全体のうちから1部分が分れて独自のまとまりをもつこと。

13章
発達認知神経科学の統合にむけて

> この最後の章の目的は，この本のいくつかのテーマをまとめて，将来にむけたなんらかの方向性を指摘することにある。最初に考察した問題は，認知発達の分子遺伝学的分析の価値についてだ。機能的発達における遺伝子の役割は，発達認知神経科学のアプローチの範囲内からのみ解釈されうることが示唆される。つぎに私は，神経的データと認知的データの両者を関係づけることのできる神経ネットワークのモデリングのレベルについて詳述する。このアプローチはまた，発達障害へと，また神経調節物質（神経修飾物質）のレベルにおける発達変化の影響の評価へと，拡張することができる。つぎにこの分野における発達理論にとっての一般的ガイドラインが提案される。また社会的および教育的な重要課題に対する発達認知神経科学の関連や適用の問題が提示される。最後に私は，認知の推移に対してさまざまな方法を適用することの必要性と，発達認知神経科学者として将来を担う世代に対する訓練の必要性とを強調する。

13.1 序 論

この本のはじめの数章では，新しく出現した発達認知神経科学の分野（もしくは，少なくともそれに対するひとりの人物による展望）を読者に紹介した。もちろんそれが，まとまった，そして十分統合された研究分野になるには，明らかに長い道のりを歩んでいくことが必要である。しかしながら，以前は異質で，ばらばらな情報がまとまりつつあり，その広がりは，将来に対する楽観的な見方を鼓舞してくれる。最後の章では，この分野における将来の進歩を促進できればと願いつつ，いくつかの結論と勧告とを提示しておくことにしよう。

13.2 遺伝子と認知発達

　第1の課題は，遺伝子と認知との関係である。3章でわれわれは，分子生物学的技術が，認知の変化に対する遺伝子の寄与に関して，われわれの理解にいかに大きな影響を与えているかについて検討をおこなった。しかし，いかなる直接的な意味あいにおいても，遺伝子が認知の機能的成分を"コード化する"わけではないことを心得ておくことが重要だ。大きなつま先に対する単一の遺伝子がないのと同じ理由で，"言語に対する遺伝子"を発見することはありえないだろう。言語も大きなつま先も，多くの遺伝子やそれらの産物，そしてまたさまざまなレベルの環境との間の複雑な相互作用の結果なのである。同様に脳構造に関していうと，関連するほとんどの遺伝子は，多くの脳領域もしくはすべての脳領域に対して，さらに通常の他の器官（心臓のような）に対しても，広範囲に影響を及ぼしているといってよいだろう。遺伝子発現によるパターンが，大脳皮質の小規模の機能的な領野にきっちりと局在しているといった考えは，一見したところ魅力的なように思われる。しかし脳構造は，遺伝子の中で直接"コード化"されているというよりも，むしろ複雑な自己-機構化する相互作用の過程の産物なのである。したがって，遺伝子活動によって認知変化の因果的説明を提供することは，まさしく不適切だ。むしろ，特定の遺伝子の発現は，発達認知神経科学の枠内でその位置を確定しなければならないだろうし，その枠組みには，分子レベル，細胞レベル，そして生体-環境レベルにおける相互作用についてのなんらかの説明が，含まれていなければならないだろう。結局，発達は，遺伝子型から表現型への道程だ。そして遺伝子に対する認知的"機能"は，こうしたマッピングについてなんらかの考慮を払うことなしには，その原因を求めることはできないはずである。すなわち，遺伝子発現だけで認知的発達変化を"説明"しようとする試みは，発達認知神経学者にとって核心的な関心であるべき多くの点を見逃すことにつながるだろう。

13.3 発達における脳構造と機能との関係

　先のいくつかの章で表面化したもうひとつの課題は，構造的発達と機能的発達との見かけ上の食い違いである。たとえば，前頭前皮質に関していうと，10代の年齢までに生じる神経解剖学的変化の証拠が存在している。にもかかわらず6ヶ月齢のような若年の乳児が，前頭前皮質の機能に関するいくつかの行動的マーカー課題を通過するように見えるし，また機能的イメージングの実験において活性化を示しているようである。しかしながら，これらの知見は，因果的後成説（成熟説）の見解（1章）にとっての問題に過ぎない。この見解では，原因が脳の発達から認知の変化へと単一の方向にはたらくとしている。以上のデータは，確率論的後成説の見解をとれば解決することが可能である。この場合，脳の発達と認知の発達との間には双方向的な相互作用が存在している。事実，これらを一致させることのできるいくつかの方法が存在している。ひとつの方法は，表象の段階的な発達に訴えるやり方である。すなわち，その場合，入力が，ネットワークの微細構造の調整を時間を超えて促進することになる。もうひとつは，サッチャー（Thatcher, 1992）や他の研究者によって進められてきた見解だ。それによると，発達におけるいくつかの時点で，表象の再体制化を導くような皮質領域間の結合性にダイナミックな変化が生じるとする。最後に，相互作用特殊化説の見解では，生後の発達における詳細な構造的変化が，機能の特殊化の増大による帰結だと予測している。

　この本を通して，私は，結合論者流の神経ネットワーク・モデルに対する比較という方式を利用してきた。これらのモデルの利用は，何人かの批評家が指摘するように，かならずしも発達に関して経験論者（行動論者）の考えに身をゆだねてしまうというわけではない。むしろ，この本でみてきたように，これらのモデルは，表象発現中の内在的，および外在的な情報の間の相互作用を探索するための，そしてまた部分的ないし脆弱な表象の機能の結果を解釈するための，すぐれた研究の道具なのである。脳構造についての情報にネットワークの構築が加えられるときには，神経ネットワークのモデルは，潜在的に，神経生物学と認知心理学との間に理論的な架け橋を提供することができる。

> より詳しくは，Elman et al., 1996; Mareschal et al., 2007 を参照のこと

　これらのコネクショニストのモデリングの2つの適用を組み合わせて，われわれは，いくつかのモデルを工夫することができる。すなわち，生後の発達神経解剖学の側面では，シナプスの選択的消失のようなモデルを作成することができる。またさまざまな変数の相互作用の影響を研究することもできる。私の見解では，こうしたモデルを役立つようにするには，それらが，神経のデータと認知のデータの両方を関係づけるような適切な抽象のレベルで，調整されることが必要である。このようなモデルは，まさに展開し始めたばかりだ。同様に，いくつかの神経発達のネットワーク・モデルは，詳細な細胞レベルでの調整がなされている。したがってそれは，認知的な表象に関してはなにも推論することができない。そこで神経構造における発達の機能的帰結がどうなるかを研究するために，われわれは，両方のデータのセットを関連づけるようなモデルを必要としている。力動的システム論（Thelen & Smith, 1994）から由来した他のタイプの非線形モデルは，運動の発達のような特定の文脈では役に立つかもしれない。しかしながら，これらのモデルは，特定の課題ないし行動における発達変化の形式について，適切な記述をする傾向はあるが，表象の変化という基本的な（私の見解だが）課題について，かならずしも直接扱ってはいない（Karmiloff-Smith & Johnson, 1994 を参照）。その結果それらは，いまのところ，発達期間中のいくつかのタイプの認知の推移を研究するのに，あまり効率的ではないように思われる（ただし，Spencer, Thomas, & McClelland, 2009 を参照）。

> より詳しくは，Spencer et al., 2009 を参照のこと

　この本が基礎にしている一般的な前提のひとつは，個体発生中の認知的変化を理解することが，神経計算論的レベルでもっともよく達成されるだろうという点である。このレベルで認知的変化のメカニズムを探究することは，成熟論者，経験論者，ないし還元論者の視点に立つということを意味するものではない。しかしながらそれには，神経メカニズムに密接した説明のレベルが，利益をもたらすだろうという信念が必要となる。この信念は，大部分は，検証されないままであるが，それは，神経的証拠によって拘束されていない認知モデ

ルが，行動変化の最良の説明であるという広く受け入れられている前提と同様に妥当なのである。

13.4 神経構成主義

　前の章で私は，ヒトの機能的な脳発達への相互作用特殊化説のアプローチが，成熟論の見解，もしくは技能学習の見解よりも生産的と考えられるということを指摘しておいた。相互作用特殊化説は，時には神経構成主義 neuroconstructivism とよばれている脳発達と認知発達に対する幅広いアプローチにおけるひとつの特殊な例である（Mareschal et al., 2007）。神経構成主義は，行動発達と認知発達へのもっと伝統的な単一学問的なアプローチとは，さまざまな点で異なっている。違いのひとつは，現在の外的環境に対する生体の交互作用を考慮に入れている，という点だ。認知発達についてこのような，より"動物行動学"的な見解をとることによって，われわれが認知発達のモデルで扱う表象のタイプは，2つの仕方で変化している。第1の変化は，入力から出力への神経・認知的 neurocognitive な全体の筋道を，研究者としては考慮せざるをえないことになる。こうしたことが必要なのは，入力の表象の特性，および特定の出力に必要となる表象の特性が，生じるはずの仲介的な表象を厳密に限定しているためである。いいかえれば，さほど詳細でなくても，一定の分野内におけるいくつもの脳システムのはたらきを捉えるためのモデルが，必要とされているのである。第2の変化は，それと関連しているが，動物行動学的アプローチをとるという明確な特徴により，生体が発達する外的環境の構造を考慮に入れることが必要となる。すなわち，心的表象の中に含まれる情報が，たとえ比較的貧弱だとしても依然として適応的でありうる，ということを意味しているのである。いいかえれば，表象は，一定の文脈で適応行動にとって十分であれば，それ以上に詳細である必要はない。たとえば，7章で私は，新生乳児によって所有されている顔の表象が，顔についてのたんなる原始的"スケッチ"——眼と口に対応した3つのシミのような何か——にすぎない，といった仮説を検討した（Johnson & Morton, 1991）。こうしたいささか貧弱な表象でも適応行動にとっては十分なのだ。ただし，この表象によって顔であることが分かれば，そ

して乳児の初期の環境が顔という存在を保証してくれればの話ではあるが。自然に生じる刺激（実験のために発達心理学者たちによって作り出された刺激以外の）のほとんどは，同じような表象を引き起こしているようには思われない。

　神経構成主義はまた，発達障害に対しても密接な関連をもっている。この本で考察した発達障害は，多くの研究が認知的欠陥と神経的欠陥とを結びつけようとしてきた発達障害である（2章を参照）。しかし，これらの症例でさえも，神経システムから認知システムへとマッピングをしようとしても，まだはっきりしない点が数多く残されている。いくつかの症例では，一見して病巣性の認知的欠陥があるように見えても多数の脳領域が含まれている。私見では，多くの要因がこのマッピングの複雑さに寄与しているのである。

・もし脳発達の経過中の比較的初期に発達する領域が非定型であれば，その場合これが，その後に発達する複数の領域に対して連鎖的な結果を生じさせると思われる。たとえば，視床から皮質への投射が非定型であれば，その皮質に対する複数の領野への後続の区分化が，傷害されることになるだろう。さらに，認知的欠陥が1次と2次の神経の非定型の組み合わせから生じるようになるかもしれない。実際，1次的認知の欠陥が，2次的な神経的影響から生じる可能性も考えられる。
・発達における脳損傷の破壊的な多くの形式は，たとえば特定の皮質領野よりもむしろ，主要な脳システムに影響を与える脳損傷である。遺伝的異常もしくは妊娠初期の障害の大半の症例では，神経的影響が広範囲に及んでいると思われる。したがってそれらは，生後後期に獲得された病巣性の損傷よりも全体の脳システムに障害を与える可能性が，より高いように思われる。病巣性の損傷は，通常，霊長類の乳児では神経レベルと認知レベルとで補償が生じる。
・発達的な脳損傷の多くの異なったタイプが，同じような認知プロフィルを生じる可能性があるように思われる。これは，同じ脳システムが基本的に影響を受けるため，そして／あるいは自己機構化と脳発達の適応的な特性とが少数の適応的な結果のひとつへと，逸脱した発達の軌道を水路づけるため，と考えることができるだろう。このような考察は，発達障害の"静的な"アプ

ローチとは逆に,"発現的"なアプローチをとることの重要性に光を当てることになる(1章を参照)。発達障害は,獲得性の脳損傷をもつ成人に適用したのと同じタイプの神経心理学的分析では,適切に扱えるとは思われない(Karmiloff-Smith, 1998)。

伝統的な,"静的"神経心理学的分析が,発達障害の神経的基礎について,せいぜい予備的な分析を提供するだけだとすると,神経構成主義のアプローチは,いったいなにを提供することができるのだろうか? 現在のところ,発達の軌道の計算論的なモデリングについての試みは,まだほんのわずかしかおこなわれていない(ただし,Thomas & Karmiloff-Smith, 2003 を参照)。オリバーら(Oliver et al., 2000)は,皮質における構造化した表象の"通常な"形成が,適切に進まない条件を研究するため,予備的な試みをおこなっている。彼らは,重要とされているパラメータのいくつかを故意に変化させた単純な皮質マトリックス・モデル(12章を参照)によるシミュレーションを展開させた。このようなシミュレーションの結果のひとつを,図12.1 で図示してある(12章を参照のこと)。この場合,ネットワークの固有の側面,興奮性リンクと抑制性リンクの相対的長さを操作すると,構造化した表象の形成が完全に妨害される。他のシミュレーションでは,表象を発現させることができるが,"通常"と比較して種々の点で歪みが生じる。構造化した表象がうまくいかない条件についての分類を発展させることによって,いくつかの発達障害について光を投げかけることができると期待される。

われわれはまた,同じ一般的な構成主義的視点の枠内で,後成説的風景の形式をした発達軌道に関するワディントンの直感的な概念化によって,発達障害を考察することができる(1章の図1.3を参照のこと)。後成説的風景では,発達初期における軌道の動揺(おそらくは出生前に対応)は,まったく異なった経路(谷)をとるように導いていくだろう。しかしながら,動揺のさまざまな原因が,同じ択一的な経路をとるように導くことになるかもしれない。それゆえ,同じ行動的な表現型を生じることになると思われる。このことは,たとえば,自閉症の徴候を生じさせる動揺には,おそらくいくつかの原因が存在するといった事実と対応している。しかしながらワディントンの分析は,これらの動揺

が同じ発達段階の周辺で起こることを予測しているようである。生体がクレオッド chreods（谷）の中にいる場合は（おそらく周産期，もしくは誕生初期と対応），発達後に生じる動揺は，自己調整的（適応的）な過程によって補償されて，確実に同じ行動的な表現型が生じるようになる。私は，これが周産期と生後初期に受けた皮質損傷と対応していることを指摘しておきたい。すでにみてきたように，もし周産期の損傷が，皮質のいくつかの領域に限定されている場合には，成人や年長の子どもにはみられないようなある程度の機能的な補償がしばしば生じている。たとえば，生後初期の左側頭葉の損傷は，言語獲得に対して致命的な影響を及ぼすことはない（9章）。この影響は微妙とはいえ，他の認知の分野にも影響を与えている。したがってこれらの事例では，損傷を受けた脳は，健常な発達から生じるような特殊化のパターンを，維持するように適応している。明らかに，皮質の大半を失うような，もしくは暗闇や社会的隔離で長期間育てられたような著しい動揺は，子どもを異なった表現型へと押しやることになるだろう。

13.5　発達認知神経科学についてのいくつかの批判

現在，発達認知神経科学は，本来の権利に基づいて学際的な分野として確立されてきた。したがって，われわれが進みつつある方向を，評価しかつ問いただすときにきている。この新たに出現した分野にむけられているもっとも一般的な批判のひとつは，それが，主として乳児や子どもにとってふさわしいやり方で，脳構造と脳機能のイメージングの強力な新たな方法（同様に遺伝子分析の新しい技術）を用いて追究がなされているかという点，またそれが，たとえば隣接の認知発達の分野における多くの最良の仕事を特徴づける理論追求的なアプローチを欠いていないかという点である。あまり正面切ってのものではないが，ヒトの機能的脳発達に関する現在までに獲得された，いささか孤立した断片的データによって気をくじかれた学生たちは，同様な懸念を表明している。彼らが，本質的に異なった観察を理解することができるような，すべてを含む理論ないし枠組みとは，いったいどこを探したら見つかるのだろうか？　認知科学において，彼らによって時折表明される関連した懸念は，発達認知神経科

学において提示される仮説が，還元主義者的であり，さもなければ乳幼児や子どもの行動の適切な認知的な説明として貧弱であるという点だ。いいかえれば，この批判によれば，その分野で存在しているどの仮説や理論も，間違ったタイプのものだし，発達の行動的変化に対して満足のいく説明を提供していない，という。

　発達認知科学には理論が比較的欠如しているという批判からはじめることにしよう。少なくとも認知発達に関する両親のしつけ（訓練法）と比べてみても，われわれの分野の仕事が，一般にあまり理論追求を目指そうとしていないことをわれわれは認めざるを得ない（この一般的な特徴に対して，いくつかの顕著な例外があることも十分注目すべきだが）。いったい，なぜこうしたことになるのだろうか？　これについての大方の説明として，多数の書物の急激な増大と利用可能になった新しい方法とによる多様なデータのためだと私は思っている。子どもの発達における一連の行動観察を巧みに説明した多くの理論は，同じ行動的課題と関連させて神経科学的データを用いてふたたび説明しようとすると，座礁し沈没してしまう。ひとつのことに対して，説明すべきデータ量が２倍以上になったとしたら，以前成功した多くの理論は，もはや満足のいく説明を提供できなくなるだろう。というのは，たんに証拠を拒否するような観察の機会が，きわめて高くなるからである。ひとつの分野に強力な新しい方法が導入されることは，あたかも進化の過程における壊滅的な環境変化のようなものである――動物種（理論）の大半が，まったく適応できず，そのため死滅してしまう。生き残れるのは，よりよく適応した動物種の世代なのだ。

　第２の課題は，新しいタイプのデータに対していかに対応するかの問題である。脳機能を直接研究し始める場合，最初に直面する問題は，含まれる過程の複雑さだ。たとえば，神経科学の証拠は，眼球運動を実行するためには，少なくとも脳が，３つの部分的に独立したルートをもっていることを指摘している（５章）。これらのルートは，多少異なった特徴をもっているかもしれないが，計算と（一見したところの）冗長性との重複は，脳がいかに問題を処理するかの基本的な特性であるように思われる。したがって，少し考えただけでも，単純な，単一ルート認知モデルは，あまり妥当なものとは思われない。感覚駆動性の情報と交互作用するフィードバック・ルートの複雑さ（12章），一時的な

同時性の疑う余地のない重要性などがこれに加わって，認知発達の多くの現存の理論は，過度単純さを絶望的に求めて活動をはじめている。もちろん，こうしたことへの共通の反応として，認知発達の理論は，神経科学のデータをあえて説明しようとするつもりはない——そのようなデータは，たんに利用する道具だての問題にすぎないというわけである。しかしながら，この主張は，認知神経科学を実践しようとする関心がない，ということを暗に意味している。そして私は，発達について満足のいく説明をするためには，観察の種々なレベルの間の架け橋を必要としている，ということを主張したい（1章）。

こうしたことは，発達科学における理論についての第2の共通した批判にわれわれを導くことになる。この批判によると，それらの理論は，ヒトの行動発達の説明に対する視点が間違っているタイプの理論だという。一般にこの見解は，発達認知神経科学における理論が還元主義的であり，したがって認知の変化について適切な説明を提供していない，ということを表明している。認知は，マー（Marr, 1982）にしたがって主張すれば，基礎にある神経科学からは独立した説明のレベルである。しばしばいわれる単純なアナロジーによると，コンピュータのソフトウェアは，理論上では種々の異なったハードウェアを走らせることができる。しかしながら神経科学における最近の方向は，逆に，脳のような実際に複雑な生物学的システムにおけるレベルの間には，高度な相互依存性が存在していることを示唆している。このことは，われわれが説明の種々のレベルの間に一貫した理論を求めざるえない，という提案へと導いていくことになる（この点についての詳細な議論として，Mareschal et al., 2007を参照）。つまりは，行動的証拠と脳発達の証拠の両方に対して矛盾のない一貫した理論というものが，ひとつのレベルの観察に限定されている理論よりも強力な説明力をもつことになるだろう。

上に述べたような問題点を考慮すると，現在，発達認知神経科学における妥当な理論が欠けているという状態も，それほど驚くに当たらないように思われる。結局は，生物学的科学における新しい分野（いくつかの物理科学と対比して）は，しばしば，基本的データの収集が優先権をもつ"自然史"を通過していく。しかしながら，この分野においてより適当な，そしてより適切な理論をもたらすべく努力する必要があるといった見解を私は共有しているがゆえに，

発達認知神経科学における適切な理論の品質保証のために，つぎのような3つの積極的な示唆を提案したい。

1. 進めるべき理論は，純粋に神経の観察を行動の観察に関係づけなければならないし，また神経レベルの観察，もしくは行動レベルの観察によって同じように十分検証（そして否認）されることができなくてはならない。私は，多様な種々のタイプの理論が，こうした架け橋の機能に役立つように現れることには，疑いをもっている。しかしまたそれらの理論が，おそらく多くの現存の認知発達理論と類似したものにはなりそうもないとも思っている。行動的データの基礎をもとに純粋に発展してきた理論は，脳イメージングのデータをもとに自然に理論構成をおこなえるようになるとは考えられない。また確実なデータだけを求めると危険がともなう。理想的には，脳の観察と行動の観察とを同等に比較することのできる機能的な脳発達の理論を発展させなければならないのである。
2. 発達科学における理論は，変化のメカニズムを含まなければならない。この指摘は新しいものではないが（たとえば，Mareschal & Thomas, 2007），驚くべきことに，発達の推移の前後についての事態の状況を説明はするが，推移自体のメカニズム（"成熟"ないし"学習"という用語を使用する以外に）を解明しようとしない理論が，依然として一般にみられている。発達の理論は，変化に焦点を合わせた理論であることが必要である。
3. 発達認知神経科学における理論が，いくつかのレベルの観察を説明しつつあるとすれば，そしてそれらがまた，当然，神経処理の複雑でダイナミックな側面と両立させなければならないとするならば，われわれは，理解可能で明快でもあるような理論を，解明しかつ提示する方法を見いだす必要がある。このことは，形式的な計算論的なモデリング，象徴的にいうと，結合説もしくはその混合説にとっての魅力であり，また重要な問題でもある（Mareschal et al., 2007 を参照）。それらの理論は，当初は形式ばらない構想として発展するかもしれないが，最終的には，それらを計算論的なモデルとして具体化を目指すべきである。

最後に，あまりにも命令口調であったことに対してひとことおことわりしておこう。長い期間を通してみると，おそらく，さまざまな異質のタイプの理論の混合をもつことが，この分野にとって好ましいだろう。そして現実にもっとも適した理論の選択は，データに，そして時間に，任せることにしよう。

13.6 発達認知神経科学の適用

　発達認知神経科学は，すべての神経科学の中でもっとも重要な成長領域のひとつとして，国や国際的ないくつかの補助金機関によって認定されている。というのは，ヒトの機能的な脳発達の理解が，多少なりとも，社会，教育，および臨床などの政策や方略に対して基本的な関連をもっているからである。この本のいくつかの章で，われわれは，多くの発達障害が生後のヒトの脳発達の定型的な軌道からの逸脱としてどのように特徴づけることができるかをみてきた (Karmiloff-Smith, 1998)。たとえば相互作用特殊化説の見解によれば，初期の幼時期における注意や処理の偏りが，特異な経験のパターンによって強化され，後の成人で観察されるパターンの特殊化を生じさせる。したがって，いくつかの皮質機能が特殊化した成人のパターンは，健常な発達における複数の相互作用的要因の避けがたい帰結なのである (Johnson, 2001)。このことからのひとつの推論の帰結として，これらの要因のひとつないしそれ以上の混乱が，皮質特殊化の健常の程度ないしはパターンの発達を妨げるようになりうる，といえるだろう。さらに，たとえば母親-乳児の相互作用におけるような初期のわずかな逸脱が，彼らの自然の行動を他人が改めようとするにつれてますます逸脱の複合したパターンを増大させるようになっていくと思われる。しかしながら，非定型的な発達に関する相互作用特殊化説の見解による前向きな側面では，改善の方略が，徴候がより複雑な症候群へ結びつく以前の，生後初期に開始される限りは，少なくともいくつかの事例でなんらかの徴候の緩和に有効だろうとしている。したがって，つぎの10年にとっての指針として，なんらかの障害（自閉症のような）における主要な徴候が複合してしまう前に，発達の過程に介入するための努力を払うことが必要になるだろう。

　多くの症例では，発達障害が異常な遺伝子から生じる。しかし非定型な初期

の環境もまた有害な結果を招くことになる。多くの情報源からの証拠によれば，低収入（低い社会経済的地位）の家庭の文脈内で育った子ども時代，とくに幼時期が，IQ や学校の成績によって測定された後期の認知能力と驚くほど強い関係があることを指摘している。食事，両親の薬物乱用，それに生活上のストレスなどのような，多様な関連要因が存在しているが，貧困な家庭で成育すること自体も，言語，作動記憶，空間認知，そして注意におけるさまざまな認知の差異と相関している。とくに，低い言語能力および前頭前野の機能や実行機能における特有の相違が，一貫して確認されている（論評として，Hackman & Farah, 2009 を参照のこと）。政府は，初期の数年間における認知発達のレベルが，その後の教育や生活の成果にとっていかに決定的かを十分認めている。その結果，多くの予備的介入（治療処置）プログラムに基金が提供されている。そのプログラムの中には，1-3 歳の時期に十分訓練を受けた教師による毎週の家庭訪問や特別な授業時間が含まれている。これらのプログラムの多くは，給付金を必要とする人びとの数や刑務所で生涯を終える人びとの数が減少することなどによって，初期の介入による経済的な利益を生みだすことが立証されている（Heckman, 2007）。しかしながら，これらのプログラムのいずれもが，現在までとくに，認知発達や脳発達に関する現在の知識に基づいて計画を立てるようなことは，なにもなされていなかった。ほとんどのプログラムは，かなり包括的（漠然としたもの）であったし（たとえば，良好な健康管理の導入のような，認知的および非認知的な両方の要因を目標とする），種々な年齢におけるさまざまな成果の測定をしていたので，結果の比較分析をおこなってどの介入要因が成功に導いたか，あるいはその逆かの評価をすることは困難である。とはいえ，つぎの 10 年にむけて，発達認知神経科学は，その適用のための挑戦をおこなうことによって，貧困の中で育つ子どもたちのために，理論に動機づけられ証拠に基づいた初期の介入手続き（治療処置）を発展させることになるだろう。

　近年，大きな関心を呼び起こしている発達認知神経科学にとってのもうひとつの可能性のある適用分野は，学校教育だ。教育は，認知神経科学にとって深刻な問題を提示している。というのは，それは人びとがなにを学んでいるかについての学習と関係しているからである。一方，多くの神経科学の領域は，学

習者自身の環境との相互作用を通して学習者がなにを見いだすかを扱ってきた。同様に神経科学は，学習の有効性に影響する既知の神経的，遺伝的な要因についての研究を活用するため，教育という学問分野に挑戦している。最近までに，これらの2つの学問領域は，ほとんどないしはまったく協力なしに，並列したまま進んできた。この2つの学問の間の空洞は，脳やその過程に関する通俗レベルの理解に基づいたコマーシャルベースの産物でしばしば満たされてきた。しかしながら，両方の学問分野の進歩は，基本的な問題のより正確な理解へと進みつつある。そしてこのことがさらに，時折，"教育神経科学 educational neuroscience" とよばれる新しい学問分野を創造することになる。創成期のアプローチの一例として，数と記数法 number system（6章）に関する学習の基本的メカニズムの理解についての，最近の関心をあげることができる。つぎの10年の間に，教育的要請による諸問題が，発達認知神経科学の研究室によって取り上げられ，そこで明らかにされた原理と経過の成果が学級の実践の活動に活用されるような実例を積み上げていくことが，必要とされているのである。

13.7 結論としての意見

過去10年は，発達認知神経科学が，生まれたばかりの赤ん坊からよちよち歩きにまで成長するのをみてきた。つぎの段階は，発達認知科学者，認知発達学者，および計算論的モデル作成者の間の協力が成功するかどうかにかかっている。新しい方法と新しい理論的アプローチは，等しく重要だろう。長い期間でみると，われわれは，これらの分野のすべてに親しみを感じ，また真の発達認知神経科学者になろうとしているつぎの世代の若者に，将来をゆだねたいと願っている。

討論のための課題
＊教育への神経科学のアプローチにとって，どのような期待がもてるか，また進歩を妨げているどのような主要な障壁を克服しなければならないのか？
＊発達認知神経科学のアプローチによってまだ取り組まなくてはならないのは，

認知のどのような領域か，またなぜこれらの領域は，この点に対して無視されていたのか？
*どのような新しい（古い）方法が，将来における発達認知神経科学を進めるためにもっとも役に立つか，そしてそれはなぜか？

参考文献

Acerra, F., Burnod, Y., & de Schonen, S. (2002). Modelling aspects of face processing in early infancy. *Developmental Science, 5* (1), 98–117.

Adlam, A. L., Vargha-Khadem, F., Mishkin, M., & de Haan, M. (2005). Deferred imitation of action sequences in developmental amnesia. *Journal of Cognitive Neuroscience, 17*, 240–248.

Adolphs, R. (2003). Cognitive neuroscience of human social behaviour. *Nature Reviews Neuroscience, 4* (3), 165–178.

Akhtar, N., & Enns, J. T. (1989). Relations between covert orienting and filtering in the development of visual attention. *Journal of Experimental Child Psychology, 48* (2), 315–334.

Akshoomoff, N.-A., & Courchesne, E. (1994). ERP evidence for a shifting attention deficit in patients with damage to the cerebellum. *Journal of Cognitive Neuroscience, 6* (4), 388–399.

Alexander, G. E., DeLong, M. R., & Strick, P. L. (1986). Parallel organization of functionally segregated circuits linking basal ganglia and cortex. *Annual Review of Neuroscience, 9*, 357–382.

Andersen, R. A., Batista, A. P., Snyder, L. H., Buneo, C. A., & Cohen, Y. E. (2000). Programming to look and reach in the posterior parietal cortex. In M. S. Gazzaniga (Ed.), *The new cognitive neurosciences* (2nd ed., pp. 515–524). Cambridge, MA: MIT Press.

Andersen, R. A., & Zipser, D. (1988). The role of the posterior parietal cortex in coordinate transformations for visual-motor integration. *Canadian Journal of Physiology & Pharmacology, 66*, 488–501.

Anderson, S. W., Aksan, N., Kochanska, G., Damasio, H., Wisnowski, J., & Afifi, A. (2007). The earliest behavioral expression of focal damage to human prefrontal cortex. *Cortex, 43*, 806–816.

Annett, M. (1985). *Left, right, hand and brain: The right shift theory*. London: Lawrence Erlbaum.

Ansari, D. (2008). Effects of development and enculturation on number representation in the brain. *Nature Reviews Neuroscience, 9*, 278–291.

Ansari, D., & Karmiloff-Smith, A. (2002). Atypical trajectories of number development. *Trends in Cognitive Sciences, 6* (12), 511–516.

Aslin, R. N. (1981). Development of smooth pursuit in human infants. In D. F. Fisher, R. A. Monty, & J. W. Senders (Eds.), *Eye movements: Cognition and visual perception* (pp. 31–51). Hillsdale, NJ: Erlbaum.

Aslin, R. N. (2007). What's in a look? *Developmental Science, 10,* 48–53.

Aslin, R. N., Clayards, M. A., & Bardhan, N. P. (2008). Mechanisms of auditory reorganization during development from sounds to words. In C. A. Nelson & M. Luciana (Eds.), *Handbook of developmental cognitive neuroscience* (2nd ed., pp. 97–116). Cambridge, MA: MIT Press.

Aslin, R. N., & Hunt, R. H. (2001). Development, plasticity and learning in the auditory system. In C. A. Nelson & M. Luciana (Eds.), *Handbook of developmental cognitive neuroscience* (pp. 205–220). Cambridge, MA: MIT Press.

Atkinson, J. (1984). Human visual development over the first six months of life: A review and a hypothesis. *Human Neurobiology, 3,* 61–74.

Atkinson, J. (1998). The "where and what" or "who and how" of visual development. In F. Simion & G. Butterworth (Eds.), *The development of sensory, motor and cognitive capacities in early infancy: From perception to cognition* (pp. 3–20). Hove: Psychology Press.

Atkinson, J., & Braddick, O. (2003). Neurobiological models of normal and abnormal visual development. In M. de Haan & M. H. Johnson (Eds.), *The cognitive neuroscience of development* (pp. 43–71). Hove: Psychology Press.

Avidan, G., Hasson, U., Malach, R., & Behrmann, M. (2005). Detailed exploration of facerelated processing in congenital prosopagnosia: Functional neuroimaging findings. *Journal of Cognitive Neuroscience, 17,* 1150–1167.

Bachevalier, J. (2008). Nonhuman primate models of memory development. In C. A. Nelson & M. Luciana (Eds.), *Handbook of developmental cognitive neuroscience* (2nd ed, pp. 499–508). Cambridge, MA: MIT Press.

Bachevalier, J., & Mishkin, M. (1984). An early and a late developing system for learning and retention in infant monkeys. *Behavioral Neuroscience, 98,* 770–778.

Bachevalier, J., & Vargha-Khadem, F. (2005). The primate hippocampus: ontogeny, early insult and memory. *Current Opinion in Neurobiology, 15,* 168–174.

Baillargeon, R. (1993). The object concept revisited: New directions in the investigation of infants' physical knowledge. In C. E. Granrud (Ed.), *Visual perception and cognition in infancy* (pp. 265–315). Hillsdale, NJ: Lawrence Erlbaum.

Baird, A. A., Kagan, J., Gaudette, T., Walz, K. A., Hershlag, N., & Boas, D. A. (2002). Frontal lobe activation during object permanence: Data from near-infrared spectroscopy. *NeuroImage, 16,* 1120–1126.

Balaban, C. D., & Weinstein, J. M. (1985). The human pre-saccadic spike potential: Influences of a visual target, saccade direction, electrode laterality and in-

struction to perform saccades. *Brain Research, 347*, 49–57.
Banks, M. S., & Shannon, E. (1993). Spatial and chromatic visual efficiency in human neonates. In C. E. Granrud (Ed.), *Visual perception and cognition in infancy* (pp. 1–46). Hillsdale, NJ: Lawrence Erlbaum.
Baron-Cohen, S. (1995). *Mindblindness: An essay on autism and theory of mind.* Cambridge, MA: MIT Press.
Baron-Cohen, S., Leslie, A. M., & Frith, U. (1985). Does the autistic child have a "theory of mind"? *Cognition, 21*, 37–46.
Baron-Cohen, S., Leslie, A. M., & Frith, U. (1986). Mechanical, behavioural and intentional understanding of picture stories in autistic children. *British Journal of Developmental Psychology, 4*, 113–125.
Baron-Cohen, S., Lutchmaya, S., & Knickmeyer, R. (2004). *Prenatal testosterone in mind: Amniotic fluid studies.* Cambridge, MA: MIT Press.
Barth, H., Kanwisher, N., & Spelke, E. (2003). The construction of large number representations in adults. *Cognition, 86* (3), 201–221.
Barto, A. G., Sutton, R. S., & Anderson, C. W. (1983). Neuronlike adaptive elements that can solve difficult learning control problems. *Institute of Electrical Engineers Transactions on System, Man and Cybernetics, 15*, 835–846.
Bates, E. A., & Roe, K. (2001). Language development in children with unilateral brain injury. In C. A. Nelson & M. Luciana (Eds.), *Handbook of developmental cognitive neuroscience* (pp. 281–307). Cambridge: MA: MIT Press.
Bates, E., Thal, D., & Janowsky, J. S. (1992). Early language development and its neural correlates. In I. Rapin & S. Segalowitz (Eds.), *Handbook of neuropsychology* (Vol. 7). Amsterdam: Elsevier.
Bateson, P., & Horn, G. (1994). Imprinting and recognition memory: A neural net model. *Animal Behaviour, 48*, 695–715.
Batki, A., Baron-Cohen, S., Wheelwright, S., Connellan, J., & Ahluwalia, J. (2001). How important are the eyes in neonatal face perception? *Infant Behavior and Development, 23*, 223–229.
Bauer, P. J. (2006). Constructing a past in infancy: A neuro-developmental account. *Trends in Cognitive Sciences, 10*, 175–181.
Bauer, P. J. (2008). Toward a neuro-developmental account of the development of declarative memory. *Developmental Psychobiology, 50*, 19–31.
Bauer, P. J., Wiebe, S. A., Carver, L. J., Lukowski, A. F., Haight, J. C., Waters, J. M., & Nelson, C. A. (2006). Electrophysiological indexes of encoding and behavioural indexes of recall: Examining relations and developmental change late in the first year of life. *Developmental Neuropsychology, 29*, 293–320.
Bauman, M. D., & Amaral, D. G. (2008). Neurodevelopment of social cognition. In C. A. Nelson & M. Luciana (Eds.), *Handbook of developmental cognitive neu-*

roscience (2nd ed., pp. 161-185). Cambridge, MA: MIT Press.

Beauchamp, M. H., Thompson, D. K., Howard, K., Doyle, L. W., Egan, G. F., Inder, T. E. et al. (2008). Preterm infant hippocampal volumes correlate with later working memory deficits. *Brain, 131*, 2986-2994.

Bear, M. F., & Singer, W. (1986). Modulation of visual cortical plasticity by acetycholine and noradrenaline. *Nature, 320*, 172-176.

Bechara, A., Damasio, A. R., Damasio, H., & Anderson, S. W. (1994). Insensitivity to future consequences following damage to human prefrontal cortex. *Cognition, 50*, 7-15.

Bechara, A., Damasio, H., Tranel, D., & Damasio, A. R. (1997). Deciding advantageously before knowing the advantageous strategy. *Science, 275*, 1293-1295.

Becker, L. E., Armstrong, D. L., Chan, F., & Wood, M. M. (1984). Dendritic development on human occipital cortex neurones. *Brain Research, 315*, 117-124.

Bednar, J. A., & Miikkulainen, R. (2003). Learning innate face preferences. *Neural Computation, 15*, 1525-1557.

Behrmann, M., & Avidan, G. (2005). Congenital prosopagnosia: Face blind from birth. *Trends in Cognitive Sciences, 9*, 180-187.

Bell, M. A. (1992a). *A not B task performance is related to frontal EEG asymmetry regardless of locomotor experience.* Paper presented at the Proceedings of the Eighth International Conference on Infant Studies, Miami Beach, FL.

Bell, M. A. (1992b). *Electrophysiological correlates of object search performance during infancy.* Paper presented at the Proceedings of the Eighth International Conference on Infant Studies, Miami Beach, FL.

Bell, M. A., & Fox, N. A. (1992). The relations between frontal brain electrical activity and cognitive development during infancy. *Child Development, 63* (5), 1142-1163.

Bell, M. A., & Wolfe, C. D. (2007). Brain reorganization from infancy to early childhood: Evidence from EEG power and coherence during working memory tasks. *Developmental Neuropsychology, 31*, 21-38.

Bellugi, U., Bihrle, A., Neville, H., Jernigan, T., & Doherty, S. (1992). Language, cognition and brain organization in a neurodevelopmental disorder. In M. Gunnar & C. Nelson (Eds.), *Developmental behavioral neuroscience* (pp. 201-232). Hillsdale, NJ: Lawrence Erlbaum.

Bellugi, U., Poizner, H., & Klima, E. S. (1989). Language, modality and the brain. *Trends in the Neurosciences, 12*, 380-388.

Benasich, A. A., & Tallal, P. (2002). Infant discrimination of rapid auditory cues predicts later language impairment. *Behavioral and Brain Research, 136*, 31-49.

Benes, F. M. (1994). Development of the corticolimbic system. In G. Dawson & K. W. Fischer (Eds.), *Human behavior and the developing brain* (pp. 176-206).

New York: Guilford Press.

Benes, F. M. (2001). The development of prefrontal cortex: The maturation of neurotransmitter systems and their interactions. In C. A. Nelson & M. Luciana (Eds.), *Handbook of developmental cognitive neuroscience* (pp. 79–92). Cambridge, MA: MIT Press.

Berenbaum, S. A., Moffat, S., Wisniewski, A., & Resnick, S. (2003). Neuroendocrinology: Cognitive effects of sex hormones. In M. de Haan & M. H. Johnson (Eds.), *The cognitive neuroscience of development* (pp. 207–236). Hove: Psychology Press.

Berman, S., & Friedman, D. (1995). The development of selective attention as reflected by event-related brain potentials. *Journal of Experimental Child Psychology, 59*, 1–31.

Bishop, D. V. M. (1983). Linguistic impairment after hemidecortication for infantile hemiplegia? A reappraisal. *Quarterly Journal of Experimental Psychology, 35A*, 199–207.

Bishop, D. V. M. (1997). *Uncommon understanding: Development and disorders of language comprehension in children*. Hove: Psychology Press.

Bishop, D. V. M., Canning, E., Elgar, K., Morris, E., Jacobs, P., & Skuse, D. (2000). Distinctive patterns of memory function in subgroups of females with Turner syndrome: Evidence for imprinted loci on the X-chromosome affecting neurodevelopment. *Neuropsychologica, 38*, 712–721.

Blakemore, S.-J., & Choudhury, S. (2006). Development of the adolescent brain: Implications for executive function and social cognition. *Journal of Child Psychiatry and Psychology, 47*, 296–312.

Blakemore, S.-J., den Ouden, H., Choudhury, S., & Frith, C. (2007). Adolescent development of the neural circuitry for thinking about intentions. *Social Cognitive and Affective Neuroscience, 2*, 130–139.

Blass, E. (1992). Linking developmental and psychobiological research. *Society for Research in Child Development Newsletter*, January, pp. 3–10.

Bloom, F., Nelson, C. A., & Lazerson, A. (2001). *Brain, mind, and behavior* (3rd ed.). New York: Worth Publishers.

Bolhuis, J. J. (1991). Mechanisms of avian imprinting: A review. *Biological Reviews, 66*, 303–345.

Bolhuis, J. J., McCabe, B. J., & Horn, G. (1986). Androgens and imprinting: Differential effects of testosterone on filial preferences in the domestic chick. *Behavioral Neuroscience, 100*, 51–56.

Born, P., Rostrup, E., Leth, H., Peitersen, B., & Lou, H. C. (1996). Change of visually induced cortical activation patterns during development. *Lancet, 347* (9000), 543.

Born, A. P., Rostrup, E., Miranda, M. J., Larsson, H. B. W., & Lou, H. C. (2002). Visual cortex reactivity in sedated children examined with perfusion MRI (FAIR). *Magnetic Resonance Imaging, 20* (2), 199–205.

Bourgeois, J. P. (2001). Synaptogenesis in the necortex of the newborn: The ultimate frontier for individuation? In C. A. Nelson & M. Luciana (Eds.), *Handbook of developmental cognitive neuroscience* (pp. 23–34). Cambridge, MA: MIT Press.

Braddick, O. J., Atkinson, J., Hood, B., Harkness, W., Jackson, G., & Vargha-Khadem, F. (1992). Possible blindsight in infants lacking one cerebral hemisphere. *Nature, 360*, 461–463.

Brannon, E. M., & Terrace, H. S. (2000). Representation of numerosities 1–9 by rhesus maceques (Macaca mulatta). *Journal of Experimental Psychology-Animal Behaviour Processes, 26*, 31–49.

Brodal, A. (1981). *Neurological anatomy in relation to clinical medicine.* Oxford: Oxford University Press.

Brodeur, D. A., & Boden, C. (2000). The effects of spatial uncertainty and cue predictability on visual orienting in children. *Cognitive Development, 15*, 367–382.

Brodmann, K. (1909). *Vergleichende Lokalisationslehre der Grosshirnrinde in ihren Prinzipien dargestellt auf Grund des Zellenbaues.* Leipzig: Barth.

Brodmann, K. (1912). Neue Ergebnisse über die vergleichende histologische Lokalisation der Grosshirnrinde mit besonderer Berücksichtigung des Stirnhirns. *AnatomischerAnzeiger (Suppl.), 41*, 157–216.

Bronson, G. W. (1974). The postnatal growth of visual capacity. *Child Development, 45*, 873–890.

Bronson, G. W. (1982). *The scanning patterns of human infants: Implications for visual learning.* Norwood, NJ: Ablex.

Brooksbank, B. W. L., Atkinson, D. J., & Balasz, R. (1981). Biochemical development of the human brain: II. Some parameters of the GABA-ergic system. *Developmental Neuroscience, 1*, 267–284.

Brown, T. T., Lugar, H. M., Coalson, R. S., Miezin, F. M., Petersen, S. E., & Schlaggar, B. L. (2005). Maturational changes in human cerebral functional organization for word generation. *Cerebral Cortex, 15*, 275–290.

Bruinink, A., Lichtensteinger, W., & Schlumpf, M. (1983). Pre- and postnatal ontogeny and characterization of dopaminergic D2, serotonergic S2, and spirodecan one binding sites in rat forebrain. *Journal of Neurochemistry, 40*, 1227–1237.

Bruyer, R., Laterre, C., Serron, X., Feyereisn, P., Strypstein, E., Pierrand, E. et al. (1983). A case of prosopagnosia with some preserved covert remembrance of familiar faces. *Brain and Cognition, 2*, 157–281.

Bullock, D., Liederman, J., & Todorovic, D. (1987). Reconciling stable asymmetry with recovery of function: An adaptive systems perspective on functional plasticity. *Child Development, 58*, 689-697.

Butterworth, B. (2006). *The mathematical brain*. London: Macmillan.

Butterworth, G., & Jarrett, N. (1991). What minds have in common is space: Spatial mechanisms serving joint visual attention in infancy. *British Journal of Developmental Psychology, 9*, 55-72.

Bystron, I., Blakemore, C., & Rakic, P. (2008). Development of the human cerebral cortex: Boulder Committee revisited. *Nature Reviews Neuroscience, 9*, 110-122.

Calvo-Merino, B., Glaser, D. E., Grèzes, J., Passingham, R. E., & Haggard, P. (2005). Action observation and acquired motor skills: An fMRI study with expert dancers. *Cerebral Cortex, 15*, 1243-1249.

Cameron, J. L. (2001). Effects of sex hormones on brain development. In C. A. Nelson & M. Luciana (Eds.), *Handbook of developmental cognitive neuroscience* (pp. 59-78). Cambridge, MA: MIT Press.

Canfield, R. L., & Haith, M. M. (1991). Young infants' visual expectations for symmetric and asymmetric stimulus sequences. *Developmental Psychology, 27*, 198-208.

Canfield, R. L., Smith, E. G., Brezsnyak, M. P., & Snow, K. L. (1997). Information processing through the first year of life: A longitudinal study using the Visual Expectation Paradigm. *Monographs of the Society for Research in Child Development, 62* (2), 1-145.

Cantlon, J. F., Brannon, E. M., Carter, E. J., & Pelphrey, K. A. (2006). Functional imaging of numerical processing in adults and 4-y-old children. *PLoS Biology, 4*, e125.

Carey, S. (2001). Bridging the gap between cognition and developmental neuroscience: The example of number presentation. In C. A. Nelson & M. Luciana (Eds.), *Handbook of developmental cognitive neuroscience* (pp. 415-432). Cambridge, MA: MIT Press.

Carey, S., & Spelke, E. (in press). On the very possibility of conceptual change: The integer-list representation of number. In *Conceptual development: A reappraisal*. Cambridge, MA: MIT Press.

Carpenter, P. A., Just, M. A., Keller, T., Cherkassky, V., Roth, J. K., & Minshew, N. (2001). Dynamic cortical systems subserving cognition: fMRI studies with typical and atypical individuals. In J. L. McClelland & R. S. Siegler (Eds.), *Mechanisms of cognitive development* (pp. 353-386). Mahwah, NJ: Lawrence Erlbaum.

Carroll, S. B. (2005). Evolution at two levels: On genes and form. *PLoS Biology, 3*, e245.

Carter, E. J., & Pelphrey, K. (2006). School-aged children exhibit domain-specific responses to biological motion. *Social Neuroscience, 1,* 396-411.

Carver, L. J., & Bauer, P. J. (1999). When the event is more than the sum of its parts: 9-month olds' long-term ordered recall. *Memory, 7,* 147-174.

Carver, L. J., & Bauer, P. J. (2001). The dawning of a past: The emergence of long-term explicit memory in infancy. *Journal of Experimental Psychology General, 130,* 726-745.

Casanova, M. F., & Trippell, J. (2006). Regulatory mechanisms of cortical laminar development. *Brain Research Reviews, 51,* 72-84.

Case, R. (1992). The role of the frontal lobes in the regulation of human development. *Brain and Cognition, 20,* 51-73.

Casey, B. J., Tottenham, N., Liston, C., & Durston, S. (2005). Imaging the developing brain: What have we learned about cognitive development? *Trends in Cognitive Sciences, 9,* 104-110.

Cesaroni, L., & Garber, M. (1991). Exploring the experience of autism through firsthand accounts. *Journal of Autism and Developmental Disorders, 21,* 303-313.

Changeux, J.-P. (1985). *Neuronal man: The biology of mind.* New York: Pantheon Books.

Changeux, J.-P., Courrege, P., & Danchin, A. (1973). A theory of the epigenisis of neuronal networks by selective stabilization of synapses. *Proceedings of the National Academy of Sciences of the United States of America, 70,* 2974-2978.

Changeux, J.-P., & Dehaene, S. (1989). Neuronal models of cognitive functions. *Cognition, 33,* 63-109.

Chapman, M. (1981). Dimensional separability or flexibility of attention? Age trends in perceiving configural stimuli. *Journal of Experimental Child Psychology, 31,* 332-349.

Cheour-Luhtanen, M., Alho, K., Kujala, T., Sainio, K., Reinikainen, K., Renlund, M., Aitonen, O., Eorela, O., & Naatanen, R. (1995). Mismatch negativity indicates vowel discrimination in newborns. *Hearing Research, 82,* 53-58.

Chi, J. G., Gooling, E., & Gilles, F. H. (1977). Gyral development of the human brain. *Annals of Neurology, 1,* 86.

Chiang, W.-C., & Wynn, K. (2000). Infants' representation and tracking of multiple objects. *Cognition, 77,* 169-195.

Chiu, C. Y., Schmithorst, V. J., Brown, R. D., Holland, S. K., & Dunn, S. (2006). Making memories: A cross-sectional investigation of episodic memory encoding in childhood using fMRI. *Developmental Neuropsychology, 29,* 321-240.

Chugani, D. C. (2000). Autism. In M. Ernst & J. M. Rumsey (Eds.), *Functional neuroimaging in child psychiatry* (pp. 171-188). Cambridge: Cambridge University Press.

Chugani, H. T. (1994). Development of regional brain glucose metabolism in relation to behavior and plasticity. In G. Dawson & K. W. Fischer (Eds.), *Human behavior and the developing brain* (pp. 153–175). New York: Guilford Press.

Chugani, H. T., Hovda, D. A., Villablanca, J. R., Phelps, M. E., & Xu, W. F. (1991). Metabolic maturation of the brain: A study of local cerebral glucose utilization in the developing cat. *Journal of Cerebral Blood Flow and Metabolism, 11* (1), 35–47.

Chugani, H. T., & Phelps, M. E. (1986). Maturational changes in cerebral function in infants determined by [18] FDG positron emission tomography. *Science, 231*, 840–843.

Chugani, H. T., Phelps, M. E., & Mazziotta, J. C. (1987). Positron emission tomography study of human brain functional development. *Annals of Neurology, 22*, 487–497.

Chugani, H. T., Phelps, M. E., & Mazziotta, J. C. (2002). Positron emission tomography study of human brain functional development. In M. H. Johnson, Y. Munakata, & R. Gilmore (Eds.), *Brain development and cognition: A reader* (2nd ed., pp. 101–116). Oxford: Blackwell.

Clancy, B., Darlington, R. B., & Finlay, B. L. (2000). The course of human events: Predicting the timing of primate neural development. *Developmental Science, 3* (1), 57–66.

Clohessy, A. B., Posner, M. I., Rothbart, M. K., & Vecera, S. P. (1991). The development of inhibition of return in early infancy. *Journal of Cognitive Neuroscience, 3* (4), 345–350.

Cohen, L. B., & Marks, K. S. (2002). How infants process addition and subtraction events. *Developmental Science, 5* (2), 186–201.

Cohen, N. J., & Squire, L. R. (1980). Preserved learning and retention of pattern analyzing skill in amnesia: Dissociation of knowing how and knowing what. *Science, 210*, 207–209.

Cohen-Kadosh, K., & Johnson, M. H. (2007). Developing a cortex specialized for face perception. *Trends in Cognitive Science, 11*, 367–369.

Cohen-Kadosh, R., Cohen-Kadosh, K., Schuhmann, T., Kaas, A., Goebel, R., Henik, A., & Sack, A. T. (2007). Virtual dyscalculia induced by parietal lobe TMS impairs automatic magnitude processing. *Current Biology, 17*, 689–693.

Condry, K. F., Smith, W. C., & Spelke, E. S. (2000). Development of perceptual organization. In F. Lacerda, C. von Hofsten, & M. Heimann (Eds.), *Emerging cognitive abilities in early infancy* (pp. 1–28). Hillsdale, NJ: Erlbaum.

Conel, J. L. (1939–1967). *The postnatal development of the human cerebral cortex, Vols. I-VIII*. Cambridge, MA: Harvard University Press.

Cooper, N. G. F., & Steindler, D. A. (1986). Lectins demarcate the barrel subfield in the somatosensory cortex of the early postnatal mouse. *Journal of Comparative Neurology, 249*, 157–169.

Cordes, S., & Brannon, E. M. (2008). Quantitative competencies in infancy. *Developmental Science, 11*, 803–808.

Cornish, K., & Wilding, J. (2010). *Genes, cognition and early brain development.* Oxford: Oxford University Press.

Courchesne, E. (1991). The theory of mind deficit in autism: Possible biological bases. Paper presented at the Society for Research in Child Development, Seattle, WA.

Courchesne, E., Yeung-Courchesne, R., Press, G. A., Hesselink, J. R., & Jernigan, T. L. (1988). Hypoplasia of cerebellar vermal lobules VI and VII in autism. *The New England Journal of Medicine, 318*, 1349–1354.

Coyle, J. T., & Molliver, M. (1977). Major innervation of newborn rat cortex by monoaminergic neurons. *Science, 196*, 444–447.

Craft, S., White, D. A., Park, T. S., & Figiel, G. (1994). Visual attention in children with perinatal brain injury: Asymmetric effects of bilateral lesions. *Journal of Cognitive Neuroscience, 6*, 165–173.

Crick, F. (1989). Neural Edelmanism. *Trends in the Neurosciences, 12*, 240–248.

Crick, F. H. C., & Watson, J. D. (1953). A structure for deoxyribose nucleic acid. *Nature, 171*, 737–738.

Cromer, R. E. (1992). A case study of dissociation between language and cognition. In H. Tager-Flusberg (Ed.), *Constraints on language acquisition: Studies of atypical children* (pp. 141–153). Hillsdale, NJ: Lawrence Erlbaum.

Crone, E. A., & van der Molen, M.W. (2008). Neurocognitive development of performance monitoring and decision making. In C. A. Nelson & M. Luciana (Eds.), *Handbook of developmental cognitive neuroscience* (2nd ed., pp. 883–896). Cambridge, MA: MIT Press.

Crone, E. A., & Westenberg, P. M. (2009). A brain-based account of developmental changes in social decision making. In M. de Haan & M.R. Gunnar (Eds.), *Handbook of developmental social neuroscience* (pp. 378–398). New York: Guilford Press.

Csibra, G. (2003). Teleological and referential understanding of action in infancy. *Philosophical Transactions of the Royal Society of London, Series B, Biological Sciences, 358*, 447–458.

Csibra, G. (2007). Action mirroring and action interpretation: An alternative account. In P. Haggard, Y. Rosetti, & M. Kawato (Eds.), *Sensorimotor foundations of higher cognition: Attention and performance XXII* (pp. 435–459). Oxford: Oxford University Press.

Csibra, G., Davis, G., Spratling, M. W., & Johnson, M. H. (2000). Gamma oscillations and object processing in the infant brain. *Science, 290*, 1582-1585.
Csibra, G., & Johnson, M. H. (2007). Investigating event-related oscillations in infancy. In M. de Haan (Ed.), *Infant EEG and event related potentials* (pp. 289-304). Hove: Psychology Press.
Csibra, G., Johnson, M. H., & Tucker, L. A. (1997). Attention and oculomotor control: A high-density ERP study of the gap effect. *Neuropsychologia, 35* (6), 855-865.
Csibra, G., Kushnerenko, G., & Grossmann, T. (2008). Electrophysiological methods in studying infant cognitive development. In C. A. Nelson & M. Luciana (Eds.), *Handbook of developmental cognitive neuroscience* (2nd ed., pp. 247-262). Cambridge, MA: MIT Press.
Csibra, G., Tucker, L. A., & Johnson, M. H. (1998). Neural correlates of saccade planning in infants: A high-density ERP study. *International Journal of Psychophysiology, 29*, 201-215.
Csibra, G., Tucker, L. A., & Johnson, M. H. (2001). Differential frontal cortex activation before anticipatory and reactive saccades in infants. *Infancy, 2* (2), 159-174.
Damasio, A. R., & Maurer, R. G. (1978). A neurological model for childhood autism. *Archives of Neurology, 35*, 777-786.
Davies, D. C., Horn, G., & McCabe, B. J. (1985). Noradrenaline and learning: The effects of noradrenergic neurotoxin DSP4 on imprinting in the domestic chick. *Behavioral Neuroscience, 99*, 652-660.
Dawson, G., Carver, L. J., Meltzoff, A. N., Panagiotides, H., McPartland, J., & Webb, S. J. (2002). Neural correlates of face and object recognition in young children with autism spectrum disorder, developmental delay, and typical development. *Child Development, 73*, 700-717.
Deb, S., & Thompson, B. (1998). Neuroimaging in autism. *British Journal of Psychiatry, 173*, 299-302.
DeGutis, J. M., Bentin, S., Robertson, L. C., & D'Esposito, M. (2007). Functional plasticity in ventral temporal cortex following cognitive rehabilitation of a congenital prosopagnosic. *Journal of Cognitive Neuroscience, 19*, 1790-1802.
De Haan, M. (2008). Neurocognitive mechanisms for the development of face processing. In C. A. Nelson & M. Luciana (Eds.), *Handbook of developmental cognitive neuroscience* (2nd ed., pp. 509-520). Cambridge, MA: MIT Press.
De Haan, M., Johnson, M. H., & Halit, H. (2003). Development of face-sensitive event-related potential components during infancy. *International Journal of Psychophysiology, 51*, 45-58.
De Haan, M., Mishkin, M., Baldeweg, T., & Vargha-Khadem, F. (2006). Human

memory development and its dysfunction after early hippocampal injury. *Trends in Neurosciences, 29*, 374–381.

De Haan, M., Pascalis, O., & Johnson, M. H. (2002). Specialization of neural mechanisms underlying face recognition in human infants. *Journal of Cognitive Neuroscience, 14*, 199–209.

Dehaene, S. (1997). *The number sense: How the mind creates mathematics.* New York: Oxford University Press.

Dehaene, S., Spelke, E., Pinel, P., Stanescu, R., & Tsivkin, S. (1999). Sources of mathematical thinking: Behavioural and brain-imaging evidence. *Science, 284*, 970–974.

Dehaene-Lambertz, G., & Dehaene, S. (1994). Speed and cerebral correlates of syllable discrimination in infants. *Nature, 370*, 292–295.

Dehaene-Lambertz, G., Dehaene, S., & Hertz-Pannier, L. (2002). Functional neuroimaging of speech perception in infants. *Science, 298* (5600), 2013–2015.

Dehay, C., Bullier, J., & Kennedy, H. (1984). Transient projections from the frontoparietal and temporal cortex to areas 17, 18, and 19 in the kitten. *Experimental Brain Research, 57*, 208–212.

Dehay, C., Horsburgh, G., Berland, M., Killackey, H., & Kennedy, H. (1989). Maturation and connectivity of the visual cortex in monkey is altered by prenatal removal of retinal input. *Nature, 337*, 265–267.

Dehay, C., & Kennedy, H. (2007). Cell-cycle control and cortical development. *Nature Reviews Neuroscience, 8*, 438–450.

Dehay, C., & Kennedy, H. (2009). Transcriptional regulation and alternative splicing make for better brains. *Neuron, 62*, 455–457.

Dehay, C., Kennedy, H., & Bullier, J. (1988). Characterization of transient cortical projections from auditory somatosensory and motor cortices to visual areas 17, 18, and 19 in the kitten. *Journal of Comparative Neurology, 272*, 68–89.

Dennis, M., & Whitaker, H. (1976). Language acquisition following hemidecortication: Linguistic superiority of the left over the right hemisphere. *Brain and Language, 3*, 404–433.

De Schonen, S., & Mancini, J. (1995). *About functional brain specialization: The development of face recognition.* Developmental Cognitive Neuroscience Technical Report No. 95.1.

De Schonen, S., & Mathivet, E. (1989). First come, first served: A scenario about the development of hemispheric specialization in face recognition during infancy. *Current Psychology of Cognition, 9* (1), 3–44.

Diamond, A. (1985). Development of the ability to use recall to guide action, as indicated by infants' performance on AB. *Child Development, 56*, 868–883.

Diamond, A. (1991). Neuropsychological insights into the meaning of object concept development. In S. Carey & R. Gelman (Eds.), *The epigenesis of mind: Essays on biology and cognition* (pp. 67-110). Hillsdale, NJ: Lawrence Erlbaum.

Diamond, A. (2001). A model system for studying the role of dopamine in the prefrontal cortex during early development in humans: Early and continuously treated phenylketonuria. In C. A. Nelson & M. Luciana (Eds.), *Handbook of developmental cognitive neuroscience* (pp. 433-472). Cambridge, MA: MIT Press.

Diamond, A. (2002). A model system for studying the role of dopamine in prefrontal cortex during early development in humans. In M. H. Johnson, Y. Munakata, & R. Gilmore (Eds.), *Brain development and cognition: A reader* (2nd ed., pp. 441-493). Oxford: Blackwell.

Diamond, A., & Doar, B. (1989). The performance of human infants on a measure of frontal cortex function, the delayed response task. *Developmental Psychobiology, 22* (3), 271-294.

Diamond, A., & Goldman-Rakic, P. S. (1986). Comparative development of human infants and infant rhesus monkeys of cognitive functions that depend on prefrontal cortex. *Neuroscience Abstracts, 12*, 274.

Diamond, A., & Goldman-Rakic, P. S. (1989). Comparison of human infants and infant rhesus monkeys on Piaget's AB task: Evidence for dependence on dorsolateral prefrontal cortex. *Experimental Brain Research, 74*, 24-40.

Diamond, A., Werker, J. F., & Lalonde, C. (1994). Toward understanding commonalities in the development of object search, detour navigation, categorization and speech perception. In G. Dawson & K. W. Fisher (Eds.), *Human Behavior and the Developing Brain* (pp. 380-426). New York: Guilford Press.

Diamond, A., Zola-Morgan, S., & Squire, L. R. (1989). Successful performance by monkeys with lesions of the hippocampal formation on AB and object retrieval, two tasks that mark developmental changes in human infants. *Behavioral Neuroscience, 103* (3), 526-537.

Diebler, M. F., Farkas-Bargeton, E., & Wehrle, R. (1979). Developmental changes of enzymes associated with energy metabolism and synthesis of some neurotransmitters in discrete areas of human neocortex. *Journal of Neurochemistry, 32*, 429-435.

Dobkins, K. R., & Anderson, C. M. (2002). Color-based motion processing is stronger in infants than in adults. *Psychological Science, 13* (1), 75-79.

Driver, J., Davis, G., Ricciardelli, P., Kidd, P., Maxwell, E., & Baron-Cohen, S. (1999). Gaze perception triggers reflexive visuo-spatial orienting. *Visual Cognition, 6*, 509-540.

Drummey, A., & Newcombe, N. (1995). Remembering versus knowing the past:

Children's explicit and implicit memories for pictures. *Journal of Experimental Child Psychology, 59*, 549–565.

Drummey, A. B., & Newcombe, N. S. (2002). Developmental changes in source memory. *Developmental Science, 5*, 502–513.

Duchaine, B., & Nakayama, K. (2006). Developmental prosopagnosia: A window to contentspecific face processing. *Current Opinion in Neurobiology, 16*, 166–173.

Duffy, C. J., & Rakic, P. (1983). Differentiation of granule cell dendrites in the dentate gyrus of the rhesus monkey: A quantitative Golgi study. *Journal of Comparative Neurology, 214*, 224–237.

Duncan, J. (2001). An adaptive coding model of neural function in prefrontal cortex. *Nature Reviews Neuroscience, 2*, 820–829.

Dziurawiec, S. (1996). Blink reflex modification in neonates and its relationship to maturational indices. *Infant Behavior & Development, 19*, 67.

Ebbesson, S. O. (1980). The parcellation theory and its relation to interspecific variability in brain organization, evolutionary and ontogenetic development, and neuronal plasticity. *Cell and Tissue Research, 213*, 179–212.

Ebbesson, S. O. (1984). Evolution and ontogeny of neural circuits. *Behavioral and Brain Sciences, 7*, 321–366.

Ebbesson, S. O. (1988). Ontogenetic parcellation: Dual processes. *Behavioral and Brain Sciences, 11*, 548–549.

Edelman, G. M. (1987). *Neural Darwinism: The theory of neuronal group selection*. New York: Basic Books.

Eden, G. F., & Flowers, D. L. (2008). Learning, skill acquisition, reading and dyslexia. *Annals of New York Academy of Sciences, 1145*, ix-xii.

Edin, F., Macoveanu, J., Olesen, P., Tegner, J., & Klingberg, T. (2007). Stronger synaptic connectivity as a mechanism behind development of working memory-related brain activity during childhood. *Journal of Cognitive Neuroscience, 19*, 750–760.

Elman, J., Bates, E., Johnson, M. H., Karmiloff-Smith, A., Parisi, D., & Plunkett, K. (1996). *Rethinking innateness: A connectionist perspective on development*. Cambridge, MA: MIT Press.

Elsabbagh, M., & Johnson, M. (2007). Infancy and autism: Progress, prospects, and challenge. *Progress in Brain Research, 164*, 355–382.

Elsabbagh, M., Volein, A., Tucker, L., Holmboe, K., Csibra, G., Baron-Cohen, S., Bolton, P., Charman, T., Baird, G., & Johnson, M. (2009). Visual orienting in the early broader autism phenotype: Disengagement and facilitation. *Journal of Child Psychology & Psychiatry, 50*, 637–642.

Enns, J. T., & Brodeur, D. A. (1989). A developmental study of covert orienting to peripheral visual cues. *Journal of Experimental Child Psychology, 48*, 171–189.

Enns, J. T., & Girgus, J. S. (1985). Developmental changes in selective and integrative visual attention. *Journal of Experimental Child Psychology, 48*, 315–334.

Ewert, J.-P. (1987). Neuroethology of releasing mechanisms: Prey-catching in toads. *Behavioral and Brain Sciences, 10* (3), 337–405.

Fabiani, M., & Wee, E. (2001). Age-related changes in working memory function: A review. In C. Nelson & M. Luciana (Eds.), *Handbook of developmental cognitive neuroscience* (pp. 473–488). Cambridge, MA: MIT Press.

Fair, D. A., Cohen, A. L., Power, J. D., Dosenbach, N. U. F., Church, J. A., Miezin, F. M. et al. (2009). Functional brain networks develop from a "local to distributed" organization. *PLoS Computational Biology, 5*, e1000381.

Fair, D. A., Dosenbach, N. U. F., Church, J. A., Cohen, A. L., Brahmbhatt, S., Miezin, F. M. et al. (2007). Development of distinct control networks through segregation and integration. *Proceedings of the National Academy of Sciences, USA, 104*, 13507–13512.

Fan, J., Fossella, J., Sommer, T., Wu, Y., & Posner, M. I. (2003). Mapping the genetic variation of executive attention onto brain activity. *Proceedings of the National Academy of Sciences of the United States of America, 100*, 7406–7411.

Fantz, R. L. (1964). Visual experience in infants: Decreased attention to familiar patterns relative to novel ones. *Science, 46*, 668–670.

Farah, M. J. (1990). *Visual agnosia.*, Cambridge, MA: MIT Press.

Farroni, T., Csibra, G., Simion, F., & Johnson, M. H. (2002). Eye contact detection in humans from birth. *Proceedings of the National Academy of Sciences of the United States of America, 99*, 9602–9605.

Farroni, T., Johnson, M. H., Brockbank, M., & Simion, F. (2000). Infants' use of gaze direction to cue attention: The importance of perceived motion. *Visual Cognition, 7* (6), 705–718.

Feigenson, L., Carey, S., & Spelke, E. S. (2002). Infants' discrimination of number vs. continuous extent. *Cognitive Psychology, 44*, 33–66.

Filipek, P. A. (1999). Neuroimaging in the developmental disorders: The state of the science. *Journal of Child Psychology and Psychiatry, 40* (1), 113–128.

Filipek, P. A., Kennedy, D. N., & Caviness, V. S. J. (1992). Neuroimaging in child neuropsychology. In I. Rapin & S. J. Segalowitz (Eds.), *Handbook of neuropsychology, Vol. 6: Child neuropsychology* (pp. 301–309). New York: Elsevier Science.

Finlay, B. L., & Darlington, R. B. (1995). Linked regularities in the development and evolution of mammalian brains. *Science, 268* (5217), 1578–1584.

Fischer, B., & Breitmeyer, B. (1987). Mechanisms of visual attention revealed by saccadic eye movements. *Neuropsychologia, 25*, 73–83.

Fisher, S. E., & Scharff, C. (2009). FOXP2 as a molecular window into speech and languages. *Trends in Genetics, 25,* 166–177.

Fodor, J. A. (1983). *The modularity of mind.* Cambridge, MA: MIT Press.

Foldiak, P. (1996). Learning constancies for object perception. In V. Walsh & J. Kulikovski (Eds.), *Perceptual constancy: Why things look as they do* (pp. 144–172). Cambridge: Cambridge University Press.

Fosse, V. M., Heggelund, P., & Fonnum, F. (1989). Postnatal development of glutamatergic, GABA-ergic and cholinergic neurotransmitter phenotypes in the visual cortex, lateral geniculate nucleus pulvinar and superior colliculus in cats. *Journal of Neuroscience, 9,* 426–435.

Fox, N. A., & Bell, M. A. (1990). Electrophysiological indices of frontal lobe development. In A. Diamond (Ed.), *The development and neural bases of higher cognitive functions* (Vol. 608, pp. 677–698). New York: New York Academy of Sciences.

Fox Keller, E. (2002). *The century of the gene* Cambridge, MA: Harvard University Press.

Fransson, P., Skiöld, B., Horsch, S., Nordell, A., Blennow, M., Lagercrantz, H., & Aden, U. (2007). Resting-state networks in the infant brain. *Proceedings of the National Academy of Sciences, USA, 104,* 15531–15536.

Fray, P. J., Robbins, T. W., & Sahakian, B. J. (1996). Neuropsychiatric applications of CANTAB. *International Journal of Geriatric Psychiatry, 11,* 329–336.

Friederici, A. D. (2008). Brain correlates of language processing during the first years of life. In C. A. Nelson & M. Luciana (Eds.), *Handbook of developmental cognitive neuroscience* (2nd ed., pp. 117–126). Cambridge, MA: MIT Press.

Friederici, A. D. (2009). Pathways to language: Fiber tracts in the human brain. *Trends in Cognitive Sciences, 13,* 175–181.

Friesen, C. K., & Kingstone, A. (1998). The eyes have it! Reflexive orienting is triggered by nonpredictive gaze. *Psychonomic Bulletin and Review, 5,* 490–495.

Friston, K. J., & Price, C. J. (2001). Dynamic representation and generative models of brain function. *Brain Research Bulletin, 54* (3), 275–285.

Frith, U. (2003). *Autism: Explaining the enigma* (2nd ed.). Oxford: Blackwell.

Frith, U., & Frith, C. D. (2003). Development and neurophysiology of mentalising. *Philosophical Transactions of the Royal Society of London, Series B, Biological Sciences, 358,* 459–473.

Frost, D. O. (1990). Sensory processing by novel, experimentally induced crossmodal circuits. *Annals of the New York Academy of Sciences, 608,* 92–109.

Fulford, J., Vadeyar, S. H., Dodampahala, S. H., Moore, R. J., Young, P., Baker, P. N. et al. (2003). Fetal brain activity in response to visual stimulus. *Human Brain Mapping, 20,* 239–245.

Funahashi, S., Bruce, C. J., & Goldman-Rakic, P. S. (1989). Mnemonic coding of visual space in the monkey's dorsolateral prefrontal cortex. *Journal of Neurophysiology, 61* (2), 331–349.

Funahashi, S., Bruce, C. J., & Goldman-Rakic, P. S. (1990). Visuospatial coding in primate prefrontal neurons revealed by oculomotor paradigms. *Journal of Neurophysiology, 63* (4), 814–831.

Galaburda, A. M., & Bellugi, U. (2000). Multi-level analysis of cortical neuroanatomy in Williams syndrome. *Journals of Cognitive Neuroscience, 12* (Supplement), 74–88.

Galaburda, A. M., & Pandya, D. N. (1983). The intrinsic architectonic and connectional organization of the superior temporal region of the rhesus monkey. *Journal of Comparative Neurology, 221*, 169–184.

Galaburda, A. M., Sherman, G. F., Rosen, G. D., Aboitiz, F., & Geschwind, N. (1985). Development dyslexia: Four consecutive patients with cortical anomalies. *Annals of Neurology, 18*, 222–232.

Galaburda, A. M., Wang, P. P., Bellugi, U., & Rosen, M. (1994). Cytoarchitectonic anomalies in a genetically based disorder: Williams syndrome. *Cognitive Neuroscience and Neuropsychology, Neuroreport, 5*, 753–757.

Gallistel, C. R. (1990). *The organization of learning*. Cambridge, MA: MIT Press.

Galvan, A., Hare, T., Voss, H., Glover, G., & Casey, B. J. (2006). Risk-taking and the adolescent brain: Who is at risk? *Developmental Science, 10*, F8–F14.

Gathers, A. D., Bhatt, R., Corbly, C. R., Farley, A. B., & Joseph, J. E. (2004). Developmental shifts in cortical loci for face and object recognition. *NeuroReport, 15*, 1549–1553.

Gauthier, I., & Nelson, C. (2001). The development of face expertise. *Current Opinion in Neurobiology, 11*, 219–224.

Gauthier, I., Tarr, M. J., Anderson, A. W., Skudlarski, P., & Gore, J. C. (1999). Activation of the middle fusiform "face area" increases with expertise in recognizing novel objects. *Nature Neuroscience, 2*, 568–573.

Gazzaniga, M. (1983). Right-hemisphere damage following brain bisection. *American Psychologist, 25*, 549.

Geschwind, N., & Behan, P. (1982). Left-handedness: Association with immune disease, migraine and developmental learning disorder. *Proceedings of the National Academy of Sciences of the United States of America, 79*, 5097–5100.

Geschwind, N., & Galaburda, A. (1987). *Cerebral lateralization: Biological mechanisms, associations, and pathology*. Cambridge, MA: MIT Press.

Geschwind, N., & Levitsky, W. (1968). Human brain: Left-right asymmetries in temporal speech region. *Science, 161* (837), 186–187.

Gibson, J. J. (1979). *The ecological approach to visual perception*. Boston: Houghton Mifflin.

Giedd, J. N., Blumenthal, J., Jeffries, N. O., Castellanos, F. X., Lui, H., Zijdenbos., A., Paus, T., et al. (1999). Brain development during childhood and adolescence: A longitudinal MRI study. *Nature Neuroscience, 2*, 861–863.

Gilbert, C., & Sigman, M. (2007). Brain states: Top-down influences in sensory processing. *Neuron, 54*, 677–696.

Gilles, F. H., Shankle, W., & Dooling, E. C. (1983). Myelinated tracts: Growth patterns. In F. H. Gilles, A. Leviton, & E. C. Dooling (Eds.), *The developing human brain: Growth and epidemiological neuropathology* (pp. 117–183). Boston: John Wright-PSG.

Gilmore, R. O., & Johnson, M. H. (1995). Working memory in infancy: Six-month-olds' performance on two versions of the oculomotor delayed response task. *Journal of Experimental Child Psychology, 59*, 397–418.

Gilmore, R. O., & Johnson, M. H. (1997). Egocentric action in early infancy: Spatial frames of reference for saccades. *Psychological Science, 8*, 224–230.

Gogtay, N., Giedd, J. N., Lusk, L., Hayashi, K. M., Greenstein, D., Vaituzis, C. et al. (2004). Dynamic mapping of human cortical development during childhood through early adulthood. *Proceedings of the National Academy of Science, USA, 101*, 8174–8179.

Golarai, G., Ghahrmani, D. G., Whitfield-Gabrieli, S., Reiss, A., Eberhardt, J. L., Gabrieli, D. E. et al. (2007). Differential development of high-level visual cortex correlates with category-specific recognition memory. *Nature Neuroscience, 10*, 512–522.

Goldman-Rakic, P. S. (1987). Development of cortical circuitry and cognitive function. *Child Development, 58*, 601–622.

Goldman-Rakic, P. S. (1994). Introduction. In G. Dawson & K. W. Fischer (Eds.), *Human behavior and the developing brain* (pp. 1–2). New York: Guilford Press.

Goldman-Rakic, P. S., & Brown, R. M. (1982). Postnatal development of monoamine content and synthesis in the cerebral cortex of rhesus monkeys. *Brain Research, 256*, 339–349.

Gopnik, M. (1990). Feature-blind grammar and dysphasia. *Nature, 344*, 715.

Goren, C. C., Sarty, M., & Wu, P. Y. K. (1975). Visual following and pattern discrimination of face-like stimuli by newborn infants. *Pediatrics, 56*, 544–549.

Gottlieb, G. (1992). *Individual development and evolution*. New York: Oxford University Press.

Gottlieb, G. (2007). Probabilistic epigenesis. *Developmental Science, 10*, 1–11.

Greenberg, F. (1990). Introduction to special issue on Williams syndrome. *American Journal of Medical Genetics Supplement, 6*, 85–88.

Greenough, W. T., Black, J. E., & Wallace, C. S. (2002). Experience and brain development. In M. H. Johnson, Y. Munakata, & R. Gilmore (Eds.), *Brain development and cognition: A reader* (2nd ed., pp. 186–216). Oxford: Blackwell.

Grice, S. J., Halit, H., Farroni, T., Baron-Cohen, S., Bolton, P., & Johnson, M. H. (2005). Neural correlates of eye-gaze detection in young children with autism. *Cortex, 41*, 342–353.

Grill-Spector, K., Kushnir, T., Edelman, S., Avidan, G., Itzchak, Y., & Malach, R. (1999). Differential processing of objects under various viewing conditions in the human lateral occipital complex. *Neuron, 24* (1), 187–203.

Grossmann, T., Johnson, M. H., Farroni, T., & Csibra, G. (2007). Social perception in the infant brain: Gamma oscillatory activity in response to eye gaze. *Social Cognitive & Affective Neuroscience, 2*, 284–291.

Grossmann, T., Johnson, M. H., Lloyd-Fox, S., Blasi, A., Deligianni, F., Elwell, C., & Csibra, G. (2008). Early cortical specialization for face-to-face communication in human infants. *Proceedings of the Royal Society B, 275*, 2803–2811.

Guitton, H. A., Buchtel, H. A., & Douglas, R. M. (1985). Frontal lobe lesions in man cause difficulties in suppressing reflexive glances and in generating goal-directed saccades. *Experimental Brain Research, 58*, 455–472.

Gunnar, M. (2001). Effects of early deprivation: Findings from orphanage-reared infants and children. In C. A. Nelson & M. Luciana (Eds.), *Handbook of developmental cognitive neuroscience* (pp. 617–630). Cambridge, MA: MIT Press.

Guzetta, A., Pecini, C., Biagi, L., Tosetti, M., Brizzolara, D., Chilosi, A., Cipriani, P., Petacchi, E., & Cioni, G. (2008). Language organization in left perinatal stroke. *Neuropediatrics, 39*, 157–163.

Hackman, D. A., & Farah, M. J. (2009). Socioeconomic status and the developing brain. *Trends in Cognitive Neuroscience, 13*, 65–73.

Haith, M. M., & Benson, J. B. (1998). Infant cognition. In D. Kuhn & R. Siegler (Eds.), *Handbook of child psychology: Cognition, perception, and language* (5th ed., Vol. 2, pp. 199–254). New York: Wiley.

Haith, M. M., Hazan, C., & Goodman, G. S. (1988). Expectation and anticipation of dynamic visual events by 3.5-month-old babies. *Child Development, 59*, 467–479.

Halit, H., de Haan, M., & Johnson, M. H. (2003). Cortical specialisation for face processing: Face-sensitive event-related potential components in 3-and 12-month-old infants. *Neuro Image, 19*, 1180–1193.

Halit, H., Csibra, G., Volein, A., & Johnson, M. H. (2004). Face-sensitive cortical processing in early infancy. *Journal of Child Psychology and Psychiatry, 45*, 1228–1234.

Hallett, P. E. (1978). Primary and secondary saccades to goals defined by instructions. *Vision Research, 18*, 1270–1296.

Hamasaki, T., Leingartner, A., Ringstedt, T., & O'Leary, D. D. M. (2004). EMX2 regulates sizes and positioning of the primary sensory and motor areas in neocortex by direct specification of cortical progenitors. *Neuron, 43*, 359–372.

Happé, F. (1994). *Autism: An introduction to psychological theory*. London: UCL Press.

Happé, F., Ronald, A., & Plomin, R. (2006). Time to give up on a single explanation of autism. *Nature Neuroscience, 9*, 1218–1220.

Hari, R., Forss, N., Avikainen, S., Kirveskari, E., Salenius, S., & Rizzolatti, G. (1998). Activation of human primary motor cortex during action observation: A neuromagnetic study. *Proceedings of National Academy of Sciences, USA, 95*, 15061–15065.

Hari, R., & Salmelin, R. (1997). Human cortical oscillations: A neuromagnetic view through the skull. *Trends in Neuroscience, 20*, 44–49.

Hartshorn, K., Rovee-Collier, C., Gerhardstein, P., Bhatt, R. S., Wondoloski, T. L., Klein, P., Glich, J., Wurtzel, M., & Campos-de-Carvalho, M. (1998). The ontogeny of longterm memory over the first year and a half of life. *Developmental Psychobiology, 32*, 69–89.

Hauser, M. D., MacNeilage, P., & Ware, M. (1996). Numerical representations in primates. *Proceedings of the National Academy of Sciences of the United States of America, 93*, 1514–1517.

Haxby, J. V., Gobbini, M. I., Furey, M. L., Ishai, A., Schouten, J. L., & Pietrini, P. (2001). Distributed and overlapping representations of faces and objects in ventral temporal cortex. *Science, 293*, 2425–2430.

Heckman, J. J. (2007). The economics, technology and neuroscience of human capability formation. *Proceedings of the National Academy of Sciences, 104*, 13250–13255.

Held, R. (1985). Binocular vision: Behavioral and neuronal development. In J. Mehler & R. Fox (Eds.), *Neonate cognition: Beyond the blooming, buzzing confusion* (pp. 37–44). Hillsdale, NJ: Lawrence Erlbaum.

Held, R. (1993). Development of binocular vision revisited. In M. H. Johnson (Ed.), *Brain development and cognition: A reader* (pp. 159–166). Oxford: Blackwell.

Hellige, J. B. (1993). *Hemispheric asymmetry: What's right and what's left*. Cambridge, MA: Harvard University Press.

Henson, R. N., Rylands, A., Ross, E., Vuilleumier, P., & Rugg, M. D. (2004). The effect of repetition lag on electrophysiological and hameodynamic correlates of visual object priming. *Neuroimage, 21*, 1674–1689.

Herbert, M. R., Ziegler, D. A., Makris, N. B., Dakardjiev, A., Hodgson, J., Adrien,

K. T. et al. (2003). Larger brain and white matter volumes in children with developmental language disorder. *Developmental Science, 6* (4), F11–F22.

Hernandez, A., & Li, P. (2007). Age of acquisition: Its neural and computational mechanisms. *Psychological Bulletin, 133*, 638–650.

Hillyard, S. A., Mangun, G. R., Woldorff, M. G., & Luck, S. J. (1995). Neural systems mediating selective attention. In M. S. Gazzaniga (Ed.), *The cognitive neurosciences* (pp. 665–681). Cambridge, MA: MIT Press.

Hinde, R. A. (1961). The establishment of parent-offspring relations in birds, with some mammalian analogies. In W. H. Thorpe & O. L. Zangwill (Eds.), *Current problems in animal behaviour* (pp. 175–193). Cambridge: Cambridge University Press.

Hinde, R. A. (1974). *Biological bases of human social behaviour.* New York: McGraw-Hill.

Hinshelwood, J. (1907). Four cases of congenital word-blindness occurring in the same family. *British Medical Journal, 2*, 1229–1232.

Hobson, R. P. (1993). Understanding persons: The role of affect. In S. Baron-Cohen, H. Tager-Flusberg, & D. J. Cohen (Eds.), *Understanding other minds* (pp. 204–227). Oxford: Oxford University Press.

Holmboe, K., Fearon, P. R. M., Csibra, G., Tucker, L. A., & Johnson, M. H. (2008). Freezeframe: A new infant inhibition task and its relation to frontal cortex tasks during infancy and early childhood. *Journal of Experimental Child Psychology, 100*, 89–114.

Hood, B. (1993). Inhibition of return produced by covert shifts of visual attention in 6-month-old infants. *Infant Behavior and Development, 16*, 245–254.

Hood, B. (1995). Shifts of visual attention in the human infant: A neuroscientific approach. In C. Rovee-Collier & L. Lipsitt (Eds.), *Advances in infancy research* (Vol. 9, pp. 163–216). Norwood, NJ: Ablex.

Hood, B., & Atkinson, J. (1991). *Shifting covert attention in infants.* Paper presented at the Abstracts of the Society for Research in Child Development, Seattle, WA.

Hood, B. M., Willen, J. D., & Driver, J. (1998). Adult's eyes trigger shifts of visual attention in human infants. *Psychological Science, 9*, 131–134.

Hopkins, B., Lems, W., Janssen, B., & Butterworth, G. (1987). Postural and motor asymmetries in newlyborns. *Human Neurobiology, 6*, 153–156.

Hopkins, B., Lems, Y. L., van Wulfften Palthe, T., Hoeksma, J. B., Kardound, O., & Butterworth, G. (1990). Development of head position preference during early infancy: A longitudinal study in the daily life situation. *Developmental Psychobiology, 23*, 39–53.

Hopkins, B., & Rönnqvist, L. (1998). Human handedness: Developmental and evolutionary perspectives. In F. Simmion & G. Butterworth (Eds.), *The development of sensory, motor, and cognitive capacities in early infancy: From perception to cognition* (pp. 191–236). Hove: Psychology Press.

Horn, G. (1985). *Memory, imprinting, and the brain: An inquiry into mechanisms.* Oxford: Clarendon Press.

Horn, G. (2004). Pathways of the past: The imprint of memory. *Nature Reviews Neuroscience, 5,* 108–120.

Horn, G., & Johnson, M. H. (1989). Memory systems in the chick: Dissociations and neuronal analysis. *Neuropsychologia, 27* (Special Issue: Memory), 1–22.

Horn, G., & McCabe, B. J. (1984). Predispositions and preferences: Effects on imprinting of lesions to the chick brain. *Brain Research, 168,* 361–373.

Huang, Z. J., Di Cristo, G., & Ango, F. (2007). Development of GABA innervation in the cerebral and cerebellar cortices. *Nature Reviews Neuroscience, 8,* 673–686.

Huffman, K. J., Molnár, Z., Van Dellen, A., Kahn, D. M., Blakemore, C., & Krubitzer, L. (1999). Formation of cortical fields on a reduced cortical sheet. *The Journal of Neuroscience, 19* (22), 9939–9952.

Huttenlocher, P. R. (1990). Morphometric study of human cerebral cortex development. *Neuropsychologia, 28,* 517–527.

Huttenlocher, P. R. (1994). Synaptogenesis, synapse elimination, and neural plasticity in human cerebral cortex: Threats to optimal development. In C. A. Nelson (Ed.), *The Minnesota Symposia on Child Psychology* (Vol. 27, pp. 35–54). Hillsdale, NJ: Lawrence Erlbaum.

Huttenlocher, P. R. (2002). Morphometric study of human cerebral cortex development. In M. H. Johnson, Y. Munakata, & R. Gilmore (Eds.), *Brain development and cognition: A reader* (2nd ed., pp. 117–128). Oxford: Blackwell.

Huttenlocher, P. R., & Dabholkar, J. C. (1997). Developmental anatomy of prefrontal cortex. In N. A. Krasnegor, G. R. Lyon, & P. S. Goldman-Rakic (Eds.), *Development of the prefrontal cortex: Evolution, neurobiology, and behavior* (pp. 69–84). Baltimore, MD: Paul. H. Brookes:

Huttenlocher, P. R., de Courten, C., Garey, L. G., & Van der Loos, H. (1982). Synaptogenesis in human visual cortex: Evidence for synapse elimination during normal development. *Neuroscience Letter, 33,* 247–252.

Hykin, J., Moore, R., Duncan, K., Clare, S., Baker, P., Johnson, I. et al. (1999). Fetal brain activity demonstrated by functional magnetic resonance imaging. *The Lancet, 354,* 645–646.

Iliescu, B. F., & Dannemiller, J. L. (2008). Brain-behavior relationships in early visual development. In C. A. Nelson and M. Luciana (Eds.), *Handbook of developmental cognitive neuroscience* (2nd ed., pp. 127–146). Cambridge, MA: MIT

Press.

Ishai, A., Ungerleider, L. G., Martin, A., Schouten, J. L., & Haxby, J. V. (1999). Distributed representation of objects in the human ventral visual pathway. *Proceedings of the National Academy of Sciences of the United States of America, 96* (16), 9379-9384.

Jacobs, R. A. (2002). What determines visual cue reliability? *Trends in Cognitive Sciences, 6*, 345-350.

Jacobs, R. A., Jordan, M. I., & Barto, A. G. (1991). Task decomposition through competition in a modular connectionist architecture: The what and where vision tasks. *Cognitive Science, 15*, 219-250.

Jaffe, J., Stern, D. N., & Perry, J. C. (1973). "Conversational" coupling of gaze behavior in prelinguistic human development. *Journal of Psycholinguistic Research, 2*, 321-329.

Jernigan, T. L., & Bellugi, U. (1994). Neuroanatomical distinctions between Williams and Down syndromes. In S. Broman & J. Grafman (Eds.), *Atypical cognitive deficits in developmental disorder: Implications for brain function* (pp. 57-66). Hillsdale, NJ: Lawrence Erlbaum.

Johannsen, W. (1911). The genotype concept of heredity. *The American Naturalist, 45*, 129-159.

Johnson, M. B., Imamura Kawasawa, Y., Mason, C. E., Krsnik, Z., Coppola, G., Bogdanovic, D. et al. (2009). Functional and evolutionary insights into human brain development through global transcriptome analysis. *Neuron, 62*, 494-509.

Johnson, M. H. (1990). Cortical maturation and the development of visual attention in early infancy. *Journal of Cognitive Neuroscience, 2*, 81-95.

Johnson, M. H. (1994). Visual attention and the control of eye movements in early infancy. In C. Umilta & M. Moscovitch (Eds.), *Attention and performance. XV: Conscious and nonconscious information processing* (pp. 291-310). Cambridge, MA: MIT Press.

Johnson, M. H. (1995). The inhibition of automatic saccades in early infancy. *Developmental Psychobiology, 28*, 281-291.

Johnson, M. H. (2001). Functional brain development in humans. *Nature Reviews Neuroscience, 2*, 475-483.

Johnson, M. H. (2002). The development of visual attention: A cognitive neuroscience perspective. In M. H. Johnson, Y. Munakata, & R. Gilmore (Eds.), *Brain development and cognition: A reader* (pp. 134-150). Oxford: Blackwell.

Johnson, M. H. (2005). Sub-cortical face processing. *Nature Reviews Neuroscience, 6*, 766-774.

Johnson, M. H., & Bolhuis, J. J. (1991). Imprinting, predispositions and filial preference in the chick. In R. J. Andrew (Ed.), *Neural and behavioral plasticity* (pp. 133–156). Oxford: Oxford University Press.

Johnson, M. H., Bolhuis, J. J., & Horn, G. (1985). Interaction between acquired preferences and developing predispositions during imprinting. *Animal Behaviour, 33*, 1000–1006.

Johnson, M. H., de Haan, M., Oliver, A., Smith, W., Hatzakis, H., Tucker, L. A. et al. (2001). Recording and analyzing high-density event-related potentials with infants using the Geodesic Sensor Net. *Developmental Neuropsychology, 19* (3), 295–323.

Johnson, M. H., Dziurawiec, S., Bartrip, J., & Morton, J. (1992). The effects of movement of internal features on infants' preferences for face-like stimuli. *Infant Behavior and Development, 15*, 129–136.

Johnson, M. H., Dziurawiec, S., Ellis, H. D., & Morton, J. (1991). Newborns' preferential tracking of face-like stimuli and its subsequent decline. *Cognition, 40*, 1–19.

Johnson, M. H., Gilmore, R. O., Tucker, L. A., & Minister, S. L. (1996). Cortical development and saccadic control: Vector summation in young infants. *Brain and Cognition, 32*, 237–243.

Johnson, M. H., Halit, H., Grice, S., & Karmiloff-Smith, A. (2002). Neuroimaging of typical and atypical development: A perspective from multiple levels of analysis. *Development and Psychopathology, 14*, 521–536.

Johnson, M. H., & Horn, G. (1986). Is a restricted brain region of domestic chicks involved in the recognition of individual conspecifics? *Behavioural Brain Research, 20*, 109–110.

Johnson, M. H., & Horn, G. (1987). The role of a restricted region of the chick forebrain in the recognition of individual conspecifics. *Behavioural Brain Research, 23*, 269–275.

Johnson, M. H., & Horn, G. (1988). The development of filial preferences in the dark-reared chick. *Animal Behaviour, 36*, 675–683.

Johnson, M. H., & Karmiloff-Smith, A. (1992). Can neural selectionism be applied to cognitive development and its disorders? *New Ideas in Psychology, 10*, 35–46.

Johnson, M.H., Mareschal, D., & Csibra, G. (2008). The development and integration of the dorsal and ventral visual pathways in object processing. In C. A. Nelson & M. Luciana (Eds.), *Handbook of Developmental Cognitive Neuroscience* (2nd ed., pp. 467–478). Cambridge: MIT Press.

Johnson, M. H., & Morton, J. (1991). *Biology and cognitive development: The case of face recognition.* Oxford: Blackwell.

Johnson, M. H., & Munakata, Y. (2005). Processes of change in brain and cogni-

tive development. *Trends in Cognitive Science, 9*, 152–158.
Johnson, M. H., Munakata, Y., & Gilmore, R. (Eds.) (2002). *Brain development and cognition: A reader* (2nd ed.). Oxford: Blackwell.
Johnson, M. H., Posner, M. I., & Rothbart, M. K. (1991). Components of visual orienting in early infancy: Contingency learning, anticipatory looking, and disengaging. *Journal of Cognitive Neuroscience, 3* (4), 335–344.
Johnson, M. H., & Tucker, L. A. (1996). The development and temporal dynamics of spatial orienting in infants. *Journal of Experimental Child Psychology, 63*, 171–188.
Johnson, M. H., Tucker, L. A., Stiles, J., & Trauner, D. (1998). Visual attention in infants with perinatal brain damage: Evidence of the importance of anterior lesions. *Developmental Science, 1*, 53–58.
Johnson, M. H., & Vecera, S. P. (1996). Cortical differentiation and neurocognitive development: The parcellation conjecture. *Behavioural Processes, 36*, 195–212.
Johnson, M. K., Hashtroudi, S., & Lindsay, D. S. (1993). Source monitoring. *Psychological Bulletin, 114* (1), 3–28.
Johnson, S. P., & Aslin, R. N. (1995). Perception of object unity in 2-month-old infants. *Developmental Psychology, 31*, 739–745.
Johnson, S. P., & Aslin, R. N. (1996). Perception of object unity in young infants: The roles of motion, depth and orientation. *Cognitive Development, 11*, 161–180.
Johnson, S. P., & Nanez, J. (1995). Young infants' perception of object unity in two-dimensional displays. *Infant Behavior & Development, 18*, 133–143.
Johnston, M. V., McKinney, M., & Coyle, J. T. (1979). Evidence for a cholinergic projection to neocortex from neurons in basal forebrain. *Proceedings of the National Academy of Sciences of the United States of America, 76*, 5392–5396.
Johnston, T. D. (1988). Developmental explanation and the ontogeny of birdsong: Nature/ nurture redux. *Behavioral and Brain Sciences, 11*, 617–663.
Jonides, J., Smith, E. E., Koeppe, R. A., Awh, E., Minoshima, S., & Mintun, M. A. (1993). Spatial working memory in humans as revealed by PET. *Nature, 363*, 623–625.
Just, M. A., Cherkassky, V. L., Keller, T. A., Kana, R. K., & Minshew, N. J. (2007). Functional and anatomical cortical underconnectivity in autism: Evidence from an fMRI study of an executive function task and corpus callosum morphometry. *Cerebral Cortex, 17*, 951–961.
Kaldy, Z., & Sigala, N. (2004). The neural mechanisms of object working memory: What is where in the infant brain? *Neuroscience and Biobehavioral Reviews, 28*, 113–121.
Kalsbeek, A., Voorn, P., Buijs, R. M., Pool, C. W., & Uylings, H. B. (1988). Devel-

opment of the dopaminergic innervation in the prefrontal cortex of rat. *Journal of Comparative Neurology, 269*, 58–72.

Kanwisher, N., McDermott, J., & Chun, M. M. (1997). The fusiform face area: A module in human extrastriate cortex specialized for face perception. *The Journal of Neuroscience, 17* (11), 4302–4311.

Karatekin, C. (2001). Developmental disorders of attention. In C. A. Nelson & M. Luciana (Eds.), *Handbook of developmental cognitive neuroscience.* (pp. 561–576). Cambridge, MA: MIT Press.

Karatekin, C. (2008). Eye tracking studies of normative and atypical development. In C. A. Nelson & M. Luciana (Eds.), *Handbook of Developmental Cognitive Neuroscience* (2nd ed., pp. 263–300). Cambridge, MA: MIT Press.

Karmiloff-Smith, A. (1985). Language and cognitive processes from a developmental perspective. *Language and Cognitive Processes, 1*, 61–85.

Karmiloff-Smith, A. (1992). *Beyond modularity: A developmental perspective on cognitive science.* Cambridge, MA: MIT Press/ Bradford Books.

Karmiloff-Smith, A. (1998). Development itself is the key to understanding developmental disorders. *Trends in Cognitive Sciences, 2*, 389–398.

Karmiloff-Smith, A. (2008). Research into Williams syndrome: The state of the art. In C. A. Nelson & M. Luciana (Eds.), *Handbook of developmental cognitive neuroscience* (2nd ed., pp. 691–700). Cambridge, MA: MIT Press.

Karmiloff-Smith, A., Grant, J., Ewing, S., Carette, M. J., Metcalfe, K., Donnai, D. et al. (2003). Using case study comparisons to explore genotype/ phenotype correlations in Williams syndrome. *Journal of Medical Genetics, 40*, 136–140.

Karmiloff-Smith, A., & Johnson, M. H. (1994). Thinking on one's feet (review of *A dynamic systems approach to the development of cognition and action*, by Esther Thelan and Linda Smith). *Nature, 372*, 53–54.

Karmiloff-Smith, A., Klima, E., Bellugi, U., Grant, J., & Baron-Cohen, S. (1995). Is there a social module? Language, face processing and theory of mind in individuals with Williams syndrome. *Journal of Cognitive Neuroscience, 7*, 196–208.

Kasamatsu, T., & Pettigrew, J. W. (1976). Depletion of brain catecholamines: Failure of monocular dominance shift after monocular conclusion in kittens. *Science, 194*, 206–209.

Kaufman, J., Csibra, G., & Johnson, M. H. (2003). Representing occluded objects in the human infant brain. *Proceedings of the Royal Society B: Biology Letters*, doi: 10.1098/ rsbl.2003. 0067.

Kaufman, J., Csibra, G., & Johnson, M. H. (2003). Oscillatory activity in the infant brain reflects object maintenance. *Proceedings of National Academy of Sciences USA, 102*, 15271–15274.

Kaufman, J., Mareschal, D., & Johnson, M. H. (2003). Graspability and object processing in infants. *Infant Behavior and Development, 26* (4), 516–528.

Kavsek, M. J. (2002). The perception of static subjective contours in infancy. *Child Development, 73* (2), 331–344.

Kawabata, H., Gyoba, J., Inoue, H., & Ohtsubo, H. (1999). Visual completion of partly occluded grating in infants under one month of age. *Vision Research, 39*, 3586–3591.

Kellman, P. J., & Spelke, E. S. (1983). Perception of partly occluded objects in infancy. *Cognitive Psychology, 15* (4), 483–524.

Kelly, C. A. M., & Garavan, H. (2005). Human functional neuroimaging of brain changes associated with practice. *Cerebral Cortex, 15*, 1089–1102.

Kennedy, H., & Dehay, C. (1993). The importance of developmental timing in cortical specification. *Perspectives on Developmental Neurobiology, 1* (2), 93–99.

Kerszberg, M., Dehaene, S., & Changeux, J.-P. (1992). Stabilization of complex input-output functions in neural clusters formed by synapse selection. *Neural Networks, 5*, 403–413.

Killackey, H. P. (1990). Neocortical expansion: An attempt toward relating phylogeny and ontongeny. *Journal of Cognitive Neuroscience, 2*, 1–17.

Killgore, W. D. S., Old, M., & Yurgelun-Todd, D. A. (2001). Sex-specific developmental changes in amygdala response to affective faces. *Neuroreport, 12*, 427–433.

Kilner, J. M., & Blakemore, S. J. (2007). How does the mirror neuron system change during development? *Developmental Science, 10*, 524–526.

Kilner, J. M., Vargas, C., Duval, S., Blakemore, S. J., & Sirigu, A. (2004). Motor activation prior to observation of a predicted movement. *Nature Neuroscience, 7*, 1299–1301.

Kingsbury, M. A., & Finlay, B. L. (2001). The cortex in multidimensional space: Where do cortical areas come from? *Developmental Science, 4*, 125–142.

Kinsbourne, M., & Hiscock, M. (1983). The normal and deviant development of functional lateralization of the brain. In M. Haith & J. Campos (Eds.), *Handbook of Child Psychology* (pp. 157–280). New York: Wiley.

Kleiner, K. A. (1993). Specific vs non-specific face recognition device. In B. de Boysson-Bardies, S. de Schonen, P. Jusczyk, P. MacNeilage, & J. Morton (Eds.), *Developmental neurocognition: Speech and face processing in the first year of life* (pp. 103–108). Dordrecht: Kluwer.

Kleinke, C. L. (1986). Gaze and eye contact; A research review. *Psychological Bullatin, 100*, 78–100.

Klima, E., & Bellugi, U. (1979). *The signs of language.* Cambridge, MA: Harvard University Press.

Klingberg, T. (2006). Development of a superior frontal-intraparietal network for visuospatial working memory. *Neuropsychologia, 44*, 2171–2177.

Klingberg, T. (2008). White matter maturation and cognitive development during childhood. In C. A. Nelson and M. Luciana (Eds.), *Handbook of developmental cognitive neuroscience* (2nd ed., pp. 237–244). Cambridge, MA: MIT Press.

Klingberg, T., Forssberg, H., & Westerberg, H. (2002). Increased brain activity in frontal and parietal cortex underlies the development of visuospatial working memory capacity during childhood. *Journal of Cognitive Neuroscience, 14*, 1–10.

Kobayashi, C., Glover, G., & Temple, E. (2007). Cultural and linguistic effects on neural bases of "Theory of Mind" in American and Japanese children. *Brain Research, 1164*, 95–107.

Kobayashi, C., Glover, G., & Temple, E. (2008). Switching language switches mind: linguistic effects on developmental neural bases of "Theory of Mind". *Social Cognitive Affective Neuroscience, 3*, 62–70.

Kostović, I., Petanjek, Z., & Judaš, M. (1993). Early areal differentiation of the human cerebral cortex: Entorhinal area. *Hippocampus, 3* (4), 447–458.

Kostović, I., Judaš, M., & Petanjek, Z. (2008). Structural development of the human prefrontal cortex. In C. A. Nelson and M. Luciana (Eds.), *Handbook of developmental cognitive neuroscience* (2nd ed., pp. 213–235). Cambridge, MA: MIT Press.

Kozorovitskiy, Y., & Gould, E. (2008). Adult neurogenesis in the hippocampus. In C. A. Nelson and M. Luciana (Eds.), *Handbook of developmental cognitive neuroscienc* (2nd ed., pp. 51–62). Cambridge, MA: MIT Press.

Krubitzer, L. A. (1998). What can monotremes tell us about brain evolution? *Philosophical Transactions of the Royal Society of London, Series B, Biological Sciences, 353*, 1127–1146.

Kuhl, P. K. (2000). A new view of language acquisition. *Proceedings of the National Academy of Science, 97*, 11850–11857.

Kuhl, P. K., Conboy, B. T., Coffey-Corina, S., Padden, D., Fivera-Gaxiola, M., & Nelson, T. (2008). Phonetic learning as a pathway to language: New data and native language magnet theory expanded (NLM-e). *Philosophical Transactions of the Royal Society, B, 363*, 979–1000.

Kuhl, P. K., & Rivera-Gaxiola, M. (2008). Neural substrates of language acquisition. *Annual Reviews of Neuroscience, 31*, 511–534.

Lai, C. S. L., Fisher, S. E., Hurst, J. A., Vargha-Khadem, F., & Monaco, A. P. (2001). A forkhead-domain gene is mutated in a severe speech and language disorder. *Nature, 413*, 519–523.

Langton, S. R. H., & Bruce, V. (1999). Reflexive visual orienting in response to

the social attention of others. *Visual Cognition, 6*, 541–567.
Leamey, C. A., Glendining, K. A., Kreiman, G., Kang, N.-D., Wang, K. H., Fassler, R. et al. (2008). Differential gene expression between sensory neocortical areas: potential roles for Ten_m3 and Bc 16 in patterning visual and somatosensory pathways. *Cerebral Cortex, 18*, 53–66.
Leonard, C. M., & Eckert, M. A. (2008). Asymmetry and dyslexia. *Developmental Neuropsychology, 33*, 663–681.
Le Grand, R., Mondloch, C. J., Maurer, D., & Brent, H. P. (2001). Early visual experience and face processing. *Nature, 410*, 890.
Lenneberg, E. (1967). *Biological foundations of language*. New York: Wiley.
Leonard, C. M. (2003). Neural substrate of speech and language development. In M. de Haan & M. H. Johnson (Eds.), *The cognitive neuroscience of development* (pp. 127–155). Hove: Psychology Press.
Lewis, T. L., Maurer, D., & Milewski, A. (1979). The development of nasal detection in young infants. *Investigative Opthalmology and Visual Science Supplement, 271*.
Lewkowicz, D. J. (1991). Development of intersensory functions in human infancy: Auditory/visual interactions. In M. J. Salomon Weiss & P. Zelazo (Eds.) *Newborn attention: Biological constraints and the influence of experience* (pp. 308–338). Norwood, NJ: Ablex.
Lewkowicz, D. J., & Turkewitz, G. (1981). Intersensory interaction in newborns: Modification of visual preferences following exposure to sound. *Child Development, 52*, 827–832.
Liégeois, F., Baldeweg, T., Connelly, A., Gadian, D. G., Mishkin, M., & Vargha-Khadem, F. (2003). Language fMRI abnormalities associated with FOXP2 gene mutation. *Nature Neuroscience, 6* (11), 1230–1237.
Liégeois, F., Connelly, A., Helen Cross, J., Boyd, S. G., Gadian, D. G., Vargha-Khadem, F., & Baldeweg, T. (2004). Language reorganization in children with early onset lesions of the left hemisphere: An fMRI study. *Brain, 127*, 1229–1236.
Lipsitt, L. P. (1990). Learning processes in the human newborn: Sensitization, habituation, and classical conditioning. *Annals of the New York Academy of Sciences, 608*, 113–127.
Lipton, J. S., & Spelke, E. (2003). Origins of number sense: Large-number discrimination in human infants. *Psychological Science, 14* (5), 396–401.
Livingstone, M. S., Rosen, G. D., Drislane, F. W., & Galaburda, A. M. (1991). Physiological and anatomical evidence for a magnocellular defect in developmental dyslexia. *Proceedings of the National Academy of Sciences of the United States of America, 88*, 7943–7947.

Lloyd-Fox, S., Blasi, A., & Elwell, C. E. (2010). Illuminating the developing brain: The past, present and future of functional near infrared spectroscopy. *Neuroscience and Biobehavioural Reviews, 34* (3), 269–284.

Lloyd-Fox, S., Blasi, A., Volein, A., Everdell, N., Elwell, C., & Johnson, M. H. (2009). Social perception in infancy: A near infrared spectroscopy study. *Child Development, 80*, 986–999.

Lorenz, K. (1965). *Evolution and the modification of behavior*. Chicago: University of Chicago Press.

Luciana, M. (2003). The neural and functional development of human prefrontal cortex. In M. de Haan & M. H. Johnson (Eds.), *The cognitive neuroscience of development* (pp. 157–174). Hove, UK: Psychology Press.

Luciana, M., & Nelson, C. A. (1998). The functional emergence of prefrontally-guided working memory systems in four-to-eight year-old children. *Neuropsychologia, 36* (3), 273–293.

Luciana, M., & Nelson, C.A. (2000). Neurodevelopmental assessment of cognitive function using the Cambridge Neuropsychological Testing Automated Battery (CANTAB): Validation and future goals. In M. Ernst & J. M. Rumsey (Eds.), *Functional neuroimaging in child psychiatry* (pp. 379–397). Cambridge: Cambridge University Press.

Luna, B., Thulborn, K. R., Munoz, D. P., Merriam, E. P., Garver, K. E., Minshew, N. J. et al. (2001). Maturation of widely distributed brain function subserves cognitive development. *NeuroImage, 13* (5), 786–793.

Luna, B., Garver, K. E., Urban, T. A., Lazar, N. A., & Sweeney, J. A. (2004). Maturation of cognitive processes from late childhood to adulthood. *Child Development, 75*, 1357–1372.

Lutchmaya, S., Baron-Cohen, S., & Raggatt, P. (2002a). Foetal testosterone and eye contact in 12-month-old human infants. *Infant Behavior and Development, 25* (3), 327–335.

Lutchmaya, S., Baron-Cohen, S., & Raggatt, P. (2002b). Foetal testosterone and vocabulary size in 18-and 24-month-old infants. *Infant Behavior and Development, 24* (4), 418–424.

MacPhail, E. M. (1982). *Brain and intelligence in vertebrates*. Oxford: Clarendon Press.

MacSweeney, M., Capek, C. M., Campbell, R., & Woll, B. (2008). The signing brain: The neurobiology of sign language. *Trends in Cognitive Sciences, 12*, 438–440.

Maguire, E. A., Vargha-Khadem, F., & Mishkin, M. (2001). The effects of bilateral hippocampal damage on fMRI regional activations and interactions during memory retrieval. *Brain, 124*, 1156–1170.

Mallamaci, A., Muzio, L., Chan, C. H., Parnavelas, J., & Boncinelli, E. (2000). Area identity shifts in the early cerebral cortex of Emx2 −/− mutant mice. *Nature Neuroscience, 3*, 679–686.

Mancini, J., Casse-Perrot, C., Giusiano, B., Girard, N., Camps, R., Deruelle, C., et al. (1998). Face processing development after a perinatal unilateral brain lesion. *Human Frontiers Science Foundation Developmental Cognitive Neuroscience Technical Report Series* (98.6).

Marcus, G. F., & Fisher, S. E. (2003). FOXP2 in focus: What can genes tell us about speech and language? *Trends in Cognitive Sciences, 7* (6), 257–262.

Marcusson, J. O., Morgan, D. G., Winblad, B., & Finch, C. E. (1984). Serotonin-2 binding sites in human frontal cortex and hippocampus: Selective loss of S-2 A sites with age. *Brain Research, 311*, 51–56.

Mareschal, D., & Johnson, M. H. (2003). The "what" and "where" of infant object representations. *Cognition, 88*, 259–276.

Mareschal, D., Johnson, M. H., Sirois, S., Spratling, M., Thomas, M., & Westermann, G. (2007). *Neuroconstructivism: How the brain constructs cognition.* Oxford: Oxford University Press.

Mareschal, D., Plunkett, K., & Harris, P. (1999). A computational and neuropsychological account of object-oriented behaviours in infancy. *Developmental Science, 2*, 306–317.

Mareschal, D., & Thomas, M. S. C. (2007). Computational modelling in developmental psychology. *IEEE Transactions on Evolutionary Computation* (Special Issue on Autonomous Mental Development), *11*, 137–150.

Marin-Padilla, M. (1990). The pyramidal cell and its local-circuit interneurons: A hypothetical unit of the mammalian cerebral cortex. *Journal of Cognitive Neuroscience, 2*, 180–194.

Markham, J., & Greenough, W. T. (2004). Experience-driven brain plasticity: Beyond the synapse. *Neuron Glia Biology, 1*, 351–364.

Marler, P. (2002). The instinct to learn. In M. H. Johnson, Y. Munakata, & R. Gilmore (Eds.), *Brain development and cognition: A reader* (2nd ed., pp. 305-330). Oxford: Blackwell.

Marr, D. (1982). *Vision*. San Francisco: W.H. Freeman.

Matsuzawa, J. (1985). Colour naming and classification in a chimpanzee (Pan troglodytes). *Journal of Human Evolution, 14*, 283–291.

Matsuzawa, T. (1991). Nesting cups and metatools in chimpanzees. *Behavioral and Brain Sciences, 14*, 570–571.

Matsuzawa, T. (2007). Comparative cognitive development. *Development Science, 10*, 97–103.

Maurer, D. (1985). Infants' perception of facedness. In T. N. Field & N. Fox

(Eds.), *Social perception in infants* (pp. 73–100). Hillsdale, NJ: Ablex.

Maurer, D. (1993). Neonatal synesthesia: Implications for the processing of speech and faces. In B. de Boysson-Bardies, S. de Schonen, P. Jusczyk, P. McNeilage, & J. Morton (Eds.), *Developmental neurocognition: Speech and face processing in the first year of life* (pp. 109–124). Dordrecht: Kluwer.

Maurer, D., & Barrera, M. (1981). Infants' perception of natural and distorted arrangements of a schematic face. *Child Development, 47*, 523–527.

Maurer, D., Lewis, T. L., & Mondloch, C. J. (2008). Plasticity of the visual system. In C. A. Nelson and M. Luciana (Eds.), *Handbook of developmental cognitive neuroscience* (2nd ed., pp. 415–438). Cambridge, MA: MIT Press.

Maurer, U., Brem, S., Bucher, K., & Brandeis, D. (2005). Emerging neurophysiological specialization for letter strings. *Journal of Cognitive Neuroscience, 17*, 1532–1552.

Maurer, U., Brem, S., Bucher, K., Kranz, F., Benz, R., Halder, P., Steinhausen, H.-C., & Brandeis, D. (2007). Impaired tuning of a fast occipito-temporal response to print in dyslexic children learning to read. *Brain, 130*, 3200–3210.

Maurer, U., Brem, S., Kranz, F., Bucher, K., Benz, R., Halder, P., Steinhausen, H.-C., & Brandels, D. (2006). Coarse neural tuning for print peaks when children learn to read. *Neuro Image, 33*, 749–758.

Maylor, E. A. (1985). Facilitory and inhibitory components of orienting in visual space. In M. I. Posner & O. M. Marin (Eds.), *Attention and performance XI* (pp. 189-204). Hillsdale, NJ: Erlbaum.

McCabe, B. J., Cipolla-Neto, J., Horn, G., & Bateson, P. P. G. (1982). Amnesic effects of bilateral lesions placed in the hyperstriatum ventrale of the chick after imprinting. *Experimental Brain Research, 48*, 13–21.

McDonough, L., Mandler, J. M., McKee, R. D., & Squire, L. R. (1995). The deferred imitation task as a nonverbal measure of declarative memory. *Proceedings of the National Academy of Sciences, USA, 92*, 7580–7584.

McManus, I. C., & Bryden, M. P. (1991). Geschwind's theory of cerebral lateralization: Developing a formal causal model. *Psychological Bulletin, 110*, 237–253.

McManus, I. C., & Bryden, M. P. (1993). The neurobiology of handedness, language and cerebral dominance: A model for the molecular genetics of behavior. In M. H. Johnson (Ed.) *Brain development and cognition: A reader*. Oxford: Blackwell.

Meaburn, E., Dale, P. S., Craig, I. W., & Plomin, R. (2002). Language-impaired children: No sign of the FOXP2 mutation. *Neuroreport, 13*, 1075–1077.

Meek, J. H. (2002). Basic principles of optical imaging and application to the study of infant development. *Developmental Science, 5* (3), 371–380.

Meek, J. H., Firbank, M., Elwell, C. E., Atkinson, J., Braddick, O., & Wyatt, J.

S. (1998). Regional hemodynamic responses to visual stimulation in awake infants. *Paediatric Research, 43*, 840–843.

Mehler, J., Nespor, M., Gervain, J., Endress, A., & Shukla, M. (2008). Mechanisms of language acquisition: Imaging and behavioural evidence. In C. A. Nelson & M. Luciana (Eds.), *Handbook of developmental cognitive neuroscience* (2nd ed. pp. 325–336). Cambridge, MA: MIT Press.

Meltzoff, A. N., & Borton, R. W. (1979). Intermodal matching by human neonates. *Nature, 282*, 403–404.

Meltzoff, A. N., & Moore, M. K. (1977). Imitation of facial and manual gestures by human neonates. *Science, 198*, 74–78.

Menon, V., Boyett-Anderson, J. M., & Reiss, A. L. (2005). Maturation of medial temporal lobe response and connectivity during memory encoding. *Brain Research Cognitive Brain Research, 25*, 379–385.

Mercure, E., Ashwin, E., Dick, F., Halit, H., Auyeung, B., Baron-Cohen, S. et al. (2009). IQ, fetal testosterone and individual variability in children's functional lateralization. *Neuropsychologia, 47*, 2537–2543.

Mercure, E., Dick, F., Halit, H., Kaufman, J., & Johnson, M. H. (2008). Differential lateralization for words and faces: category or psychophysics? *Journal of Cognitive Neuroscience, 20*, 2070–2087.

Merigan, W., & Maunsell, J. (1993). How parallel are the primate visual pathways? *Annual Review of Neuroscience, 16*, 369–402.

Merzenich, M. M., Wright, B. A., Jaenkins, W., Xerri, C., Byl, N., Miller, S. L., et al. (2002). Cortical plasticity underlying perceptual, motor, and cognitive skill development: Implications for neurorehabilitation. In M. H. Johnson, Y. Munakata, & R. Gilmore (Eds.), *Brain development and cognition: A reader* (2nd ed. pp. 292–304). Oxford: Blackwell.

Meulemans, T., Van der Linden, M., & Perruchet, P. (1998). Implicit sequence learning in children. *Journal of Experimental Child Psychology, 69*, 199–221.

Michel, G. F. (1981). Right-handedness: A consequence of infant supine head orientation preference? *Science, 212*, 685–687.

Mills, D. L., Coffey-Corina, S. A., & Neville, H. J. (1993). Language acquisition and cerebral specialization in 20-month-old infants. *Journal of Cognitive Neuroscience, 5*, 317–334.

Mills, D. L., & Conboy, B. T. (2009). Early communicative development and the social brain. In M. de Haan & M. R. Gunnar (Eds.), *Handbook of developmental social neuroscience*. New York: Guilford Press.

Milner, A. D., & Goodale, M. A. (1995). *The visual brain in action*. Oxford: Oxford University Press.

Milner, B. (1982). Some cognitive effects of frontal-lobe lesions in man. *Philosoph-*

ical Transactions of the Royal Society of London, Series B, Biological Sciences, 298, 211–226.
Minshew, N. J., & Williams, D. L. (2007). The new neurobiology of autism: Cortex, connectivity, and neuronal organization. Archives of Neurology, 64, 945–950.
Mishkin, M., Suzuki, W. A., Gadian, D. G., & Vargha-Khadem, F. (1997). Hierarchical organization of cognitive memory. Philosophical Transactions of the Royal Society, London B Biological Sciences, 352, 1461–1467.
Miyashita-Lin, E. M., Hevner, R., Wassarman, K. M., Martinez, S., & Rubenstein, J. L. (1999). Early neocortial regionalization in the absence of thalamic innervation. Science, 285, 906–909.
Molnar, Z., & Blakemore, C. (1991). Lack of regional specificity for connections formed between thalamus and cortex in coculture. Nature, 351, 475–477.
Moore, R. J., Vadeyar, S. H., Fulford, J., Tyler, D. J., Gribben, C., Baker, P. N., et al. (2001). Antenatal determination of fetal brain activity in response to an acoustic stimulus using functional magnetic resonance imaging. Human Brain Mapping, 12, 94–99.
Morton, J., Mehler, J., & Jusczyk, P. W. (1984). On reducing language to biology. Cognitive Neuropsychology, 1, 83–116.
Mosconi, M. W., Mack, P. B., McCarthy, G., & Pelphrey, K. A. (2005). Taking an intentional stance on eye gaze shifts: A functional neuroimaging study of social perception in children. Neuroimage, 27, 247–252.
Munakata, Y., McClelland, J. L., Johnson, M. H., & Siegler, R. S. (1997) Rethinking infant knowledge: Toward an adaptive process account of successes and failures in object permanence tasks. Psychological Review, 104, 686–713.
Munakata, Y., Stedron, J. M., Chatham, C. H., & Kharitonova, M. (2008). Neural network models of cognitive development. In C. A. Nelson & M. Luciana (Eds.), Handbook of developmental cognitive neuroscience (2nd ed., pp. 367–382). Cambridge, MA: MIT Press.
Nagy, Z., Westerberg, H., & Klingberg, T. (2004). Maturation of white matter is associated with the development of cognitive functions during childhood. Journal of Cognitive Neuroscience, 16, 1227–1233.
Nelson, C. (1994). Neural correlates of recognition memory in the first postnatal year. In G. Dawson & K. Fischer (Eds.), Human behavior and the developing brain (pp. 269–313). New York: Guilford Press.
Nelson, C. A. (1995). The ontogeny of human memory: A cognitive neuroscience perspective. Developmental Psychology, 31, 723–738.
Nelson, C. A. (2003). The development of face recognition reflects an experience-expectant and activity-dependent process. In O. Pascalis & A. Slater (Eds.),

The development of face processing in infancy and early childhood: Current perspectives (pp. 79-98). New York: Nova Science Publishers.

Nelson, C. A., de Haan, M., & Thomas, K. M. (2006). *Neuroscience and cognitive development: The role of experience and the developing brain*. New York: John Wiley & Sons.

Nelson, C. A., & Luciana, M. (Eds.) (2008). *Handbook of developmental cognitive neuroscience* (2nd ed.). Cambridge, MA: MIT Press.

Nelson, C. A., & Ludemann, P. M. (1989). Past, current and future trends in infant face perception research. *Canadian Journal of Psychology, 43*, 183-198.

Nelson, C. A., & Webb, S. J. (2003). A cognitive neuroscience perspective on early memory development. In M. de Haan & M. H. Johnson (Eds.), *The cognitive neuroscience of development* (pp. 99-126). Hove: Psychology Press.

Nelson, E. E., Leibenluft, E., McClure, E. B., & Pine, D. S. (2005). The social re-orientation of adolescence: a neuroscience perspective on the process and its relation to psychopathology. *Psychological Medicine, 35*, 163-174.

Neville, H. J., & Bavelier, D. (2002). Specificity and plasticity in neurocognitive development in humans. In M. H. Johnson, Y. Munakata, & R. Gilmore (Eds.), *Brain development and cognition: A reader* (2nd ed., pp. 251-270). Oxford: Blackwell.

Neville, H. J., Bavelier, D., Corina, D., Rauschecker, J. P., Karni, A., Lalwani, A., et al. (1998). Cerebral organization for language in deaf and hearing subjects: Biological constrains and effects of experience. *Proceedings of the National Academy of Sciences of the United States of America, 95*, 922-929.

Newsome, W. T., Wurtz, R. H., & Komatsu, H. (1988). Relation of cortical areas MT and MST to pursuit eye movements. II. Differentiation of retinal from extraretinal inputs. *Journal of Neurophysiology, 60* (2), 604-620.

Nowakowski, R. S. (1987). Basic concepts of CNS development. *Child Development, 58*, 568-595.

Nowakowski, R. S., & Hayes, N.L. (2002). General principles of CNS development. In M. H. Johnson Y. Munakata, & R. Gilmore (Eds.), *Brain development and cognition: A reader* (2nd ed., pp. 57-82). Oxford: Blackwell.

O'Hare, E. D., & Sowell, E. R. (2008). Imaging human developmental changes in the grey and white matter of the human brain. In C. A. Nelson & M. Luciana (Eds.), *Handbook of developmental cognitive neuroscience* (2nd ed., 23-38). Cambridge, MA: MIT Press.

O'Leary, D. D. M. (2002). Do cortical areas emerge from a protocortex? In M. H. Johnson, Y. Munakata, & R. O. Gilmore (Eds.), *Brain development and cognition: A reader* (pp. 217-230). Oxford: Blackwell.

O'Leary, D. D. M., & Nakagawa, Y. (2002). Patterning centers, regulatory genes and extrinsic mechanisms controlling arealization of the neocortex. *Current Opinion in Neurobiology, 12,* 14–25.

O'Leary, D. D. M., & Stanfield, B. B. (1985). Occipital cortical neurons with transient pyramidal tract axons extend and maintain collaterals to subcortical but not intracortical targets. *Brain Research, 336,* 326–333.

O'Leary, D. D. M., & Stanfield, B. B. (1989). Selective elimination of axons extended by developing cortical neurons is dependent on regional locale: Experiments utilizing fetal cortical transplants. *Journal of Neuroscience, 9,* 2230–2246.

O'Reilly, R. C. (1998). Six principles for biologically-based computational models of cortical cognition. *Trends in Cognitive Sciences, 2,* 455–462.

O'Reilly, R. C. (2006). Biologically based computational models of high-level cognition. *Science, 314,* 91–94.

O'Reilly, R., & Johnson, M. H. (1994). Object recognition and sensitive periods: A computational analysis of visual imprinting. *Neural Computation, 6,* 357–390.

O'Reilly, R., & Johnson, M. H. (2002). Object recognition and sensitive periods: A computational analysis of visual imprinting. In M. H. Johnson, Y. Munakata, & R. Gilmore (Eds.), *Brain development and cognition: A reader* (2nd ed., pp. 392–414). Oxford: Blackwell.

Ofen, N., Kao, Y. K., Sokol-Hessner, P., Kim, H., Whitfield-Gabrieli, S., & Gabrieli, J. (2007). Development of the declarative memory system in the human brain. *Nature Neuroscience, 10,* 1198–1205.

Ohnishi, T., Moriguchi, Y., Matsuda, H., Mori, T., Hirakata, M., Imabayashi, E., et al. (2004). The neural network for the mirror system and mentalizing in normally developed children: An fMRI study. *Neuroreport, 15,* 1483–1487.

Olesen, P. J., Nagy, Z., Westerberg, H., & Klingberg, T. (2003). Combined analysis of DTI and fMRI data reveals a joint maturation of white and grey matter in a fronto-parietal network. *Cognitive Brain Research, 18,* 48-57.

Olesen, P. J., Westerberg, H., & Klingberg, T. (2004). Increased prefrontal and parietal activity after training of working memory. *Nature Neuroscience, 7,* 75–79.

Oliver, A., Johnson, M. H., Karmiloff-Smith, A., & Pennington, B. (2000). Deviations in the emergence of representations: A neuroconstructivist framework for analysing developmental disorders. *Developmental Science, 3,* 1–23.

Oliver, A., Johnson, M. H., & Shrager, J. (1996). The emergence of hierarchical clustered representations in a Hebbian neural network model that simulates aspects of development in the neocortex. *Network: Computation in Neural Systems, 7,* 291–299.

Olson, E. A., & Luciana, M. (2008). The development of prefrontal cortex functions in adolescence: Theoretical models and a possible dissociation of dorsal versus ventral subregions. In C. A. Nelson & M. Luciana (Eds.), *Handbook of developmental cognitive neuroscience* (2nd ed., pp. 575–590). Cambridge, MA: MIT Press.

Overman, W., Bachevalier, J., Turner, M., & Peuster, A. (1992). Object recognition versus object discrimination: Comparison between human infants and infant. *Behavioral Neuroscience, 106*, 15–29.

Owen, A. M. (1997). Tuning into the temporal dynamics of brain activation using functional magnetic resonance imaging (fMRI). *Trends in Cognitive Sciences, 1* (4), 123–125.

Oyama, S. (2000). *The ontogeny of information: developmental systems and evolution* (2nd rev. ed.). Durham, NC: Duke University Press.

Ozonoff, S., Pennington, B. F., & Rogers, S. J. (1991). Executive function deficits in high-functioning autistic individuals: Relationship to theory of mind. *Journal of Child Psychology and Psychiatry, 32*, 1081–1105.

Pallas, S. L. (2001). Intrinsic and extrinsic factors shaping cortical identity. *Neurosciences, 24*, 417–423.

Pandya, D. N., & Yeterian, E. H. (1990). Architecture and connections of cerebral cortex: Implications for brain evolution and function. In A. B. Scheibel & A. F. Weschsler (Eds.), *Neurobiology of higher cognitive function* (pp. 53-84). New York: Guilford Press.

Parmelee, A. H., & Sigman, M. D. (1983). Perinatal brain development and behavior. In M. M. Haith & J. Campos (Eds.), *Infancy and biological development: Volume II of Mussen's Manual of Child Psychology* (pp. 95–155). New York: Wiley.

Pascalis, O., de Haan, M., & Nelson, C. A. (2002). Is face processing species-specific during the first year of life? *Science, 14*, 199–209.

Pascalis, O., de Haan, M., Nelson, C. A., & de Schonen, S. (1998). Long-term recognition memory for faces assessed by visual paired comparison in 3-and 6-month-old infants *Journal of Experimental Psychology: Learning, Memory and Cognition, 24*, 249–260.

Pascalis, O., & de Schonen, S. (1994). Recognition memory in 3-to 4-day-old human neonates. *Neuroreport, 5*, 1721–1724.

Pascalis, O., de Schonen, S., Morton, J., Deruelle, C., & Fabre-Grenet, M. (1995). Mother's face recognition by neonates: A replication and an extension. *Infant Behavior and Development, 18*, 79–85.

Passarotti, A. M., Paul, B. M., Bussiere, J. R., Buxton, R. B., Wong, E. C., & Stiles, J. (2003). The development of face and location processing: An fMRI study. *Developmental Science, 6* (1), 100–117.

Passarotti, A. M., Smith, J., DeLano, M., & Huang, J. (2007). Developmental differences in the neural bases of the face inversion effect show progressive tuning of face-selective regions to the upright orientation. *Neuro Image, 34*, 1708–1722.

Paulesu, E., Frith, U., Snowling, M., Gallagher, A., Morton, J., Frackowiak, R. S. J., et al. (1996). Is developmental dyslexia a disconnection syndrome? Evidence from PET scanning. *Brain, 119*, 143–157.

Pearson, D. A., & Lane, D. M. (1990). Visual attention movements: A developmental study. *Child Development, 61*, 1779–1795.

Peña, M., Maki, A., Kovacic, D., Dehaene-Lambertz, G., Koizumi, H., Bouquet, F., & Mehler, J. (2003). Sounds and silence: An optical topography study of language recognition at birth. *Proceedings of the National Academy of Sciences of the United States of America, 100*, 11702–11705.

Pennington, B. (2001). Genetic methods. In C. A. Nelson & M. Luciana (Eds.), *Handbook of developmental cognitive neuroscience* (pp. 149–158). Cambridge, MA: MIT Press.

Pennington, B. (2002). Genes and brain: Individual differences and human universals. In M. H. Johnson, Y. Munakata, & R. Gilmore (Eds.), *Brain development and cognition: A reader* (2nd ed., pp. 494–508). Oxford: Blackwell.

Pennington, B., & Welsh, M. (1995). Neuropsychology and developmental psychopathology. In D. Cicchetti & D. J. Cohen (Eds.), *Developmental psychopathology, Vol. 1: Theory and methods* (pp. 254–290). New York: Wiley.

Pepperberg, I. M. (1987). Acquisition of the same-different concept by an African gray parrot (*Psittacus Erthacus*): Learning with respect to categories of colour, shape and material. *Animal Learning and Behaviour, 15*, 423–432.

Perisco, A. M., & Bourgeron, T. (2006). Searching for ways out of the autism: genetic, epigenetic and environmental clues. *Trends in Neuroscience, 29*, 349–358.

Pfeifer, J. H., Lieberman, M. D., & Dapretto, M. (2007). "I know you are but what am I?!": Neural bases of self-and social knowledge retrieval in children and adults. *Journal of Cognitive Neuroscience, 19*, 1323–1337.

Phillips, M. L., Drevets, W. C., Rauch, S. L., & Lane, R. (2003). Neurobiology of emotion perception: The neural basis of emotion perception. *Biological Psychiatry, 54*, 504–514.

Piaget, J. (1954). *The construction of reality in the child* (M. Cook, Trans.). New York: Basic Books.

Piaget, J. (2002). The epigenetic system and the development of cognitive functions. In M. H. Johnson, Y. Munakata, & R. Gilmore (Eds.), *Brain development and cognition: A reader* (2nd ed., pp. 29–35). Oxford: Blackwell.

Piven, J., Berthier, M. L., Starkstein, S. E., Nehme, E., Pearlson, G., & Folstein, S. (1990). Magnetic resonance imaging evidence for a deficit of cerebral cortical development in autism. *American Journal of Psychiatry, 147*, 734-739.

Plomin, R., DeFries, J. C., McClearn, G. E., & McGuffin, P. (2008). *Behavioural genetics* (5th ed.). New York: Worth Publishers.

Posner, M. I. (1988). Structures and functions of selective attention. In T. Boll & B. Bryant (Eds.), *Clinical neuropsychology and brain function: Research, measurement, and practice* (pp. 171-202). Washington, DC: American Psychological Association.

Posner, M. I., & Cohen, Y. (1980). Attention and the control of movements. In G. E. Stelmach & J. Roguiro (Eds.), *Tutorials in motor behavior* (pp. 243-258). Amsterdam: North Holland.

Posner, M. I., & Cohen, Y. (1984). Components of visual orienting. In H. Bouma & D. G. Bouwhis (Eds.), *Attention and performance* (pp. 531-556). Hillsdale, NJ: Lawrence Erlbaum.

Posner, M. I., & Petersen, S. E. (1990). The attention system of the human brain. *Annual Review of Neuroscience, 13*, 25-42.

Posner, M. I., Rafal, R. D., Choate, L., & Vaughan, J. (1985). Inhibition of return: Neural basis and function. *Cognitive Neuropsychology, 2*, 211-228.

Posner, M. I., & Rothbart, M. K. (1981). The development of attentional mechanisms. In J. H. Flower (Ed.), *Nebraska symposium on motivation* (pp. 1-51). Lincoln, NE: University of Nebraska Press.

Previc, F. H. (1994). Assessing the GBG model. *Brain & Cognition, 26*, 174-180.

Puce, A., Allison, T., Bentin, S., Gore, J. C., & McCarthy, G. (1998). Temporal cortex activation in human viewing eye and mouth movements. *Journal of Neuroscience, 18*, 2188-2199.

Puce, A., Allison, T., & McCarthy, G. (1999). Electrophysiological studies of human face perception. III: Effects of top-down processing on face-specific potentials. *Cerebral Cortex, 9*, 445-458.

Purpura, D. P. (1975). Normal and aberrant neuronal development in the cerebral cortex of human fetus and young infant. In N. A. Buchwald & M. A. B. Brazier (Eds.), *Brain mechanisms of mental retardation* (pp. 141-169). New York: Academic Press.

Pylyshyn, Z. W., & Storm, R. W. (1988). Tracking multiple independent targets: Evidence for a parallel tracking mechanism. *Spatial Vision, 3*, 179-197.

Quartz, S. R., & Sejnowski, T. J. (1997). The neural basis of cognitive development: A constructivist manifesto. *Behavioral and Brain Sciences, 20*, 537-556.

Rabinowicz, T. (1979). The differential maturation of the human cerebral cortex. In F. Falkner & J. M. Tanner (Eds.), *Human growth, Vol. 3: Neurobiology and nutrition* (pp. 141-169). New York: Plenum Press.

Rafal, R., Smith, J., Krantz, J., Cohen, A., & Brennan, C. (1990). Extrageniculate vision in hemianopic humans: Saccade inhibition by signals in the blind field. *Science, 250*, 1507–1518.

Ragsdale, C. W., & Grove, E. A. (2001). Patterning in the mammalian cerebral cortex. *Current Opinions in Neurobiology, 11*, 50–58.

Rakic, P. (1987). Intrinsic and extrinsic determinants of neocritical parcellation: A radial unit model. In P. Rakic and W. Singer (Eds.), *Neurobiology of neocortex*. Report of the Dahlem workshop on neurobiology of neocortex, Berlin: 17–22 May, John Wiley & Sons.

Rakic, P. (1988). Specification of cerebral cortical areas. *Science, 241*, 170–176.

Rakic, P. (1995). Corticogenesis in human and nonhuman primates. In M. S. Gazzaniga (Ed.), *The cognitive neurosciences* (pp. 127–145). Cambridge, MA: MIT Press.

Rakic, P. (2002). Intrinsic and extrinsic determinants of neocortical parcellation: A radial unit model. In M. H. Johnson, Y. Munakata, & R. Gilmore (Eds.), *Brain development and cognition: A reader* (2nd ed., pp. 57–82). Oxford: Blackwell.

Rakic, P., Bourgeois, J.-P., Eckenhoff, M. F., Zecevic, N., & Goldman-Rakic, P. S. (1986). Concurrent overproduction of synapses in diverse regions of primate cerebral cortex. *Science, 232*, 153–157.

Rauschecker, J. P., & Singer, W. (1981). The effects of early visual experience on the cat's visual cortex and their possible explanation by Hebb synapses. *Journal of Psychology (London), 310*, 215–239.

Ravikumar, B. V., & Sastary, P. I. (1985). Muscarinic cholinergic receptors in human foetal brain: Characterization and ontogeny of [3H] quinuclidinyl benzilate bind sites in frontal cortex. *Journal of Neurochemistry, 44*, 240–246.

Reilly, J., Bates, E., & Marchman, V. (1998). Narrative discourse in children with early focal brain injury. *Brain and Language, 61*, 335–375.

Reiss, A. L., Eliez, J., Schmitt, E., Straus, E., Lai, Z., Jones, W., et al. (2000). Neuratomy of Williams syndrome: A high resolution MRI study. *Journal of Cognitive Neuroscience, 12*, (Supplement) 65–73.

Reynolds, G. D., & Richards, J. E. (2005). Familiarization, attention and recognition memory in infancy: An event-related potential and cortical source localization study. *Developmental Psychology, 41*, 598–615.

Richards, J. E. (1991). Infant eye movements during peripheral visual stimulus localization as a function of central stimulus attention status. *Psychophysiology, 28*, S4.

Richards, J. E. (2001). Attention in young infants: A developmental psychophysiological perspective. In C. A. Nelson & M. Luciana (Eds.), *Handbook of developmental cognitive neuroscience* (pp. 321–338). Cambridge, MA: MIT Press.

Richards, J. E. (2003). The development of visual attention and the brain. In M. de Haan & M. H. Johnson (Eds.), *The cognitive neuroscience of development* (pp. 73–93). Hove: Psychology Press.

Richards, J. E. (2008). Attention in young infants: A developmental psychophysiological perspective. In C. A. Nelson & M. Luciana (Eds.), *Handbook of developmental cognitive neuroscience* (2nd ed., pp. 479–498). Cambridge, MA: MIT Press.

Rivera-Gaxiola, M., Silva-Pereyra, J., & Kuhl, P. K. (2005). Brain potentials to native and non-native speech contrasts in 7-and 11-month-old American infants. *Developmental Science, 8*, 162–172.

Rizzolatti, G., & Craighero, J. (2004). The mirror-neuron system. *Annual Review of Neuroscience, 27*, 169–192.

Rodman, H. R., Skelly, J. P., & Bross, C. G. (1991). Stimulus selectivity and state dependence of activity in inferior temporal cortex in infant monkeys. *Proceedings of the National Academy of Sciences of the United States of America, 88*, 7572–7575.

Roe, A. W., Pallas, S. L., Hahm, J. O., & Sur, M. (1990). A map of visual space induced in primary auditory cortex. *Science, 250*, 818–820.

Rogers, S. J., & Pennington, B. F. (1991). A theoretical approach to deficits in infantile autism. *Development and Psychopathology, 3*, 137–162.

Rovee-Collier, C. (1997). Dissociations in infant memory: Rethinking the development of implicit and explicit memory. *Psychology Review, 104*, 467–498.

Rovee-Collier, C., & Cuevas, K. (2009). Multiple memory systems are unnecessary to account for infant memory development: An ecological model. *Developmental Psychology, 45*, 160–174.

Rumsey, J. M., & Ernst, M. (2000). Functional neuroimaging of autistic disorders. *Mental Retardation and Developmental Disabilities Research Reviews, 6*, 171–179.

Rutter, M. (1998). Developmental catch-up, and deficit, following adoption after severe global early privation. *Journal of Child Psychology and Psychiatry and Allies Disciplines, 39*, 465–476.

Rutter, M., Andersen-Wood, L., Beckett, C., Bredenkamp, D., Castle, J., Groothues, C. et al. (1999). Quasi-autistic patterns following severe early global privation. *Journal of Child Psychology and Psychiatry and Allied Disciplines, 40* (4), 537–549.

Saffran, J. R., Johnson, E. K., Aslin, R. N., & Newport, E. L. (1999). Statistical learning of tone sequences by adults and infants. *Cognition, 70*, 27–52.

Sampaio, R.C., & Truwit, C.L. (2001). Myelination in the developing human brain. In C.A. Nelson & M. Luciana (Eds.), *Handbook of developmental cognitive neuroscience* (2nd ed., pp. 35-45) Cambridge, MA: MIT Press.

Sanes, D. H., Reh, T.A., & Harris, W.A. (2006). *The development of the nervous system* (2nd ed.). Burlington, MA: Elsevier Academic Press.

Schacter, D., & Moscovitch, M. (1984). Infants' amnesia and dissociable memory systems. In M. Moscovitch (Ed.), *Infant memory* (pp. 173-216). New York: Plenum Press

Schatz, J., Craft, S., Koby, M., & DeBaun, M. (2000). A lesion analysis of visual orienting performance in children with cerebral vascular injury. *Developmental Neuropsychology, 17,* 49-61.

Schatz, J., Craft, S., White, D., Park, T. S., & Figiel, G. (2001). Inhibition of return in children with perinatal brain injury. *Journal of the International Neuropsychological Society, 7,* 275-284.

Scherf, K. S., Behrmann, M., Humphreys, K., & Luna, B. (2007). Visual category-selectivity for faces, places and objects emerges along different developmental trajectories. *Developmental Science, 10,* F15-F30.

Schilbach, L., Wohlschläger, A. M., Krämer, N. C., Newen, A., Shah, N. J., Fink, G. R., & Vogeley, K. (2006). Being with virtual others: Neural correlates of social interaction. *Neuropsychologia, 44,* 718-730.

Schiller, P. H. (1985). A model for the generation of visually guided saccadic eye movements. In D. Rose & V.G. Dobson (Eds.), *Models of the visual cortex* (pp. 62-70). Chichester: Wiley.

Schlaggar, B. L., Brown, T. T., Lugar, H. M., Visscher, K. M., Miezin, F. M., & Petersen, S. E. (2002). Functional neuroanatomical differences between adults and school-age in the processing of single words. *Science, 296,* 1476-1479.

Schlaggar, B. L., & O'Leary, D. D. M. (1991). Potential of visual cortex to develop an array of functional units unique to somatosensory cortex. *Science, 252,* 1556-1560.

Schlaggar, B. L., & O'Leary, D. D. M. (1993). Patterning of the barrel field in somatosensory cortex with implications for the specification of neocortical areas. *Perspectives on Developmental Neurobiology, 1* (2), 81-91.

Schlaggar, B. L., & McCandliss, B. D. (2007). Development of neural systems for reading. *Annual Review of Neuroscience, 30,* 475-503.

Schliebs, R., Kullman, E., & Bigl, V. (1986). Development of glutamate binding sites in the visual structures of the rat brain: Effect of visual pattern deprivation. *Biomedica Biochemica Acta, 45,* 495-506.

Schneider, W., Noll, D., & Cohen, J. D. (1993). Functional topographic mapping of the cortical ribbon in human vision with conventional MRI scanners. *Nature, 365,* 150-153.

Senju, A., & Johnson, M. H. (2009). The eye contact effect: Mechanisms and devel-

opment. *Trends in Cognitive Sciences, 13*, 127–134.
Seress, L. (2001). Morphological changes of the human hippocampal formation from mid-gestation to early childhood. In C.A. Nelson & M. Luciana (Eds.), *Handbook of developmental cognitive neuroscience* (pp. 45–58). Cambridge, MA: MIT Press.
Seress, L., & Ábrahám, H. (2008). Pre-and postnatal morphological development of the human hippocampal formation. In C.A. Nelson & M. Luciana (Eds.), *Handbook of developmental cognitive neuroscience* (2nd ed., pp. 187–212). Cambridge, MA: MIT Press.
Shackman, J. E., Wismer Fries, A.B., & Pollak, S.D. (2008). Environmental influences on brain-behavioral development: evidence from child abuse and neglect. In C.A. Nelson & M. Luciana (Eds.), *Handbook of developmental cognitive neuroscience* (2nd ed., pp. 869–882). Cambridge, MA: MIT Press.
Shankle, W. R., Kimball, R. A., Landing, B. H., & Hara, J. (1998). Developmental patterns in the cytoarchitecture of the human cerebral cortex from birth to 6 years examined by correspondence analysis. *Proceedings of the National Academy of Sciences of the United States of America, 95*, 4023–4028.
Shatz, C. J. (2002). Emergence of order in visual system development. In M.H. Johnson Y. Munakata & R. Gilmore (Eds.), *Brain development and cognition: A reader* (2nd ed., pp. 231–244). Oxford: Blackwell.
Shaw, P., Greenstein, D., Lerch, J., Clasen, L., Lenroot, R., Gogtay, N. et al. (2006). Intellectual ability and cortical development in children and adolescents. *Nature, 440*, 676–679.
Shaw, P., Kabani, N. J., Lerch, J. P., Eckstrand, K., Lenroot, R., Gogtay, N. et al. (2008). Neurodevelopmental trajectories of the human cerebral cortex. *The Journal of Neuroscience, 28*, 3586–3594.
Shepherd, G. M. (1972). The neuron doctrine: A revision of functional concepts. *Yale Journal of Biology and Medicine, 45*, 584–599.
Shimojo, S., Birch, E., & Held, R. (1983). Development of vernier acuity assessed by preferential looking. *Supplement: Investigative Ophthalmology & Visual Science, 24*, 93.
Shrager, J., & Johnson, M.H. (1995). Waves of growth in the development of cortical function: A computational model. In I. Kovacs & B. Julesz (Eds.), *Maturational windows and adult cortical plasticity.* (pp. 31–44). Reading, MA: Addison-Wesley.
Shultz, T. R. (2003). *Computational developmental psychology*, Cambridge, MA: MIT Press.
Shultz, T. R., & Rivest, F. (2001). Knowledge-based cascade-correlation: Using knowledge to speed learning. *Connection Science, 13*, 43–72.

Shultz, T. R., Rivest, F., Egri, L., Thivierge, J.-P., & Dandurand, F. (2007). Could knowledge-based neural learning be useful in developmental robotics? The case of KBCC. *International Journal of Humanoid Robotics, 4*, 245–279.

Siegel, M., Körding, K. P., & König, P. (2000). Integrating top-down and bottom-up sensory processing by somato-dendritic interactions. *Journal of Computational Neuroscience, 8*, 161–173.

Sigman, M., Pan, H., Yang, Y., Stern, E., Silbersweig, D., & Gilbert, C. D. (2005). Top-down reorganization of activity in the visual pathway after learning a shape identification task. *Neuron, 46*, 823–835.

Silva, A. J., Paylor, R., Wehner, J. M., & Tonegawa, S. (1992). Impaired spatial learning in alpha-calcium-calmodulin kinase II mutant mice. *Science, 257*, 206–211.

Silva, A. J., Stevens, C. F., Tonegawa, S., & Wang, Y. (1992). Deficient hippocampal long-term potentiation in a-calcium-calmodulin kinase II mutant mice. *Science, 257*, 201–206.

Simion, F., Macchi Cassia, V., Turati, C., & Valenza, E. (2003). Non-specific perceptual biases at the origins of face processing. In O. Pascalis & A. Slater (Eds.), *The development of face processing in infancy and early childhood: Current perspectives.* (pp. 13–26). New York: Nova Science Publishers.

Simion, F., Valenza, E., Umilta, C., & Dalla Barba, B. (1995). Inhibition of return in newborns is temporo-nasal asymmetrical. *Infant Behavior and Development, 18*, 189–194.

Simion, F., Valenza, E., Umilta, C., & Dalla Barba, B. (1998). Preferential orienting to faces in newborns: A temporal-nasal asymmetry. *Journal of Experimental Psychology–Human Perception and Performance, 24* (5), 1399–1405.

Singer, W., & Gray, C M. (1995). Visual feature integration and the temporal correlation hypothesis. *Annual Review of Neuroscience, 18*, 555–586.

Slater, A. M., Mattock, A., & Brown, E. (1990). Size constancy at birth: Newborn infants' responses to retinal and real size. *Journal of Experimental Child Psychology, 49*, 314–322.

Slater, A. M., Morison, V., & Rose, D. (1982). Perception of shape by the newborn baby. *British Journal of Developmental Psychology, 1*, 135–142.

Sluzenski, J., Newcombe, M., & Ottinger, W. (2004). Changes in reality monitoring and episodic memory in early childhood. *Developmental Science, 7*, 225–245.

South, M., Ozonoff, S., & Schultz, R.T. (2008). Neurocognitive development in autism. In C. A. Nelson & M. Luciana (Eds.), *Handbook of developmental cognitive neuroscience.* (2nd ed., pp. 701–715). Cambridge, MA: MIT Press.

Southgate, V., Johnson, M. H., Osborne, T., & Csibra, G. (2009). Predictive motor activation during action observation in human infants. *Biology Letters 5*, 769–

772.

Sowell, E. R., Peterson, B. S., Thompson, P. M., Welcome, S. E., Henkenius, A. L., & Toga, A. W. (2003). Mapping cortical change across the human life span. *Nature Neuroscience, 6*, 309–315.

Sowell, E. R., Thompson, P. M., Leonard, C. M., Welcome, S. E., Kan, E., & Toga, A. W. (2004). Longitudinal mapping of cortical thickness and brain growth in normal children. *Journal of Neuroscience, 24*, 8223–8231.

Spelke, E. S., Breinlinger, K., Macomber, J., & Jacobsen, K. (1992). Origins of knowledge. *Psychological Review, 99* (4), 605–632.

Spencer, J. P., Thomas, M. S. C., & McClelland, J. L. (2009). *Toward a unified theory of development: Connectionism and dynamic systems*, Oxford: Oxford University Press.

Spiridon, M., & Kanwisher, N. (2002). How distributed is visual category information in human occipital-temporal cortex? An fMRI study. *Neuron, 35* (6), 1157–1165.

Spratling, M., & Johnson, M. H. (2004). A feedback model of visual attention. *Journal of Cognitive Neuroscience, 16*, 219–237.

Spratling, M., & Johnson, M. H. (2006). A feedback model of perceptual learning and categorization. *Visual Cognition, 13*, 129–165.

Spreen, O., Risser, A. T., & Edgell, D. (1995). *Developmental neuropsychology*, New York: Oxford University Press.

Squire, L. R., Stark, C. E., & Clark, R. F. (2004). The medial temporal lobe. *Annual Review of Neuroscience, 27*, 279–306.

Stanwood, G.D., & Levitt, P. (2008). The effects of monoamines on the developing nervous system. In C.A. Nelson & M. Luciana (Eds.), *Handbook of developmental cognitive neuroscience* (2nd ed. pp. 83–94). Cambridge, MA: MIT Press.

Starkey, P., & Cooper, R. G. (1980). Perception of number by human infants. *Science, 200*, 1033–1035.

Starkey, P., Spelke, E. S., & Gelman, R. (1983). Detection of intermodal correspondences by human infants. *Science, 222*, 179–181.

Starkey, P., Spelke, E. S., & Gelman, R. (1990). Numerical abstraction by human infants. *Cognition, 36*, 97–127.

Stechler, G., & Latz, E. (1966). Some observations on attention and arousal in the human infant. *Journal of the American Academy of Child and Adolescent Psychiatry, 5*, 517–525.

Stein, B.E. (1984). Multimodal representation in the superior colliculus and optic tectum. In H. Vanegas (Ed.), *Comparative neurology of the optic tectum.* (pp. 819–841). New York: Plenum.

Stern, J. A. (1977). *The first relationship: Infant and mother*, Cambridge, MA:

Harvard University Press.

Stiles, J. (2008). *The fundamentals of brain development: Integrating nature and nurture*. Cambridge, MA: Harvard University Press.

Stiles, J., Bates, E., Thal, D., Trauner, D., & Reilly, J. (2002). Linguistic and spatial cognitive development in children with pre-and perinatal focal brain injury: A ten-year overview from the San Diego Longitudinal Project. In M.H. Johnson Y. Munakata & R. Gilmore (Eds.), *Brain development and cognition: A reader* (2nd ed. pp. 272–291). Oxford: Blackwell.

Stiles, J., & Thal, D. (1993). Linguistic and spatial cognitive development following early focal brain injury: Patterns of deficit and recovery. In M.H. Johnson (Ed.), *Brain development and cognition: A reader* (pp. 643–664). Oxford: Blackwell.

Streit, P. (1984). Glutamate and aspartate as transmitter candidates for systems of the cerebral cortex. In E.G. Jones & A. Peters (Eds.), *Cerebral cortex: Functional properties of cortical cells* (Vol. 2, pp. 119–143). New York: Plenum Press.

Streri, A. (1987). Tactile discrimination of shape and intermodal transfer in 2-to 3-month old infants. *British Journal of Developmental Psychology, 5*, 213–220.

Streri, A., & Pecheux, M.-G. (1986). Vision-to-touch and touch-to-vision transfer of form in 5-month-old infants. *British Journal of Developmental Psychology, 4*, 161–167.

Stryker, M. P., & Harris, W. (1986). Binocular impulse blockade prevents the formation of ocular dominance columns in cat visual cortex. *Journal of Neuroscience, 6*, 2117–2133.

Stuss, D. T. (1992). Biological and psychological development of executive functions. *Brain and Cognition, 20*, 8–23.

Supekar, K., Musen, M., & Menon, V. (2009). Development of large-scale functional brain networks in children. *PLoS Biology, 7*, e1000157.

Sur, M., Garraghty, P. E., & Roe, A. W. (1988). Experimentally induced visual projections into auditory thalamus and cortex. *Science, 242*, 1437–1441.

Sur, M., Pallas, S. L., & Roe, A. W. (1990). Cross-modal plasticity in cortical development: Differentiation and specification of sensory neocortex. *Trends in Neuroscience, 13*, 227–233.

Symons, L. A., Haim, S. M. J., & Muir, D. W. (1998). Look at me: Five-months-old infants' sensitivity to very small deviations in eye-gaze during social interactions. *Infant Behavior and Development, 21*, 531–536.

Taga, G., Asakawa, K., Maki, A., Konishi, Y., & Koizumi, H. (2003). Brain imaging in awake infants by near-infrared optical topography. *Proceedings of the Natonal Academy of Sciences of the United States of America, 100*, 10722–

10727.

Tager-Flusberg, H. (2003). Developmental disorders of genetic origin. In M. de Haan & M.H. Johnson (Eds.), *The cognitive neuroscience of development*. (pp. 237-261). Hove: Psychology Press.

Tallal, P., Miller, S. L., Bedi, G., Byma, G., Wang, X., Nagarajan, S. J. et al. (1996). Language comprehension in language-learning impaired children improved with acoustically modified speech. *Science, 271*, 81-84.

Tallal, P., & Stark, R.E. (1980). Speech perception of language-delayed children. In G.H. Yeni-Komshian J.F. Kavanagh & C.A. Ferguson (Eds.), *Child phonology: Perception* (Vol. 2, pp. 155-171). New York: Academic Press.

Tallal, P., Stark, R. E., Clayton, K., & Mellits, D. (1980). Developmental dysphasia: Relation between acoustic processing deficits and verbal processing. *Neuropsychologia, 18* (3), 273-284.

Tallon-Baudry, C., Bertrand, O., Peronnet, F., & Pernier, J. (1998). Induced-band activity during the delay of a visual short-term memory task in humans. *Journal of Neuroscience, 18*, 4244-4254.

Teszner, D., Tzavaras, A., Gruner, J., & Hecaen, H. (1972). L'asymetrie droite-gauche du planum temporale: A propos de l'étude anatomique de 100 cerveaux. *Revue Neurologique, 126*, 444.

Thatcher, R. W. (1992). Cyclic cortical reorganization during early childhood. Special Issue: The role of frontal lobe maturation in cognitive and social development. *Brain and Cognition, 20*, 24-50.

Thatcher, R. W., Walker, R. A., & Giudice, S. (1987). Human cerebral hemispheres develop at different rates and ages. *Science, 236*, 1110-1113.

Thelen, E., & Smith, L. B. (1994). *A dynamic systems approach to the development of cognition and action*, Cambridge, MA: MIT Press.

Thivierge, J.-P., Totine, D., & Shultz, T.R. (2005). Simulating frontotemporal pathways involved in lexical ambiguity resolution. In *Proceedings of the Twenty-seventh Annual Conference of the Cognitive Science Society* (pp. 2178-2183). Mahwah, NJ: Erlbaum.

Thomas, K. M., Drevets, W. C., Dahl, R. E., Ryan, N. D., Birmaher, B., Eccard, C. H. et al. (2001). Amygdala response to fearful faces in anxious and depressed children. *Archives of General Psychiatry, 58*, 1057-1063.

Thomas, K. M., Hunt, R. H., Vizueta, N., Sommer, T., Durston, S., Yang, Y. et al. (2004). Evidence of developmental differences in implicit sequence learning: An fMRI study of children and adults. *Journal of Cognitive Neuroscience, 16*, 1339-1351.

Thomas, M. S. C., & Johnson, M. H. (2006). The computational modelling of sensitive periods. *Developmental Psychobiology, 48*, 337-344.

Thomas, M., & Johnson, M. H. (2008). New advances in understanding sensitive periods in brain development. *Current Directions in Psychological Science, 17*, 1 –5.
Thomas, M., & Karmiloff-Smith, A. (2003). Modeling language acquisition in atypical phenotypes. *Psychological Review, 110*, 647–682.
Thomas, K. M., & Nelson, C. A. (2001). Serial reaction time learning in preschool- and school-age children. *Journal of Experimental Child Psychology, 79*, 364-387.
Thomas, K.M., & Tseng, A. (2008). Functional MRI methods in developmental cognitive neuroscience. In C.A. Nelson & M. Luciana (Eds.), *Handbook of developmental cognitive neuroscience* (2nd ed. pp. 311–324). Cambridge, MA: MIT Press.
Thompson, D. W. (1917). *On growth and form.* Cambridge: Cambridge University Press.
Tillema, J. M., Byars, A. W., Jacla, L. M., Schapiro, M. B., Schmithorst, V. J., Szaflarski, J. P., & Holland, S. K. (2008). Cortical reorganization of language functioning following perinatal left MCA stroke. *Brain and Language, 105*, 99 –111.
Tinbergen, N. (1951). *The study of instinct*, New York: Oxford University Press.
Tipper, S. P., Bourque, T. A., Anderson, S. H., & Brehaut, J. C. (1989). Mechanisms of attention: A developmental study. *Journal of Experimental Child Psychology, 48*, 353-378.
Toga, A. W., Thompson, P. M., & Sowell, E. R. (2006). Mapping brain maturation. *Trends in Neuroscience, 29*, 148–158.
Tole, S., Goudreau, G., Assimacopoulos, S., & Grove, E. A. (2000). Emx2 Is required for growth of the hippocampus but not for hippocampal field specification. *The Journal of Neuroscience, 20* (7), 2618–2625.
Townsend, J., & Courchesne, E. (1994). Parietal damage and narrow "spotlight" spatial attention. *Journal of Cognitive Neuroscience, 6* (3), 220–232.
Tramo, M. J., Loftus, W. C., Thomas, C. E., Green, R. L., Mott, L. A., & Gazzaniga, M. S. (1996). The surface area of human cerebral cortex and its gross morphological subdivisions. *Journal of Cognitive Neuroscience, 7*, 292–302.
Tranel, D., & Damasio, A. R. (1985). Knowledge without awareness: An autonomic index of facial recognition by prosopagnosics. *Science, 228*, 1453–1454.
Trick, L. M., & Pylyshyn, Z. W. (1994). Why are small and large numbers enumerated differently? A limited-capacity preattentive stage in vision. *Psychological Review, 101*, 80–102.
Turkewitz, G., & Kenny, P. A. (1982). Limitations on input as a basis for neural organization and perceptual development: A preliminary theoretical state-

ment. *Developmental Psychobiology, 15*, 357-368.

Tzourio-Mazoyer, N., de Schonen, S., Crivello, F., Reutter, B., Aujard, Y., & Mazoyer, B. (2002). Neural correlates of woman face processing by 2-month-old infants. *Neuroimage, 15*, 454-461.

Udwin, O., & Yule, W. (1991). A cognitive and behavioural phenotype in Williams syndrome. *Journal of Clinical and Experimental Neuropsychology, 13*, 232-244.

Van der Mark, S., Bucher, K., Maurer, U., Schiulz, E., Brem, S., Buckelmuller, J. et al. (2009). Children with dyslexia lack multiple specializations along the visual word-form (VWF) system. *Neuro Image, 47*, 1940-1949.

Van Elk, M., van Schie, H. T., Hunnius, S., Vesper, C., & Bekkering, H. (2008). You'll never crawl alone: Neurophysiological evidence for experience-dependent motor resonance in infancy. *Neuro Image, 43*, 808-814.

Van Essen, D. C., Anderson, C. H., & Felleman, D. J. (1992). Information processing in the primate visual system: An integrated systems perspective. *Science, 255*, 419-423.

Vargha-Khadem, F., Gadian, D. G., Watkins, K. E., Connelly, A., van Paesschen, W., & Mishkin, M. (1997). Differential effects of early hippocampal pathology on episodic and semantic memory. *Science, 277*, 376-380.

Vargha-Khadem, F., Issacs, E., & Muter, V. (1994). A review of cognitive outcome after unilateral lesions sustained during childhood. *Child Neurology, 9* (supplement), 2S67-2S73.

Vargha-Khadem, F., Watkins, K., Alcock, K. J., Fletcher, P., & Passingham, R. E. (1995). Praxic and nonverbal cognitive deficits in a large family with a genetically transmitted speech and language disorder. *Proceedings of the National Academy of Sciences of the United States of America, 92*, 930-933.

Vaughan, H.G., & Kurtzberg, D. (1989). Electrophysiological indices of normal and aberrant cortical maturation. In P. Kellaway & J. Noebels (Eds.), *Problems and concepts of developmental neurophysiology.* (pp. 263-287). Baltimore, MD: The Johns Hopkins University Press.

Vecera, S. P., & Johnson, M. H. (1995). Eye gaze detection and the cortical processing of faces: Evidence from infants and adults. *Visual Cognition, 2*, 101-129.

Ververs, I. A. P., de Vries, J. I. P., van Geijn, H. P., & Hopkins, B. (1994). Prenatal head position from 12-38 weeks. I. Developmental aspects. *Early Human Development, 39*, 83-91.

Volpe, J. J. (1987). *Neurology of the newborn*, (2nd ed.), Philadelphia: Saunders.

Von Melchner, L., Pallas, S. L., & Sur, M. (2000). Visual behaviour mediated by retinal projections directed to the auditory pathway. *Nature, 404*, 871-876.

Wada, J. A., Clark, R., & Hamm, A. (1975). Cerebral hemispheric asymmetry in

humans. *Archives of Neurology, 32*, 239.
Waddington, C. H. (1975). *The evolution of an evolutionist*, New York: Cornell University Press.
Wainwright, A., & Bryson, S. E. (2002). The development of exogenous orienting: Mechanisms of control. *Journal of Experimental Child Psychology, 82*, 141–155.
Wallace, R. B., Kaplan, R., & Werboff, J. (1977). Hippocampus and behavioral maturation. *International Journal of Neuroscience, 7*, 185.
Wang, A. T., Lee, S. S., Sigman, M., & Dapretto, M. (2006). Neural basis of irony comprehension in children with autism: The role of prosody and context. *Brain, 129*, 932–943.
Wattam-Bell, J. (1990). The development of maximum velocity limits for direction discrimination in infancy. *Perception, 19*, 369.
Wattam-Bell, J. (1991). Development of motion-specific cortical responses in infants. *Vision Research, 31*, 287–297.
Weaver, I. C. G., Cervoni, N., Champagne, F. A., Alessio, A. C. D., Sharma, S., Seckl, J. R. et al. (2004). Epigenetic programming by maternal behavior. *Nature Neuroscience, 7*, 847–854.
Webb, S. J., & Nelson, C. A. (2001). Perceptual priming for upright and inverted faces in infants and adults. *Journal of Experimental Child Psychology, 79* (1), 1–22.
Webster, M. J., Bachevalier, J., & Ungeleider, L. G. (1995). Transient subcortical connections of inferior temporal areas TE and TEO in infant macaque monkeys. *Journal of Comparative Neurology, 352*, 213–226.
Welsh, M., DeRoche, K., & Gilliam, D. (2008). Neurocognitive models of early treated phenylketonuria: Insights from meta-analysis and new molecular genetic findings. In C. A. Nelson & M. Luciana (Eds.), *Handbook of developmental cognitive neuroscience* (2nd ed. pp. 677–690). Cambridge, MA: MIT Press.
Werker, J. F., & Polka, L. (1993). Developmental changes in speech perception: New challenges and new directions. *Journal of Phonetics, 21*, 83–101.
Werker, J. F., & Tees, R. C. (1999). Influences of infant speech processing: Toward a new synthesis. *Annual Review of Psychology, 50*, 509–535.
Werker, J.F., & Vouloumanos, A. (2001). Speech and language processing in infancy: A neurocognitive approach. In C.A. Nelson & M. Luciana (Eds.), *Handbook of developmental cognitive neuroscience* (pp. 269–280). Cambridge, MA. MIT Press:
Whalen, J., Gallistel, C. R., & Gelman, R. (1999). Nonverbal counting in humans: The psychophysics of number representation. *Psychological Science, 10*, 130–137.

White, T., & Hilgetag, C.C. (2008). Gyrification and development of the human brain. In C.A. Nelson & M. Luciana (Eds.), *Handbook of developmental cognitive neuroscience* (2nd ed. pp. 39–50). Cambridge, MA: MIT Press.

Wimmer, H., & Perner, J. (1983). Beliefs about beliefs: Representation and constraining function of wrong beliefs in young children's understanding of deception. *Cognition, 13*, 103–128.

Witelson, S. F. (1987). Neurobiological aspects of language in children. *Child Development, 58* (3), 653–688.

Witelson, S. F., & Pallie, W. (1973). Left hemisphere specialization for language in the newborn: Neuroanatomical evidence of asymmetry. *Brain, 94*, 641.

Wolff, P. H., Matsumiya, Y., Abroms, I. F., Van Velzar, C., & Lombroso, C. T. (1974). The effect of white noise on the somatosensory evoked response in sleeping newborn infants. *Electroencephalography and Clinical Neurophysiology, 37*, 269–274.

Wood, F., Flowers, L., Buchsbaum, M., & Tallal, P. (1991). Investigation of abnormal left temporal functioning in dyslexia through rCBF, auditory evoked potentials, and positron emission tomography. *Reading and Writing: An Interdisciplinary Journal, 3*, 379-393.

Wozniak, J.R., Mueller, B.A., & Lim, K.O. (2008). Diffusion tensor imaging. In C.A. Nelson & M. Luciana (Eds.), *Handbook of developmental cognitive neuroscience* (2nd ed. pp. 301–310). Cambridge, MA: MIT Press.

Wynn, K. (1992). Addition and subtraction by human infants. *Nature, 358*, 749–750.

Wynn, K. (1998). Psychological foundations of number: Numerical competence in human infants. *Trends in Cognitive Sciences, 2*, 296–303.

Xu, F., & Spelke, S. (2000). Large number discrimination in 6-month-old infants. *Cognition, 74*, B1–B11.

Yakovlev, P.I., & Lecours, A. (1967). The myelogenetic cycles of regional maturation of the brain. In A. Minokowski (Ed.), *Regional development of the brain in early life* (pp. 3–70). Philadelphia: Davis.

Yamada, H., Sadato, N., Konishi, Y., Kimura, K., Tanaka, M., Yonekura, Y. et al. (1997). A rapid brain metabolic change in infants detected by fMRI. *Neuroreport, 8*, 3775–3778.

Yamada, H., Sadato, N., Konishi, M., Muramoto, S., Kimura, K., Tanaka, M. et al. (2000). A milestone for normal development of the infantile brain detected by functional MRI. *Neurology, 55*, 218–223.

Yovel, G., & Duchaine, B. (2006). Specialized face perception mechanisms extract both part and space information: evidence from developmental prosopagnosia. *Journal of Cognitive Neuroscience, 18*, 580–593.

Zhang, T. Y., & Meaney, M. J. (2010). Epigenetics and the environmental regulation of the genome and its function. *Annual Review of Psychology, 61*, 439–66.

Zipser, D., & Andersen, R. A. (1988). A back-propagation programmed network that simulates response properties of a subset of posterior parietal neurons. *Nature, 331*, 679–684.

Zwaigenbaum, L., Bryson, S., Roberts, W., Rogers, T., Brian, J., & Szatmari, P. (2005). Behavioral markers of autism in the first year of life. *International Journal of Developmental Neurosciences, 23*, 143–152.

監訳者あとがき
原著第 3 版の邦訳によせて

　本書は，マーク・H・ジョンソン（Mark H. Johnson）と，その協力者デ・ハーン（Michelle de Haan）による *Developmental cognitive neuroscience*, 3rd edition (2011) の全訳である。初版は 1997 年秋に，次いで第 2 版が 8 年後の 2005 年に刊行され，さらにその 6 年後に公刊された本書は，前二者が単著であったのに対して，デ・ハーンが参加した新版となっている（ジョンソンによる「第 3 版へのまえがき」参照）。

　本稿の後ろに収録した「初版／第 2 版への監訳者あとがき」にあるように，2011 年にわれわれは本書第 2 版の訳出を完了し，日ならずして出版の運びとなる予定であった。同年に第 3 版が出版された，とは著者からも出版社からも一切知らされなかった。

　2011 年 9 月に開催された日本心理学大会でのことであったが，たまたま監訳者の一人が洋書の展示コーナーの脇を通りかかった折に，原著の黒地のカバーと，その上部にあるカラー図版（本文図 2.4）の一部と，DEVELOPMENTAL（白色）の文字が目に飛び込んできたのである。原著第 2 版のカバーとは全く異なるデザインであったから，まさか，と思いつつも近寄って手にしたところ，なんと新装成った第 3 版（2011 年）そのものであった。まことに心外であったが，事は極めて重大で急を要すると判断したわれわれは，東京大学出版会と本件の（初版と第 2 版当時の）担当である後藤健folk氏にすぐさま連絡して，第 2 版訳書の出版中止と，第 3 版の訳出作業に関わる厄介な手続き等を依頼することにした。恐らく曲折をたどったことと推測しているが，最終的には関係各位のご尽力により，新装版の訳出にこれまでと同じメンバー（鹿取廣人・鳥居修晃・望月登志子・岡田隆）で着手することになったのである。

　第 3 版の本書では，著者自身の「まえがき」にもあるように，第 2 版の全 11 章に対して，2 つの章（第 2 章および第 3 章）が加えられたことにより，合計 13 章から成る章立てとなっている。そのほか，各章末に 3 ないし 4 問の「討論のための重点課題」が添えられていて，いわばテキストとしての性格が一層色濃いものとなっている。

　このテキストでは，各章の冒頭にそれぞれの内容に関する概要が記されているので，蛇足かとも思われるが，それらの要約を次に記しておく。

　第 1 章「変化の生物学」――発達と認知神経科学とを結びつけることができる方法について，その検討のための 3 つの異なる視点が考察される。すなわち，成熟説の見解，技能学習説の見解，および相互作用特殊化説の枠組みの 3 つである。

　第 2 章「研究方法と研究の対象集団」――発達認知神経科学で用いられた種々の新し

い一連の研究用装置・道具が紹介される。研究の対象集団として健常な発達の乳幼児や児童に加えて，自閉症やウィリアムズ症候群のような遺伝的起源による発達障害，および感覚的制限などによる発達障害の子どもたちにも，発達認知神経科学の研究者たちが注目している状況が明らかにされる。

第3章「遺伝子から脳へ」──発達遺伝学が紹介され，脳や脳が支えている認知過程を構築する際の，遺伝子の役割と構造に関する現在の見解について，その概略が記述される。次いで，発達する脳機能への遺伝子の寄与を解明するための，いくつかの方略，ないしアプローチの仕方が解説されている。

第4章「脳の成り立ち」──出生前と出生後にみられる脳の発達に関わるいくつかの側面が，ヒトのデータを引用しつつ述べられている。新皮質の領野ないし領域への分化が，あらかじめどの程度決まっているかという問題が提示され，"原始地図"仮説と"原始皮質"仮説の見解が検討される。次いで，ヒトの皮質発達とほかの霊長類の皮質発達との間の明らかな相違がみられる領野，すなわち人の場合生後の発達がきわめて長期間にわたる領野について，焦点があてられる。この章の末尾では，いくつかの皮質下構造の生後の発達に関する考察と，神経伝達物質や調節（修飾）物質の発達に関する現有の知見について簡単な展望がおこなわれている。

第5章「視覚，定位，および注意」──眼球優位性コラムの形成，視覚的定位，および視覚的注意といったテーマが取り上げられ，検討が加えられている。基本的な視覚機能の出現に末梢システム（網膜）の発達が果たしている役割について言及したあと，感覚処理から感覚運動的統合へと問題を移し，乳児における定位行動の推移を予測するための皮質の発達神経解剖学を利用する試みについて述べている。そのあと，乳児や幼児における潜在的（内的）注意の移行の発達に関するいくつかの実験が記述される。注意移行の柔軟性や速さについてみられる多くの変化が，乳児期に始まり，幼児期にまで継続することが明らかにされる。

第6章「物理的世界についての知覚と活動：物体と数」──物体は，われわれの感覚世界の中で特別な対象であると説き，それは認知され，カテゴリー化されるだけでなく，しばしば，手や足によって操作される点にある，とまず規定している。その活動に関与する2つの経路（腹側の認知経路と背側の感覚運動経路）をヒトの発達に関係づけるための試みが解説される。一方，物体は数えることが可能であるとの観点から，霊長類の脳内の「数」に関連する2つのシステムについての論議へと移行する。

第7章「社会的世界の知覚と行為」──著者ジョンソンがとりわけ力を注いでいると思われる章である。視覚の社会脳に関して最も基本的な側面は「顔」の知覚であるとし，動物のモデル（ニワトリのヒナ），行動，および神経イメージングからの証拠資料を検討した上で，乳児が頻繁に顔に定位するのは，原初的な偏りによる，との主張を展開す

る。発達初期に顔にさらされることによって，神経組織の特定領域が顔刺激を捕捉できるようになるが，顔に対するこのような特殊化が成立する過程には，数ヶ月，もしくは数年を要すると推定している。この章の残りの部分では，眼からの情報に基づく知覚と行為，および意図と目的を他人に帰属させること，といったような社会的認知に関する諸相が扱われている。

第8章「学習と長期記憶」——最初に，長期記憶には2つのタイプ（顕在様式のものと潜在様式のもの）があることと，それぞれの発達過程に違いがあることが解説される。近年，内側側頭葉に依存する様式の顕在記憶も誕生時から存在していること，またその基盤となる内側側頭葉が成熟するにつれて，約8-10ヶ月齢の頃に大きな発達を示すことが検出された，という。他方，潜在記憶の成績は3歳を過ぎると一般にほとんど発達上の変化を示さないことが記載されている。総体的に見て，ほとんどの記憶課題にはいくつかの脳システムが関わっているらしい，との推定がなされている。

第9章「言語」——言語が"生物学的に特殊"かどうかという疑問から出発する。これは，ヒトの乳児の脳が，言語の学習にどの程度向いているかという問題と関係しているとして，この問いに対する認知神経科学的アプローチの概略が示される。皮質には生得的な言語表象が存在しないことを示唆する資料があるとしながら，その一方で左側頭葉が誕生直後から音声入力の処理に有効だとする強力な機能的神経イメージングの証拠が存在するともいう。また，数多くの諸研究の結果は，言語処理がより効率的，自動的になるにつれて，言語と関連した脳活動がさらに特殊かつ局所的になるという見解を支持している，と説かれている。さらに特異的言語障害，ウィリアムズ症候群などの言語獲得に関する特徴について考察が加えられ，"生得的言語モジュール"の考えに対する検討が試みられる。

第10章「前頭前皮質，作動記憶，および意志決定」——前頭前皮質は，他のどの皮質に比べても，発達に長い期間を必要とすることがまず明らかにされる。この章では，認知発達におけるこの部位の皮質の役割を理解するための2つのアプローチについて，その概略が述べられている。これらのアプローチが持ついくつかの問題点が指摘され，最後に，前頭前皮質機能の特殊性は，初期の神経化学的偏りと結合性の偏りとの組み合わせ，およびこの領域の比較的長期にわたる可塑性とから生じる，との結論が提出される。

第11章「大脳の側性化」——大脳半球機能の側性化に関する発達モデルとして，遺伝子偏りモデル，脳偏りモデル，および頭部／子宮偏りモデルの3つが紹介される。これらに対する検討が試みられた後，半球間のわずかな発達のタイミングの相違がその特殊化を促すのだと説かれている。

第12章「相互作用特殊化説」——第1章で取り上げた機能的な脳発達に関する3つの視点に戻って，種々のデータの考察をおこない，それらのうちでは相互作用特殊化説が，

現在利用可能なデータの大部分を理解するうえでもっともすぐれた考え方であることを主張する。ただ，現在までに大半の研究は，特有の領域ないしは領野における機能の発現という問題を追究してきているとし，つぎの10年間に挑戦すべき課題が何であるか，と問いかけている。

　第13章「発達認知神経科学の統合に向けて」──この本で取り上げたテーマをまとめて，今後進むべき方向について提案している。

　本書の翻訳に当っては，初版および第2版のまえがきは鹿取が，第3版のまえがきについては鹿取と鳥居が担当した。各章の訳は，1章，2章，3章，8章，9章，12章，13章を鹿取，5章，10章を鳥居，6章，7章を望月登志子，4章，8章，11章を岡田隆がそれぞれ分担したが，全員がすべての章に目を通して，問題個所の点検と，用語などの統一を図るようにした。また岡田は，全体にわたって神経科学的な内容の点検を実施した。最終段階で全文の問題点を鳥居がチェックし，さらに全文の統一を鹿取がおこなった。

　「原著初版／第2版への監訳者あとがき」で鹿取が指摘するように，「多少の専門的知識を前提としたテキスト」という性格のためか，本文中に引用されている諸研究（特に著者ら以外の）内容の紹介が簡略すぎて，本文を読むだけではわかりにくいところが，少なからず含まれている。訳書では，各訳者が担当章内の文献を，東京大学出版会にも依頼して取り寄せ，訳注をつけるなど，できる限り内容の補足を心がけたつもりである。しかしながら，十全とまでは言いがたい。さらに，原著には必要な参考書・補完書がいくつか載せられているが，それらすべてにわたって目を通すまでには至っていない。この点，ご容赦いただければ，訳者一同幸いである。

　末筆ながら，本書の上梓にあたっては──「まぼろし」となった第2版の訳書の分も含めて──東京大学出版会編集部の，長期におよぶご尽力に負うところが，きわめて大である。訳出作業の推進・進行に関してのみならず，訳文全体のチェックと校正（字句，術語，研究者の呼称など）に関してもお世話になった。また，校正その他に関して同編集部の小室まどか氏に多々お手数をおかけした。訳者一同厚く御礼申し上げる次第である。

2014年10月

監訳者　鳥居修晃・鹿取廣人　記

原著初版／第2版への監訳者あとがき

　この本は、ジョンソンの *Developmental cognitive neuroscience*, 2nd edition（2005）の全訳である。初版は1997年に出版されたが、ジョンソン自身の言によれば、その初版とは、「発達心理学と認知神経科学との両者がともに進むべき新しい進路に向けての進軍ラッパ」だったという。初版から8年を経て公刊されたこの第2版は、彼が産みの親であり、また育ての親でもある"発達認知神経科学"の「生まれたての赤ちゃんからヨチヨチ歩きをするまでに成長した」姿を描き、かつ「定着」した"発達認知神経科学"への基礎的な入門書を目指して、彼が世に送り出したテキストブックである。

　原著者のジョンソンは、現在、イギリスのロンドンにある「脳・認知発達センター（Centre for Brain and Cognitive Development; CBCD）」のディレクターであり、そこで彼は、年少乳児の脳発達にともなって認知機能がどのようにして出現するかといった問題について、発達認知神経科学の視点から探求を行っている。このCBCDの主なプロジェクトは、①脳発達と社会的知覚・認知の発達、②脳発達と物理的知覚・認知の発達、③最初期の前頭前皮質発達と心的機能、④自閉症と年少乳児の行動分析、の4つだという。この研究プロジェクトをもとに、彼は、ヒトの脳発達と行動発達についての理論的枠組みとして、"相互作用特殊化"説——生得的要因と環境刺激との相互的なはたらきあいの中から脳の特定の機能や特定の行動・心が形成されてくるとする考え——を展開しようとしている。

　彼は、エジンバラ大学の学部で心理学コースと基礎生物学コースを修了後、ケンブリッジ大学の博士課程において、行動発達、とくに脳発達と初期経験との関連についての関心から、遺伝学、神経科学、心理学からの複数の方法をもちいて研究を行ったという。その後、新たに設立されたロンドンの医学研究協会（Medical Research Council; MRC）の認知発達部門（Cognitive Development Unit）に参加し、ヒトの乳児の知覚発達、とくに顔処理の研究を行った。1991年、認知神経科学の准教授としてカーネギー・メロン大学に赴任、そこで神経ネットワークとコネクショニスト・モデルの研究を進めた。1994年、上級研究員としてロンドンの医学研究協会の認知発達部門にふたたび参加した。1997年にロンドン大学の心理学の教授となったが、その直後、彼は、新しい「脳・認知発達センター（CBCD）」の設立に参画することとなった。この「脳・認知発達センター」では、彼の指導のもとに多くの研究成果があげられており、その業績に対して数々の賞が与えられている。そのセンターのメンバーには、欧米など各国の

研究者,そして日本からの研究者も参加している。

以上のような研究をもとにしながら,彼が産婆役を務め,養育者となっている"発達認知神経科学",つまり初期の脳発達の神経科学的証拠と行動的証拠とを結びつける研究領域について,彼自身の業績と関連領域の成果とを関連づけて,行動発達の研究目標を明示しつつ,入門のテキストブックの形としてまとめたのがこの本である。こうした事情から,入門書とはいっても,神経科学的側面における専門的内容がかなり含まれており,また専門知識のいくつかを前提とした記述がなされている。

しかし発達の心理学を学ぶものが,行動の発達やそれを支える心の発達の基本的なメカニズムを理解するには,また発達の障害を理解するには,基本となる脳メカニズムの仕組みやその成り立ちの理解が欠かせない。ただし彼が言うように,こうした問題を扱った一般向けのテキストブックはほとんど見当たらない。もちろんこの状況は,わが国でも変わりがない。訳者らが浅学にもかかわらず,あえてこの本の翻訳を試みたのは,こうした事情を考慮したからである。

したがってこの本は,行動や心の発達に関心をもつ多くに方々に,ぜひ手にとってもらいたい本である。一方ジョンソンは,［原著第2版の］「まえがき」にあるように,発達障害の問題を正面から取り上げてはいない。しかしこの本のいたるところで,発達障害についての言及を見出すことができるし,また発達障害についての貴重な考察も行われている。その意味で訳者らは,発達障害に関心をもつ多くの方々にも,ぜひ手にとってもらいたいと思っている。

この領域の研究はいまや日進月歩だ。そしていくつかの領域では,すでにこの本を越えた新しい事実が,多く見出されてきている。読者の方々がこの本を手がかりに,新しい分野を自ら開拓し,自ら踏みだしていただければと,訳者らは願っている。

ただしこの本の内容は,目次を見ても分かるように,知覚・認知過程の分析とその基礎における脳の仕組みの分析に主な力点が置かれている。したがって行動やこころの発達にとって重要な要因である情動や動機づけについては,ほとんど触れられていない。この領域の問題にどのように向かい,どのように解決していくかは,またわれわれに課せられた新たな課題でもある。

このテキストでは,章のはじめに,それぞれの章の概要が記されている。この概要は,読者がおおよその章の全貌を摑む上で役に立つだろう。またそれぞれの章の主要な節の切れ目に,必要な参考書が載せられているので,さらに問題を掘り下げるのに役立つと思われる。一方,多少の専門的知識を前提としたテキストのためか,本文中に引用される研究内容の紹介が,簡潔すぎて本文を読むだけでは分かりにくいところが,かなり含まれている。訳書では,できるだけそれらの部分を訳註として補っておいた。

各章の概要について，つぎに簡単に記しておく．

第1章「変化の生物学」——発達問題の入門の章として，古くから問題とされる素質-経験（遺伝-環境）の論争をまず取り上げる．また脳の機能的発達と行動発達に対しての3つの異なった視点，すなわち成熟的見解，技能学習的見解，相互作用特殊化の見解が考察される．

第2章「脳の成り立ち」——出生前と出生後の脳の発生と脳発達の様相について述べられる．また皮質の各領野への分化について考察され，さらに原始地図仮説と原始皮質仮説との見解が対比されて検討される．霊長類，とくにヒトの皮質の発達の特徴が述べられるとともに，皮質下構造の発達や神経伝達物質の発達にも触れられる．

第3章「視覚，定位，および注意」，第4章「物理的世界についての知覚と行為：物体と数」，および，第5章「社会的世界の知覚と行為」の3つの章は，表題の示すとおり，ジョンソンがCBCDにおいて研究テーマとしていた内容を中心として取り上げており，したがって彼がこの本でもっとも力を入れて記述している章である．とくに第5章では，乳児の顔知覚の発達要因を取り上げ，動物のモデルにもとづいた彼の仮説が提示される．また自閉症やウィリアムズ症候群についての考察から社会的脳の発生要因を提示している．

第6章「記憶と学習」——顕在記憶と潜在記憶についての発達過程について，その神経的基盤，とくに海馬の機能に関しての考察が行われる．

第7章「言語」——言語が"生物学的に特殊"かどうかについての設問にもとづきながら，左半球の機能を考察する．また特異的言語障害，難読症，ウィリアムズ症候群などの言語獲得の特徴の考察を行い，"生得的言語モジュール"の考えについて検討する．

第8章「前頭前皮質，物体の永続性，および意志決定」——いわゆる物体の永続性における前頭皮質の役割を検討し，認知発達における皮質の再機構化について考察を行っている．

第9章「大脳の側性化」——大脳半球の特殊化についての3つの発達モデル（遺伝子偏りモデル，脳偏りモデル，頭部偏りモデル）の検討をおこない，半球特殊化における発達のタイミングの要因の役割を強調している．

第10章「相互作用特殊化」——第1章で取り上げた3つの視点（成熟的見解，技能学習的見解，相互作用特殊化の見解）をふたたび取り上げて，種々のデータを用いで考察を行い，相互作用特殊化説がもっとも可能の考え方であることを主張する．また種々のタイプの自然選択説についての検討をおこなっている．

第11章「発達認知神経科学の統合に向けて」——この本で取り上げたテーマをまとめて，将来への方向づけを行っている．さらに「付録　特異的に発達する脳」では，おもに遺伝的障害による脳障害と発達障害について，簡単なまとめをおこなっている．

各章の訳は，初版および2版のまえがき，1章，7章，10章，11章，付録を鹿取，3章，6章，8章を鳥居，4章，5章を望月登志子，2章，9章を岡田隆が担当したが，全員が全章を読んで問題箇所を検討した。また岡田は，全文について神経科学的な内容の点検を行った。全文の問題点を鳥居がチェックし，さらに全文の統一を鹿取が行った。

なお，翻訳の用語については representation は，すべて「表象」とし，emergence emergent などは，とくに創発の概念を含んでいないと思われたので，「出現」と訳すこととした。

2010年5月

監訳者　鹿取廣人・鳥居修晃　記

人名索引
図表にある項目には＊印を付す

あ 行

アイマス（Eimas, P. D.） 252
アトキンソン（Atkinson, J.） 149
アンダーセン（Andersen, R. A.） 130
アンネット（Annett, M.） 277
ヴァルガ-カーデム（Vargha-Khadem, F.） 248
ウィテルソン（Witelson, S. F.） 282
ウィルキンス（Wilkins, M.） 43
エーデルマン（Edelman, G. M.） 293
エベッソン（Ebbesson, S. O.） 294, 296
エンス（Enns, J. T.） 136, 137
オヤマ（Oyama, S.） 5, 6
オゥライリー（O'Reilly, R.） 175
オレアリ（O'Leary, D. D. M.） 84, 91

か 行

カーター（Carter, E. J.） 195
カーヴァー（Carver, L. J.） 217
カーペンター（Carpenter, P. A.） 288
ガットン（Guitton, H. A.） 124, 125
カミロフ・スミス（Karmiloff-Smith, A.） 205, 301, 312
ガラブルダ（Galaburda, A. M.） 33, 243, 244
カントロン（Cantlon, J. F.） 159
キャンフィールド（Canfield, R. L.） 123, 129
ギルモア（Gilmore, R. O.） 126
キングスバリ（Kingsbury, M. A.） 83, 84
クーシェンヌ（Courchesne, E.） 139, 200
クォーツ（Quartz, S. R.） 295, 302
グゼッタ（Guzztta, A.） 233
グライス（Grice, S. J.） 203
クラフト（Craft, S.） 139
グリーナフ（Greenough, W. T.） 9
クリック（Crick, F. H. C.） 42
グロスマン（Grossmann, T.） 193
ケイス（Case, R.） 269
ゲシュヴィント（Geschwind, N.） 278
ゴーティアー（Gauthier, I.） 19
ゴールドマン-ラキーチ（Goldman-Rakic, P. S.） 95, 257, 258, 259
ゴーレン（Goren, C. C.） 169
ゴットリープ（Gottlieb, G.） 8, 14
コネル（Conel, J. L.） 28, 94
コバヤシ（Kobayashi, C.） 198, 199
ゴラライ（Golarai, G.） 185
ゴルジ（Golgi） 28

さ 行

サウスゲート（Southgate, V.） 196, 197
サッチャー（Thatcher, R. W.） 267, 268, ＊268, 269, 271, 272, 315
サフラン（Saffran, J. R.） 224
ジーグマン（Siegman, M.） 199
ジプサー（Zipser, D.） 131
シミオン（Simion, F.） 182
シャーフ（Scherf, K. S.） 185
シャクター（Schacter, D.） 214
シュナイダー（Schneider, W.） 75
シュラッガー（Schlaggar, B. L.） 92, 291
シュルツ（Schultz, T. R.） 295
ジョンソン（Johnson, M.） 9, 21, 134, 168, 171, 172, 173, 179, 182, 183, 189, 296, 300, 301, 302
シラー（Schiller, P. H.） 119
スァ（Sur, M.） 91
スタイルズ（Stiles, J.） 138
ストレリ（Streri, A.） 300
スプラトリング（Spratling, M.） 309
スペルケ（Spelke, E. S.） 160

た 行

ダーウィン（Darwin, C.）　2, 6
ダイアモンド（Diamond, A.）　257, 258, 259, 260, 272
タウンゼント（Townsend）　140
タラル（Tallal, P.）　244, 245
ダルシィ・トンプソン（D'Arcy Thompson）　15
タロン-ボードリ（Tallon-Baudry, C.）　155
チブラ（Csibra, G.）　128, 267
チャガニ（Chugani, H. T.）　35
チャンゴー（Changeux, J.-P.）　292, 293, 294
ティッパー（Tipper, S. P.）　138
ティレマ（Tillema, J. M.）　233
ティンバーゲン（Tinbergen, N.）　13
デ・ショネン（De Schonen, S.）　182, 189, 282
デ・ハーン（De Haan, M.）　184, 189
デブ（Deb, S.）　35
ドウソン（Dawson, G.）　203
ドゥヘンヌ-ランバーツ（Dehaene-Lambertz, G.）　238, 239, 266, 293
ドヘイ（Dehay, C.）　298
トラモ（Tramo, M. J.）　75
ドランメイ（Drummey, A.）　219, 222

な 行

ネヴィレ（Neville, H. J.）　235
ネルソン（Nelson, E. E.）　216, 217

は 行

バシュバリエ（Bachevalier, J.）　214, 215
パスカリス（Pascalis, O.）　188, 311
ハッテンロチャー（Huttenlocher, P. R.）　68, 70, 71, 94, 95
バロック（Bullock, D.）　282
バロン・コーエン（Baron-Cohen, S.）　202
バンクス（Banks, M. S.）　110
ピアジェ（Piaget, J.）　7, 16, 24, 151, 152, 257, 258
ピアソン（Pearson, D. A.）　137
ヒンシェルウッド（Hinshelwood, J.）　243
フィリペク（Filipek, P. A.）　36
フィンレイ（Finlay, B. L.）　105
フード（Hood, B.）　134, 190
フェア（Fair, D. A.）　305, 307
フナハシ（Funahashi, S.）　126
フランクリン（Franklin, R.）　43
フリス（Frith, U.）　166
フリストン（Friston, K. J.）　287
ブレイクモア（Blakemore, S.-J.）　81, 198
フロスト（Frost, D. O.）　90
ヘイス（Haith, M. M.）　123
ベイツ（Bates, E.）　231, 247, 248
ヘッブ（Hebb, D. O.）　11, 21, 295, 302, 306, 312
ベルギ（Bellugi, U.）　235
ヘルド（Held, R.）　113, 114
ポズナー（Posner, M. I.）　122, 134
ホプキンス（Hopkins, B.）　276, 281

ま 行

マー（Marr, D.）　322
マウラー（Maurer, D.）　38, 173, 206, 300
マカーシイ（McCarthy）　310
マクナマス（McManus, I. C.）　277, 279
マリン-パディッラ（Marin-Padilla, M.）　80
マレシャル（Mareschal, D.）　152, *153, 154
ミーニィ（Meaney）　46
ミシュキン（Mishkin, M.）　214, 215
ミルナー（Milner, B.）　148
メルツォフ（Meltzoff, A. N.）　300
メンデル（Mendel, G. J.）　42
モーガン（Morgan, T. H.）　42
モルナー（Molnar, Z.）　81

や 行

ヨハンセン（Johansen, W.）

ら 行

ラキーチ（Rakic, P.）　78, 80, 85, 95, 105
ラファル（Rafal, R.）　122
ラムゼイ（Rumsey, J.）　34
リチャーズ（Richards, J. E.）　135, 138
リョウコウィッツ（Lewkowicz, D. J.）
　299
ルチアナ（Luciana, M.）　261
レイリ（Reilly, J.）　232
レネバーグ（Lenneberg, E.）　231
ロヴェー・コリアー（Rovee-Collier, C.）
　218
ロッドマン（Rodman, H. R.）　150
ローレンツ（Lorenz, K.）　13

わ 行

ワディントン（Waddington, C. H.）　15, 16, *16, 17, 20, 319
ワトソン（Watson, J. D.）　42
ワン（Wang, A. T.）　197

事項索引

図表にある項目には＊印を付す

あ 行

アイオワ・ギャンブル課題　264
アイ・コンタクト（視線交換）　190, 191, 192, 193, 195, 279
アセチルコリン　102
後戻りの抑制　133
アナログ-マグニチュード・システム　145, 159, 160, 161, 162
意志決定　255, 263, 264
一次感覚野　74, 83, 85, 93
一次視覚系　112, 118
遺伝子偏りモデル　275, 277
遺伝的障害　13
ウィスコンシン・カード分類課題　204
ウィリアムズ症候群（WS）　20, 23, 24, 32, 33, 34, *35, 36, 37, 51, 54, 161, 165, 199, 204, 205, 227, 249
ウェーバー比　159
ウェルニッケ野　*229, 244
エピジェネティクス（後成遺伝学）　47, 55
延期模倣課題　口絵 8.2, 217
落ち込み（dip）　97, 98, 269
音声コントラスト　238
音声処理（知覚）　228, 237, 239, 246, 251, 252

か 行

外側膝状核（LGN）　59, 66, 81, *113, 116, 118, *119, *147, *172
海馬　81, 82, 83, 86, 99, 100, 103, 185, 201, 211, 212, 216, 217, 219, 220, 225, 263
　海馬歯状回　66, 100, *213
灰白質　36, 37, 67, 74, 76, 96, 97, 98, 256
顔処理　19, 38, 165, 183, 185, 187, 188, 195, 203, 205, 207, 249
顔選好　181, 182, 194, 209
顔認知　168, 179, 189

成人の顔認知　19
学習ルール　11, *12
家族 KE　52, 248, 249
可塑性　⇒脳の可塑性，神経の可塑性
学校教育　325
カニッツァの錯視図形　155
鎌形赤血球貧血　139
感覚運動皮質　91, 92
感覚仮説（顔選好性）　170, 171
眼球運動（制御）　23, 118, 121, 123, 126, 128, 129, 130, 134, 146, 192, 224, 226
眼球優位性コラム　112, 113, *113, 114, 116, 142, 297, 298
ガンマ EEG　155, 156
　持続的ガンマ反応　口絵 6.3, 156
　ガンマ振動　193, 194
記憶
　意味記憶　220
　エピソード記憶　211, 219, 220
　顕在記憶　211, 212, 213, 218, 220, 222, 223
　源泉記憶　219
　作動記憶（ワーキングメモリ）　220, 255, 257, 260, 261, 262
　潜在記憶　211, 212, 218, 222
　長期記憶　211
　認知的記憶　215
技能学習説　1, 17, 19, 38, 120, 129, 150, 165, 167, 169, 179, 183, 188, 198, 199, 207, 257, 286, 289
機能的 MRI（研究）　26, 28, 71, 75, 99, 112, 130, 159, 184, 187, 193, 195, 197, 198, 219, 236, 239, 242, 249, 261, 284, 288, 291, 307
機能的特殊化　13
機能的マップ　23, 24
嗅内皮質　86, 212, *213
教育神経科学　326
共同注意　189

近赤外線分光法　⇒NIRS
空間手がかり法（課題）　137, 139
区分化　285, 296, 297, 301, 302,
グラフ理論　304, *305, 308, 312
グリア細胞　59, 61, 65
グリーブル　19, 21, 22
グルタミン酸塩　49, 73, 102
クレオッド　16, 20, 320
経時的反応時間課題　222, 223, 224
系統発生的（進化論的）解釈　2
ゲシュヴィント・ベーハン・ガラブルダ
　（GBG）仮説　278, 279, *280
血中酸素レベル　⇒BOLD
言語
　言語獲得　38, 227, 228, 230, 234, 252
　言語獲得と病巣性損傷　232, 233, 234, 318
　言語処理　228, 230, 240
　言語遅滞　245
　言語とFOX-P2　53, 54, 228, 248
言語野　230, 234
原始地図仮説　57, 82, 83, 84, 85, 107
原始皮質仮説　57, 82, 83, 84, 107
語彙のスパート　241
交差モダリティ　298, 299, 300, 301, 302
後成遺伝学　⇒エピジェネティクス
構成主義　1, 6, 7, 14, 17, 18
後成説　16, 20, 48, 315, 319
　因果的後成説　17, 200, 271, ⇒成熟説
　確率論的後成説　15, 246
　予定後成説　15
後成的要因（epigenome）　46
心の理論　166, 197, 198, 201, 202, 203, 204, 264
誤信念課題　201, 202
個体発生　2, 3
コネクショニスト（モデル）　10, 11, *12, 131, 153, 175, 316
ゴルジ染色　28, 69

さ 行

サイン言語（手話）　235, 236, 237
さえずり（鳥の）　31
サッケード　117, 120, 121, 122, 124, 125, *124, *125, 126, 128, 129, 130, 131, 132, 133, 134, 135, 146, 191, 267
　逆方向サッケード課題　124, 142
散乱テンソル・イメージング（DTI）　口絵 2.4, 30
視覚運動　182
視覚行動　*111
視覚処理　110, 283
視覚性語（単語）形態領野（VWFA）　242, 245, 246, 283, 291
視覚的定位　116, 124, 140, 146, 192
　視覚的定位のジョンソン・モデル　126, 127, 129
視覚的注意　124
視覚皮質　68, *69, 72, 81, 86, 88, 109, 112, *113, *172, 182, 199
　一次視覚皮質（V1）　68, 85, 88, 92, 94, 109, 118, *119, 120, 121, 122, 141, 146, *147, 297
視覚誘導行動　110, 179
思春期　98
視床　59, 64, 66, 81, 82, 85, *175, *213
視床下部　64
視床枕　*119, 134, *147, 179, 183
事象関連電位　⇒ERP
　高密度事象関連電位　⇒HD-ERP
視線交換　⇒アイ・コンタクト
自然史的　24
自然数の概念　160
失計算（計算障害）　161
シナプス　37, 52, 96, 116, 246, 296, 316
　シナプスの（選択的）刈り込み　97, 98, 103, 285, 293, 295, 300, 302, 303, 304, 305
　シナプス形成　67, 68
　シナプス密度　口絵 4.8, 68, 72, *73, 75, 94, 95, 98, 247, 248, 292
　シナプス有効性　11
自閉症　20, 23, 24, 33, 34, *35, 36, 37, 51, 139, 140, 165, 199, 200, 201, 202, 203, 204, 205, 207, 279
社会的情報処理ネットワーク（SIPN）モデル　263

394

社会的認知　140
社会的剥奪　38
社会脳　34, 165, 166, 167, 168, 179, 189, 190, 199, 206, 208, 310
社会モジュール　34, 204, 205, 206
習慣（的記憶）　214, 215
周産期脳損傷　138, 139, 266, 267
樹状突起　37, *61, 78, 94, 97, 107, 123, 246, 251, 295, 296
　尖頂樹状突起　61, *61, 62, 68, 70, 72, 80, 81
馴化　25, 126, 300
上昇・下降の発達パターン　口絵4.10, 口絵4.11, 72, 73, 74, 75, 76, 102, 104, 107
上側頭溝（STS）　*167, *186, 190, 192, 194, 195, 196, 198
小頭症　*35, 36
衝動的行動　98
小脳　99, 100, 101, 201, 204, 218, 225
初期剥奪　23, 24
神経イメージング　23, 24, 33, 117, 133, 159, 161, 165, 180, 203, 204, 225, 228, 287, 291
神経解剖学　18
神経管形成　63
神経構成主義　317, 318
神経修飾物質　⇒神経伝達物質
神経振動　155, 162
神経心理学　77, 109, 204, 214, 319
神経伝達物質　47, 58, 63, 101, 104
神経ネットワーク・モデル　10
迅速な分類課題　136, 143
髄鞘化　⇒ミエリン化
錐体細胞　61, *61, 62, 80, 86, 102
水頭症　205
図式的顔状の運動パターン　112, 142
図地の分凝　309, 312
スパイク電位（SP）　128, *129
スモールワールド・ネットワーク　304, *305
刷り込み　30, 31, 173, 174, 175, 179
生気論　4, 6, 42
脆弱-X（染色体）　32, *35, 36, 49, 50, *50
成熟説（論）　1, 17, 18, 120, 126, 141, 166, 169, 220, 265, 271, 272, 286, 287, 290, 315
精子論　4, *5
精神疾患　255, 257, 263
生体外 in vivo 研究　83
生得的言語モジュール　227, 252
青年期　97, 98, 99, 260, 263
生物学的運動　237, 252
セロトニン　73, 103
選好注視法　25, 117, 299
前成説　4, 5, 6, 7, 42
前頭眼野（FEF）　119, 121, 124
前頭前皮質　71, 74, 99, 106, 126, 198, 219, 255, 256, 257, 258, 259, 263, 264, 266, 267, 270, 271, 307, 308
　内側前頭前皮質（MPFC）　197, 198, 199
　背外側前頭前皮質（DLPFC）　口絵10.2, 124, 126, 255, 259, 260, 261, 266
前頭前野　20, 167, 262
前頭-頭頂ネットワーク　261, 262
前頭皮質　94, 103, 129, 204, 211, 267, 269, 272
眼窩前頭皮質　166
前頭有線領　36
前頭葉　15
相互作用特殊化説　1, 17, 18, 21, 120, 130, 141, 150, 167, 171, 179, 183, 185, 188, 189, 194, 195, 198, 206, 208, 220, 227, 251, 262, 285-312
相貌失認　180, 187, 188
即時の遺伝子　52
素質-環境論　4, 5
ソフトソーク　73, 101

た　行

ターナー症候群　*35
帯状回　36, 103
大脳基底核　58, *96, 119, 225
大脳新皮質　57, 58, 65, 82, 99, 100
大脳皮質　58, 278, 287
対立遺伝子　48
ダウン症候群　32, *35, 205
多形質発現性（遺伝子の）　45, 54

遅延反応課題　126, *127, 143, 259
遅延非見本合わせ課題　215, 216
知識基礎多段接続相関（KBCC）　307
注意　110, 146
　　強制的注意　122
　　後部注意ネットワーク　134
　　視覚的注意　124, 309
　　持続性注意　135, *136
　　潜在的注意　133, 138, 139, 141
　　聴覚的注意　137
注意欠陥・多動性障害（ADHD）　*35, 36, 37, 139
注視課題　151, 152
中側頭野（MT）　119
中断刺激法　135
聴覚皮質　90, 91
一次聴覚皮質（ヘシュル回）　68, 94, *229, 278
綴り字親近効果　245
定位　110, ⇒視覚定位
テストステロン　279, 281
転写要因　54
頭頂皮質　146, 148
頭部／子宮偏りモデル　275, 277, 281
動物研究　30
動物行動学　9, 317
ドーパミン　48, 103
特異的言語障害（SLI）　*35, 227, 249

な 行

内側膝状核（MGN）　59, 90
内側側頭葉（MTL）　211, 212, *213, 215, 216, 217, 218, 219, 220, 222, 225
難読症　19, *35, 36, 51, 243, 244, 245, 246, 247, 279
二重らせん構造　43, *44
乳児
　　乳児の顔認知　15, 19, 167, 170
　　乳児の言語発達　240, 241
　　乳児の視覚発達　112, 114, 121, 122, 125, 126, 131, 134, 135, 136
　　乳児の脳発達　24, 25, 26
　　乳児の物体認知　149, 151, 152, 154, 155

ニューロン（神経細胞）　47, 59, 61, 62, 65, 66, 67, 68, 72, 76, 80, 81, 82, 86, 91, 146
脳
　　脳イメージング（画像法）　13, 20, 75, 224
　　脳の可塑性　13, 52, 53, 176, 289, 290, 294, 309
　　子どもの脳のネットワーク機構化　口絵12.3, 308, 309, 310
　　脳の進化　105
　　脳損傷　13, 20, 31
　　出生前の脳発達　57, 66
脳偏りモデル　275, 277, 278
脳波（脳電図）　⇒EEG
ノックアウト（ノックアウトマウス）　31, 51, 53, 55, 83
ノックオン　49, 55
ノッド　10, 11, *12, 302, 303, 304, 306
ノルアドレナリン　103, 104
ノルエピネフリン　103, 177

は 行

背側経路（何処経路／活動経路）　146, 147, *147, 148, 149, 150, 152, 153, 154, 162, 251
配列刺激　172, *172
白質　36, 37, 67, 74, 75, 96, 99, 249, 251, 257, 291
白内障　38, 40, 206, 207
発達障害　19, 23, 24, 31-34, 49, 54, 200, 248, 251, 318, 319, 324
発達神経心理学　32
発達認知神経科学　1, 13, 23, 24, 28, 31, 47, 48, 54, 240, 252
ハノイの塔課題　204
バレル・フィールド　86, *87, 92
半球切除　231
半球側性化　276, 277, 282, 283
半球特殊化　275, 276, 281, 282
微細回路　37, 247, 271
皮質　76
　　皮質の可塑性　90, 91, 104, 235
　　皮質領域の言語ネットワーク　228, *229
　　皮質の層状構造　*60, 62, 77, 78, 81, 82,

83, 88, 89, 93
皮質分化　84, 85
　皮質分化の協応的集中モデル　84
　皮質分化の超次元的格子縞　84
皮質マトリックス　302, *303, 319
皮質の領野構造　77, *77, 82
皮質領域の安静状態ネットワーク　口絵 4.7, 71
皮質連合野　70
微小欠失　51
左側頭葉　246, 251
表象　11, 20, 148, 149, 157, 317, 319
　顔の表象　169, 171, 317
　言語表象　229
　視点-中心的表象　148
　前表象　293
　整数-リストの表象
　生得的表象　11
　同種個体表象　171, 194
　連続量の表象　157
表現型　42, 47, 51, 314, 320
フィードバック／フィードフォワード　309, 310, 321
フェニルケトン尿症（PKU）　32, *35, 47, 201
腹側経路（何経路／知覚経路）　146, 149, 150, 152, 153, 154, 162
物体の永続性　24, 255, 257, 258, 259, 260
物体（認識）-ファイル・システム　145, 157, 159, 162
プライミング　211, 222, 224, 225
プラダー・ウィリ症候群　32, *35
ブローカ野　187, 233, 236, 244, 249, 251
分離増大仮説　109
ヘシュル回　⇒一次聴覚皮質
ヘモグロビンS症　139
扁桃体　99, 166, 183, 198, *213
放射状グリア線維, 78, *79
放射状ユニット・モデル　78, *79, 105
報酬ネットワーク　98, 265
紡錘状［回］顔領野（FFA）　口絵 7.6, 19, 166, *167, 180, 181, 183, 185, *186, 196, 242, 283, 310

ポジトロン放射断層撮影法　⇒PET
ホメオリーシス　16

ま行

マーカー課題　25, 26, 120, 124, 141, 204, 213, 224, 225, 261, 3154
ミエリン化　33, 57, 67, 70, *71, 74, 75, 94, 96, 98, 107, 123, 306
右移行説　277
ミラー・ニューロン・システム（MNS）　196, 197
盲視患者　122, 142
モザイク的発達　287, 288
モジュール（化）　296, 301
物語お話課題　232
モビール結合強化課題　218

や行

有糸分裂誘発性効果　85
予測的研究　231, 232

ら行

リーチング　152, 272, 281
立体視　113, 114, 141
臨界期　13
リンク　11, *12
霊長類　58, 72, 85, 95, 103, 105, 107, 112, 116, 118, 145, 150, 157, 158, 162, 180, 251, 297, 318
　霊長類の脳構造　58, 59, 62
連合学習　295
連続量　157, 158
聾者　227, 235, 236

A～Z

ADHD　⇒注意欠陥・多動性障害
BOLD（血中酸素レベル）　27, 28, 193
CANTAB（ケンブリッジ神経心理学テスト自動化バッテリ）　260, 261
DNA　43, 44, 45, 46, 47
DTI（散乱テンサー・イメージング）　口絵 2.4, 30
EEG（脳電図）　26, 155, 156, 196, 197, 256,

索　引

259, 262, 263, 267, 269, 307
　EEG コヒーレンス（一致度）　256, 268, 269, *270, 273
ERP（事象関連電位）　26, 113, 127, 128, 129, 133, 137, 138, 155, 183, 184, 192, 203, 224, 227, 235, 238, 239, 240, 241, 242, 267, 281, 283, 291
FEF　⇒前頭眼野
FFA　⇒紡錘状回顔領野
fMRI　⇒機能的 MRI
FMRI 遺伝子　49
FOX-P2　41, 52, 53, 54, 228, 248
GABA（ガンマアミノ酪酸）　73, 102
HD-ERP（高密度事象関連電位）　口絵 2.2, 26, 27, 238
HM（症例）　211
IMM（＝中外套中間内側部 IMHV）　174, 175, 176, 176, 178, 179, 208
LGN　⇒外側膝状核

MGN　⇒内側膝状核
MNS　⇒ミラー・ニューロン・システム
MPFC　⇒内側前頭前皮質
MRI　28, 37, 74, 75, 140
MT　⇒中側頭野
MTL　⇒内側側頭葉
NIRS（近赤外線分光法）　28, 40, 112, 194, 196, 239, 259
P1 妥当性効果　138
PET（ポジトロン放射断層撮影法）　70, 71, 72, 95, *96, 126, 130, 134, 149, 185
PKU　⇒フェニルケトン尿症
RNA　44, 45
SIPN　⇒社会的情報処理ネットワーク
STS　⇒上側頭溝
V1　⇒一次視覚皮質
VWFA　⇒視覚性語（単語）形態領野
WS　⇒ウィリアムズ症候群

訳者紹介

鹿取廣人（かとり・ひろと）［監訳者，1, 2, 3, 8, 9, 12, 13 章］東京大学名誉教授。『ことばの発達と認知の心理学』（2003 年，東京大学出版会），『障がい児心理学への招待』（編著，2013 年，サイエンス社），『臨床認知心理学』（分担執筆，2008 年，東京大学出版会），『心理学』（共編著，第 4 版，2011 年，東京大学出版会），ヘップ『行動の機構 上・下』（共訳，岩波書店，2011 年），ほか。

鳥居修晃（とりい・しゅうこう）［監訳者，5, 10 章］東京大学名誉教授。『視覚の心理学』（1982 年，サイエンス社），『先天盲開眼者の視覚世界』（共著，2000 年，東京大学出版会），『心のかたちの探究』（共編著，2011 年，東京大学出版会），『心理学』（共編著，第 4 版，2011 年，東京大学出版会），ヘップ『行動の機構 上・下』（共訳，岩波書店，2011 年），ほか。

望月登志子（もちづき・としこ）［6, 7 章］日本女子大学名誉教授。『視知覚の形成』（共著，Ⅰ：1992 年，Ⅱ：1997 年，培風館），『先天盲開眼者の視覚世界』（共著，2000 年，東京大学出版会），フォン・ゼンデン『視覚発生論』（共訳，協同出版，2009 年），グレゴリー『鏡という謎』（共訳，2001 年，新曜社），『認知世界の崩壊と再形成』（共著，2014 年，エスコアール出版部），ほか。

岡田　隆（おかだ・たかし）［4, 8, 11 章］上智大学総合人間科学部教授。『認知神経科学』（共著，放送大学教育振興会，2012 年），『最新　心理学事典』（分担執筆，平凡社，2013 年），ほか。

発達認知神経科学　原著第3版

2014年12月26日　初　版

［検印廃止］

著　者　マーク・H・ジョンソン

監訳者　鹿取廣人・鳥居修晃

発行所　一般財団法人　東京大学出版会
　　　　代表者　渡辺　浩
　　　　153-0041 東京都目黒区駒場 4-5-29
　　　　http://www.utp.or.jp/
　　　　電話 03-6407-1069　Fax 03-6407-1991
　　　　振替 00160-6-59964

印刷所　株式会社理想社
製本所　牧製本印刷株式会社

Ⓒ 2014 H. Katori, S. Torii, et al., Translators
ISBN 978-4-13-011134-8　Printed in Japan

JCOPY〈㈳出版者著作権管理機構　委託出版物〉
本書の無断複写は著作権法上での例外を除き禁じられています．複写される場合は，そのつど事前に，㈳出版者著作権管理機構（電話 03-3513-6969，FAX 03-3513-6979, e-mail: info@jcopy.or.jp）の許諾を得てください．

心理学 第4版
鹿取廣人・杉本敏夫・鳥居修晃［編］　A5判・364頁・2400円
こころの科学の全体像を見通し，体系立てて学べるテキスト。構成・記述を徹底整理，相互参照を充実し，知覚・障害・脳科学を中心にトピックを刷新。

読む目・読まれる目──視線理解の進化と発達の心理学
遠藤利彦［編］　A5判・288頁・3200円
他者に「読まれるもの」として発達し，相互理解のツールとして進化を遂げてきた「目」にまつわる心理学的研究の集成。

ソーシャルブレインズ──自己と他者を認知する脳
開　一夫・長谷川寿一［編］　A5判・312頁・3200円
自己を認識し，他者と出会い，その心を読んでかかわりあう能力は，いつ，どのように形成され，発達していくのか。最先端の研究の魅力をわかりやすく紹介。

社会脳の発達
千住　淳［著］　四六判・256頁・2800円
心の理論，模倣，視線理解などを例に，赤ちゃんや，社会適応に困難を抱える自閉症児・者を対象とした実験心理学・認知神経科学の研究成果をわかりやすく紹介する。

顔を科学する──適応と障害の脳科学
山口真美・柿木隆介［編］　A5判・352頁・4600円
新生児の顔認知，顔認知発達の障害，霊長類との比較，工学的応用の可能性まで，発達科学と脳科学が明らかにしてきた顔認知の最前線を紹介する。

赤ちゃんの視覚と心の発達
山口真美・金沢　創［著］　A5判・212頁・2400円
実は非常に複雑なしくみを持つ視知覚の成立過程について，乳児を対象とした行動実験と，脳科学からの知覚をもとに，発達に沿って概観する新しいテキスト。

ここに表示された価格は本体価格です。御購入の際には消費税が加算されますので御了承ください。